JN436074

傷科疾病 鍼灸療法

呂少杰 著

동국대학교 한의과대학 침구의학교실 편역

편역 대표 : 김갑성

편역 참여 : 김경호, 이승덕, 조현석, 김은정, 왕개하, 황지후,
이은솔, 김유종

교정 참여 : 김경호, 왕개하

집문당

저자 서문

나는 어려서부터 의료업에 종사하는 집안에서 자라면서 의료 환경의 薰陶를 받았다. 16세에 중학교를 졸업하고 바로 모택동 주석이 주도한 "上山下鄕, 知靑*下放"에 1972년 3월부터 참여하여 그해 6월에 넘어져 右側 臀部를 다쳤는데 放射痛이 足跟部까지 이어지고 통증이 심할 때는 다리를 들기조차 어려워 활동하는 데에 영향을 미쳤었다. 나의 아버지는 당시 그 지역에서 다소 명성이 알려진 中醫師로서 나에게 中藥과 洋藥으로 치료해 주었는데(獨活寄生湯, 六味地黃丸, Prednisone, Compound Aspirin Tablets, 그리고 中藥의 麝香鍼, 當歸鍼과 서양의 비타민 B_{12}, B_1 등의 근육주사) 효험이 있었다. 하지만 이 방법으로 3개월을 치료했으나 약을 먹거나 주사를 맞고 나서 일정 시간 동안은 통증이 없다가 藥效가 사라지면 곧 다시 통증이 심해지는 현상이 반복되었다. 또한 약물의 과다 복용으로 나의 胃는 점점 약을 먹으면 바로 胃에서 통증이 있고, 약을 중단하면 胃痛은 緩解되나 다리 통증은 심해졌다. 이렇게 되자 나의 아버지는 鍼灸治療로 치료 방향을 바꿨다. 처음 鍼刺치료를 받고 나서 바로 통증의 輕減을 느꼈고, 5일 안에 동통은 있으나 극심하지는 않아서 참고 일을 할 수 있는 정도였다. 그러나 5일 후에 다시 통증이 심해져 원래의 상태가 반복되었다. 당시 나는 일을 하면서 치료를 받았는데 매번 집에 가서 치료받기에는 상당한 거리가 있어 아버지께 鍼灸治療법을 가르쳐 달라고 하여 당시 대략 배우고, 관련

서적들을 조금 가져와 독학으로 鍼灸를 배워 나의 병을 치료하기 시작했다. 鍼灸를 배우고 鍼刺로 나의 병을 치료하는 첫날부터 나는 기쁨과 환희를 느꼈는데 비록 처음 刺鍼할 때는 땀이 날 정도로 긴장했지만 5일 동안 통증이 더 심해지지 않았다. 그 후로 나는 鍼灸에 깊이 매혹되었다.

鍼灸는 중국의 文化遺産이며, 질병을 치료하는 방법이다.

나는 1972년부터 鍼灸에 빠져 미련을 가지고 지금까지 이 일에 종사하고 있다. 鍼灸治療를 통해 수만 명의 疾病을 치료하고 때로는 鍼灸治療를 통해 기적을 경험하기도 하였는데, 이것은 단지 의사의 놀라운 기쁨뿐만 아니라 환자에게도 큰 복이 아닐 수 없다. 예를 들어 1976년에 中風(腦血栓) 발병 후 15일에 나에게 찾아온 환자가 있었는데 당시에 말이 분명하지 않고, 右手와 右側 下肢의 筋力은 grade 0이었다. 頭鍼 치료를 통해 進鍼한 지 20분 만에 환자의 말소리가 분명해지고, 30분 후 걸어보라고 했더니 환자는 천천히 일어나서 걸을 수 있었다. 당시 환자는 약 100m 정도 걸어 진료실까지 와서는 무릎을 꿇고 나한테 절을 하며 고마움을 표했다. 1983년에는 어떤 환자가 차에서 넘어져 이마가 바닥에 부딪혀 6번 頸椎가 앞으로 약 0.5cm 정도 미끄러졌으며 환자의 양손은 흉부까지 올라가 있는 상태로 올릴 수도 없고 내릴 수도 없었다. 머리는 앞뒤 움직임이 안 되고 頸椎 회전 시 통증이 극심하여 자세를 조금도 바꿀 수가 없었다. 또한 양팔로 마비감이 지나가며 酸脹疼痛이 있고, 수면 시에는 양팔 사이의 공간으로 베개를 끼워 넣고 두 사람이 부축해줘야 잠을 이를 수 있었다. 그는 지방의 병원에서 3일을 치료하였으나 효과가 좋지 않아 나를 찾아왔다. 나는 그에게 合谷・內關을 刺鍼하였는데 10분 후에 환자의 頭頸部 통증이 완화되고, 조금씩 목을 움직일 수 있었으며 양팔 역시 천천히 내리고 어깨높이까지 조금씩 올릴 수 있었다. 40분의 鍼刺 후 환자는 가볍게 양팔을 들 수는 있으나 통증이 부분적으로 남은 상태였다. 그날은 베개를 끼지 않고도 잠을 잘 이룰 수 있었으며 5일 동안 연속 치료 후 이 모든 증상이 사라지고 X-선상 6번 경추의 脫位 역시 소실되어 정상으로 회복되었다. 이처럼 鍼灸治療는 인류의 질병 치료에 없어서는 안 될 하나의 치료 방법으로서 鍼灸治療로 이룬 기적은 일일이 열거하기 어려울 정도로 많다.

내가 鍼灸에 임한 지 39년이 되어간다. 나는 매번 鍼灸治療로 이룬 기적을 볼 때마다 놀라움과 기쁨을 느끼며 이러한 鍼灸의 신기한 방식, 방법을 총결집한 것을 책을 통해 후세에게 繼承하여 질병을 앓는 더 많은 환자의 고통을 없애 주어야겠다고 생각하였다. 나와 내 16분 스승의 오랜 경험을 바탕으로 3년의 집필 끝에 그 결실을 보아 人民衛生出版社에서 出版한 것이 이 두 권의 책이다.

≪傷科疾病 鍼灸療法≫과 ≪神經疾病 鍼灸療法≫은 1999년 4월에 1판이 출판되었고, 2004년 8월에 제2판이 출판되었다. 그리고 영문판・독어판과 대만판으로 번역되어 외국에서도 출판되었다. 이 두 책에는 147종의 疾病을 수록하였는데, 71종의 傷科疾病, 76종의 神經科疾病에 대한 病因病機, 診斷要點, 中醫辨證治療, 임상 각 證의 분류별 取穴과 鍼法治療를 전면적으로 소개하고 또한 해설, 穴位圖, 저자 견해 등을 추가로 수록하였다.

≪傷科疾病 鍼灸療法≫과 ≪神經疾病 鍼灸療法≫ 두 책은 현대의학의 방법으로 疾病을 診斷하고 中醫의 辨證治療로 각 疾病의 證型을 나눠 證型에 따라 穴位 處方을 열거하였고, 또한 穴位의 穴位圖, 穴方解釋을 첨부하였다. 또한 각 疾病의 刺法 부분에서 穴의 鍼刺手法, 鍼刺方向, 深度(鍼刺深度는 모두 中等度 體形의 中老年 환자이며, 마르거나 비만한 자는 深度를 조절할 수 있다), 體位와 留鍼 시간과 療程에 대하여 상세하게 소개를 하고 마지막에 저자 견해 부분에서는 鍼刺療法을 시행할 때 해당 疾病의 치료 효과, 최적의 치료 시기 및 刺鍼 시 혹은 刺鍼 후의 주의 사항에 관하여 서술하였다.

이 두 책은 鍼灸의 經驗療法에 대하여 소개했을 뿐만 아니라 부분적으로 鍼灸治療에 효과가 좋지 않거나 효과가 없는 疾病에 대해서는 약물 封閉法, 中藥 혹은 外用 치료 등의 방법을 선택적으로 소개하였다. 이 책에서 소개된 穴位處方, 封閉療法, 中藥方劑와 外用藥 등은 모두 임상에서 얻은 경험으로 鍼灸를 전공하는 임상의에게 실용가치가 높을 것이다.

≪傷科疾病 鍼灸療法≫과 ≪神經疾病 鍼灸療法≫은 주로 나의 39년 임상 경험과 스승으로부터 繼承받은 경험의 축적이다. 임상 實踐과 求證을 위해 穴을 구하여 나의 몸에 침을 시술하여 穴位의 深度 및 刺法을 探索하고, 대량의 임상 자료를 분석하기를 여러 해 반복하면서 수만 명 환자의 임상 치료를 모색하였고, 선배와 스승의 경험 축적을 통해 드디어 1999년 4월에 책이 완성되어 人民衛生出版社에서 제1판을 出版하였고, 2004년 제2판이 出版되었다. 이 두 책 출판 후 나는 국내 환자와 鍼灸學界 동문으로부터 많은 환영을 받았다. 그들은 전화로 諮問을 구했으며, 어떤 환자는 천리 먼 곳에서 나를 찾아와 치료를 받았고, 홍콩과 국내의 다른 지역에서는 우편으로 諮問을 구하기도 했다. 이러한 관심은 나에게 큰 도움이 되었다.

≪傷科疾病 鍼灸療法≫과 ≪神經疾病 鍼灸療法≫ 두 책을 집필하는 동안에 제일 중요시한 것은 實事求是이며, 과학적 이론에 들어맞는 원칙이었다. 이 두 책이 鍼灸學을 전공하는 동문에게 '傷科疾病'과 '神經疾病'의 치료에서 새로운 깨우침이 되고 독자들에게 도움이 있기를 희망한다. 나의 지식에는 한계가 있어 집필과 수정하는 과정에서 미흡한 점이 있었을 것이다. 또한 많은 면에서는 글로 표현하기가 어려워 이해에 부족한 부분도 있었을 것이다. 이러한 점은 독자들에게 많은 의견을 구하고자 하니 소중한 의견을 제시해주기를 부탁한다.

2011년

著者 呂少杰

* 편역자 주 : '知青'이란 '知識青年'의 줄임말이다. 그러나 知青은 현대의 엘리트청년을 말하는 것이 아니라 역사적인 의미가 있는 단어다. 知青은 1966년부터 1978년까지 문화대혁명기간 홍위병으로 참가한 후 下放運動에 참가한 청년들을 말한

다. 下放運動이란 도시의 지식인 청년(知靑)들을 변방 농촌에 보내 정신개조를 한다는 문화혁명 당시의 대중운동을 말하며, 上山下鄕運動이라고도 한다.

上山下鄕運動은 일찍부터 시작되었지만, 본격적으로 시작된 것은 문화혁명시기이다. 문화혁명 초기 홍위병으로 참가한 많은 학생들(갓 중학교 졸업)은 학업을 계속하지 않고, 사상운동을 한답시고 그대로 사회에 남아 많은 사회적 문제를 일으키기 시작했다. 그래서 모택동은 1968년 12월 그들에게 농촌으로 내려가 중하층 빈농의 생활을 체험하고, 사상을 바로 세우기 위한 노동을 해야 한다고 말하며 下放을 지시하였다. 1968년부터 1978년까지 약 10년간 1,700만 명이 시골로 내려가 이 운동에 참여하였다.

편역자 서문

≪상과질병 침구요법(傷科疾病 鍼灸療法)≫을 저작한 여소걸(呂少杰) 선생은 중국의 天津中醫學院 鍼灸科를 졸업한 후, 湖北省 襄陽區(前襄陽縣) 人民醫院 鍼灸科 주치의사로 근무하고 있으며, 뇌혈관질환 후유증, 骨質增殖(hyperosteogeny) 및 외상으로 인한 통증 부분에서 많은 치료 경험이 있는 침구과 전문의로 알려져 있다.

그의 임상경험을 기록한 ≪傷科疾病 鍼灸療法≫과 ≪神經疾病 鍼灸療法≫(두 권 모두 人民衛生出版社 발행)이 중국에서 높은 임상적 가치를 평가받아 1999년 초판 이후 2004년 증보판을 출판하게 되었다. 또한 이 두 권의 책은 2006년 4월에 人民衛生出版社 국제부에서 '中醫 50종 해외교류 도서'로 평가받아 독일 · 대만 · 영국 등에서 번역 출판되기도 하였다.

≪傷科疾病 鍼灸療法≫은 우리가 진료 중 흔하게 접할 수 있는 근골격계의 상과질환에 대한 침구학적 접근 방법을 세밀하고 다양하게 분류하여 그 치료법을 제시하고 있으며, 저자가 서문에서도 밝혔듯이 침구의 기초 단계부터 임상 응용까지 40여 년간의 임상경험을 바탕으로 하여 질환에 대한 기초적 이론과 침구시술 방법을 기술 정리한 전문 침구치료서이다. 질병 하나하나에 대한 현대의학적 진단을 통한 중국의학에서 시도되고 있는 변증론치의 침구 시술법을 세밀하게 기록함으로써, 경험철학으로 시작한 침구의학을 현대임상과학의 이론적 측면

을 강화하여 가장 효과 높은 침구치료혈과 응용치료 기술을 서술하고 있다.

무릇 상과질환과 신경계 질환은 문명사회를 살아가는 사람들에게 고통의 원인을 제공하는 질환이며, 사회적 · 경제적으로는 인력의 사장과 손실을 일으켜 국가적 대책이 요구되는 질환 중 하나이다. 그러므로 이에 대한 치료법의 탐구는 침구학을 연구하는 교직자나 임상을 하는 한의사로서 커다란 흥미와 관심사가 아닐 수 없다.

외국에서 당해 국가의 언어로 저작된 서적, 그것도 의학 서적을 한글로, 우리가 사용하는 전문 용어로 번역하거나 재해석하는 일은 결코 가볍게 접근할 일은 아니다. 자칫 잘못하면 원문에 기록된 내용이나 원저자의 의도와는 다른 해석이 되어 큰 오류를 범할 수 있다는 두려움 때문에 저작이나 번역은 늘 망설이고 조심스럽다. 그럼에도 우연히 소중한 옥고나 문헌을 접하면, 발견의 환희를 함께 나누고 싶은 충동 또한 연구자의 마음일 것이다.

동국대학교 침구의학교실에서는 2002년에 ≪傷科疾病 鍼灸療法≫과 ≪神經疾病 鍼灸療法≫에 대한 임상적 응용가치 여부를 세밀하게 파악 점검한 결과, 그 가치를 인정하고 교실원들이 머리를 맞대고 번역 심의를 거듭한 초안에 재심 삼심을 통하여 문장과 문맥 그리고 필요한 부분에 대한 첨삭을 완료하여 두 책을 한 권으로 묶어서 간행할 예정이었다. 그러나 여러 사정상 출간이 늦어지다가 2011년에 수정 증보한 내용을 저자로부터 입수하여 각각의 책으로 이제 출간하게 되었으니 꼭 10년이 걸렸다. 우선 ≪傷科疾病 鍼灸療法≫을 출간하고 이어서 ≪神經疾病 鍼灸療法≫을 출간할 예정이다.

원문의 뜻을 살리기 위하여 될 수 있으면 직역을 위주로 하였으나 여의치 않은 때는 의역하였다. 고유명사 혹은 전문용어는 원서에 따르는 것을 원칙으로 하였으나 한국어로 번역 가능한 것은 번역하고, 이해를 돕기 위하여 혹 괄호 안에 영문도 기록하였다. 또한 부가적인 설명이 필요하다고 생각되는 부분은 편역자 주를 달아 이해의 폭을 넓히도록 시도하였다.

한국판으로의 번역 출간을 선뜻 허락해주시고 협조하여 주신 여소걸 선생께 감사드리며, 번역 출간의 과정 중 진두지휘를 해주신 교실의 김경호 교수를 비롯한 이승덕·조현석·김은정 교수에게 고마움을 전하며, 궂은일 마다치 않고 도와준 수련의 왕개하 선생을 비롯한 교실 수련의 선생들에게도 감사를 전한다. 마지막으로 출판에 적극 지원을 아끼지 않으신 임동규 사장님과 남시중 선생 이하 집문당 관계자 여러분께도 감사의 말씀을 전한다.

2012년 장하 초입 일산 동국대한방병원 연구실에서
편역자 대표 김갑성

차 례

제1장 頸部 손상질환

제2장 軀幹 손상질환

제3장 上肢部 손상질환

제4장 下肢部 손상질환

제1장

頸部 손상질환

제1장

頸部 손상질환

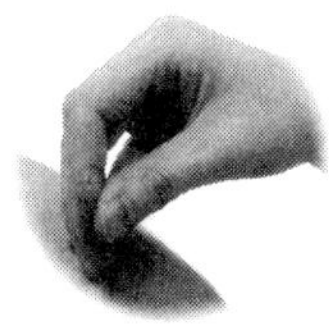

이 장에서는 神經根性 頸椎病, 椎骨動脈性 頸椎病, 脊髓性 頸椎病, 交感性 頸椎病, 落枕, 頸椎小關節亞脫臼, 頸椎部 薦脊椎筋損傷, 顎關節障碍症 등의 병증을 구체적으로 소개한다.

이 장은 주로 頸部 손상으로 동통이 발생한 환자의 발병 병인 및 진단 요점을 소개하고 아울러 병인, 진단을 통하여 결론을 도출한 후 침자치료를 운용하는 것까지 소개한다. 전체 장은 모두 8절로, 8종 질병을 수록하였고, 매 한 절에 하나의 질병을 서술하였다. 매 1절의 전면에는 주로 현대의학 위주로 해당 병의 발병, 병인 및 진단 요점을 서술하였으며, 그 다음에는 중의학의 변증 치료 원리를 통하여 해당 병을 얼마간의 유형으로 분류하여 해당하는 병에 대하여 각 형의 주증, 치료원칙, 혈위 처방, 刺法 등을 상세하게 서술하였다. 아울러 혈위 도면을 첨부하여 공부하는 사람이 찾아보기 더욱 쉽게 하였다. 형을 분류하고 예를 든 치료 혈위는 모두 정선한 것이거나 혹 저자가 임상에서 운용하는 가운데 여러 번 시험하고 경험한 혈위 조합이다. 또한 療程의 시간, 매 療程 후 휴식 시간 등도 소개하였다.

가장 나중의 저자 견해에서는 해당 병에 대하여 치료 효과를 평가하였으며, 아울러 치료 중 및 치료 후 마땅히 주의해야 할 사항을 상세하게 설명하였다.

제1절 神經根性 頸椎病

이 병은 주로 鉤椎(=鉤突[1])관절이나 椎間小關節의 퇴행성·변형성 增殖物이 경추신경근을 자극 또는 압박해서 생긴다. 중의학에서는 痺證型이라 부른다.

1. 임상 증상

35세 이상의 환자에서 대부분 발생하고, 남녀 모두 발병할 수 있으며, 한쪽으로 발생하는 것이 대부분이고 양측이 동시에 나타나는 경우는 비교적 드물다.

처음에는 목이 불편하고, 어깨와 상지부에 酸重感이 있으며, 잠잘 때 자세가 바르지 못하면 아픈 쪽 손 부위가 참을 수 없을 정도로 저리고 빼근하며, 목의 위치를 바꾸면 호전된다. 病情의 전개를 살펴보면, 감기로 인한 발열이나 신체의 각종 염증으로 인한 발열 후와 같은 신체 기능 저하 시에 목·어깨·팔 부위에 동통이 가중되고, 손의 저리고 빼근함이 가중되지만 발열 질병이 경감되면 목·어깨·팔·손의 증상 역시 같이 경감된다. 경추 병변 부위에 염증성 水腫 발생이 어느 정도에 이르면 목·어깨와 팔의 동통이 가중되며, 손의 麻木感도 증가하여 밤에는 잠잘 때 통증이 더욱 심해지고, 낮에는 대부분 가만히 앉아 있을 때 통증이 더욱 심해지며, 활동하면 다소 통증이 감소한다. 손의 마비감이 지속성을 띠고, 심하면 기침이나 재채기를 할 때 모두 방

---

1) 편역자 주 : 추골의 구상돌기(椎骨의 鉤狀突起, Uncinate process of Vertebra)는 제3경추로부터 제1흉추의 추체 상면 外側緣에 있는 갈고리 모양의 돌기, 이 부분은 뼈가시, 즉 골증식체가 형성되는 곳으로 척추유합부전성 척추증이 생기는 곳이다.

사성 동통이 나타나며, 어떤 때는 심지어 고정체위나 체위 변화 시에도 즉시 뚫고 들어가는 듯한 방사성 동통이 나타난다. 오래되면 근력·건반사의 변화와 피부 감각의 변화가 나타나게 된다.

- X선 : 측면 사진에서는 椎體 後緣 및 前緣部 骨質의 증식과 추간공 협착, 인대의 칼슘화 등이 보이고, 斜位面 사진에서는 鉤突(uncinate process)관절 증식, 추간공 협착 등이 보이며, 정면 사진에서는 극돌기가 비뚤어지고 鉤突(uncinate process)관절이 증식되어 뾰쪽하게 변형된 것 등이 보인다.

2. 중의 변증 치료

나이가 연로하여 몸이 약해지고, 경추성 외상 등으로 인하여 頸部의 관절이 不利하고, 근골이 쇠퇴하며, 경추간판이 퇴화하며, 골질의 칼슘이 빠져나가고, 골관절 주위의 관절낭이 느슨해지며, 骨刺가 증식되어 관절의 椎間孔에 직접적인 영향이 누적되면 협착이 되어 해당 관절의 신경근에 영향을 주고, 風寒 및 피로가 누적될 때는 이 병이 발생한나. 증상은 대부분 한쪽의 肩部 동통이나 마목 혹은 근육위축이며, 양측 동통이나 마목 및 근육위축은 비교적 적다. 증상 및 主訴의 경중이 다르므로 동통, 마목, 근육위축 3형으로 나눌 수 있다.

1) 동통형

발병이 비교적 급하며, 頸·肩·臂·手 모두 동통이나 酸脹感이 있으며, 근력과 근장력 역시 감소가 있다. 대부분 一側에서 발생하며, 환자는 머리를 患側으로 미세하게 경사지게 하여 증상을 경감시키려고 한다. 기침할 때 震動痛이 있을 수 있으며, 야간에 증상이 가중된다. 수면 시에는 항상 비교적 적합한 臥位를 선택하는데 예를 들면 側臥시 환측이 위로 올라가게 한다. 苔薄舌紅, 脈數하다.

이 형은 주로 동통이 위주이므로 치료도 지통 위주로 한다. 手法에서 자극은 당연히 강해야 하며, 刺鍼 시 전기 자극은 가하지 않는다.

穴位와 침법은 뒤에서 볼 수 있다.

① 治則 : 通經止痛

② 혈위 처방 : 天容・肩貞・天宗・肩髃・手五里・曲池・手三里・八邪・合谷. 모두 患側을 취한다.

③ 혈방 해석 : 天容・肩貞・天宗은 手太陽小腸經穴이며 臂外廉痛을 주로 치료하므로 취하였다. 肩髃・手五里・曲池・手三里는 手陽明大腸經穴이며 경락의 風濕을 疏散하고, 陽明氣火를 淸泄하며, 通利關節하며, 祛邪解熱의 효과가 있으므로 취하였다. 八邪는 祛風通絡의 작용이 있다. 合谷은 手陽明大腸經의 原穴이다. 陽明經은 多氣少血한 經으로 이 穴은 해당 經의 原穴이 되므로 취혈하면 通調經氣하고 行氣止痛한다. 이상의 穴을 모두 조합하여 사용하면 通經止痛하는 효과가 있다.

2) 마목형

발병은 비교적 완만하다. 일반적으로 肩臂와 上胸背部의 麻木不仁으로 시작하거나 혹 頸背部에 가벼운 동통을 겸한 것이 점차 上臂 혹은 手部로 발전한다. 야간에 증상이 비교적 분명하게 나타나며, 낮에는 심지어 증상이 없을 수 있으며, 피부의 따뜻함이나 痛覺이 점차 감퇴할 수 있다. 근력과 근장력은 모두 정상이며, 노동 시간이 비교적 길면 마목 증상이 가중될 수 있다. 이 형의 환자는 주로 가벼운 동통, 마목이 위주가 된다. 早期에는 마목이 주로 頸・肩・臂에 나타나며, 晩期가 되면 臂・手部의 마목이 위주가 되고, 頸肩部의 마목은 분명하지 않게 된다. 苔厚舌暗, 脈沈하다.

이런 형태의 환자는 鎭痛, 止麻 위주로 하는데 手法은 平補平瀉 위주가 된다. 臂手部의 혈위에는 전기 자극을 가할 수 있다. 穴位와 鍼法은 뒤에서 볼 수 있다.

① 治則 : 舒經活血, 鎭麻止痛

② 혈위 처방 : 天容・肩貞・天宗・肩髃・手五里・曲池・手三里・

八邪(4穴). 모두 患側을 취한다.

③ 혈방 해석 : 天容・肩貞・天宗은 手太陽小腸經穴이며 臂外廉痛을 주로 치료하므로 취하였다. 肩髃・手五里・曲池・手三里는 手陽明大腸經穴이며 경락의 風濕을 疏散하고, 陽明氣火를 清泄하며, 通利關節하며, 祛邪解熱의 효과가 있으므로 취하였다. 八邪는 祛風通絡 작용이 있다. 이상의 혈을 모두 조합하여 함께 刺鍼하면 舒經活血, 鎭麻止痛하는 효과가 있다.

3) **위축형**

이 형은 대부분 이상 두 가지 형태 환자의 연장선상에 있는 것으로 환자는 대부분 한쪽에 증상이 나타나거나 혹 양측 상지의 근력 감퇴, 大小魚際筋의 근육위축이나 이완이 나타난다. 이 형의 환자는 동통 및 酸脹麻木 등은 없고, 주로 환측 肢體筋肉의 이완, 근육위축이 나타나는데 手部의 魚際筋 및 掌部의 蚓狀筋 위주로 나타난다. 그 근력이 분명하게 감퇴할 때는 직접 患肢의 기능에 영향을 주어 患肢의 기능을 할 수 없게 된다. 苔薄舌淡, 脈沈細하다.

이 형의 치료 기간은 비교적 길다. 그러므로 의사는 인내심을 가지고 정성을 다하여 치료하여야만 비로소 만족할 만한 치료 효과를 얻을 수 있다. 이 형의 치료는 근력 회복 위주로 치료하여야 하므로 鍼刺手法은 補法 위주가 되며, 鍼刺 시 전기 자극을 추가한다. 穴位와 鍼法은 뒤에서 볼 수 있다.

① 治則 : 通經活血, 祛萎起廢

② 혈위 처방 : 天容・肩貞・天宗・肩髃・手五里・曲池・手三里・八邪(4穴). 모두 患側을 취한다.

③ 혈방 해석 : 天容・肩貞・天宗은 手太陽小腸經穴이며 臂外廉痛을 주로 치료하므로 취하였다. 肩髃・手五里・曲池・手三里는 手陽明大腸經穴이며 경락의 風濕을 疏散하고, 陽明氣火를 清泄하며, 通利關節하며, 祛邪解熱하는 효과가 있으므로 취하였다. 八邪는 祛風通絡의 작용이 있다. 이상의 혈을 모두 조합하여 함께

刺鍼하면 通經活血, 祛萎起廢하는 효과가 있다.

3. 치료

1) 穴位와 鍼法

① 天容(환측) : 목 외측 상부, 下頷角의 후방으로 흉쇄유돌근의 前緣 오목한 곳에 있다. 32호 2촌(50mm) 호침을 취하고, 국부에 통상적인 소독 후 척주 방향을 향하여 약 1.8촌(45mm) 자침한다.
鍼感 : 어깨・팔・손 쪽으로 전기가 통하는 것 같은 감이 방산된다. (그림 1-1)

② 肩貞(환측) : 견관절 후하방, 팔을 몸에 붙여 내렸을 때 腋橫紋頭에서 위로 1촌(同身寸) 지점에 있다. 30호 2.5촌(65mm) 호침을 취하고, 국부에 통상적인 소독 후 어깨 앞쪽을 향하여 약 2.3촌(60mm) 자침한다.
鍼感 : 어깨 내부에 脹痛感이 있다. (그림 1-2)

③ 天宗(환측) : 견갑부, 棘下窩(infraspinatus fossa)의 중앙 오목한 곳에 있다. 제4흉추와 서로 평행하다. 30호[2] 2촌(50mm) 호침을 취하고,

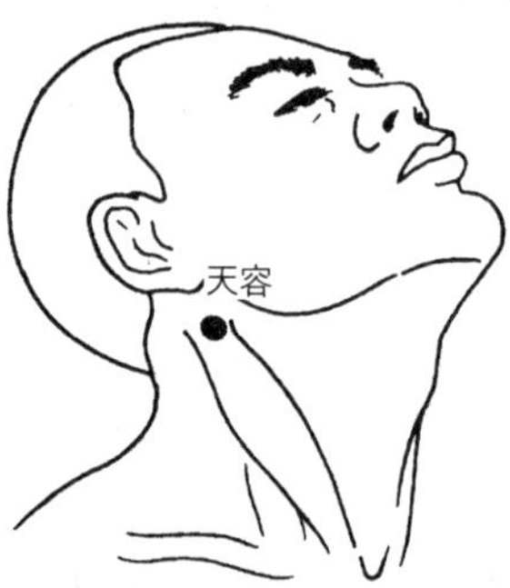

그림 1-1

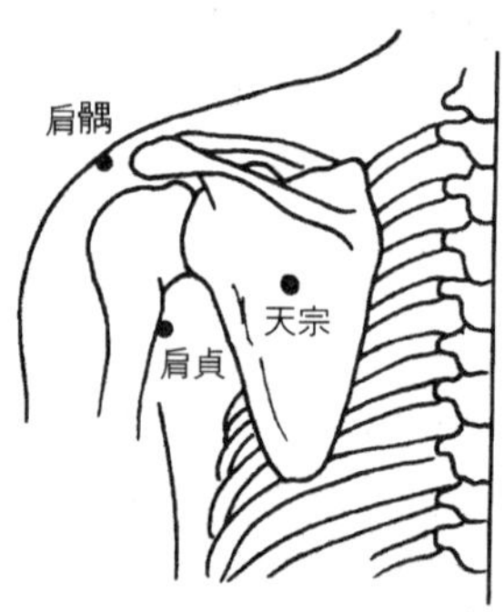

그림 1-2

2) 편역자 주 : 호침은 굵기에 따라 다음과 같이 분류한다. 26호 0.45mm, 28호 0.40mm, 29호 0.35mm, 30호 0.30mm, 32호 0.25mm, 34호 0.22mm, 36호 0.20mm

국부에 통상적인 소독 후 위를 향하여 비스듬히 약 1.8촌(45mm) 자침한다.

鍼感 : 국부의 脹痛 혹은 上臂 정중앙을 따라 주관절 상부까지 방산된다. (그림 1-2)

④ 肩髃(환측) : 肩部에서 견갑골 肩峰과 上腕骨 大結節 사이의 오목한 곳에 있다. 30호 2촌(50mm) 호침을 취하고, 국부에 통상적인 소독 후 주관절 방향을 향하여 약 1.8촌(45mm) 平刺鍼한다.

鍼感 : 肩部의 脹痛 혹은 중앙선을 따라 하행하는 방산감이 팔꿈치 상부까지 이른다. (그림 1-3)

⑤ 手五里(환측) : 臂部 외측면의 아래 부위에서 曲池 上 3촌처(75mm)에 있다. 30호 2촌(50mm) 호침을 취하고, 국부에 통상적인 소독 후 골 내측을 따라 약 1.8촌(45mm) 자침한다.

鍼感 : 局部 脹痛 혹은 손목 요골측으로 방산된다. (그림 1-3)

⑥ 手三里(환측) : 前臂의 背面橈側 아래 부위, 曲池 아래 2촌 혹은 陽溪 위 10촌처에 있다. 30호 2촌(50mm) 호침을 취하고, 국부에 통상적인 소독 후 척골과 요골 중간부를 향해 약 1.8촌(45mm) 자침한다.

鍼感 : 局部 脹痛 (그림 1-3)

⑦ 合谷(환측) : 손등에서 第1掌骨間隙의 중점처 또는 第2掌骨 指關節과 陽谿 간의 중점처로서 약간 食指側에 가깝게 있다. 30호 2.5촌

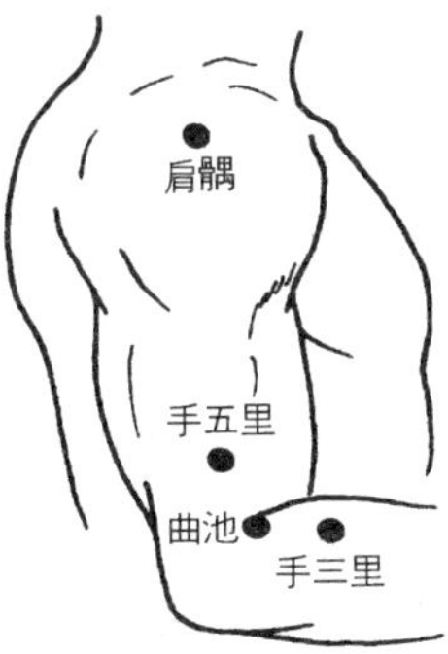

그림 1-3

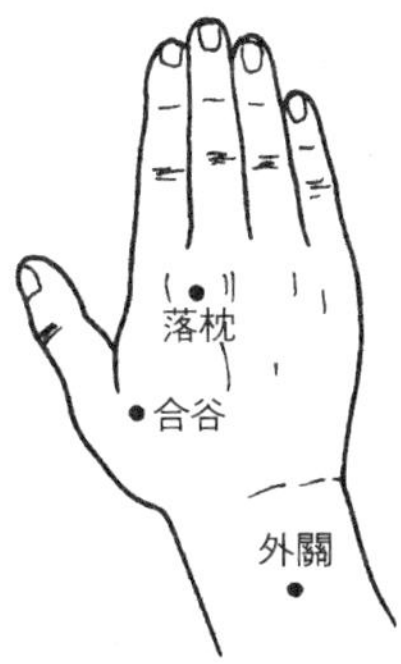

그림 1-4

(65mm) 호침을 취하고, 陽谿 방향을 향하여 약 2.3촌(60mm) 자침한다.

鍼感 : 手掌部에 脹痛 (그림 1-4)

⑧ 曲池(환측) : 手部의 橈側에서 尺澤과 上腕骨外上髁 사이 중점처(肘關節을 90°로 굴곡한다)에 해당한다. 30호 2촌(50mm) 호침을 취한다. 국부는 통상적인 소독을 하고 약 1.8촌(45mm) 直刺入한다.

鍼感 : 국부에 脹·麻 위주로 나타나며, 항상 腕部와 手部 혹은 肩部로 방산할 수 있다. (그림 1-3)

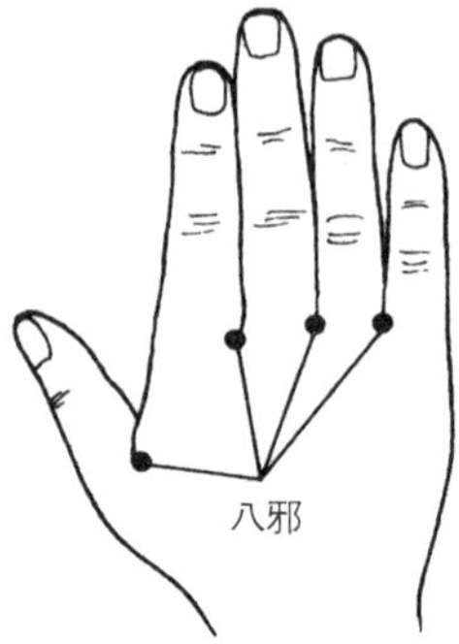

그림 1-5

⑨ 八邪(환측 4혈) : 약하게 주먹을 쥐고, 手背側에서 제1~5지간, 指蹼緣 후방 赤白肉際處, 좌우 양측 모두 8혈이다. 30호 2촌(50mm) 호침, 국부는 통상적인 소독을 하고, 각 침마다 모두 掌骨을 따라 상부를 향하여 약 1.8촌(45mm) 자침한다.

鍼感 : 4개 침 모두 손바닥 부위에 脹痛이 있다. (그림 1-5)

2) 體位와 手法 및 療程

환자는 기대어 앉거나 측와위를 취한다.

① 동통형 : 단지 상술한 天容·肩貞·天宗·肩髃·手五里·曲池·手三里·合谷 8개 혈을 사용한다. 자침 시는 瀉法을 사용하고, 전침 자극을 가하지 않는다. 拔鍼 후 火罐을 1분 정도 한다.

② 마목형 : 단지 頸·肩·臂·手部 마목이 있으면 위의 12혈에서 合谷을 제외한 나머지 11혈을 모두 사용한다. 자침 시 平補平瀉法을 사용하고, 拔鍼 후 火罐을 1분 정도 사용한다. 만약 魚際筋 혹은 蚓狀筋에 부분적인 위축이 나타나면 자침 시 전기 자극을 가하고, 발침 후 火罐을 1분 정도 한다.

③ 위축형 : 위의 12혈에서 合谷을 제외한 11혈을 모두 사용한다. 자

침 시 補法을 사용하고, 전기 자극을 가한다. 拔鍼 후에 火罐을 1분 정도 한다.

이상 3형은 모두 매일 1회하고, 10회가 1療程이 되며, 5일간 휴식 후 효과가 있지만 치유되지 않으면 다시 침치료하고, 10회 치료에 치료되거나 효과가 없어도 치료를 중지한다.

4. 임상례

1) 증례 1

① 魏某某, 남, 45세

② 主訴 : 우측 頸・肩・臂部 동통이 있은 지 3개월 정도가 되었다.

③ 현 병력 : 3개월 전 새벽에 일어나는데 우측 頸・肩・臂部 동통으로 불편함을 느꼈는데 점차 가중되었다. 2일 후 침대에서 몸을 뒤집지도 못할 정도로 악화되었다. 동통이 극렬할 때는 기침이나 재체기 심지어 깊은 숨을 들이 쉴 때 모두 가슴과 등이 서로 연결되는 동통이 나타나 참을 수 없고, 일하는데 영향을 받았다. 시역 병원에 가 복방아스피린편 등을 복용한 후 완해되었다. 극렬한 동통이 잠시 완해되었으나 오래도록 낫지 않아 모 안마병원에 가서 여러 차례 안마와 물리치료를 받았지만 모두 잠시 동통이 緩解되었다. 그러다가 그 동통이 점차 臂部를 향하여 발전하였다. 날씨가 흐리고, 정서가 불안정하며, 수면 부족, 피로가 누적될 때는 증상이 가중되어 출근하여 일하는 데 영향을 주었다. 다른 사람의 소개로 우리 병원에 특별히 침구치료를 받으러 왔다.

④ 검사 : 환자의 頸部 우측 胸鎖乳突筋・頭夾筋・斜方筋에 모두 강직이 있었다. 頸部의 활동이 경직되어 있고, 좌측으로 움직일 때 통증이 심하고, 우측을 향한 壓頸試驗에서 양성이었다. 경추5・6・7의 우측은 모두 분명한 압통이 있었고, 누르면 우측 팔을 향하여 방산되었다.

⑤ X선 : C5・6・7 前角에 입술모양의 骨刺가 증식되어 있었다.

⑥ 변증 : 이 환자는 교사로 장기간 칠판에 글을 쓰고, 상반신을 책상에 엎드리고 고치는 작업을 하였기 때문에 頸部에 氣滯血瘀, 氣血衰敗하여 근골에 영양을 잘 공급하지 못하였고, 風·寒·濕邪가 쉽게 침입하여 經絡阻滯하므로 頸·肩·臂部에 동통이 발생하였다. 舌苔黃膩, 脈細數하였다. 신경근형 동통형 경추병으로 진단하였다.

⑦ 治則 : 通經活絡, 活絡止痛

1診(15일) : 초진. 이 환자는 3개월 전 발병한 이후 치료를 통하여 증상이 감소하였으나 때때로 증상이 발작하였다. 발작 시 비록 동통이 처음 발생할 때처럼 심하지 않았으나 발작 시는 일하는데 영향을 주었다. 특히 자정부터 동이 틀 때까지와 운동 후에 동통이 가중되었다. 동통의 범위는 頸部가 위주였고, 前臂 및 小臂手部의 동통 발생 시는 비교적 뚜렷하게 나타났다. 이 치료에서는 天容·肩貞·天宗·肩髃·手五里·曲池·手三里·合谷을 취하였다. 穴位와 鍼法은 앞과 같고, 瀉法進鍼을 사용하였으며, 중간에 瀉法捻轉을 1회 사용하였고, 전기 자극은 가하지 않았다. 발침 후 火罐을 1분 정도하고, 매일 1회, 모두 4회 치료하였다.

5診(19일) : 4회 치료 후 동통 증상이 점차 호전되었다. 특히 야간의 동통이 거의 緩解되고, 手·小臂의 동통은 소실되었으나 頸肩前臂의 동통은 피로가 누적되면 분명하게 나타났다. 이번 진료에서 合谷·手三里 2혈은 사용하지 않았다. 위의 6혈은 平補平瀉法을 사용하였다. 혈위와 자법의 변화 없이 격일 1회, 10회를 진료하였다. 환자는 치료 기간에 점차 頸·肩·臂部의 동통이 제거되는 감을 느꼈으며, 원래 잠이 들어 자정부터 동이 틀 때까지와 피로가 누적된 후 동통이 가중되는 증상이 있었던 것이 모두 없어졌다고 하였다. 지금은 頸·肩臂의 활동이 자유롭고, 힘쓰는 것 등이 모두 처음과 같이 회복되었다고 하였다. 이번 진료 후 환자는 증상이 소실되어 침치료를 중지

하고 관찰하기로 하였으며, 불편하면 치료를 받고, 1개월 후 다시 검사하기로 하였다.

⑧ 추적 관찰 : 환자는 2개월 후 검사받으러 왔다. 침치료를 중지한 후 재발하지 않았으며, 현재의 일을 하는데 원래의 건강 상태 수준으로 완전히 회복되었다. 통상적인 운동을 시켰는데 頸部의 운동(예를 들면 머리를 사용하여 '米'자 쓰기)은 어느 정도 유익한 점이 있었다. 불편하면 진료를 받으러 오라고 하였다. 1년 후 이 환자에게 病情을 물었더니 근 1년 동안 심신이 건강하고, 완전히 회복되어 원래의 건강 수준이라고 하였다.

2) 증례 2

① 王某, 여, 55세

② 主訴 : 우측 上臂 및 手部 마목, 위축이 있은 지 1년이 되었다.

③ 현 병력 : 환자는 1년 전 頸·背肩部의 동통 및 마목이 시작되어 몸이 불편하였다. 후에 소금씩 신행되어 우측 臂·手部에 이르렀다. 그러나 頸·肩의 麻脹과 동통은 조금씩 소실되었으나, 臂·手部의 麻木은 점차 가중되었다. 病情이 발전함에 따라 臂·手部의 근육 역시 痿軟無力, 위축 등의 현상이 나타났다. 일찍이 本 市의 여러 병원에서 치료받아 대부분 病情이 잠시 緩解되었으나 치료를 중지하면 病情이 또 반복하여 악화되었다. 다른 사람이 소개하여 특별히 우리 병원에 침구치료를 받으러 왔다.

④ 검사 : 경부 우측 斜方筋·胸鎖乳突筋에 분명한 강직이 있고, 頸4·5 우측을 누르면 우측 상지를 향한 麻竄感이 있으며, 手部의 大魚際筋 및 掌部의 근육 모두 분명한 위축 현상이 나타났다. 우측 上臂 및 手部는 무력하고, 근력은 Ⅳ급 정도였다.

⑤ X선 : C4·5·6·7에 증식이 있고, 인대는 칼슘화되어 있었다.

⑥ 辨證 : 환자는 중노동을 하는 사람으로 나이가 젊었을 때는 짐수레 끄는 일을 하였다. 장시간의 중노동으로 頸部에 여러 차례 정

도는 다르지만 손상을 입어 經脈痺阻하고, 氣血瘀滯하며, 風寒濕邪가 침입하였으므로 우측 臂・手部에 不仁이 나타나고, 舌苔白膩, 脈細弦하였다. 위축형 경추병으로 진단하였다.

⑦ 治則 : 祛風驅寒除濕, 起廢復癱康復.

1診(20일) : 초진. 환자는 1년여 정도 여러 방면으로 치료하여 원래 있던 頸・背部의 동통은 감소하였고, 현재는 우측 臂・手部 麻木을 主證으로 하고, 무력, 頸・背部에 때때로 酸脹이 나타나며, 手部의 大魚際筋・掌部의 근육 등에 경도의 위축이 있었다. 天容・肩貞・天宗・肩髃・手五里・曲池・手三里・合谷・八邪를 취하였다. 補法을 사용하며, 전기 자극을 가하고, 매일 1회, 10회에 이르도록 치료하였다.

11診(1일) : 환자는 위의 10회 치료를 통하여 증상이 완해되었다. 원래 있던 頸・背部의 酸脹이 소실되었고, 大魚際筋・掌部 근육 및 근력 등도 회복되었다. 원래 혈과 刺法을 사용하고, 전기 자극 등을 가하는 것은 변화가 없이 19회에 이르도록 진료하였다.

20診(12일) : 환자는 위의 19회 진료를 통하여 頸・背・肩・手部의 증상이 완전히 소실되었고, 手・掌部의 근육 역시 회복되었다. 근력은 거의 정상으로 회복되었다. 환자는 침에 대한 공포가 있어 一段의 시간 휴식을 요구하였다. 환자의 요구를 받아들여 5일 휴식 후 다시 침치료하였다.

21診(18일) : 환자가 진료할 때 기쁜 소식을 알려 주었다. 5일간의 휴식에도 病情이 점차 호전되어 지금은 비교적 가벼운 체력 노동을 할 수 있을 뿐만 아니라 수면 역시 처음에 비하여 좋아졌다고 하였다. 원래의 혈과 침법에 변화를 주지 않고 치료 효과를 더욱 확실하게 하기 위하여 10회 더 치료하였다. 이 치료 기간 동안 환자는 우측 상지의 기능을 점차 회복하였고, 손의 힘도 점차 증가하였다. 30회 침치료를 마친 후

手·掌部의 근육은 모두 처음과 같이 회복하여 모든 기능이 정상 수준으로 돌아왔다. 이번 진료 후 침치료를 종료하고, 불편한 감이 있으면 진료받으러 오라고 하였다. 1개월 후 다시 검사하였다.

⑧ 추적 관찰 : 환자가 2개월 후에 와서 검사했는데 모든 증상이 소실되었다. 우측 손과 팔의 힘이 처음과 같았다. 단지 심한 노동 후에는 여전히 때때로 경견부에 불편한 감이 있었다. 증상이 있으면 즉시 와서 치료받으라고 하였다. 아울러 頸肩部에 유익한 운동(예를 들면 '米'자 쓰기, 흉곽 넓히기, 팔 펴기, 어깨 으쓱하기 등)을 하고, 일할 때 너무 무리하지 않도록 하였다. 이후부터 이 환자를 다시 보지 못하였다.

5. 저자 견해

저자는 이 병의 임상 증상이 다른 데 근거하여 3종의 다른 유형으로 분류하였는데 각 형은 모두 그 특수한 증상이 있다.

동통형은 頸·肩·臂·手部의 동통이 위주가 되며, 酸脹·근장력·근력감퇴·마목 등은 그 다음이 된다. 이 형의 특징은 발병이 비교적 급하며, 一側에 다발한다. 야간에 동통 증상이 가중되며, 발병 절정기에는 기침, 재채기, 숨을 크게 들이 쉴 때 모두 동통이 가중된다. 이 형의 치료는 바로 위에서 서술한 것과 같이 하면 비교적 좋은 효과가 있다.

마목형은 마목이 위주가 되며, 증상은 頸·肩·胸·背·臂·手部의 麻木不仁이 주된 증후이고, 酸脹, 동통 등은 그 다음 증후가 된다. 그 특징은 발병이 완만하고, 야간에 증상이 비교적 분명하다. 早期에는 낮에 증상이 없을 수도 있으며, 晩期에는 밤낮 모두 마목 증상이 나타난다. 아울러 환측의 근력 감퇴 등의 증상이 나타난다. 이 型의 치료는 동통형과 같지 않다. 그러나 역시 효과는 비교적 좋다.

위축형은 근육 위축이 위주이다. 그 주요 증상은 환측 상지의 근력

감퇴이다. 大·小魚際筋 위주로 위축이 나타나며 늘어진다. 晩期에는 근력이 분명하게 감퇴되어 상지의 기능에 영향을 주어 상지 불구가 될 수 있다. 이 형의 치료는 비교적 어렵다. 증례 2에서 서술한 것과 같이 비록 치료 시간이 길지라도 인내심을 가지고 치료하면 역시 상당한 치료 효과가 있다.

저자가 인식하기로 신경근성 경추병은 무엇보다 먼저 진단이 정확하고, 證型을 분명하게 구분해야 한다. 그 자침치료 과정에서는 취혈이 정확하고, 침자수법이 맞아야 하며, 법에 의거하여 조작하면 일반적으로 모두 비교적 만족할 만한 치료 효과를 거둘 수 있다. 이 병을 침구치료할 때 시간이 비교적 짧은 동통형 환자는 효과를 가장 빨리 볼 수 있다. 저자가 불완전한 통계에 근거한 것이지만 6회 침치료로 동통 완해율이 80%에 달하였다. 마목형의 침자치료 효과는 그 다음이고, 三生散(生南星·生川烏·生草烏)을 배합하여 제6·7경추에 붙이면 침자치료 하나만 사용하는 것보다 더욱 좋은 효과를 거둘 수 있다. 위축형 환자에서 만약 시간이 반년 정도 된 사람은 비교적 좋은 치료 효과가 있다. 晩期로서 3~5년 되고, 근육 위축이 매우 심한 사람은 치료가 비교적 곤란하다. 마땅히 견인, 中藥 貼敷, 中藥 이온 도입 등을 적당히 배합해야 어느 정도 효과를 거둘 수 있다.

제2절 椎骨動脈性 頸椎病

이 유형의 주요 원인은 제6頸椎體 以上 부위의 側方에 퇴행성 변화에 의한 增殖物에 의해 경추동맥이 압박 받거나, 자극 또는 비틀리고 굽어서 椎骨動脈이 경련을 일으켜 대뇌의 혈액 공급이 부족하므로 나타나는 한 계열의 임상증후로서 眩暈昏厥型으로 부른다.

1. 임상 증상

이 증의 주요한 증상으로는 頸部 第6頸椎 以上 부위의 脹痛, 목을 일정한 방향으로 움직일 때 잠시 나타나는 位置性 眩暈(頸椎眩暈이라고도 부른다)이며 초기에 多夢, 睡眠不足, 頸部 疲脹感, 集中力減少로 화를 잘 낸다. 病情이 발전하면 밤새 꿈을 꾼다든지, 표정이 冷淡하며, 頸部脹痛과 眩暈이 있다가 없기도 하고, 기억력이 현저하게 감퇴하기도 한다. 病情이 심하게 악화된 경우에는 눈 둘레가 脹痛, 물건이 흐리게 보이고, 耳鳴, 頭痛, 머리를 돌릴 때 참기 어려울 정도로 빙빙 도는 어지럼증, 惡心, 嘔吐 등의 증상이 나타나고, 일부 심한 환자들은 심지어 경추성으로 오는 졸도도 일으키는데 곧 의식을 회복한다(頸部 운동 시에 돌출한 증식물이 추골동맥을 압박하면 대뇌에 일시적인 혈액 부족이 일어나 어지러워 쓰러진다).

신체 검사 시에 風池區 상하에 뚜렷한 압통점을 찾을 수 있고, 비교적 심한 경우는 분명한 새끼줄 모양 혹은 결절 모양의 물체를 만질 수 있다.

① X선 : 神經根性과 같이 나타난다.

② 腦血流圖 : 항상 한쪽의 혈액 공급량이 부족하거나, 혈관 탄력성 저하 등의 변화가 있다.

2. 중의 변증 치료

중의에서는 해당 병의 발생을 주로 腎水虧損하여 肝陽上亢하므로 머리와 눈에 현훈이 나타나는 것으로 인식하였다. 또 腎氣虧損하고 기혈이 모두 약하면 腦髓를 영양하지 못하므로 갑자기 暈厥이나 졸도가 나타난다.

이 형의 경추병 환자는 주로 현훈, 頸部脹痛을 주증으로 한다. 두통, 頸背酸脹은 역시 이 병에서 항상 발생하는 증상이다. 그 임상 증상에 따라 현훈형 · 두통현훈형 · 졸도형 3종류로 나눌 수 있다.

1) 현훈형

이런 유형의 환자는 대부분 야간 혹은 새벽에 일어나거나 낮잠을 자고 일어 날 때 발병한다. 발생할 때 움직이면 현훈, 頭暈目脹하고, 고정하여 적당한 체위를 하면 현훈의 발작을 조절할 수 있다. 항상 구토를 동반하고, 잠잘 때 꿈을 많이 꾸고, 주의력을 집중할 수 없으며, 발작기는 증상이 지속되며, 간헐기에는 때로 발작하고 때로 멈춘다. 땀이 잘 나고, 쉽게 흥분하며, 검사 시 양측 風池 주위를 만지면 근육이 딱딱하게 굳어 있거나 줄 모양의 결절이 있고, 苔白厚膩, 脈沈細하다.

① 治則 : 驅風祛濕, 通經活絡

② 혈위 처방 : 風池(양측)・風府・率谷(양측)

③ 혈방 해석 : 風池는 족소양담경에 속하며, 수・족소양, 양유 및 양교의 교회혈이 된다. 자침하면 祛風, 解表하며, 머리와 눈을 맑게 하고, 五官七竅를 이롭게 한다. 風府는 독맥의 혈이며, 독맥의 氣가 이곳에서 吸濕化風하고, 天部 風氣 生發의 중요한 근원이 되므로 이렇게 부른다. 자침하면 散熱吸濕의 효과가 있다. 率谷은 족소양담경혈이며, 족태양・소양의 교회혈이다. 자침하면 平肝熄風, 通經活絡한다. 3혈을 모두 조합하면 驅風祛風濕하고, 通經活絡하는 효과가 있다.

2) 두통현훈형

이 형의 환자는 발병이 완만하고, 情志가 不暢한 경우가 많으며, 수면이 좋지 못할 때 발병한다. 발생할 때는 대부분 頭腦昏暈, 頭痛眼脹으로 시작하여 후에 頭暈頭痛이 나타나며, 항상 耳鳴이 동반되며, 주의력 집중이 되지 않고, 잠을 자려하고, 기억력감퇴, 眼眶脹痛하고, 물건이 잘 보이지 않는 증상이 나타난다. 검사 시 頸部의 흉쇄유돌근과 승모근처에 분명한 근육의 경직이 만져지며, 누르면 頸部에 동통이 나타나고, 眼眶部 중점에 분명한 압통이 있으며, 苔薄白, 脈細弦하다.

① 治則 : 調補肝腎, 通經活絡

② 혈위 처방 : 風池(양측) · 率谷(양측) · 太陽(양측) · 肝兪(양측) · 腎兪(양측)

③ 혈방 해석 : 風池는 족소양담경에 속하며, 수 · 족소양, 양유 및 양교의 교회혈이 된다. 자침하면 祛風, 解表하며, 머리와 눈을 맑게 하고, 五官七竅를 이롭게 한다. 率谷은 족소양담경의 혈이며, 족태양 · 소양의 교회혈이다. 자침하면 平肝熄風, 通經活絡한다. 太陽은 경외기혈이며, 偏正頭痛 등을 주로 치료한다. 그리고 이 증상은 대부분 肝 · 腎陽虛한 상황에서 많이 보인다. 그러므로 족태양방광경의 肝兪 · 腎兪를 취하여 補肝腎한다. 위의 5개 혈을 모두 조합하면 調補肝腎, 通經活絡하는 효과가 있다.

3) 졸도형

이 형은 갑자기 발병하며, 대부분 경부의 염좌 시 갑자기 혼궐 및 솔노가 나타닌다. 증상은 위험하고 무섭게 보이지만 매우 빨리 깨어난다. 그리고 어떤 후유증도 남기지 않는다. 발생하지 않으면 보통 사람과 다름없다. 이 형의 환자는 임상에서 비교적 흔치 않으며, 전간이나 뇌졸중 등과 서로 혼동하기 쉽다. 이런 유형의 환자 가운데 중기에는 항상 기억력감퇴, 잠을 자면 꿈을 꾸고, 잘 깨며, 두훈이 때로 발생하고 때로 멈춘다. 만기에는 머리가 무겁고 다리는 가벼워 걸을 때 안정감이 없는 등의 증상이 있다. 검사 시 早期에는 환자의 경부에서 양성반응점을 찾기가 매우 어렵지만 중 · 만기 환자는 경부에서 근육의 경직 혹은 줄모양의 결절을 찾을 수 있다. 舌苔白厚, 脈沈細하다.

① 治則 : 舒經活絡, 健腦鎭旋

② 혈위 처방 : 風池(양측) · 率谷(양측) · 太陽(양측) · 陶道 · 身柱 · 腎兪(양측)

③ 혈방 해석 : 風池는 족소양담경에 속하며, 수 · 족소양, 양유 및 양교의 교회혈이 된다. 자침하면 祛風, 解表하며, 머리와 눈을 맑게 하고, 五官七竅를 이롭게 한다. 率谷은 족소양담경의 혈이며, 족

태양·소양의 교회혈이다. 자침하면 平肝熄風, 通經活絡한다. 太陽은 경외기혈이며, 偏正頭痛 등을 주로 치료한다. 해당 증은 대부분 독맥이 침범 당한 증상이다. ≪素問·風論≫에서 "風氣循風府而上, 則爲腦風; 風入系頭, 則爲目風, 眼寒"이라 하였다. 그러므로 독맥이 병을 받으면 陽虛하여 淸陽이 위로 올라가지 못하므로 독맥의 陶道·身柱 두 혈을 취하여 祛風舒經活絡해야 한다. 아울러 족태양방광경혈인 腎兪를 취하여 補腎陽해야 한다. 위의 6혈을 모두 조합하면 舒經活血, 健腦鎭旋하는 효과가 있다.

3. 치료

1) 穴位와 鍼法

① 風池(양측) : 項部의 침골(후두부 융기) 아래, 흉쇄유돌근과 승모근 상단 사이의 오목한 곳, 風府과 수평한 곳 외측에 있다. 30호 2촌(50mm) 호침 2개를 취하고, 국부에 통상적인 소독 후 脊柱 방향을 향하여 약 1.8촌(45mm)을 자침한다.

鍼感 : 頸部 脹痛 혹은 外後頭隆起를 따라서 側頂部로 방산된다. (그림 1-6)

② 風府 : 頸部의 後髮際 정중앙에서 바로 위 1寸處, 外後頭隆起 볼록한 곳 바로 아래, 양측 승모근 사이의 오목한 곳에 있다. 30호 1.5촌(40mm) 호침을 취하고, 국부에 통상적인 소독 후 후두부의 大孔(foramen magnum) 방향을 향해 약 1.3촌(35mm)을 자침한다.

鍼感 : 후두부에 脹痛이 있다. (그림 1-6)

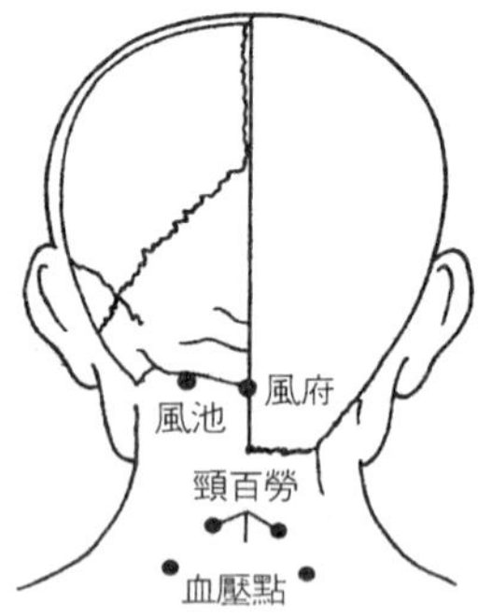

그림 1-6

③ 太陽(양측) : 관자놀이 부위, 눈썹 외측과 目外眦 사이에서 1橫指 후의 오목한 곳에 있다. 30호 2촌(50mm) 호침 2개를 취한다. 국부에 통상적인

소독 후 率谷 방향을 향해서 약 1.8촌(45mm)을 자침한다.

鍼感 : 관자놀이 부위에 脹痛이 있다. (그림 1-7)

④ 率谷(양측) : 관자놀이 부위, 耳尖 바로 위 發際로 들어간 1.5寸處에 있다. 30호 1.5촌(40mm) 호침 2개를 취한다. 국부에 통상적인 소독 후 후두융기를 향해 평행하게 약 1.3촌(35mm)을 刺鍼한다.

鍼感 : 관자놀이 부위에 脹痛이 있다. (그림 1-7)

⑤ 陶道 : 背上部에서 후정중선상, 제1과 제2흉추극돌기 사이의 오목한 곳에 있다. 30호 2촌(50mm) 호침을 취하고, 국부는 통상적인 소독을 하고, 鍼尖은 약간 상부를 향하여 약 1.8촌(45mm) 자입한다.

鍼感 : 국부에 脹痛이 있다. (그림 1-8)

⑥ 身柱 : 背上部에서 후정중선상, 제3과 제4흉추극돌기 사이의 오목한 곳에 있다. 32호 2촌(50mm) 호침을 취하고, 국부는 통상적인 소독을 하고, 침첨은 약간 상부를 향하여 약 1.8촌(45mm) 자입한다.

鍼感 : 국부에 창통이 있다. (그림 1-8)

⑦ 肝兪(양측) : 背下部 筋縮(제9와 제10흉추 사이의 오목한 곳) 외측 1.5촌처에 있다. 30호 2촌(50mm) 호침 2개를 취하고, 국부는 통상적인 소독을 하고, 直刺하여 약 1.8촌(45mm) 자입한다.

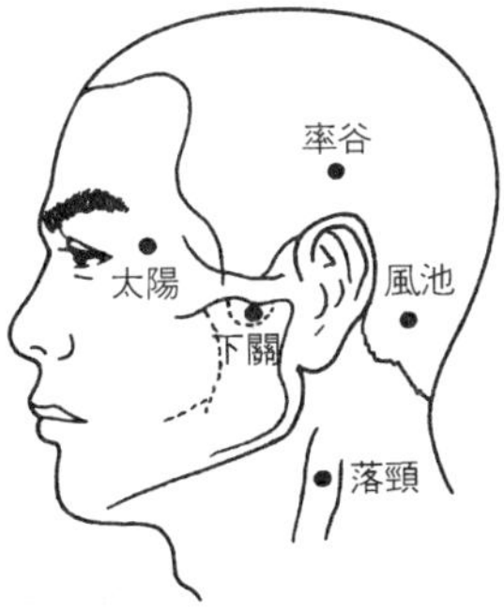

그림 1-7

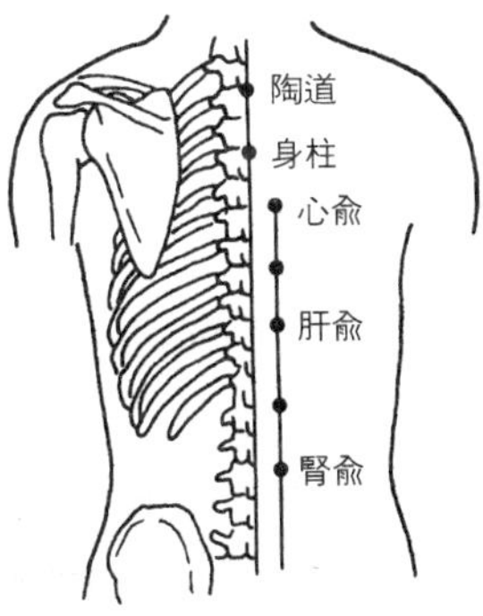

그림 1-8

鍼感 : 국부에 창통이 있다. (그림 1-8)

⑧ 腎兪(양측) : 腰部 命門(제2와 제3 요추극돌기 사이 오목한 곳)의 외측 1.5촌처에 있다. 30호 2촌(50mm) 호침 2개를 취하고, 국부는 통상적인 소독을 하고, 직자 약 1.8촌(45mm) 자입한다.

鍼感 : 국부의 창통 혹은 동측 둔부 및 오금 부위를 향하여 방산한다. (그림 1-8)

2) 體位와 手法 및 療程

환자는 앉은 상태 혹은 엎드린 자세를 취한다.

① 眩暈型 : 앉은 자세에서 風池 · 風府 · 率谷을 취한다. 平補平瀉法을 사용하여 進鍼하고, 매일 1회, 6회가 1요정이다. 3일 휴식하고 효과가 있지만 치유되지 않으면 다시 침치료한다. 6회치료에서 효과가 없거나 이미 치유가 되었다면 침치료를 멈춘다.

② 頭痛眩暈型 : 風池 · 率谷 · 太陽 · 肝兪 · 腎兪를 취한다. 먼저 頭部 6혈을 취하고, 엎드린 자세에서 背部 4혈을 취하며, 모두 補法을 사용하여 進鍼, 매일 1회, 6회가 1요정이다. 3일 휴식하고 효과가 있지만 치유되지 않으면 다시 침치료한다. 6회 치료에서 효과가 없거나 이미 치유가 되었다면 침치료를 멈춘다.

③ 卒倒型 : 風池 · 風府 · 率谷 · 太陽 · 陶道 · 身柱 · 腎兪를 취한다. 먼저 頭部 6혈을 취하고, 엎드린 자세에서 背部 4혈을 취하며, 모두 瀉法을 사용하여 進鍼한다. 매일 1회, 10회가 1요정이 되며, 재발하면 다시 1요정 치료하고, 재발하지 않으면 침치료를 멈춘다.

4. 임상례

① 王某, 남, 49세

② 主訴 : 목을 움직이면 頭暈이 발생한 지 1개월이 되었다.

③ 현 병력 : 환자는 1개월 전 오후 휴식 후 침대에서 일어날 때 갑자기 현훈을 느껴 침대에 잠시 있다가 일어났는데 5분 정도 지나자

증상이 소실하였다. 화장실에 가서 소변을 본 후 다시 현훈이 나타났다가 10분 후 소실하였다. 이 일이 있은 후 수시로 두훈이 나타났다. 本 市의 병원에 진료하였는데 '頸椎病'으로 진단받았다. 여러 차례 안마, 牽引, 中・양약 등을 복용하여 증상은 잠시 완화되었다가 점차 악화되었다. 최근 반복하여 발작성 현훈이 나타났으며, 현훈이 심할 때는 구토가 나타나 일을 하는 데 영향을 주었다. 다른 사람의 소개로 특별히 본원에 침구치료를 받으러 왔다.

④ 검사 : 환자의 경부 양측 風池 주위에 분명한 압통이 있고, 拇指 크기의 근육경련성 硬塊가 만져지며, 우측이 가장 분명하였다. 壓頸試驗에서 양성(+)이었다.

⑤ X선 : C5・6・7 椎體骨質이 입술 모양으로 증식되어 있었다.

⑥ 변증 : 이 환자는 직업이 운전기사이다. 장시간 머리와 경부를 고정하고 일을 하여 경부의 관절낭・인대 등이 탄력을 잃고 느슨해지며 힘을 잃은 상태에서 항상 술을 먹고 술주정을 하며, 술을 먹은 후에는 차의 핸들에 엎드려 잠을 자 경부의 기혈이 응체되고, 근골에 영양을 공급하지 못한 것이 오래되어 경추의 퇴행성 변화를 가속하여 점차 이 병이 발생하였으므로 현훈형 경추병으로 진단하였다. 舌苔黃膩, 脈數하였다.

⑦ 治則 : 平肝潛陽, 舒經活血

1診(5일) : X선에 근거하면 C5・6・7에 骨質이 증식되어 있고, 임상에서 주로 나타나는 것으로는 현훈이다. 이 증상이 나타난 주요 원인은 氣滯와 瘀血로 인해 筋骨에 영향을 공급하지 못하므로 발생한 현훈형 경추병으로 진단하였다. 그러므로 風池(양측)・風府・率谷(양측) 5개 혈에 자침하여 경부의 근육을 풀어주어 기혈을 조절하였다. 매일 1회, 모두 3회 진료하였다.

4診(8일) : 환자는 2회 자침 후 즉각 頸部가 느슨해지고 편해지는 것을 느꼈으며, 頭部의 悶脹感 및 현훈은 모두 감소하여 감각이 맑아졌다. 원래 매일 현훈이 몇 차례 발생하였으나 점차

회복되어 다시 발병하지 않았다. 이번 진료 때 환자는 경부의 강직감과 우측 경부의 압박감만 조금 남아 있었으며, 원래 있던 경부의 근육경련성 硬結은 거의 소실되었다. 이번 진료에서 시행한 혈위, 刺法, 目的에 변화를 주지 않고 五診까지 진료하였다.

6診(11일) : 환자는 이번에 진료받으러 올 때 원래 가지고 있던 증상이 이미 완전히 소실되었다. 치료 효과를 확실하게 하기 위하여 위의 혈에 변화를 주지 않고 다시 침치료를 1회 하고 치료를 종료하였다. 환자에게 불편한 감이 있으면 다시 진료받으라고 하였으며, 1개월 후 다시 검사하였다.

⑧ 추적 관찰 : 2개월 후 와서 다시 검사하였는데 침치료를 중지하고 나서 지금까지 다시 현훈이 발생하지 않았지만 간혹 피로가 누적되거나 밤을 새워 운전하면 아직도 현훈이 발생하였다. 그러나 발생 시의 증상은 모두 비교적 가벼워 일을 하는 데 영향을 주지 않았다. 치료 효과를 더욱 확실하게 하기 위하여 다시 1요정 침치료를 받아야 한다고 하였으나 환자의 일이 바빠 다시 치료받으러 오지 않았다. 1년 후 환자를 만났는데 병에 관하여 물어 보니 그때 치료하여 치유되었으나 피로가 누적되고, 밤새워 일을 한 후 몇 차례 현훈이 발생하였지만 매번 발생 시마다 증상이 비교적 가벼웠고, 어떤 때는 치료하지 않아도 즉시 緩解되었고, 어떤 때는 안마만 해도 緩解되었다고 하였다.

5. 저자 견해

추동맥형 경추병은 또 현훈혼궐형 경추병으로도 부른다. 中醫에서는 이 병의 발생을 주로 인체의 肝腎虧虛로 筋骨이 衰退하기 때문으로 보았다. 腎은 先天의 本으로서 藏精, 主骨한다. 肝은 藏血하며, 筋을 주관하므로 이 두 臟의 氣血盛衰는 모두 인체의 혈맥, 근골에 직접 영향을 줄 수 있다. 頸椎에 장기적인 급만성 손상을 주거나 風寒濕邪가 경락을 막으면 더욱 쉽게 氣滯血瘀가 발생하여 경부 경맥에 영양 작용이 소실되므로 이 병이 발생한다.

저자는 임상 증상 등을 통하여 이 병을 3형으로 분류하였다.

眩暈型은 현훈을 주요 임상 증상으로 하고, 多夢 · 구토 · 주의력 집중 못함 등의 증상을 겸한다. 風池 · 率谷 · 風府를 選穴하여 자침하면 비교적 유효한 치료 효과를 거둘 수 있는데 그와 같은 증례는 앞에서 설명하였다.

頭痛眩暈型은 두통 현훈을 주요 증상으로 하고 腦脹, 眼眶脹痛, 잠자려고 함, 기억력감퇴 등의 증상을 겸한다. 風池 · 率谷 · 太陽 · 肝兪 · 腎兪를 취하여 자침하자 역시 비교적 좋은 효과가 있었다.

卒倒型은 卒中型으로 주요 특징은 갑자기 발병하여 갑자기 昏厥 증상을 보여 위험하고 두렵게 보이지만 깨어나면 어떤 후유증도 남기지 않는 특징이 있다. 風池 · 率谷 · 太陽 · 陶道 · 身柱 · 腎兪를 취하여 침치료를 한다. 매번 발병 시 10회 침치료하며, 병이 발생하지 않으면 치료를 멈춘다. 역시 비교적 좋은 치료 효과가 있다.

추동맥형 경추병에 침치료를 운용하는데 3종 유형 모두 비교적 좋은 치료 효과가 있다. 특히 현훈, 두통, 頭昏, 眼眶脹痛 등에 비교적 좋은 치료 효과가 있다. 그러나 이런 類의 환자는 치유 후에도 비교적 쉽게 재발한다. 치유 후 평시에 경부에 찬 기운 맞지 않고, 수면 시 베개는 통상적으로 바꾸지 않아도 되며, 경부 운동을 조금씩 하여 경부 근육의 기능 및 혈관의 탄성을 증강하면 재발률을 줄일 수 있다. 만약 다시 발생하였더라도 조기에 위의 치료법을 운용하면 역시 양호한 효과를 거둘 수 있다. 그 밖에 이 병에 프레드니솔론, 브로카인을 사용하여 경부 근육 硬結處를 封閉하여도 그 효과가 크다.

제3절 脊髓性 頸椎病

이 병의 주요한 원인은 추체 후방의 골질이 增殖하고 추간판 뒤를 향해 튀어 나와 椎體는 안정성을 잃고 이동하며, 또 椎管 內의 後縱靭帶가 석회화되고, 황색인대(ligamentum flavum)가 두꺼워지는 발육성 頸椎椎管狹窄 등이 원인이 되어 脊髓를 자극 또는 압박하거나 脊髓血液의 순환장애 혹은 손상을 미치게 된다. 달리 萎證型이라고도 부른다.

1. 임상 증상

이 병의 임상적인 표현은 비교적 복잡한데 대부분 하지에서부터 상지에 이르기도 하고, 또한 一側의 상지나 하지에, 혹은 양측 상지나 양측 하지에 나타나며, 四肢가 동시에 증상이 나타나는 경우도 있다. 그 증상은 주로 지체 운동기능과 감각기능의 장애로 표현될 수 있다. 대개 그 椎體와 같은 수준의 頸髓가 손상을 제일 많이 받는다.

증상이 가벼운 사람은 지체 활동이 민첩하지 못하고, 무겁고 힘이 없으며, 걸음걸이가 우둔하고, 행동이 안정되지 않으며, 피로가 쌓인 肢體와 手部에는 마목·酸脹·燒灼感 등의 증상이 있다. 흉·요부에는 항상 띠로 묶는 감이 있고, 그 감각 障碍區는 항상 病變 절단면과 일치하지 않는다. 검사 시 항상 四肢의 筋張力 증가를 볼 수 있고, 근력은 약해져 있으며, 건반사는 약해지거나 소실되어 있다. 병리반사로 바빈스키, 호프만증후, 족부건반사 및 슬개건반사 모두 양성 변화가 있다.

증상이 중한 사람은 호흡 곤란이 나타나고, 괄약근 기능에 장애가 있다. 예를 들면 변비, 尿瀦留 혹은 대소변 失禁 등이다. 심부감각의 소실이 심한 환자는 불완전성 혹은 완전성(경련성 癱瘓) 截癱이 있다.

① X선 : 椎管의 협착이나 後角의 증식을 볼 수 있다.

② CT 소견 : 경추의 추간판 병변과 협착 정도에 대하여 비교적 높은 확진이 가능하다.

③ 뇌혈류도 : 일측 또는 양측에 공급되는 혈액량의 부족과 혈관 탄성의 저하 등의 변화가 보인다.

2. 중의 변증 치료

인체는 연령의 증가에 따라 肝腎 역시 점차 虧虛한 증후가 나타나며, 근골도 점차 쇠퇴한다. 그러므로 ≪素問・上古天眞論≫에서 "五八腎氣衰", "七八肝氣衰, 筋不能動", "身體重, 行步正"이라 하였다. 이 병의 발생은 肝腎이 오래도록 虛하여 근골이 痿弱해지므로 점차 肢體가 沈重하고, 근육이 痿細해짐을 느낀다. 만약 혈기 부족을 겸하면 經脈이 空虛하며, 筋脈에 영양을 공급하지 못하므로 宗筋이 늘어져 증상이 점점 가중되고, 肢體는 痿廢하여 걸음걸이가 비틀거리고 쉽게 넘어진다. 결국에는 걸음걸이가 무력하고 癱瘓 重症이 되며, 대소변 조절을 못하는 증상을 겸하게 된다. 그 임상 증상에 따라 다음과 같이 분류할 수 있다.

1) 單側型

대개 먼저 상지에 酸脹感이 나타나며, 운동은 서툴러서 원활하지 못하고 안정성이 없으며, 활동이 민첩하지 못하거나 경미하게 동측의 상지 운동 기능이 약해지고, 손의 마비, 서늘한 것을 싫어하는 등의 증상이 있다. 조기 치료가 마땅한데, 일반적으로 하지증상은 나타나지 않는다. 이 형은 비교적 많이 보인다. 검사 시 頸部의 경직이 나타나고, 환측의 壓頸試驗에서 양성(+), 일측 혹은 양측 手部에 서늘한 감이 있으며, 일측 상지 혹은 양측 상지의 근력이 감퇴한다. 舌淡苔薄, 脈細弦하다.

① 治則 : 補肝益腎, 活血通絡

② 혈위 처방 : 風池(환측)・風府・頸百勞(환측)・手五里(환측)・曲池(환측)・外關(환측)・合谷(환측)

③ 혈방 해석 : 風池는 족소양담경에 속하며, 수・족소양, 양유와 양

교가 교회하는 혈이다. 肝膽은 서로 표리가 되므로 이 혈을 취하여 補法을 사용하여 자침한다. 風府는 독맥 혈위이며, 양유와 교회하여 散風熄風, 通關開竅하는 작용이 있다. 頸百勞는 경외기혈이다. 勞는 勞損·勞傷을 의미하며, 頸部 손상을 주로 치료한다. 이 형의 병증은 수양명대장이 침범받아 氣虛不足에 속한 것이므로 手三里·曲池·合谷 혈위를 취하여 補法을 사용하여 자침한다. 아울러 수소양삼초경의 絡穴인 外關을 취한다. 이 혈은 팔맥교회혈의 하나이다. 자침하면 疏風通絡의 효과가 있다. 이상 7혈을 모두 조합하여 補法으로 자침하면 補益肝腎, 活血通絡하는 효과가 있다.

2) 四肢型

비교적 중한 형태로 대개 장시간 양측 상하지가 서늘한 것을 싫어하며, 痲木, 운동 및 감각기능의 減少 등의 병력이 있다. 발병은 비교적 쾌속하여 대개 1주 이내에 증상이 극에 달하여 頸部가 고정되며, 조금이라도 움직이면 上下肢에 타는 것과 같은 동통이 발생하고, 몸을 뒤집거나 움직일 수 없으며, 대부분 가만히 누워서 頸部와 상하지를 움직이지 않으면 동통이 완해되고, 重할 때는 무엇을 삼키거나 숨을 참을 때 동통이 가중됨을 느끼며 호흡 또한 곤란하게 되는데, 이 증상은 1주에서 수주일 동안 계속될 수 있다. 그 후에 점점 완해되지만 수족마목, 頸部強直, 肢體酸脹, 운동기능 저하 등의 증상이 남을 수 있다. 발병시 환자를 검사하면 頸部強直, 양측 壓頸試驗 양성(+)이다. 일부 환자는 발병이 비교적 엄중할 때가 있는데 이때 頸部를 활동하면 상지 혹은 하지를 향하여 痲脹感 혹은 전기감전감 같은 것이 있으며, 다수의 환자들이 四肢厥冷하고, 舌紅無苔 혹은 淡白하며, 脈細弦 혹은 浮緊하다.

① 治則 : 通經止痛, 活血通絡

② 혈위 처방 : 風池(양측)·頸百勞(양측)·肩髃(양측)·曲池(양측)·

外關(환측)・合谷(양측)・伏兎(양측)・陽陵泉(양측)・足三里(양측)・懸鐘(양측)・解谿(양측)・太衝(양측)・夾脊17(양측)・環跳(양측)・殷門(양측)・委中(양측)・承山(양측)・運動區 上 1/5・中 2/5・感覺區 上 1/5・中 2/5

③ 혈방 해석 : 이 병은 임상에서 혹은 實하고 혹은 虛하며 혹은 虛實이 혼재되어 있다. 실증은 痙症이 위주인데, 그 병은 肝에 있으며, 瘀血痰濕 때문이다. 허증은 痿證이 많이 보이며, 병은 脾腎에 있으며, 氣虛腎虧하기 때문이다. 또 기혈이 조화를 잃어 근맥에 영양을 공급하지 못하여 腠理가 공허한데 風・寒・濕邪가 들어와 이 병이 발생한다. 족소양담경의 風池, 경외기혈인 頸百勞는 頸部의 風邪를 舒泄한다. 수양명대장경의 肩髃・手三里・曲池・合谷을 취하면 肩部關節을 通利하고, 경락의 風濕을 祛邪疏散하며, 陽明寒・濕을 淸泄한다. 족양명위의 伏兎・足三里・解谿는 調理脾胃할 뿐만 아니라 역대 문헌에서 痿證은 오직 양명을 취한다는 설이 있다. 수소양삼초의 絡穴인 外關은 팔맥교회혈의 하나로서 疏風通絡한다. 족소양담경의 혈인 環跳・懸鐘을 취하는데 懸鐘은 팔맥교회혈의 하나인 髓會이므로 補法으로 자침하면 充髓補精하고 筋脈을 舒緩한다. 족소양담경의 筋會가 되는 陽陵泉과 족궐음간경의 原穴인 太衝을 취하여 두 혈을 서로 배합하면 肝膽을 調理한다. 多血少氣한 經인 족태양방광경의 경혈인 殷門・委中・承山을 취하여 자침하면 活血通絡한다. 夾脊제17혈과 頭鍼의 運動區 上 1/5・中 2/5・感覺區 上 1/5・中 2/5를 배합하여 응용한다. 위의 혈을 모두 조합하면 通經止痛, 活血通絡하는 효과가 있다.

3. 치료

1) 穴位와 鍼法

① 風池(양측) : 項部에서 후두골의 아래, 흉쇄유돌근과 승모근 상단 사이의 오목한 곳, 風府와 수평으로 외측에 위치한다. 30호 2촌

(50mm) 호침 2개를 취한다. 국부는 통상적으로 소독한 다음 척추 방향을 향하여 약 1.8촌(45mm) 자침한다.

鍼感 : 頸後 脹痛 및 후두골 후방을 따라 側頂部를 향하여 방산한다. (그림 1-6)

② 風府 : 頸部에서 後髮際 正中의 바로 위 1촌, 후두융기의 바로 아래, 양측 승모근 사이의 오목한 곳에 있다. 30호 1.5촌(40mm) 호침을 취한다. 국부는 통상적인 소독을 하고, 後頭大孔 방향을 향하여 약 1.3촌(35mm) 정도 자침한다.

鍼感 : 후두부의 脹痛 (그림 1-6)

③ 頸百勞(양측) : 項部에서, 大椎 바로 위 2촌(同身寸), 후정중선 외측으로 1촌(同身寸) 떨어진 곳에 위치한다. 30호 2촌(50mm) 호침 2개를 취한다. 국부는 통상적으로 소독한 다음 척추 방향을 향하여 약 1.8촌(45mm)을 자침한다.

鍼感 : 頸部 脹痛 (그림 1-6)

④ 肩髃 : 肩部에서 肩胛骨肩峰과 上腕骨大結節 사이의 오목한 곳이다. 30호 2촌(50mm) 호침을 취하여 통상적인 소독을 한 후 주관절 방향을 향하여 약 1.6촌(45mm) 水平으로 자입한다.

鍼感 : 肩部 脹痛 혹은 中線을 따라 아래를 향하여 주관절 상부로 방산한다. (그림 1-3)

⑤ 手五里 : 臂部 외측의 하단에서 曲池 상 3촌(同身寸)처에 있다. 30호 2촌(50mm) 호침을 취하고, 통상적인 국부 소독 후, 내측을 따라 약 1.6촌(45mm) 자입한다.

鍼感 : 局部 脹痛 혹은 橈側 腕部를 향하여 방산한다. (그림 1-3)

⑥ 曲池 : 肘部의 橈側에서 尺澤과 上腕骨外上髁 사이의 중점처에 있다(주관절을 90°로 굴곡한다). 30호 2촌(50mm) 호침을 취하고, 국부는 통상적인 소독을 하고, 약 1.6촌(45mm) 直刺入한다.

鍼感 : 국부의 脹・麻感 위주로 나타나며, 항상 腕・手 혹은 肩部로 방산한다.

⑦ 外關 : 前臂外側에서 陽谿와 肘尖을 연결한 선상, 腕背橫紋(陽谿) 상 2촌(同身寸)처 尺骨과 橈骨 사이에 있다. 30호 2촌(50mm) 호침을 취하고, 국부는 통상적인 소독을 한 후, 약 1.5촌(40mm) 直刺入한다.

鍼感 : 局部 脹痛 혹은 手背를 향하여 방산한다. (그림 1-4)

⑧ 合谷(환측) : 手背에서, 第1掌骨間隙의 중점처, 혹은 第2掌骨指關節과 陽谿 사이 중점처, 약간 食指側 가까운 곳에 있다. 30호 2.5촌(65mm) 호침을 취하여 後谿 방향을 향하여 약 2.3촌(60mm) 자입한다.

鍼感 : 手掌部 脹痛이 있다. (그림 1-4)

⑨ 伏兎 : 大腿 전면에서 腸骨前上棘과 腸骨底部 외측단의 연결선상, 腸骨底上 6촌(同身寸)에 있다. 30호 2.5촌(65mm) 호침을 취하고, 국부는 통상적인 소독을 한 후 2.3촌(69mm) 直刺入하거나 股骨外側緣에 이르도록 刺入한다.

鍼感 : 局部 脹痛 (그림 1-9)

⑩ 陽陵泉 : 小腿前外側面의 상부에서 腓骨小頭 전하방의 오목한 곳에 해당한다. 30호 2촌(50mm), 호침을 취한다. 국부는 통상적인 소독을 하고, 약 1.6촌(45mm) 직자입한다.

鍼感 : 국부의 脹麻感 혹은 脛骨 내측을 따라 아래로 내려가 足背部까지 방산한다. (그림 1-10)

⑪ 足三里 : 小腿前外側面의 상부에서 犢鼻 下 3촌, 脛骨前緣에서 1橫指 외측으로 떨어진 곳에 있다. 30호 2촌(50mm) 호침을 취하고, 국부는 통상적인 소독을 하며, 약 1.6촌(45mm) 直刺入한다.

鍼感 : 局部 脹痛 혹은 足背를

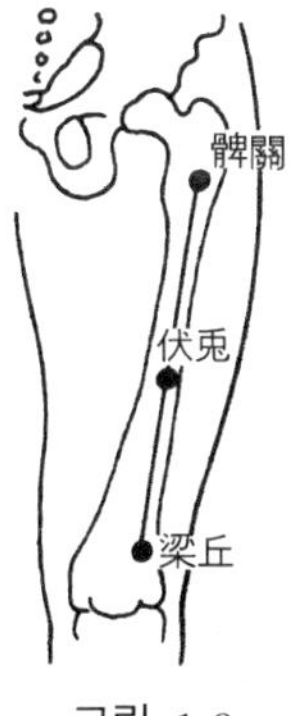

그림 1-9

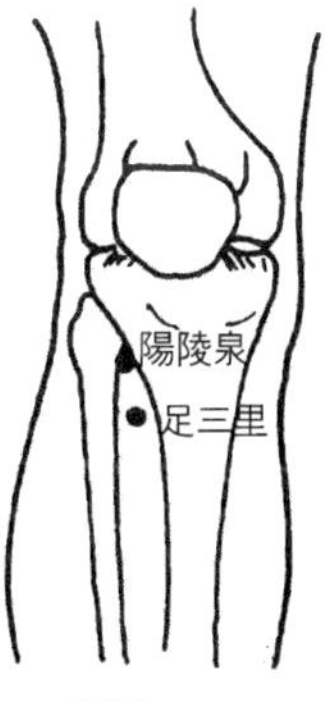

그림 1-10

향하여 방산한다. (그림 1-10)

⑫ 懸鍾 : 小腿 외측의 하부에서 外踝尖 上 4촌, 腓骨前緣 약간 전방, 즉 光明 아래 1촌(同身寸)처에 있다, 30호 1.5촌(40mm) 호침을 취하고, 국부는 통상적인 소독을 하며, 약 1.3촌(35mm) 直刺入한다.

鍼感 : 局部 脹痛 (그림 1-11)

⑬ 解谿 : 足背와 小腿가 만나는 곳의 횡문 중앙 오목한 곳에서 足拇指伸筋腱과 趾長伸筋腱 사이에 있다. 30호 1.5촌(40mm) 호침을 취하고, 국부는 통상적인 소독을 하며, 骨縫中을 향하여 약 1촌(25mm) 자입한다.

鍼感 : 局部 脹痛 (그림 1-11)

⑭ 太衝 : 足背部에서 第1趾骨間隙의 후방 오목한 곳에 있다. 30호 1.5촌(40mm) 호침을 취하고, 국부는 통상적인 소독을 하고, 약간 위를 향하여 약 1.3촌(38mm) 자입한다.

鍼感 : 局部 脹痛 (그림 1-11)

⑮ 夾脊17(양측 모두 24혈) : 背部・腰部에서 제1흉추부터 제5요추까지 棘突起 下 兩旁, 정중선으로부터 각 0.5촌(동신촌) 떨어져 있는 곳에 해당한다. 30호 5촌(125mm) 호침 6개, 3촌(75mm) 호침 6개를 취하고, 국부는 통상적인 소독을 한 후 먼저 5촌 호침을 사용하여 夾脊 第2穴부터 아래를 향하여 平刺하는데 下 1鍼이 上鍼尖處

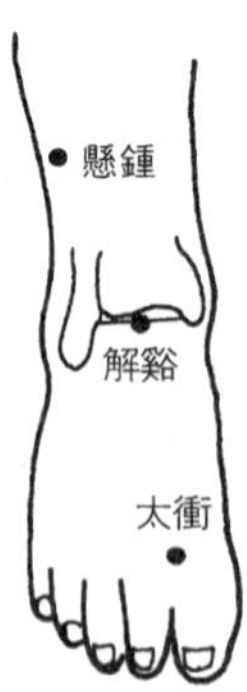

그림 1-11

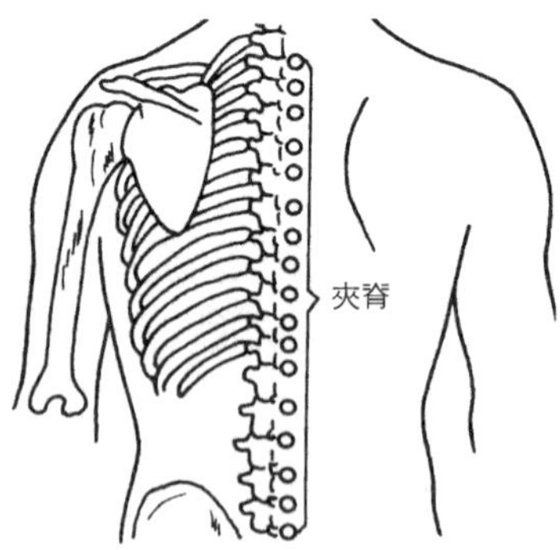

그림 1-12

와 접하게 자입한다. 양측 6개 5촌 호침의 자침을 마친 후 나머지 6개 3촌 호침으로 夾脊15 · 16 · 17處에 직자입하고, 각 침의 심도는 약 2.5촌(65mm)이 되게 한다.

鍼感 : 위의 6침은 모두 局部 脹痛이 있고, 아래의 6침은 국부 창통 혹은 臀部 및 하지를 향하여 방산한다. (그림 1-12)

⑯ 環跳 : 臀部의 외측 하부, 대퇴골 大轉子의 최고점과 薦管裂孔 연결선의 외 1/3과 중 1/3이 만나는 곳에서 취혈한다. 側臥位를 취하고 下腿를 펴고, 上腿를 구부려 취혈한다. 30 4촌(100mm) 호침을 취한다. 국부에 통상적인 소독 후 坐骨大孔 내를 향하여 약 3.5촌(90mm) 刺鍼한다.

鍼感 : 국부의 脹痛과 同側 下肢 및 족부를 향하여 放散痛이 있다. (그림 1-13)

⑰ 殷門 : 大腿 후면의 중부, 承扶와 委中(오금 횡문 중점) 연결선 상, 承扶 下 6촌처에 있다. 30호 3촌(75mm) 호침을 취하고, 국부는 통상적인 소독을 하며, 약 2.8촌(70mm) 直刺入한다.

鍼感 : 국부 창통 혹은 下肢 및 족부를 향하여 방산한다. (그림 1-14)

⑱ 委中 : 슬관절부 후면, 오금 횡문의 중점처에 해당하며, 股二頭筋 筋腱과 半腱筋筋腱 사이에 있다. 30호 2촌(50mm) 호침을 취하고, 국부는 통상적인 소독을 하며, 약간 상부를 향하여 약 1.8촌

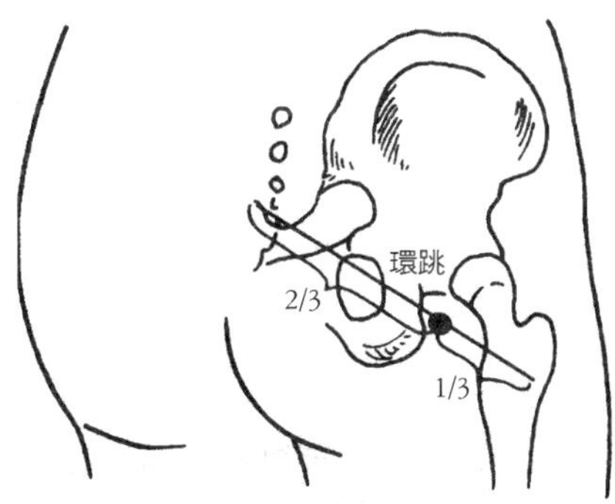

그림 1-13

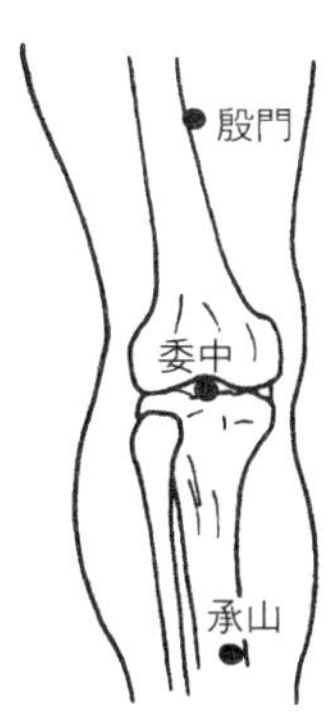

그림 1-14

(45mm) 斜刺한다.

鍼感 : 오금 부위의 脹痛 혹은 小腿 후면으로 방산한다. (그림 1-14)

⑲ 承山 : 小腿 후면의 정중에서 委中 하 8촌처, 혹은 外踝尖 上 8촌처, 小腿를 곧게 펴거나 足跟을 위로 들 때 腓腸筋筋腹 下에 나타나는 尖角 오목한 곳에 있다. 30호 2촌(50mm) 호침을 취하고, 국부는 통상적인 소독을 하며, 약 1.8촌(45mm) 直刺入한다.

鍼感 : 局部 脹痛 (그림 1-14)

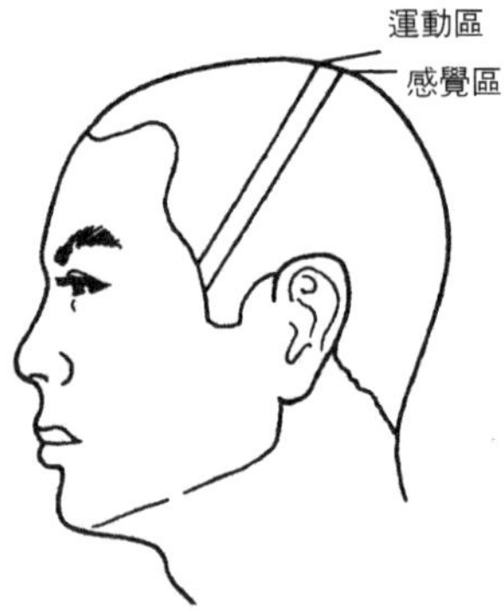

그림 1-15

⑳ 運動區 : 大腦皮質中央前回(운동을 주관)가 頭皮上에 투영된 것으로 上點은 前後正中線(眉間에서 枕骨粗隆 최고점의 연결선)의 1/2에서 후방을 향하여 0.5cm 이동한 곳이다. 下點은 眉枕線(眉毛外側에서 枕骨粗隆最高點의 연결선)의 前髮角發際 교차점이 운동구 下點이 된다. 상하 두 점 연결선이 운동구가 되며, 상 1/5이 下肢區가 되며, 중 2/5가 上肢區가 되고, 하 2/5가 顏面區가 된다.

主治 : 對側肢體 운동구 장애. 30호 1.5촌(50mm) 호침을 취하고, 기준이 되는 穴位區를 찾아 통상적인 소독을 하고, 接力刺法을 사용하여 각 穴區 內에 刺入한다.

鍼感 : 모두 국부에 脹刺痛이 있다. (그림 1-15)

㉑ 感覺區 : 운동구 후 1.5cm 되는 곳에서 운동구와 평행한 線 위에 구역을 구분하고, 刺法은 운동구를 참고한다. (그림 1-15)

2) 體位와 手法 및 療程

單側型 환자는 坐位, 혹은 俯臥位를 취하고, 風池・風府・頸百勞・手五里・曲池・外關・合谷 7혈을 자침하여 平補平瀉法을 사용하

며, 40분간 유침하고 발침한다. 이후 1분 정도 火罐을 한다. 매일 1회, 10회가 1요정이다. 5일간 휴식하고 효과가 있지만 치유되지 않으면 다시 침치료한다. 10회 치료하여도 효과가 없거나 이미 치유되었다면 침치료를 멈춘다.

四肢型 환자는 취혈을 전후 두 조로 나눈다. 하루는 앞의 1조를 자침한다. 즉 風池・頸百勞・肩髃・曲池・外關・合谷・伏兎・陽陵泉・足三里・懸鍾・解谿・太衝・두침의 運動區・感覺區 上 1/5・中 2/5를 취한다. 다음 날은 뒤에 있는 1조를 자침한다. 즉 夾脊 17・環跳・殷門・委中・承山을 취한다. 두 조를 교대로 사용하여 매일 1회, 20회가 1요정이다. 5일 휴식하여 효과가 있고, 치유되지 않으면 다시 침치료를 한다. 20회 치료를 하여도 효과가 없거나 치유되지 않으면 침치료를 중지한다. (그림 1～3・4・6・9・10～13・15)

4. 저자 견해

脊髓性 頸椎病은 임상에서 그다지 흔한 병은 아니다. 중의에서 이 병의 발생은 인체의 肝腎이 오래도록 虛하여 肝血과 腎精의 근원이 허약하여 근골이 쇠퇴한데 장기간 급만성의 頸部 손상이 추가된 상태에서 精血이 부족하면 근골에 영양을 공급하지 못하고, 경맥이 공허하여 宗筋이 늘어지므로 肢體가 동통하고 沈重하며, 걸음걸이가 바르지 못하다. 심하면 肢體가 痿廢하고, 걸음걸이가 비틀거리며 쉽게 넘어지고, 최후에는 걷는 것이 무력한 증상이 발생한다.

저자는 이 병을 두 가지 형으로 분류한다. 첫 번째는 單側型으로 주요 증상은 單側 혹은 양측 상지 마목, 酸脹疼痛, 서늘한 것을 싫어하며, 상지 기능에 제한이 있는 것을 주증으로 한다. 風池・風府・頸百勞・手五里・曲池・外關・合谷 등을 취한다. 이 형은 이상의 혈을 운용하여 早期에 頸・肩・臂・手痛 환자를 치료하면 비교적 좋은 효과가 있다. 痲木・臂手部 기능이 약화된 환자를 치료하려면 치료 기간이 비교적 길다. 두 번째는 四肢型으로 이런 類의 환자는 임상에서 복잡

다양한 증상이 나타난다. 그 치료 역시 비교적 어렵다. 취혈은 전·후 두 조로 분류하여 교대로 자침한다. 만약 운용이 맞고, 취혈이 정확하면 역시 어느 정도 일정한 효과를 얻을 수 있다. 단 이 형의 환자는 치료 기간이 비교적 길고, 효과를 보는 것도 완만하다. 가장 먼저 의사와 환자 간에 치료에 대한 믿음 관계를 확립하여야 비로소 만족할 만한 치료 효과를 거둘 수 있다.

총괄하면 척수성 경추병(萎證型)은 현재 임상에서 많이 보이지 않는다. 그러나 치유하기가 매우 어려운 하나의 완고한 증상이다. 그러나 이런 類의 병증에 대한 침자치료는 일종의 이상적인 치료 방법이다. 저자는 임상에서 침구치료를 하면서 전 생애에 이런 類의 환자를 본 것이 10례에도 미치지 못하였다. 그러나 모두 상당히 만족할 만한 치료 효과를 거두었다. 특히 單側型 환자가 조기에 上肢酸脹, 동통이 나타나면 치료 효과가 좋았다. 四肢型 환자는 2례를 치료하였는데 모두 환자가 꼭 치료한다는 신념이 부족하여 중간에 치료를 중단(2례 환자 모두 어느 정도 효과는 거두었다)한 것은 매우 유감이다.

제4절 交感性 頸椎病

交感性 頸椎病은 頸部의 근막, 인대, 추간판, 혈관, 硬脊膜, 後關節囊, 신경근조직 등에서 교감신경섬유가 과도한 노동으로 인한 손상, 외상, 퇴행성 변화, 신생물에 의한 압박 혹은 자극으로 일어난 것이다. 이 질환은 비교적 복잡 다변하다. 반사적으로 일련의 교감신경 기능항진 혹은 영양불량 등의 증상을 일으키며, 아울러 항상 기타 유형의 경추병이 혼합되어 나타난다.[3] 달리 五官型으로도 부른다.

---

3) 신경병의 자율신경 증후
자율신경계의 변화 : 1. 혈관운동vasomotor 2. 발한sudomotor 3. 모근운동pilomotor

1. 임상 증상

이 형의 환자는 임상에서 흔치는 않으며, 임상 증상은 비교적 많고, 복잡하다. 그 주요 증상은 頭暈(頸部의 위치 변화와는 무관하게), 頭沈重, 편두통, 병이 있는 쪽의 眼窩部 脹痛, 시력이 떨어지고, 眼瞼의 힘이 없고, 빛을 두려워 하고, 눈물을 흘리며, 주의력 집중이 불가능하고, 쉽게 피로하며, 병이 있는 쪽 안면의 혈관 확장, 肢體와 面部에서 땀이 잘 난다. 어떤 환자는 頸・背・肩・胸部가 불편하며, 脹痛, 前胸部 悶脹 혹은 동통이 있고, 心悸, 혈압 상승 등의 증상을 위주로 한다. 이런 환자 가운데 부분적으로 耳鳴, 惡心, 鼻部에 이물감이 있을 수도 있으며, 失眠, 肢體가 서늘한 감이 있고 冷氣를 만나면 찌르는 것과 같은 가려운 감이 나타난다.

일부 환자에서는 복부 증상으로 泄瀉, 便秘, 閉經 등을 동반하는 경우도 있다.

● X선 : 경추의 퇴행성 병변, 혹은 소관절의 골증식이나 인대경화 등을 볼 수 있다.

2. 중의 변증 치료

中醫에서는 이 병의 발생을 주로 인체의 肝・腎이 虧虛하여 臟氣가 쇠퇴하고, 근골의 퇴행성 변화가 나타난 것과 유관한 것으로 인식하였

신경병성 통증에서는 이환된 부분이 차게 느껴지며, 허혈에 의해 대사 산물이 저류되면 통증이 악화될 수 있다. 땀샘의 활동이 증가될 수 있으며, 모근반사가 흔히 과다하게 활동하여, 이환된 피부절에서 닭살goose bumps이 돋는 것을 볼 수 있다.

통증과 자율신경 현상 사이에 상호작용이 일어난다. 한기와 같이 모근반사를 흥분시키는 자극은 통증을 가속화시키며, 반대로 압통성의 운동점에 압박을 가하면 모근운동과 발한반사를 유발할 수 있다.

림프관의 평활근 긴장도가 증가하고 혈관의 투과성이 증가하여 국소적인 피하조직의 부종 즉 신경성 부종neurogenic edema 또는 영양성 부종 trophedema을 야기할 수 있다. Matchstick 검사상 영양성 변화trophic changes 즉 피부절을 따른 탈모 등도 또한 신경근병에 동반된다.

다. 頸部의 급만성 손상으로 인하여 頸部의 근육·筋腱·인대·관절낭 등이 느슨해지며, 힘이 빠지게 되어 경추의 퇴행성 변화가 가속화되므로 頸部의 腠理가 空虛하고, 기혈이 衰少하여 經氣 운행이 不暢하며, 근골과 경맥에 영양 공급이 되지 않고, 頸·肩·背·胸部의 경맥 暢行에 장애를 주므로 위의 병증이 나타난다. 그 임상 증상에 따라 다음과 같이 두 형으로 분류한다.

1) 五官型

주로 안면부 증상 위주로 나타나며, 발병은 대부분 분명하지 않게 시작한다. 주로 두뇌가 맑지 않고, 昏脹, 환측의 眼部가 불편하거나 시력이 약해지는 등의 증상이 위주가 된다. 그 후 頭沈重, 편두통이 나타나며, 병이 온 쪽의 眼窩部 脹痛, 시력 저하, 병이 온 쪽의 눈은 빛을 싫어하며, 눈물을 흘리고, 주의력을 집중할 수 없으며, 쉽게 피로하고, 병이 온 쪽의 面部는 혈관이 확장되고, 肢體 및 面部에 쉽게 땀이 난다. 또 항상 耳鳴, 惡心, 鼻部에 이물감, 불면, 肢體가 서늘한 감, 변비가 동반 되며, 여성은 閉經 등이 나타난다. 舌紅苔少, 脈遲 혹은 數하다.

① 治則 : 補肝益腎, 舒經活絡

② 혈위 처방 : 風池(양측 혹은 환측)·頸百勞(양측 혹은 환측)·혈압점(양측 혹은 환측)·肝兪(양측)·腎兪(양측)

③ 혈방 해석 : 風池는 족소양담경에 속하며, 수·족소양, 양유와 양교의 교회혈이 되며, 자침하면 祛風, 解表, 淸頭目, 五官七竅를 이롭게 한다. 해당 증상은 肝腎陰虛 증상이 비교적 분명하게 나타나므로 족태양방광경의 肝兪·腎兪 두 혈을 補하면 補益肝腎한다. 노동을 하여 勞損, 勞傷한 것이면 경외기혈인 頸百勞를 취하는데 이유는 頸百勞의 주치가 頸部 손상을 치료하기 때문이다. 경외기혈인 혈압점은 潛陰降壓한다. 위의 혈을 모두 조합하면 補益肝腎, 舒經活絡하는 효과가 있다.

2) 心痛型

이 형의 환자는 임상 증상이 비교적 다양하고 복잡하다. 대부분 頸·背·肩·胸部의 불편함 위주의 증상으로 시작하며, 후에 점차 頸·背·肩·胸部의 불편한 脹痛, 心前區域의 悶脹 혹은 동통, 心悸, 혈압상승 등의 증상으로 발전한다. 항상 편측부의 혈관 확장, 肢體 및 面部에 쉽게 땀이 나며, 耳鳴, 惡心, 불면, 肢體가 서늘한 감이 동반되며, 찬 기운을 만날 때는 찌르는 것과 같은 가려움이 나타난다. 어떤 환자는 복부 증상으로 설사, 변비를 동반하며, 여성은 經閉 증상을 동반한다. 舌絳苔少, 脈弦數하다.

① 治則 : 養心安神, 通經活絡

② 혈위 처방 : 風池(양측)·頸百勞(양측)·혈압점(양측)·身柱·陶道·心兪(양측)

③ 혈방 해석 : 風池는 족소양담경에 속하며, 수·족소양, 양유와 양교의 교회혈이 되며, 자침하면 祛風, 解表, 淸頭目, 五官七竅를 이롭게 한다. 노동을 하여 勞損·勞傷한 것이면 경외기혈인 頸百勞를 취하는데 이유는 頸百勞의 주치가 頸部 손상을 치료하기 때문이다. 경외기혈인 혈압점은 潛陰降壓, 通經活絡한다. 아울러 독맥의 身柱·陶道를 취하며 족태양방광경의 心兪를 배합하여 補法으로 자침하면 養心安神한다. 위의 혈을 모두 조합하면 養心安神, 通經活絡하는 효과가 있다.

3. 치료

1) 穴位와 鍼法

① 風池(양측) : 項部에서 후두골 아래, 흉쇄유돌근과 승모근 상단 사이의 오목한 곳으로 風府와 수평 부위에 있다. 30호 2촌(50mm)의 호침 2개를 취한다. 국부에 통상적인 소독 후 척주 방향을 향하여 약 1.8촌(45mm)을 자침한다.

鍼感 : 頸後 脹痛 혹은 後頭部를 따라 후방을 향하여 側頂部로 방

산한다. (그림 1-6)

② 頸百勞(양측) : 大椎 直上 2촌(同身寸), 양측으로 2촌처에 있다. 30호 2촌(50mm) 호침을 취한다. 국부에 통상적인 소독 후 척주 방향을 향하여 약 1.5촌(40mm) 자침한다.

鍼感 : 頸部에 脹痛이 있다. (그림 1-6)

③ 血壓點(양측) : 제6·7경추의 중점에서 양방으로 2촌 부위에 있다. 30호 2촌(50mm) 호침을 취한다. 국부에 통상적인 소독 후 척주 방향을 향하여 약 1.8촌(45mm) 자침한다.

鍼感 : 局部 脹痛 혹은 제3흉추를 향하여 放散性 脹痛이 발생한다. (그림 1-6)

④ 肝兪(양측) : 背下部의 筋縮(제9와 10흉추 사이의 오목한 곳) 외측 1.5촌(同身寸)처에 해당한다. 30호 2촌(50mm) 호침 2개를 취하며, 국부는 통상적인 소독을 하고, 척주 방향을 향하여 약 1.8촌(45mm) 자입한다.

鍼感 : 局部 脹痛 (그림 1-8)

⑤ 腎兪(양측) : 腰部에서 命門(제2와 3요추극돌기 사이 오목한 곳에 해당)의 외측 1.5촌처에 있다. 30호 2촌(50mm)의 호침 2개를 취한다. 국부에 통상적인 소독 후 약 1.8촌(45mm)을 直刺한다.

鍼感 : 局部 脹痛 혹은 同側 臀部 및 오금 부위를 향하여 방산한다. (그림 1-8)

⑥ 身柱 : 背上部에서 후정중선상, 제3과 4흉추극돌기 사이의 오목한 곳에 있다. 32호 2촌(50mm)의 호침을 취한다. 국부에 통상적인 소독 후 약간 상부를 향하여 약 1.8촌(45mm)을 자침한다.

鍼感 : 局部 脹痛 (그림 1-8)

⑦ 陶道 : 背上部에서 후정중선상, 제1과 2흉추극돌기 사이의 오목한 곳에 있다. 30호 2촌(50mm)의 호침을 취한다. 국부에 통상적인 소독 후 鍼尖을 약간 상부를 향해 약 1.8촌(45mm)을 자침한다.

鍼感 : 局部 脹痛 (그림 1-8)

⑧ 心兪 : 背部에서 神道(제5와 6흉추극돌기 사이의 오목한 곳)의 외측 1.5촌(同身寸)처에 있다. 30호 2촌(50mm)의 호침을 취한다. 국부에 통상적인 소독 후 척추 방향을 향하여 약 1.8촌(45mm)을 자침한다.

鍼感 : 局部 脹痛 (그림 1-8)

2) 體位와 手法 및 療程

五官型 환자는 俯臥位를 취하고, 위의 5혈 모두 平補平瀉法을 사용하여 刺入하며, 40분간 留鍼한 후 拔鍼한다. 拔鍼 후 매 穴마다 火罐을 1분 정도 한다. 매일 1회, 10회가 1療程이다. 5일 휴식 후 효과가 있고, 치유되지 않았으면 다시 침치료한다. 10회 치료에 치유되었거나 효과가 없으면 치료를 중지한다.

心痛型 환자는 俯臥位를 취하고, 위의 4혈 모두 平補平瀉法을 사용하여 刺入하며, 心兪에는 補法으로 刺入하고, 40분간 留鍼한 후 拔鍼한다. 매 혈마다 火罐을 1분 정도 한다. 매일 1회, 10회가 1療程이다. 5일 휴식 후 효과가 있으나 치유되지 않았으면 다시 침치료하고, 10회 치료에 치유되었거나 효과가 없으면 치료를 중지한다.

4. 저자 견해

교감성 경추병은 임상에서 비교적 드물게 보이는 경추병의 하나다. 그 임상 증상은 面部의 五官 증상이 많이 나타나고, 頸背部 · 흉부 · 심장에서 나타나는 증상이 그 다음이다. 그래서 五官型이라 부른다. 中醫에서 이 병은 주로 肝腎虧虛하여 臟氣가 쇠퇴한 것과 근골의 퇴행성 변화 등과 관계가 있는 것으로 인식하였다. 頸部의 급만성 손상으로 頸部의 근육 · 근건 · 인대 · 관절낭 등이 느슨해지고 힘이 없어진다. 그리하여 頸部의 퇴행성 변화가 가속되고, 頸部의 腠理가 空虛하며, 기혈이 衰少하고, 經氣 운행이 不暢하며, 筋骨과 經脈에 영양이 공급되지 못하고, 頸 · 肩 · 背 · 胸部의 經脈도 不暢하므로 이상 병증이 나타난다.

저자는 이 병의 증상이 다른 것에 근거하여 두 가지 형으로 분류하였다. 첫 번째는 五官型이다. 즉 임상 특징은 頭面部 五官 증상이 위주가 된다. 조기에는 주로 머리가 맑지 않고, 昏脹하며, 환측 眼部가 불편하거나 시력 감퇴 등이 있다. 中·晩期에는 頭沈重, 편두통이 나타나며, 병이 있는 쪽의 眼窩部가 脹痛하며, 시력이 떨어지며, 환측 눈은 빛을 싫어하고, 눈물이 흐르며, 주의력을 집중할 수 없고, 쉽게 피로하며, 환측 面部의 혈관이 확장되고, 肢體 및 面部에 쉽게 땀이 나며, 항상 耳鳴·鼻部에 이물감 등의 증상이 동반된다. 이 형의 환자는 조·중기에 위에서 型을 나누고 예를 든 혈을 운용하여 치료하면 비교적 좋은 효과를 거둘 수 있다. 만기 환자에서 만약 시력 감퇴가 비교적 분명하게 나타날 때는 당연히 復明穴位(예를 들면 睛明·球後·太陽·光明 등)를 배합하여 치료를 하면 역시 만족할 만한 효과를 거둘 수 있다. 두 번째는 心痛型이다. 즉 임상에서 특징은 胸背部의 동통, 悶脹痛 위주의 증상이다. 이 형의 환자는 관상동맥병으로 인한 心絞痛과 서로 혼동하기 쉽다. 감별은 표 1-1과 같다.

표 1-1 頸椎病 동통과 冠狀動脈病 心絞痛 감별표

	頸椎病 동통	心絞痛
동통 부위	먼저 肩部, 肩胛間, 다시 心嘔로 전도	心前 胸骨後, 후에 左肩, 臂로 방사
肩臂 활동, 기침이 동통에 대한 영향 여부	영향을 줌	영향 없음
발작 시한	1～2시간	5～30분간
頸椎病 동통과 기타 증상	있음	없음
니트로글리세린藥物 작용	없음	동통 완해 혹은 경감
심전도 변화	없음	대부분 있음

이 형의 환자는 위의 分型에서 예를 든 침자치료 조를 운용하는데 취혈이 정확하면 모두 만족할 만한 효과를 얻을 수 있다.

종합하면 이런 형태 환자의 임상 증상은 다양하고 복잡하며, 기타 증상과 동시에 나타나기 쉽다. 치료 시 만약 기타 類型의 증상이 동시에 나타날 때 마땅히 기타 類型의 혈위 치료를 참조하면 능히 만족할 만한 효과를 거둘 수 있다.

제5절 落枕

落枕은 또 '失枕'이라고 부른다. 이것은 睡眠 후에 나타나는 일종의 頸部 强直性 疼痛症候群이다. 그 주요 발병 원인은 두 가지가 있다. 첫째는 睡眠의 자세가 바르지 않아 頭頸部가 장시간 좌측이나 우측으로 치우치게 돌려져 있는 경우, 혹은 睡眠 時 베개 높이가 너무 높거나 낮은 경우, 베개가 너무 딱딱할 때는 頸部 근육이 경련 수축을 일으켜 頸椎小關節이 분명하게 뒤틀린 증상이 나타난다. 둘째는 睡眠 時 頸部가 바람이 들어오는 입구에 위치하거나 선풍기 아래 혹은 비교적 서늘한 물체 위에 놓여 오래되면 한쪽의 頸部 근육에 경련 수축이 나타나는 것이다.

1. 임상 증상

임상상 대부분 靑壯年에서 발생하며, 전형적으로 수면 후에 頸部에 項强이 나타났다는 병력이 있다. 새벽에 일어날 때 혹은 오후 수면 후 침대에서 일어날 때 갑자기 발병하는데 한쪽 頸部에서 다발한다. 주요 증상은 頸部 强直性 疼痛, 側頭痛, 목을 뒤로 젖힐 때 및 앞으로 굽힐 때 동통이 극렬하여 눈을 앞으로 고정하여 보며, 옆으로 볼 때는 몸 전체를 돌려 봐야한다. 환측의 頸部에는 어떤 덩어리 혹은 몇 개로 뭉쳐진 근육의 起始點 혹은 終止點이 있으며 모두 분명한 壓痛이 있다. 이런 증상들은 胸鎖乳突筋에서 가장 많이 보이며, 승모근과 두판상근 등의 순으로 볼 수 있다.

낙침이 자주 발생하는 사람은 마땅히 경추병의 가능성을 고려해야 하며, 변증치료를 할 때 주의해야 한다.

낙침 환자는 병의 발생이 빠르고, 病程이 짧으며, 1주 내에 대부분 스스로 치유될 수 있다. 오래도록 치유되지 않는 예는 다른 질병으로 일어난 경항동통이 아닌가 주의해서 살펴야 한다.

● 검사 : 환자는 경부를 고정하고, 경부 근육에 전형적인 강직 및 만질 때 통증이 있는지, 특히 경부의 흉쇄유돌근·승모근의 기시점과 종지점에 분명한 압통이 있는지, 흉쇄유돌근 혹은 승모근 근육에 분명한 띠 모양의 물질이 잡히는지, 즉 띠 모양의 변화가 있는지 살펴봐야 한다.

2. 중의 변증 치료

落枕은 경·견부가 睡眠 시 노출되어 경부가 과도하게 굴신되어 경부 근육이 과신전되었거나 혹 風·寒·濕邪에 맞아 기혈이 응체하고, 근육이 不舒하며, 운행이 不暢하므로 근육이 영양을 받지 못하여 경련하고, 경맥의 운행이 不通하므로 경부에 동통이 나타난다. 임상 증상이 나타나는 것을 보고 다음과 같이 두 형으로 분류한다.

1) 失枕型

이 형은 주로 수면 시 베개를 베는 것이 부적당하거나 수면 시 두부를 고정한 자세로 오래 있어 경부의 근육이 과도하게 신·굴곡 되어 발병한다. 발병은 급속하며, 대부분 새벽에 일어나거나 오후 수면 후 기상 시 갑자기 발병한다. 대부분 一側에 발생하며, 환자의 경부가 고정되어 있고, 一側의 경부를 만지면 분명한 근육경련이 만져지거나 혹 띠 모양의 壓痛區가 만져진다. 발병의 시작은 대부분 경부에 국한되며, 치료가 바르지 않으면 시간이 오래 걸리며, 점차 아래로 내려가 頸下背部 혹은 肩部에 이르러 행동이 곤란하다. 특히 사람을 볼 때 머리를 돌려 봐야 하며, 머리를 뒤로 돌리거나 옆으로 돌리는 등의 동작이 모두 능하지 못하다. 행동을 할 때 머리를 기울이고 가슴은 꼿꼿하게 하고 걷는다. 잠자리에 들거나 기상 시 곤란하며, 행동 시 위의 보호성 체위를 취하면 동통이 발생하지 않는다. 이 형의 환자는 치료를 하지 않아도 1주일 내에 치유될 수 있다. 舌紅苔少, 脈數急하다.

① 治則 : 通經活絡, 活血止痛

② 혈위 처방 : 落枕(환측) · 落頸(환측)

③ 혈방 해석 : 失枕型은 주로 기혈이 壅滯하여 국부가 종창동통하므로 경외기혈인 落頸을 취하여 瀉法으로 자침한다. 아울러 奇穴인 落枕을 취하는데 落枕은 경험치료 혈위로서 行氣血, 通經活絡의 목적을 이루어 손상받은 조직을 정상 회복한다. 두 혈을 서로 배합하면 通經活絡, 活血止痛하는 효과가 있다.

2) 風寒型

이 형은 주로 수면 시 頸肩部가 밖으로 노출되어 風寒을 맞아서 발병한 것이다. 이 형의 발병은 비교적 완만하고, 대부분 一側에서 발생한다. 대부분 수면 뒤 기상 시에 발생한다. 하루 정도에서 증상이 최고조에 달하며, 동통은 대부분 頸部에서 시작된 후 점차 背 · 肩部로 발전한다. 이 형의 환자가 스스로 치유되는 시간은 역시 위의 형보다 비교적 길다. 대부분 15일 전후로 치유된다. 舌苔紫黯, 脈細數하다.

① 治則 : 驅風祛濕, 通經鎭痛

② 혈위 처방 : 落枕(환측) · 風池(환측) · 落頸(환측) · 天宗(환측) · 肩髃(환측)

③ 혈방 해석 : 風寒型은 주로 수면 시 頸肩部가 밖으로 노출되어 風寒을 맞아서 발병한 것이다. 그 病位는 대부분 근육 표면에 있다. 다만 寒濕이 원인이므로 이 병의 病程은 비교적 길다. 그래서 국부취혈 위주로 하는데 족소양담경의 風池, 경외기혈인 落頸, 肩胛部 수태양소장경혈인 天宗, 肩部 수양명대장경혈인 肩髃를 취하고, 아울러 경외기혈인 落枕穴을 배합하는데 落枕穴은 落枕을 치

료하는 경험혈로서 要穴이 된다. 위의 혈을 모두 조합하면 驅風祛濕, 通經鎭痛하는 효과가 있다.

3. 치료

1) 穴位와 鍼法

① **落枕** : 손등 第2·3掌骨間, 掌骨關節의 後方 5푼(同身寸)處에 있다. 30호 1.5촌(40mm) 호침을 취한다. 침 놓을 곳은 통상적인 소독을 하고 약간 위를 향하여 1.3촌(35mm)(손바닥으로 穿刺하지 않도록 주의한다) 斜刺한다.

鍼感 : 手掌部로 脹重刺痛이 나타난다. (그림 1-4)

② **落頸** : 頸部에서 天容(下顎角의 後下方, 胸鎖乳突筋 前緣)과 天窓(喉頭隆起의 外方 3.5촌, 胸鎖乳突筋의 後緣, 扶突穴의 後方 0.5촌) 연결선의 중점에 있다. 30호 1.5촌(40mm) 호침을 취한다. 침 놓을 곳은 통상적인 소독을 하고 脊柱 방향을 향하여 약 1.4촌(38mm) 刺鍼한다.

鍼感 : 頸部에 脹痛이 나타난다. (그림 1-7)

③ **風池** : 項部에서 후두골 아래, 흉쇄유돌근과 승모근 상단의 오목한 곳, 風府와 서로 수평인 곳에 있다. 30호 2촌(50mm) 호침 2개를 취하고, 국부는 통상적인 소독을 하며, 척주 방향을 향하여 약 1.8촌(45mm) 자침한다.

鍼感 : 頸後部 脹痛 혹은 후두 후방을 따라 側頂部로 방산한다. (그림 1-6)

④ **天宗** : 肩部에서 岡下窩 중앙 오목한 곳, 제4흉추와 서로 수평 처에 있다. 30호 2촌(50mm) 호침을 취하며, 국부는 통상적인 소독을 하고, 위를 향하여 약 1.5촌(40mm) 약간 경사지게 자침한다.

鍼感 : 局部 脹痛 (그림 1-2)

⑤ **肩髃** : 肩部에서 견갑골 肩峰과 肱骨 大結節 사이의 오목한 곳에 있다. 30호 2촌(50mm) 호침을 취하고, 국부에 통상적인 소독 후

주관절 방향을 향하여 약 1.8촌(45mm) 平刺鍼한다.

鍼感 : 肩部의 脹痛 혹은 중앙선을 따라 하행하는 방산감이 팔꿈치 상부까지 이른다. (그림 1-2)

2) 體位와 手法 및 療程

失枕型 환자는 坐靠位를 취하고, 먼저 落枕을 刺鍼하여 脹重痛感이 있을 때 큰 폭의 捻轉을 하고, 아울러 환자로 하여금 頸部를 움직이게 한다. 단 頸部를 돌릴 때는 천천히 하여야 하며, 통증이 있는 방향을 향하여 여러 차례 돌리고, 활동을 하여도 거의 통증이 없으면 落枕의 捻鍼을 멈추고 다시 落頸을 刺鍼하여 20분 留鍼하며, 拔鍼 時 다시 1회 捻鍼한다(먼저 落頸을 취하고, 다시 落枕을 취하여 捻鍼할 수도 있고, 이때 頸部를 움직인다). 매일 1회 치료하고, 병이 나은 후에 치료를 멈춘다.

風寒型 환자는 坐靠位를 취하고, 失枕型과 같이 먼저 落枕을 刺鍼하고, 刺鍼 후 약간 강한 수법으로 30초 정도 捻鍼하고, 다시 風池·落頸·天宗·肩髃을 자침하여 40분간 유침한다. 매일 1회, 6회가 1요정이다. 3일 휴식 후 효과가 있으나 치유되지 않았으면 다치 침치료하고, 6회 치료로 효과가 없거나 치유되었다면 치료를 중지한다.

4. 임상례

1) 증례 1

① 周某, 여, 29세

② 主訴 : 右側頸部 疼痛

③ 현 병력 : 환자가 아침에 일어나면서 갑자기 右側 頸部에 동통감이 있었고, 점점 가중되었다. 통증이 심할 때는 頸部를 옆으로 기울고, 머리를 들거나 굽혀도 모두 통증이 심하였다. 일찍이 부근에 있는 안마소에 가서 치료받았으나 당시에만 어느 정도 효과가 있었다. 그리고 오후에 수면 후 기상하면 통증이 더욱 심하였다. 하오 3시 정도에 다른 사람의 소개로 본원에 침구치료를 받으러 왔다.

④ 검사 : 환자의 頸部 우측 흉쇄유돌근 後緣, 僧帽筋頸下段(頸百勞區에 해당)에 분명한 압통이 있고, 분명한 근육 경련성 硬塊가 만져졌다. 우측이 가장 분명하고, 壓頸試驗에서 양성(+)이었다.

⑤ X선 : 생리적인 만곡이 소실되어 있었다.

⑥ 변증 : 이 환자는 중학교 교사로서 장기간 칠판에 글씨를 쓰고 숙제를 고치는 등의 일로 인하여 경부의 관절낭·인대 등이 느슨해지고, 힘이 없어졌는데 최근 일이 비교적 바쁘고, 아울러 막 월경기간이 되어 기혈이 허약하여 頸部의 기혈이 不暢하며, 근맥에 영양을 공급하지 못하고, 또 저녁에 수면이 불량하고, 잠잘 때 베개를 높은 것으로 바꾼 것 등으로 이 병이 발생하였다. 그러므로 失枕型 落枕으로 진단하였다. 舌苔白, 脈數하였다.

⑦ 治則 : 通經活絡, 活血止痛

1診(3일) : 임상에서 주로 나타나는 증상이 右側頸部疼痛이며, 이 병을 조성하는 주요 원인은 기혈이 不暢하고, 근맥에 영양을 공급하는 기능이 상실된 것이므로 이에 근거하여 失枕型 落枕으로 진단하였다. 그러므로 落枕(右手)·落頸(우측) 두 혈을 자침하여 頸部 근맥의 기혈을 舒調하였다. 먼저 落枕에 자침하여 穴位에 刺入한 다음 瀉法을 사용하여 강자극을 주고, 아울러 환자에게 완만하게 頸部를 움직이게 하면 분명한 통증이 시작되었다. 여러 번 하게 하여 점차 통증이 경감되면 다시 落頸에 자침하여 득기 후 40분간 유침하였다. 발침 후 手法을 사용하여 경부를 가볍게 문지르고 아울러 頸部에 旋板法을 매일 1회 하였다.

2診(4일) : 환자는 위와 같은 침치료 후 頸部의 동통이 거의 소실된 것 같은 느낌이 있었으나 머리를 뒤로 젖힐 때 여전히 동통이 있었고, 국부의 근육은 완전히 느슨해지고, 頸下部의 근육은 약간의 긴장감이 있었다. 2회 침치료 시 落枕을 제외하고 大椎에 자침하였다. 이로써 頸部의 經絡氣血을 舒通하였다.

자침 40분 후 大椎에 火罐을 1분 정도 하였다. 이번 침치료를 마친 후 환자는 증상이 완전히 소실된 것 같은 느낌을 받아 침치료를 중지하였다. 환자는 2회 침치료 후 완전히 회복되었다.

반년 후 또 재발하여 위의 방법으로 2회 치료하여 치유되었다.

⑧ 추적 관찰 : 1년 만에 이 환자를 만나 환자의 상태에 관하여 물었더니 2회 치료 후 완치되어 1년이 지나도 재발하지 않았다고 하였을 뿐만 아니라 침치료 후 기억력도 호전되었다고 하였다.

2) 증례 2

① 宋某, 남, 32세

② 主訴 : 좌측 頸部 동통이 있은 지 하루가 되었다.

③ 현 병력 : 환자는 오후에 잠을 자고 일어날 때 우측 頸部에 약간 통증이 있는 것을 느꼈고 그 통증이 점차 가중되었다. 하오 5시 정도가 되자 동통이 최고조에 달하였다. 통증이 심할 때는 頸部를 옆으로 하여야 하고, 머리를 들거나 낮게 하여도 모두 통증이 심하였으며, 아울러 肩胛과 肩部로 당겨졌다. 하오에는 거주하는 곳의 안마소에 가서 진료받아 당시에는 통증이 약간 감소된 것 같았으나 다음날 새벽에 일어나니 통증이 다시 심하였다. 거주하는 곳과 가까운 곳에 있는 中醫院에 가서 전침 · 艾灸 · 火罐 등의 치료를 하여 증상이 조금 호전되었으나 한낮에 午睡 후 일어나니 또 통증이 심하였다. 하오 2시 30분 정도에 다른 사람의 소개로 본원에 침구치료를 받으러 왔다.

④ 검사 : 환자의 경부 우측 흉쇄유돌근, 僧帽筋頸中 · 下段, 岡上 · 下筋 및 肩後 · 肩峰 · 肩峰下 모두 분명한 압통이 있었다. 頸部에는 분명한 근육경련성 硬塊가 만져지고, 좌측이 가장 분명하였다. 壓頸試驗에서 양성(+)이었다.

⑤ X선 : 생리적인 만곡이 소실되었다.

⑥ 변증 : 이 환자는 택시기사로서 차를 운전하면서 左側 頸 · 肩部가

장시간 風邪를 맞았고, 최근에는 일 때문에 비교적 바쁜 시간을 보냈으며, 장시간 운전으로 頸・肩部의 기혈 운행이 不暢하고, 筋脈에 영양 공급이 안 된데다, 또 당일 한낮에 차 안에서 편치 않은 자세로 잠을 자다가 이 병이 발생하였다. 그래서 風寒型 落枕으로 변증하였다. 舌苔白, 脈數하였다.

⑦ 治則 : 驅風祛濕, 通經鎭痛

1診(15일) : 그 임상 증상에 근거하면 右側 頸部 疼痛이다. 그 증상이 생긴 주요 원인은 기혈의 운행이 不暢하고, 筋脈의 영양 공급 작용이 상실된 失枕型 落枕으로 진단하였다. 그러므로 落枕(左手)・風池(환측)・落頸(환측)・天宗(환측)・肩髃(환측)에 자침하여 頸部 筋脈의 기혈을 舒調하였다. 먼저 落枕에 자침한 후 瀉法을 사용하여 강자극을 주고, 아울러 환자에게 頸部를 완만하게 움직이도록 하였다. 움직이면 통증이 분명하게 시작되며, 여러 번 몇 회를 하였더니 통증은 점차 감소하였다. 통증이 경감되기를 기다렸다가 다시 風池・落頸・天宗・肩髃에 자침하였다. 자침하여 득기 후 40분간 유침하며, 발침 후 경부의 혈위에는 火罐을 1분 정도하였다. 아울러 手法을 사용하여 頸部를 10분 정도 가볍게 문질렀다. 매일 1회 하였다.

2診(17일) : 2회 자침 후 頸部의 동통은 거의 소실하였고, 頸下部의 경미한 동통과 頸下部의 근육에 약간의 긴장감이 있는 정도였다. 3회 치료에서는 落枕을 제외하고, 기타 穴位와 鍼法은 동일하게 하였다. 이 침치료 후 환자의 증상이 완전히 소실하여 침치료를 멈추었다. 3개월 후 다시 와서 진료받을 것을 당부하였다.

⑧ 추적 관찰 : 반년 후 이 환자가 다시 진료받으러 왔는데 제3회 진료 후 완전히 치유되어 반년이 되도록 재발하지 않았다고 하였다.

5. 저자 견해

저자는 이 병을 두 가지 형태로 분류한다. 그 첫 번째는 失枕型이다. 失枕型은 주로 수면 시 頭部가 베개로부터 미끄러지거나 베개가 너무 높아 頸部에 장시간 긴장과 굴곡을 주므로 경부 근육이나 筋腱에 경련이 나타나므로 발병하는 것이다. 이 형의 환자는 위의 穴位를 자침하면 특효가 있다. 일반적으로 발병한 당일 진료받으면 단지 落枕 1혈만 사용하여 위와 같은 방법으로 자입 후 강자극을 주고 환자에게 頸部를 움직이도록 시켜 동통이 비교적 중한 방향으로 頸部를 돌리게 한다. 동통이 감소하거나 소실되면 침치료를 멈춘다. 20분간 유침하고 위의 방법과 같이 다시 捻鍼 1회 후 拔鍼한다. 대부분의 환자가 1회 치료 후 모두 증상이 緩解되었거나 완치되었다. 두 번째는 風寒型이다. 風寒型은 주로 수면 시 頸·肩部가 노출되어 風·寒·濕邪가 인체의 頸·肩部 經脈으로 침입하여 經脈이 당기는 경련이 나타나고, 頸肩部 기혈의 凝滯, 筋絡痺阻가 발생하므로 頸·肩部에 동통이 나타난다. 이 型의 환자는 風·寒·濕邪로 발생하였기 때문에 치료 효과는 失枕型보다 약간 못하나 기대할 만하다. 이 型의 환자는 적으면 3회 치료, 많으면 6회 치료로 치유할 수 있다.

총괄하면 落枕은 위의 分型에 따라 각 형의 혈위를 선택하여 사용한다. 수법이 맞고, 취혈 및 자법이 정확하면 모두 만족할 만한 효과를 얻을 수 있다. 만약 위의 방법을 운용하여 6회 이상 치료해도 효과가 없으면 진일보한 진단(예를 들면 경추사진 · 흉추사진을 찍는다)을 고려해야 하며, 다른 질병이 발견되면 기타 章節의 치료 방안을 참조한다. 이렇게 하면 대다수 모두 만족할 만한 치료 효과를 얻을 수 있다.

落枕에 응용하는 위의 방법은 刺鍼치료 가운데 특별한 효과가 있는 治法에 속한다. 일반적으로 발병 당일에 바로 진료를 받는 사람은 단지 落枕 1穴을 사용한다. 위와 같은 방법으로 刺鍼 후 강자극을 주면서 환자에게 頸部를 활동하게 하고, 동통이 비교적 심한 방향을 향하여 돌리게 한다. 동통이 경감 혹은 소실된 후에 捻鍼을 멈춘다. 留鍼은

20분으로 하며 위의 방법과 같이 다시 捻鍼 1회하고 拔鍼한다. 다수의 환자가 1회 치료 후에 모두 동통이 緩解되거나 치유되었다. 소수의 환자가 2~3회 치료를 요하였다. 제2회 치료 시에는 落頸에 추가하여 사용한다. 먼저 위의 방법을 사용하여 落枕에 자극한 후 다시 落頸에 刺鍼한다. 落頸에는 강자극을 주지 않는다. 頸椎病을 동반하지 않는 환자에 대하여 위의 방법을 응용하여 치료하면 효과가 매우 좋지만 만약 頸椎의 骨質 증식을 동반한 환자는 頸椎病의 치료 방법 및 穴位를 참조하면 역시 만족할 만한 효과를 얻을 수 있을 것이다.

제6절 頸椎小關節亞脫臼

경추소관절의 아탈구는 外力으로 인해 경추소관절이 앞으로 또는 측방향으로 미세하게 위치가 이동한 증후이다.

이 병의 발생 원인은 頭部가 갑자기 뒤틀리거나 부딪혀 경추소관절이 미세하게 이동하는 것이다. 대부분 차를 급하게 멈출 때 頭部가 준비되지 않은 상태에서 갑자기 요동해서 발생하거나, 농구·아이스하키·레슬링(씨름) 등의 운동을 할 때 頭頸部에 충격을 받거나 또는 길이 움푹한 곳을 뛰다가 이마나 側頭部에 충격을 받아서도 손상을 입을 수 있다. 경추소관절이 손상을 받은 후 측방향으로 미끄러져서 원래의 위치를 벗어나서 관절의 활막이 장애를 받고, 극간인대(interspinal lig.)와 극상인대(supraspinal lig.)가 긴장하게 되고, 주위의 관련된 근육이 평형을 잃게 되어 원래 위치를 벗어난 관절 교차가 비정상적인 위치에 있으므로 병이 발생한다.

1. 임상 증상

임상에서는 분명한 外傷歷이 있고, 손상 후에 즉시 증상이 나타난다. 앞을 향하여 위치가 이동한 환자는 대부분 頸部의 운동이 제한되고, 양쪽 上肢가 麻木無力하며, 비교적 심한 환자에서는 양쪽 상지가 內旋한 상태로 고정되고, 麻脹疼痛한 증상이나 불에 타듯 화끈거리는 통증이 나타난다. 측방향으로 이동한 환자는 한쪽의 上肢에 麻木疼痛과 근력이 떨어지는 증상이 동반되어 나타나는 경우가 많다.

頸部 4·5椎 옆에 분명한 압통이 나타나고, 어떤 환자는 頸部를 압박하면 한쪽 혹은 양쪽의 上肢에 麻木疼痛이 나타난다.

- X선 : 어떤 환자는 정도가 다르게 경추극돌기가 척추 중앙선에서 한쪽으로 이동된 것 같이 보인다.

2. 중의 변증 치료

경추소관절아탈구는 중의학의 頸部 急性 傷筋의 범주에 귀속된다. 경부에 직접적으로 갑자기 강한 힘이 충돌을 하였거나 혹은 강한 힘으로 비틀었거나 당기는 등으로 인하여 경추소관절의 위치가 미세하게 변화가 온 것이다. 頸筋의 직접 손상 및 국부 손상은 경부의 기혈 응체를 가져온다. 手의 三陽·三陰經은 모두 경부를 순행하므로 경락의 暢行에 직접적으로 영향을 준다. 그러므로 상지부의 筋脈氣血의 운행이 막힌 증상이 나타나면 경부 동통이 발생하고, 심한 사람은 單側 혹은 양측 상지의 기능에 영향을 받게 된다. 그 임상 증상에 따라 다음과 같이 두 가지 型으로 나눈다.

1) 경추전방 아탈구

갑자기 발생한 직접적이고 강력한 힘이 갑자기 額部(길을 걸어가거나 각종 원인으로 일어나는 넘어짐 등)에 가해지거나, 頭頸部에 갑작스럽고 맹렬한 흔들림(예를 들면 차가 급정거하거나 후두 및 경부가 강한 충격을 받는 등)으로 인하여 발병한 것이다. 이 형의 환자는 주로 경추가 앞을 향하여 아탈구되어 직접적으로 頸髓에 자극을 주면 양측의 경신경근은 모두 서로 다른 정도의 압박을 받아 기능에 제한을 받는다. 주로 나타나는 임상 증상은 손상 후 즉시 경부에 고정된 동통, 양측 頸·肩·臂·

手麻痛이 나타나 참기가 어렵다. 증상이 중하면 양측의 頸·肩·臂·手部에 麻木·동통이 나타나고, 상지는 1개 위치에서 고정되어 있어 위로 들 수도 없고 아래로 이동할 수도 없다. 위로 들거나 아래로 이동할 때는 모두 불로 태우거나 침으로 찌르는 것과 같은 극렬한 통증이 나타난다. 양측 상지의 기능은 완전히 쓸 수 없게 된다. 舌絳苔少, 脈數하다.

① 治則 : 活血通絡, 舒經鎭痛

② 혈위 처방 : 內關(양측)·合谷(양측)·風池(양측)

③ 혈방 해석 : 내관혈은 수궐음심포경의 絡穴이며, 팔맥교회혈의 하나로 음유맥과 통한다. 합곡혈은 수양명대장경의 原穴이며, 原·絡穴을 서로 배합하면 疏風散邪한다. 더욱이 배합하는 풍지는 족소양담경의 혈위이며, 족소양·양유·양교의 교회혈이 된다. 3혈을 모두 조합하면 경부의 風邪를 疏散하고, 活血通絡, 舒經鎭痛하는 효과가 있다.

2) 경추측방 아탈구

이 형은 주로 側顳部에 직접적인 폭력이나 충격(예를 들면 걸어갈 때 조심하지 않아 顳部를 부딪히거나 주먹으로 맞는 등) 혹은 頭頸部가 갑자기 좌측 혹은 우측으로 흔들려(예를 들면 보호하려고 몸을 피하는 등)서 발생한다. 이 형의 환자는 주로 좌측 혹은 우측에 아탈구가 나타나 頸神經根에 직접 자극을 주어 좌측 혹은 우측의 頸·肩·臂·手部에 마목·동통이 심할 때 환측 상지의 기능에 영향을 주고, 수면 시 가중되며, 걸어갈 때 동통이 약간 완화된다. 舌絳苔少, 건측의 脈이 洪數하고, 환측의 脈은 細數하다.

① 治則 : 舒經活絡, 通經鎭痛

② 혈위 처방 : 風池(환측)·頸百勞(환측)·內關(환측)·合谷(환측)

③ 혈방 해석 : 풍지는 족소양담경의 혈이며, 족소양·양유·양교의 교회혈이다. 경백로는 경외기혈이다. 내관은 수궐음심포경의 絡穴

로 팔맥교회혈의 하나이며, 음유맥과 통한다. 합곡혈은 수양명대장경의 原穴이다. 4혈을 모두 조합하면 舒經活絡, 通經鎭痛하는 효과가 있다.

3. 치료

1) 穴位와 鍼法

① 合谷(兩側) : 손등 第1·2掌骨間隙 사이, 혹은 第2掌骨指關節과 陽谿 사이의 중점에서 약간 食指 쪽에 가까운 곳에 있다. 30호 2.5촌(65mm) 호침을 취한다. 국부에 통상적인 소독 후 後谿 방향을 향하여 약 2.3촌(60mm) 刺鍼한다.

鍼感 : 手掌部 脹痛 (그림 1-4)

② 內關(兩側) : 腕關節橫紋 上 2촌(同身寸)으로 掌長筋腱(tendin palmaris longus)과 橈側腕屈筋腱(tendinous of radial flexor muscle of wrist) 사이에 위치한다. 30호 1.5촌(40mm) 호침을 취한다. 국부는 통상적인 소독 후 外關을 향하여 약 1.3촌(35mm) 直刺入한다.

鍼感 : 局部에 脹痛感이나 손등과 中指를 향하여 방산된다. (그림 1-16)

③ 風池(兩側) : 목 뒤, 후두골 아래, 흉쇄유돌근과 승모근 상단 사이의 오목한 곳, 風府와 서로 수평이 되는 곳에 있다. 30호 2촌(50mm) 호침 2개를 취한다. 국부에 통상적인 소독 후 脊柱 방향을 향하여 약 1.8촌(45mm) 刺鍼한다.

鍼感 : 頸後 脹痛 혹은 後頭를 따라 側頂部로 방산한다. (그림 1-6)

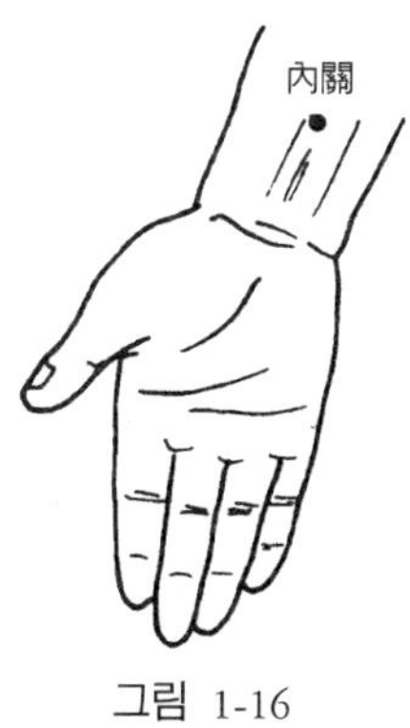

그림 1-16

④ 頸百勞 : 項部에서, 大椎 바로 위 2촌(50mm), 후정중선 외측으로 1촌(同身寸) 떨어진 곳에 위치한다. 30호 2촌(50mm) 호침을 취한다. 국부에 통상적인 소독 후

척추 방향을 향하여 약 1.5촌(40mm)을 자침한다.

鍼感 : 頸部脹痛 (그림 1-6)

2) 體位와 手法 및 療程

경추전방 아탈구형 환자는 坐靠位를 취하고, 內關·合谷·風池를 취하여 먼저 양측 합곡을 자침하여 瀉法을 사용하여 進鍼한다. 進鍼 후 의사는 兩手를 큰 폭으로 捻鍼하여 강자극을 1분 정도 준다. 다시 내관에 자침하여 위와 같은 방법으로 1분 정도 자극을 준다. 그런 후에 풍지에 자침하여 瀉法을 사용하여 進鍼하며, 40분 유침하고 발침한다. 중간에 매 20분마다 위의 방법을 사용하여 내관·합곡에 1회 강자극을 준다. 매일 1회, 6회가 1요정이다. 6회 이내에 치유되면 치료를 중지한다. 6회 치료해도 효과가 없으면 다른 방법으로 바꾼다.

경추측방 아탈구형 환자는 坐靠位를 취하고, 환측의 風池·頸百勞·內關·合谷을 취한다. 먼저 내관·합곡을 자침하여 경추전방 아탈구형과 같이 강자극수법을 사용하여 1분 정도 자극을 주고, 다시 풍지·경백로에 자침하여 40분간 유침한다. 중간 20분에 위와 같은 방법으로 1회 捻鍼하고, 6회가 1療程이다. 6회 내에 치유되면 치료를 중지하고, 6회 치료에도 치유되지 않으면 진일보한 진단으로 확인한 후 다른 방법으로 바꾼다.

4. 임상례

1) 증례 1

① 周某, 남, 38세

② 主訴 : 넘어져 손상 된 후 양측 경부와 상지에 동통, 마목이 있은 지 5일 정도 되었다.

③ 현 병력 : 환자는 5일 전 차에서 내리다가 조심하지 않고 다리를 허공에 디뎌 앞으로 넘어졌다. 넘어지면서 앞이마를 직접 땅에 부딪혔다. 당시 환자는 兩側 頸·肩·臂部의 동통을 참을 수 없어

했다. 경부는 固定位를 취하고, 직접 시의 중심에 있는 병원에 가서 치료를 받았다. 사진을 찍어 보니 제5·6경추가 가볍게 전방으로 이동하였다. 당시 정형외과에서 手法으로 정복하니 증상이 조금 호전되었다. 2차 사진에서 경추 위치는 정상으로 나왔으나, 제3일에 환자의 증상은 또 병이 발생할 때와 같았다. 兩側 頸·肩·臂部의 동통이 비교적 심하였다. 뿐만 아니라 手部 痲木, 頸部 및 양측 상지가 고정되어 있고, 움직이면 동통이 심해졌다. 다시 사진을 찍어 봐도 경추의 위치는 정상이었다. 당시 의사는 환자에게 경부 견인을 하거나 혹 경부를 석고로 고정하도록 하였다. 환자는 두려운 생각이 들어 다른 병원으로 옮겨 치료를 받았다. 그 병원에서도 사진상 경추의 위치는 정상이라 환자에게 경부 견인을 하거나 경부 석고 고정을 하도록 권유하였지만 환자는 응하지 않고, 제5일에 다른 사람의 소개로 본원에 침구치료를 받으러 왔다.

④ 검사 : 환자의 5·6경추 양측에 분명한 압통이 있고, 경부는 고정되어 있으며, 양손도 공을 안고 있는 형태로 고정되어 있으며, 양팔을 위로 들었다가 내릴 때 모두 불로 태우는 것과 같은 동통이 증가하였다. 수면 시 양 상지를 아래로 내릴 수 없으며, 복부에 베개를 깔거나 양측 팔꿈치 밑에 베개를 끼워야 비로소 수면을 취할 수 있었다. 일어나거나 눕기가 모두 곤란하여 다른 사람의 부축을 받아야 할 수 있었다.

⑤ X선 : 경추 正面 사진과 側面 사진에서 경추의 위치는 정상이었다.

⑥ 변증 : 환자가 차에서 내리다가 발을 허공에 디뎌 앞으로 넘어졌다. 넘어지면서 앞이마를 직접 땅에 부딪혀 당시에 頸·肩·臂部에 타는 것과 같은 동통 증상이 나타나 치료를 하여 호전이 있었으나 3일 후 그 증상이 점차 가중되었으며, 제5일에 환자의 증상은 더욱 심하게 되었다. 그 주요 원인을 다음과 같이 분석하였다.

가. 환자가 앞으로 넘어질 때 앞이마를 직접적으로 부딪쳐 경추가 극렬한 진탕을 받아 앞으로 이동하여 경추추체의 위치가 변화

됨으로써 頸髓에 직접적인 자극을 주고, 경추의 소관절이 동시에 아탈구됨으로써 神經孔이 협착되어 직접 신경근에 자극을 주어 위에서 서술한 증상이 나타났다. 手法治療를 통하여 경추의 추체 위치를 되돌리면 증상은 호전되었다.

나. 비록 手法治療로 추체가 제자리로 돌아가도 경추소관절에 여전히 부분적인 아탈구가 있으면 손상 후 3~5일은 부종이 심해지는 기간이므로 제3일에 환자의 증상이 심해지는 현상이 나타난다.

위의 분석에 근거하여 이 환자를 頸椎前方 亞脫臼型 頸椎小關節亞脫臼로 진단하였다.

1診(5일) : 환자는 상술한 것과 같이 病情이 엄중하고, 경부와 양측 상지는 고정되어 있으며, 통증이 얼굴에 나타났다. 경부 및 상지는 조금만 움직여도 통증이 극렬하여 참을 수 없었다. 당시에는 합곡·내관·풍지를 취하여 먼저 합곡에 자침하여 강력한 瀉法 자극을 1분 정도 주고, 다시 내관혈에 자침하여 위의 방법과 같이 1분 정도 자극을 주었다. 당시 환자는 즉시 경부가 가벼워지는 느낌이 있고, 통증이 경감되었으며, 上臂를 약간 위로 들고 아래로 내릴 수 있었다. 다시 풍지에 자침하여 40분간 유침하였다. 중간(20분 되는 때)에 위와 같은 捻轉을 1회 하였다. 拔鍼 후 환자는 上臂를 額部까지 들 수 있었으며, 아래로 내리면 비록 통증이 있었지만 이때의 통증은 참을 수 있을 정도였다. 혈위의 변화 없이 3번 치료를 하였다.

4診(8일) : 환자가 왔을 때 행동이 자유로웠으며, 양측 상지를 자유롭게 활동할 수 있었다. 아울러 어제 저녁에 수면 시 통증으로 잠을 깨는 일은 없었고, 비교적 가벼운 일을 할 수 있으며, 양측 상지가 거의 정상으로 돌아왔다고 하였다. 환자는 6회 침치료 후 모든 증상이 소실되었으므로 침치료를 멈추었다. 환자에게 몸이 불편하면 치료를 받고, 1개월 후에 다시 검사하자고 하였다.

⑦ 추적 관찰 : 환자는 2개월 후 와서 다시 검사하였다. 모든 증상은 소실되었고, 경부 활동도 자유로웠으며, 양측 상지도 완전히 회복되어 처음과 같았다. 평시에 경부 운동과 유익한 상지의 운동을 하라고 하였으며, 불편하면 진료를 받으라고 하였다.

2) 증례 2

① 楊某某, 남, 18세

② 主訴 : 頸部 右側 疼痛·右上肢 疼痛·痲木이 있은 지 7일이 되었다.

③ 현 병력 : 환자는 7일 전 수업을 들으면서 잠이 들어 깬 후 右頸部에 불편함과 동통이 있었다. 수업을 마치고 집에 돌아간 후 그의 형이 그를 도와 旋板法을 사용하였다. 旋板 후 동통이 더욱 극렬하였다. 제2일에 病暇를 청하여 가까운 곳에 있는 중의병원을 찾아 진료하였다. X선 사진상 경추의 위치는 정상이므로 의사는 당시 手法治療를 하였으며, 아울러 내복약(약물 미상)을 처방하였다. 手法治療를 마치고 나자 경부동통이 조금 호전된 것을 느꼈으며, 집으로 돌아와 아버지가 病情을 묻자 호전은 되었으나 동통이 아직도 있다고 하여 한 '高手'를 청하여 환자를 치료하였다. '高手'는 여러 차례 旋板治療를 하였다. 이 치료를 통하여 치료한 후 1시간 정도 되자 동통이 점차 심해졌다. 아울러 肩·手部에 동통과 마목이 있었다. 제3일에는 병원에 가서 물리치료를 하고, 매회 치료하면 모두 호전이 있었으나 집에 돌아간 후에는 또 통감이 있었다. 제7일에 다른 사람의 소개로 본원에 와서 침구치료를 하였다.

④ 검사 : 환자는 두통이 좌측으로 편향되어 있고, 우측의 경부 5·6추 옆으로 분명한 압통이 있고, 흉쇄유돌근·승모근 등이 강직되어 있으며, 경부는 고정되어 있었다. 右手는 굽혀 胸位에 고정하고, 右臂를 들거나 아래로 내릴 때 모두 동통이 극렬하였다. 起床하고 일어날 때 모두 곤란하여 사람의 부축을 받아야 할 수

있었다.

⑤ X선 : 경추 정면 사진에서 경추 위치는 정상이었다.

⑥ 변증 : 환자는 수면 시 자세가 불량하고, 경부에 風邪가 침범하였고, 잘못된 치료로 후기에 증상이 점차 가중되었다. 이것은 경락의 운행이 장애를 받고, 三陽經脈의 운행이 不暢하기 때문으로 후기에 頸・肩・手部의 동통과 마목 증상이 나타난 것이다. 위의 분석에 근거하여 해당 환자는 頸椎側方 亞脫臼型 頸椎小關節亞脫臼로 진단하였다.

1診(3일) : 환자는 위에서 서술한 것과 같이 통증으로 고통스러워하며 경부는 고정되어 있으며, 右手는 굽혀 胸位에 고정하고, 右上臂를 위로 들 때나 아래로 내릴 때 모두 심한 동통을 느꼈다. 당시에 합곡・내관・풍지・경백로(모두 우측)를 취하였다. 먼저 합곡을 자침하고, 강력한 瀉法을 사용하여 1분 정도 자극을 주고 다시 내관을 자침하여 위의 방법과 같이 1분 정도 자극을 주었다. 당시 환자는 즉각 경부가 가볍고 느슨해지는 감과 동통이 경감되는 감을 느꼈으며, 上臂를 약간 미세하게 위로 들거나 아래로 내릴 수 있었다. 다시 풍지・경백로에 자입 후 40분간 유침하였다. 중간(20분이 될 때)에 위와 같은 방법으로 1회 捻鍼하였다. 拔鍼 후 환자는 당시 右上臂를 頭頂까지 들 수 있었으며, 아래로 내리는 동작은 비록 통증이 있었으나 이때의 동통은 능히 참을 수 있었다. 발침 후 20분간 경부 견인을 하였다. 혈위치료 방법을 그대로 하여 5번 더 진료하였다.

6診(8일) : 환자가 진료받으러 왔을 때 행동이 자유로웠으며, 우측 상지의 활동도 자유자재로 하였다. 우측 경부 및 상지는 거의 정상으로 회복되었다. 6회 침치료 후 치료를 중지하였다. 환자에게 불편한 감이 있으면 진료받으러 오고 1개월 후 다시 검사하겠다고 하였다.

⑦ 추적 관찰 : 환자는 2개월 후 다시 검사를 받으러 왔다. 모든 증상은 소실되었으며, 경부 활동이 자유자재로 되었다. 우측 상지는 완전 회복되어 처음과 같았으며, 아울러 6회 침치료 후 이미 학교에 돌아가 수업을 하였다. 평상시에 경부에 대한 활동을 증강하고, 상지의 기능에 유익한 운동을 많이 하도록 지도하였으며, 몸이 불편하면 진료받으러 오라고 하였다.

5. 저자 견해

경추소관절아탈구는 임상에서 비교적 많이 보이는 증상이다. 이 증상은 落枕과 매우 유사하다. 단 그 증상은 비교적 극렬하며, 신경근성 경추병과 유사하다. 그러나 신경근성 경추병과 본질적으로 구별이 된다. 중의에서 이 병은 주로 額部, 혹은 側顳部, 혹은 後頸部에 갑작스러운 강한 힘이 작용하여 경추추체가 미세하게 전방을 향하여 전위 혹은 측방을 향하여 전위되어 脊髓 혹은 경부 근맥에 직접적으로 손상을 일으켜 경부의 기혈이 응체되어 발생한 것으로 생각하였다.

저자는 이 병을 두 가지 형으로 분류하였다. 첫 번째는 경추전방 아탈구형으로 주요 임상 증상은 급하게 발병이 되며, 모두 손상 후 頸・肩・臂의 증상이 나타나고, 증상은 대부분 頸・肩・臂部의 타는 것과 같은 통증이 위주가 된다. 이 형은 早期(5일 내)에 위의 分型에서 예를 든 혈의 조합을 운용하면 비교적 좋은 효과를 얻을 수 있다. 어떤 때는 심지어 기적 같은 일이 나타난다. 시간이 조금 오래되면(10일 이상 초과) 그 치료 효과에 차이가 나지만 역시 상당히 좋은 치료 효과가 있다. 두 번째는 경추측방 아탈구형이다. 그 주요 증상은 손상 후 한쪽의 頸・肩・臂의 동통, 마목 등이 나타난다. 이 型의 증상은 경추전방 아탈구형과 같은 극렬함은 없으나 頸・肩・臂의 麻感은 역시 비교적 참기가 어렵다. 위의 분형에서 예를 든 혈의 조합을 운용하면 경추전방 아탈구형 환자와 같이 치료를 조기에 하면 비교적 좋은 효과가 있다. 10일 이상 된 환자는 비록 필요한 치료를 하여도 치료 기간이 약간 길다. 그러나 역시 상당히 좋은 치료 효과가 있다.

이런 類의 환자는 침구치료로 특효가 있는 범주에 속하며, 침구치료는 기타 치료 방법보다 비교적 우수하다. 그러므로 이런 類의 환자는 당연히 가장 먼저 침구치료를 하여야 한다. 만약 치료 효과가 좋지 않으면 진일보한 진단을 고려하여야 하며, 분명한 진단 결과를 안 후 다시 치료하여야 한다.

제7절 頸椎部 薦脊椎筋(Erector spinae)損傷

頸部 薦脊椎筋 손상은 주로 장시간의 경부 고정, 예를 들면 장시간의 글쓰기, 수업 듣기, TV 시청, 각종 정밀한 연구나 그림 그리기 등 오랫동안 목을 고정하는 자세, 또는 장시간 한쪽 어깨나 머리에 부담을 주었거나, 경부에 뚜렷한 외상력이 있는 사람이 위와 같은 각종 원인이 되는 영향 아래서 경부의 횡돌기에 부착하는 最長筋(longissimus muscle)과 극돌기에 부착하는 가시근(spinalis muscle)이 긴장 상태로 오래되면 손상받아 나타난다. 기압이 안정되지 못하거나 변화할 때(흐린 날씨, 비나 눈이 올 때), 과로했을 때 병의 상태가 더욱 심해지거나 발병한다.

1. 임상 증상

임상에서 발병은 대부분 갑자기 나타나는데 휴식 후 머리를 돌릴 때, 혹은 고개를 숙여 물건을 찾을 때 갑자기 통증이 발생한다. 동통은 주로 6·7경추의 측방에서 나타나고, 처음엔 통증이 뚜렷하지 않아서 머리를 돌릴 때만 동통이 증가하고 고정 시에는 통증이 나타나지 않다가 대개 하루가 지나면 통증이 증가하여 頭頸部를 조금만 움직이거나, 몸을 굽히거나 뒤로 펼 때 모두 통증이 있고 더욱 극렬하다. 심한 경우에는 통증이 背部, 肩胛區 및 咽喉部로 放散되고 침대에서 일어날 때 다른 사람의 도움이 필요하게 된다.

2. 중의 변증 치료

중의에서는 이 병의 발생이 사람이 장기간 경부를 과도하게 쓴 것과 관계가 있는 것으로 생각한다. 즉 노동을 직업으로 하는 것과 관계가 있다. 노동으로 인하여 장기간 긴장 상태가 경부에 영향을 주면 경부의 근맥이 과도하게 당겨지거나 굴곡하게 된다. 이런 상태가 오래되면 경부 경락·근골·근맥·筋經 등의 기혈이 凝滯되고, 영양 작용이 상실되며, 風·寒·濕邪가 경부에 침입하고, 경락이 閉阻하며, 寒氣가 勝하므로 반드시 동통이 나타난다. 그러므로 風寒을 만날 때나 혹 피로가 과도할 때는 이 병이 발생하며 病情이 가중된다. 그 임상 증상에 따라 다음과 같이 형을 나눈다.

1) 突發型

이 형의 환자는 경부에 장기간 손상을 받은 전형적인 경우이다. 일측에 다발하며, 경부에 항상 불편감 혹은 강직과 동통이 있다. 대부분 털옷을 짜고, 트럼프·마작 등을 하면 경부에 불편한 감이 가중되지만 3일 후 자연 회복된다. 그러나 여러 유인(목을 삐거나, 기침, 재채기, 물건을 줍는 동작)으로 발생하는데 이런 유인으로 인하여 이 병이 갑자기 심하면 30분 내에 경부의 동통이 최고조에 달하는데, 동통은 경부에 국한된다. 그 후 점점 발전하여 頸下背部 및 肩上部에 이른다. 동통은 대부분 경부의 悶脹, 脹痛, 酸脹痛 등을 위주로 하는데, 일반적으로 노동에는 영향을 주지 않는다. 동통이 더 진행하여 심하면 오래 앉아 있거나, 오랜 시간 잠을 잔 후에도 동통이 가중된다. 舌紅苔薄, 脈數하다.

① 治則 : 通調筋脈, 活血鎭痛

② 혈위 처방 : 合谷(환측)·제6경추 옆의 압통점(환측)·제7경추 옆의 압통점(환측)·落頸(환측)·風門(환측)

③ 혈방 해석 : 합곡은 수양명경의 原穴이다. 낙경은 경외기혈이다. 풍문혈은 족태양방광경의 경혈이며, 족태양경과 독맥이 교회한다.

아울러 경부의 국부 압통점인 제6·7경추 옆의 압통점을 배합하여 모두 자침하는데 이렇게 하면 경부의 경락과 기혈을 舒通하며, 국부의 風·寒·濕邪를 疏散한다. 위의 혈을 모두 조합하면 通調筋脈, 活血鎭痛하는 효과가 있다.

2) 緩發型

이 형의 환자는 突發型과 같다. 장기간 경부에 손상을 받은 전형적인 경우이다. 대부분 일측 혹은 양측에서 발생하며, 경부에 항상 불편감 혹은 강직과 동통이 있다. 대부분 털옷을 짜거나, 트럼프·마작 등을 하면 경부에 불편한 감이 가중되나 3일 후 자연 회복된다. 여러 유인(목을 삐거나, 기침, 재채기, 물건을 줍는 동작)으로 발생하는데 대부분 동통의 시작은 극렬하지 않고, 앞의 경부 불편감과 유사하므로 대다수의 환자가 주의를 하지 않는다. 그 후 3일 정도에서 증상이 점점 가중되어 최고조에 이르고, 동통은 경부 위주로 나타난다. 동통의 상태가 심해지면 肩上 혹은 肩下로 확산될 수 있다. 동통은 대부분 국부의 脹痛·酸痛 등을 위주로 하고, 노동에는 영향을 주지 않는다. 舌淡苔白, 脈沈하다.

① 治則 : 驅風除濕, 活絡止痛

② 혈위 처방 : 風池(환측)·頸百勞(환측)·風門(환측)·肩井(환측)·天宗(환측)

③ 혈방 해석 : 족소양담경의 풍지를 취하고, 족태양방광경의 풍문은 족태양경과 독맥의 교회혈이다. 견정은 수족소양·족양명·양유의 교회혈이다. 견갑부에 있는 수태양소장경의 천종에 경외기혈인 경백로를 배합하면 경부 손상질환을 치료하는 要穴이 된다. 위의 혈을 모두 조합하면 驅風除濕, 活絡止痛하는 효과가 있다.

3. 치료

1) 穴位와 鍼法

① 合谷 : 손등에서 第1掌骨間隙의 중점처 또는 第2掌骨 指關節과 陽谿 사이의 중점처로서 약간 食指側에 가깝게 있다. 30호 2.5촌(65mm) 호침을 취하고, 陽谿 방향을 향하여 약 2.3촌(60mm) 자침한다.

鍼感 : 手掌部에 脹痛 (그림 1-4)

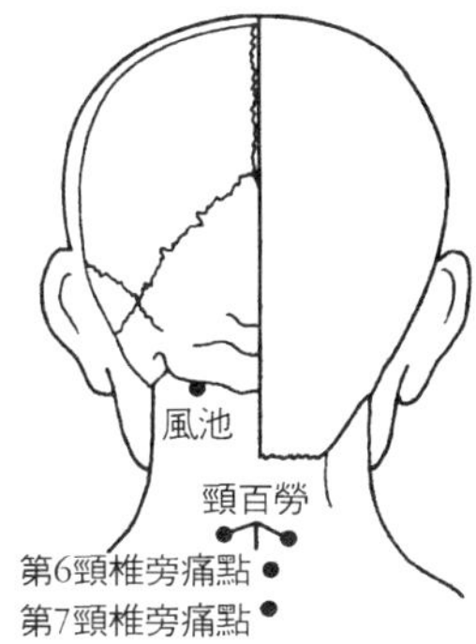

그림 1-17

② 제6경추 옆의 압통점 : 제6경추의 중점에서 옆으로 0.5촌(同身寸)되는 곳에 뚜렷한 압통점을 찾으면 된다. 30호 1.5촌(40mm) 호침을 취한다. 국부에 통상적인 소독 후 횡돌기 방향을 향하여 약 1.3촌(35mm) 直刺한다.

鍼感 : 局部 脹痛 (그림 1-17)

③ 제7경추 측방의 압통점 : 제7경추 중점에서 옆으로 0.5촌 되는 곳에 뚜렷한 압통점을 찾으면 된다. 30호 2촌(50mm) 호침을 취한다. 국부에 통상적인 소독 후 횡돌기 방향을 향하여 약 1.5촌(40mm) 直刺한다.

鍼感 : 局部 脹痛 (그림 1-17)

④ 風池 : 項部의 후두부 융기의 아래, 흉쇄유돌근과 승모근 상단 사이의 오목한 곳, 風府와 수평한 곳 외측에 있다. 30호 2촌(50mm) 호침 2개를 취하고, 국부에 통상적인 소독 후 脊柱 방향을 향하여 약 1.8촌(45mm)을 자침한다.

鍼感 : 頸後 脹痛 혹은 外後頭隆起를 따라서 側頂部로 방산된다. (그림 1-17)

⑤ 落頸 : 頸部에서 天容과 天窗 연결선의 중점처, 흉쇄유돌근의 상부 중점에 있다. 30호 1.5촌(40mm) 호침을 취한다. 국부에 통상적

인 소독 후 척주 방향을 향하여 약 1.4촌(38mm)을 刺鍼한다.

鍼感 : 頸部 脹痛 (그림 1-7)

⑥ 頸百勞 : 項部에서, 大椎 바로 위 2촌(50mm), 후정중선 외측으로 1촌(同身寸) 떨어진 곳에 위치한다. 30호 2촌(50mm) 호침을 취한다. 국부는 통상적인 소독 후 척추 방향을 향하여 약 1.5촌(40mm) 자침한다.

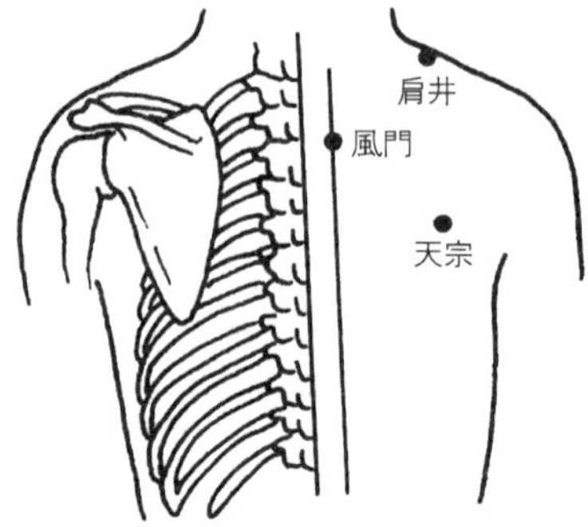

그림 1-18

鍼感 : 頸部 脹痛 (그림 1-17)

⑦ 風門 : 背上部에서, 제2・3흉추극돌기 사이의 오목한 곳 외측 1.5촌(同身寸)에 있다. 30호 2촌(50mm) 호침을 취하고, 국부에 통상적인 소독 후 척추방향을 향하여 약 1.5촌(45mm) 자입한다.

鍼感 : 局部 脹痛 (그림 1-18)

⑧ 肩井 : 肩部에서 大椎와 肩峰 연결선의 중점처에 있다. 30호 2촌(50mm) 호침을 취하고, 국부는 통상적인 소독을 하고, 肩胛岡上方을 향하여 약 1.8촌(45mm) 자입한다.

鍼感 : 局部 脹痛 (그림 1-18)

⑨ 天宗 : 견갑부에서 岡下와 중앙 오목한 곳, 제4흉추와 평행한 곳에 있다. 30호 2촌(50mm) 호침을 취하고, 국부는 통상적인 소독을 하고, 약간 위를 향하여 斜刺하는데 骨에 이르도록 자침한다. 鍼感 : 局部 脹痛 (그림 1-18)

2) 體位와 手法 및 療程

突發型 환자는 坐靠位를 취하고, 동통은 주로 頸部 및 頸下部에 있으므로 취혈은 이상 5개 혈 위주로 하고, 각 혈은 平補平瀉法을 하며,

40분간 유침하고, 발침 후 火罐을 1분 정도 한다. 매일 1회, 6회가 1療程이다. 3일 휴식 후 효과가 있으나 치유 되지 않으면 다시 침치료 한다. 6회 치료해도 효과가 없거나 이미 치유되었다면 치료를 중지한다.

緩發型 환자의 주요 증상은 頸部·頸下背部·견갑부 동통이다. 坐靠位를 취하고, 이상 5개 혈 위주로 취혈하며, 平補平瀉法을 사용하고, 40분간 유침한 후 발침, 발침 후 火罐을 1분 정도하며, 매일 1회, 10회가 1療程으로 하여 5일간 휴식 후 효과가 있으나 치유되지 않으면 다시 침치료하고, 10회 침치료 후에도 효과가 없거나 이미 치유되었다면 치료를 중지한다.

4. 임상례

① 楊某某, 여, 32세

② 主訴 : 頸部 右側에 답답하고 팽창된 느낌과 동통이 있은 지 20여일이 되었다.

③ 현 병력 : 환자는 직공 직업에서 물러나 실직하여 장기간 마작을 하면서 보냈는데 항상 頸部에 불편한 감과 답답하고 팽창된 느낌이 나타났으며, 때로는 좋고 때로는 나빴다. 그러나 일상생활에는 영향을 주지 않았다. 20일 전 12시간 마작을 한 후 경부의 답답하고 팽창된 느낌을 느꼈으며 동통감이 가중되었고, 아울러 머리가 어지럽고 뻥뻥한 감이 있으며, 기억력이 감퇴되는 등의 증상이 나타났다. 일찍이 사는 곳에서 가까운 병원에 가서 치료받고, X선 검사를 통하여 경추가 정상이라 물리치료를 받았다. 매회 치료 후 모두 호전되었다. 아울러 頸復康을 복용하는 치료를 배합하였으나 病情이 어떤 때는 좋고 어떤 때는 좋지 못하여 다른 사람의 소개를 받고 본원에 침구치료를 받으러 왔다.

④ 검사 : 환자의 경부는 자유롭고, 우측의 頸3·4·5·6椎 옆에 분명한 압통이 있고, 근육에 약간의 강직감이 있으며, 壓頸試驗은 음성(-)이었다.

⑤ X선 : 경추의 정면과 측면 사진에서 경추는 정상이었다.

⑥ 변증 : 환자는 장기간 마작을 하여 경부근육은 고정되어 있고, 우측 上臂는 긴장한 상태로 힘을 많이 써 경부의 근육은 쓰기가 부드럽지 못하고, 경맥은 통행이 막히므로 경부의 三陽經脈도 운행이 不暢하여 통하지 못하므로 통증이 발생한 것이다. 그러므로 경부의 답답하고 팽창된 느낌과 동통 등이 반복되어 나타났다. 또 여러 종의 원인으로 인하여 유발되어 갑자기 발병하므로 突發型頸段薦棘筋損傷이라 진단하였다.

1診(2일) : 환자에 대한 검사는 위에서 서술하였다. 경부의 동통은 그다지 극렬하지 않았고, 壓頸試驗은 음성이었다. 당시에는 合谷・제6경추 옆 압통점・제7경추 옆 압통점・落頸・風門(모두 우측)을 취하였다. 먼저 合谷을 자침하여 강력 瀉法을 사용하여 1분 정도 자극을 주고, 아울러 경부를 활동하게 하였으며, 다시 경부 4혈을 자침하여 위와 같은 방법으로 1분 정도 자극을 주고, 환자의 경부가 느슨하게 되기를 기다렸다가 동통이 감소된 후 40분간 유침하였다. 중간(20분)에 위와 같은 방법으로 1회 염침하였다. 발침 후 경부 혈위에 1분 정도 火罐을 하였다. 혈위치료 방법은 바꾸지 않고 5診까지 하였다.

6診(7일) : 환자는 매회 침자치료를 마친 후 즉시 경부 증상이 감소되는 것을 느꼈으며, 지금은 있던 증상이 거의 소실되었다. 6회 침치료 후 치료를 멈추었다. 환자에게 몸이 불편하면 치료받으러 오라하고, 1개월 후 다시 검사하였다.

⑦ 추적 관찰 : 환자는 1개월 후 다시 검사받으러 왔는데 모든 증상이 소실되었다. 경부 검사상 양성 증상은 발견되지 않았다. 평시에 경부의 활동을 많이 하고 경부와 背筋肉을 많이 단련하도록 시켰으며, 몸이 불편하면 다시 진료받으라고 하였다.

5. 저자 견해

薦棘筋은 인체에서 가장 크고 가장 긴 근육이다. 위로는 後頭 아래에 이르고, 아래로는 薦尾에 이른다. 頸薦棘筋은 일상적인 노동을 하면서 가장 쉽게 손상을 받는 근육의 하나다. 장시간 경부를 고정하고 일을 할 때 경부의 薦棘筋에 과도한 긴장과 굴곡을 주므로 경부의 薦棘筋 손상을 일으켜 이 질병이 발생한다.

중의에서 이 병의 발생은 경부의 장기간 노동으로 인한 손상, 風·寒·濕邪의 침입과 관계있는 것으로 생각하였다. 사람이 장시간 경부를 고정하고 작업하면 경부의 筋脈·經絡 등이 바로 긴장 상태에 처하게 된다. 오래되면 노동으로 인한 손상이 나타난다. 경부의 經脈·근육·筋經에 기혈이 凝滯하고, 영양의 공급 기능이 소실되므로 이 병이 발생한다. 저자는 임상에서 나타나는 증상이 다른 것에 근거하여 이 병을 두 型으로 분류하였다.

첫 번째는 突發型이다. 즉 그 임상적인 특징은 발병이 쾌속하고, 동통은 매우 빨리 최고조에 달하며, 주로 경부 및 頸下部에 나타난다. 위에서 예를 든 穴의 조합을 운용하여 침자치료를 하면 조기에 비교적 좋은 치료 효과를 얻을 수 있다. 병이 진행된 시간이 조금 길 때의 치료는 여러 번 해야 하나 역시 6회를 넘지 않는다.

두 번째 緩發型 환자는 발병이 완만하다. 대부분 3일 내에 최고조에 도달한다. 동통의 면적이 突發型에 비하여 광범하다. 동통은 頸·頸下部·肩胛上部 및 下部에 나타난다. 이 型의 환자 역시 위의 혈의 조합을 운용하여 치료하면 역시 비교적 좋은 치료 효과를 얻을 수 있다. 단 나타나는 효과는 앞의 突發型과 같지 않고, 요구되는 치료 시간도 조금 길다.

頸段薦棘筋 손상의 발병은 落枕과 신경근성 경추병과 매우 유사하여 매우 쉽게 혼동할 수 있는데 그 주 구별점은 다음과 같다.

① 落枕은 전형적으로 수면 후에 발생하는 것이고, 頸段薦棘筋 손상은 전형적으로 誘發歷에 있다.

② 神經根性 頸椎病으로 시작되는 동통증상은 경부 위주의 동통이며, 그리고 후기에는 肩·臂·手를 향하여 방산되고, 아울러 동통 위주로만 홀로 오는 것이 아니고, 肩·臂·手部의 麻木이 동반된다. 그리고 頸段薦棘筋이 손상되면 주로 동통 위주로 나타난다.

이상 分型에서 예를 든 혈의 조합을 운용하여 이 병을 치료하면 모두 만족할 만한 효과를 거둘 수 있다. 만약 突發型을 6회 치료하여 효과가 좋지 못하거나 緩發型을 10회 치료하여 효과가 좋지 못하면 진일보한 확진을 받은 후 다시 對證으로 穴의 조합(기타 章節을 참고할 수 있다)을 선택하여 치료를 한다. 혹은 안마, 물리치료, 약물이온도입 등을 배합하여 치료하면 역시 만족할 만한 효과를 거둘 수 있다.

제8절 顎關節障碍症

악관절장애증은 각종 원인으로 악관절이 손상되어 악관절 기능 장애를 나타내는 임상종합증후군을 말한다. 악관절은 얼굴에 있는 유일한 능동관절이며, 하악골의 경상돌기와 측두골의 하악와(mandible fossa)로 구성되어 있다. 이 관절의 前部는 얇고, 後部는 비교적 두껍다. 외측에는 관절낭을 강하게 해주는 측두하악인대(tempromandibular ligament)라는 인대가 있고, 관절강 내에는 하나의 관절판(articular disc)이 있으며, 앞부분의 오목한 면은 위쪽을 향하고, 뒷부분의 오목한 면은 아래쪽으로 향하며, 주위 연첩처와 관절낭은 서로 연결된다. 양측의 하악관절은 반드시 동시에 활동하며 입을 벌리고, 닫고, 앞쪽으로 신전하고, 뒤쪽으로 수축 및 측방운동기능을 한다.

본 병의 주요 원인은 한쪽으로 너무 오랫동안 음식을 씹거나, 딱딱한 음식물을 입을 크게 벌리고 강하게 악물거나 악관절의 외상으로 上下 치아 간의 咬合 이상 등이 있으면 저작근 피로, 혹은 경련 및 관절 손상이 일어나 연골판의 위치 이동과 관절운동의 이상 등이 발생하게 된다. 악관절이 오목하게 생성되는 발육이 너무 얕게 이루어지거나, 이상 발육 되고, 장기간 신체의 체력이 저하되며, 불면과 風濕性 관절염이 있는 사람은 쉽게 이 病이 발생하게 된다.

1. 임상 증상

임상적으로 청장년에서 다발하며, 주로 나타나는 증상으로는 환측의 악관절이 씹을 때 동통이 있고, 彈響이 들리며, 입을 벌리는 것이 제한되고, 환측에 편두통・頭暈・耳鳴・舌麻・口乾 등이 있고, 심한 경우 입을 벌리지 못하며, 씹는 기능의 장애 등이 있다.

검사 시 양손의 엄지손가락으로 顎關節區(下關穴 부위에 해당)를 누르면, 환측에 확연한 酸脹疼痛이 있고, 어떤 환자에게서는 彈響이 발생하고, 턱에 힘을 가하면 환측에 疼痛이 출현하며, 심할 경우 입을 벌리기가 곤란하다.

● X선 : 악관절 조영검사에서 골관절의 구조 변화를 발견할 수 있다.

2. 중의 변증 치료

중의에서는 이 병의 발생은 風寒 등과 관계가 있다고 생각한다. 사람이 잠을 잘 때 환측의 얼굴에 風寒을 맞으면 風寒이 얼굴에 머무르게 된다. 寒性은 收引拘急하는 성질이 있으므로 당겨진 얼굴의 頸筋은 攣急한다. 혹은 외부의 힘에 의한 손상이나 하품을 과도하게 하는 등으로 面頰을 손상하면 면부의 경근이 收引攣急한다. 그러므로 물건을 씹을 때 얼굴의 관절에서 酸脹疼痛이 나타나고 입을 벌리기가 곤란하다. 임상에서 발병의 원인과 증상 등에 따라 아래와 같이 두 형으로 분류한다.

1) 風寒型

이 형의 환자는 발병이 완만하며, 증상의 시작은 분명하지 않다가 점점 가중되며, 일측 혹은 양측에서 다발한다. 인체의 面部가 睡眠 시 장시간 風寒에 노출되면 風寒이 面部의 筋脈·經絡에 침입한다. 寒은 收引을 주관하며, 그 성질은 凝滯하므로 근맥을 攣縮하여 굴신이 곤란해지므로 면부의 악관절에 酸脹·동통·乏力·강직·彈響·입 벌리기 제한 및 턱 운동 이상 등이 나타난다. 시간이 비교적 오래된 환자는 장기간 음식 섭취가 곤란하고, 인체는 섭취하는 것이 감소하므로 기능은 날로 쇠퇴하며, 頭昏耳鳴, 四肢乏力, 面色蒼白, 말하기를 싫어하고 말 수가 적은 등의 증상이 아울러 나타난다. 舌苔薄白, 脈細弱하다.

검사 시 髁狀突, 咀嚼筋 및 顳筋 부착 처에 분명한 압통이 있으며 양손으로 하악관절처(下關에 해당)를 누르면 관절처에서 彈響 혹은 彈響性 疼痛이 나타난다.

① 治則 : 驅風通絡, 疏經止痛

② 혈위 처방 : 下關(환측 혹은 양측)·太陽(환측 혹은 양측)·風池(환측 혹은 양측)·合谷(환측 혹은 양측)

③ 혈방 해석 : 下關은 족양명위경의 혈이며, 족양명과 소양의 교회혈이다. 太陽은 경외기혈이다. 風池는 족소양담경의 혈이며, 족소양·양유·양교의 교회혈이다. 合谷은 수양명대장경의 原穴이다. 위의 4혈을 모두 조합하면 驅寒通絡, 疏經止痛하는 효과가 있다.

2) 外傷型

이 형은 대부분 한쪽에 발생한다. 側顳部 혹은 面部에 강한 충격을 받으면 面部 혹은 顳下部에서 腫脹과 疼痛이 시작되었다가 腫脹은 점점 소실되면서 환측 악관절에 물건을 씹을 때나 입을 크게 벌릴 때 동통 혹은 동작의 장애 등이 나타나고, 소수의 환자에서 두통, 청각 등의 장애가 나타난다. 舌苔薄黃, 脈沈하다.

검사에서 환측 面部가 건측에 비하여 약간 높이 올라와 있으며, 악관절처에 분명한 압통이 있고, 입을 크게 벌리는 것이 곤란하고 혹 입을 크게 벌릴 때 彈響이 나타난다.

① 治則 : 化瘀通經, 活血止痛

② 혈위 처방 : 下關(환측) · 太陽(환측) · 率谷(환측) · 合谷(환측)

③ 혈방 해석 : 下關은 족양명위경의 혈이며, 족양명 · 소양의 교회혈이다. 太陽은 경외기혈이다. 率谷은 족소양담경의 혈이며, 족태양 · 소양이 교회하는 곳이다. 合谷은 수양명대장경의 原穴이다. 위의 4혈을 모두 조합하면 化瘀通經, 活血止痛하는 효과가 있다.

3. 치료

1) 穴位와 鍼法

① 下關 : 얼굴에서 귀 前方으로 顴骨弓과 아래턱이 연접하여 둘레를 이루는 오목한 곳에 있다. 30호 2촌(50mm) 호침을 取한다. 국부에 통상적인 소독 후 약 1.8촌(45mm)을 直刺鍼한다.

鍼感 : 악관절부 脹痛 (그림 1-7)

② 率谷 : 頭의 顳部에서 耳尖 直上, 發際에서 1.5촌(同身寸) 들어 간 곳, 角孫 直上方에 있다. 하나의 방법으로는 耳尖과 頂結節 사이 중점처를 취한다. 30호 1.5촌(40mm) 호침을 취하고, 국부는 통상적인 소독을 하고, 후방을 향하여 약 1.3촌(35mm) 平刺入한다.

鍼感 : 側顳部 脹痛 (그림 1-7)

③ 太陽 : 눈썹 끝과 目外眦 사이에서 후방으로 약 1橫指되는 오목한 곳에 있다. 30호 2촌 호침을 취한다. 국부에 통상적인 소독 후 腮骨 하방을 향하여 아래로 약 1.8촌(45mm)을 刺鍼한다.

鍼感 : 局部 脹痛 (그림 1-7)

④ 風池 : 項部의 후두부 융기의 아래, 흉쇄유돌근과 승모근 상단 사이의 오목한 곳, 風府과 수평한 곳 외측에 있다. 30호 2촌(50mm) 호침 2개를 취하고, 국부에 통상적인 소독 후 脊柱 방향을 향하여 약 1.8촌(45mm)을 자침한다.

鍼感 : 頸部 脹痛 혹은 外後頭隆起를 따라서 側頂部로 방산된다. (그림 1-7)

⑤ 合谷(환측) : 손등에서 第1掌骨間隙의 중점처 혹은 第2掌骨指關節과 陽谿 사이의 중점처, 약간 食指쪽 가까운 곳을 30호 2.5촌(65mm) 호침으로 後谿 방향을 향하여 약 2.3촌(60mm) 刺鍼한다. 鍼感 : 手掌部 脹痛 (그림 1-4)

2) 體位와 手法 및 療程

風寒型 환자는 坐靠位를 취하고, 下關・太陽・風池・合谷을 취혈하여 平補平瀉法을 사용하고, 매회 40분동안 유침한다. 매일 1회, 10회가 1療程이 된다. 5일 휴식 후 효과가 있거나 치유되지 않으면 다시 침치료하고, 10회 치료하여도 효과가 없거나 중간에 이미 치유되었다면 치료를 중지한다.

外傷型 환자는 坐靠位를 취하고, 下關・太陽・率谷・合谷을 취혈하여 瀉法을 사용하고, 40분동안 유침한다. 매일 1회, 10회가 1요정이 된다. 5일 휴식 후 효과가 있거나 치유되지 않으면 다시 침치료하고, 10회 치료하여도 효과가 없거나 중간에 이미 치유되었다면 치료를 중지한다.

4. 임상례

① 宋某某, 여, 16세

② 主訴 : 좌측 악관절에 동통이 있은 지 2개월이 되었다.

③ 현 병력 : 환자는 학생이다. 2개월 전 좌측 악관절처에 은은한 통증으로 불편하였으며, 점점 가중되었다. 단지 힘을 많이 쓸 때, 혹은 입을 벌릴 때 악관절 구역에 동통을 느낄 수 있었다. 여러 차례 치료를 하였으며, 치료 시 모두 어느 정도 효과가 있었으나 물건을 씹을 때, 혹 마음이 좋지 못할 때 모두 동통이 반복하여 나타나거나 가중되었다. 다른 사람의 소개로 우리 병원에 침구치료를 받으러 왔다.

④ 검사 : 환자는 좌측 악관절 구역에 분명한 압통, 酸脹痛이 있었으

며, 악관절에 분명한 彈響이 있고, 입을 약간 크게 벌릴 때 통증이 심해지는 것을 느꼈으며, 물건을 씹으려고 힘을 주면 통증이 가중되었다.

⑤ X선 : 악관절 사진은 정상이었다.

⑥ 변증 : 환자는 신체가 본래 허약한데 시험공부 중에 긴장하고, 최근에는 음식을 잘 먹지 못하며, 또 수업을 할 때 습관적으로 左手로 머리를 받치고, 또 좌측 면부를 바로 창문에 대고 장시간 風寒을 맞아 風寒이 면부의 筋脈·經絡에 침입하였다. 寒은 收引을 주관하고, 그 성질은 凝滯하므로 근맥이 攣縮하고, 屈伸이 곤란하여 이 병이 발생한다. 그러므로 風寒型 顎關節障碍症으로 진단하였다.

1診(10일) : 검사하였더니 위에서 서술한 것과 같이 좌측 악관절 활동 시 동통이 있었으며, 아울러 彈響이 있고, 악관절 구역 내에 분명한 압통이 있었다. 下關·太陽·風池·合谷을 취혈하였다. 먼저 合谷을 자침하여 중간 정도의 자극 手法을 사용하여 1분 정도 자극을 주고, 다시 下關·太陽·風池를 자침하여 得氣 후 40분간 유침하였다. 중간(20분일 때)에 위의 방법과 같이 捻鍼을 1회하고 拔鍼하였다. 아울러 비타민 B_{12}를 사용하여 穴位注射(隔 2일에 1회 시술)하고, 혈위치료 방법을 바꾸지 않고 5診까지 치료하였다.

6診(15일) : 환자는 모두 5회 침치료하고, 穴位注射를 2회하였다. 지금은 증상이 거의 소실되었으며, 이번 치료 이후 혈위주사 사용을 중지하고, 8회 침치료 후 증상이 완전히 소실되어 침치료도 중지하였다. 몸이 불편하면 치료받으러 오고, 1개월 후 다시 검사받으라고 하였다.

환자는 치유 1개월 후 이 병이 또 가볍게 다시 발생하여 위의 치료 방법을 6회한 후 증상이 소실되었다.

⑦ 추적 관찰 : 1년 후 다시 환자가 와 검사해보니 모든 증상이 소실되었다. 악관절 부위를 검사하니 양성증상은 없었다. 평시에 몸을

단련하고, 아울러 씹는 운동을 해야 이 병의 재발을 막을 수 있다고 환자를 지도하였다. 몸이 불편하면 진료받으러 오라고 하였다.

5. 저자 견해

中醫에서는 이 병의 발생을 風寒, 외상과 관련이 있다고 하였다. 인체 면부에 장기간 風邪를 맞은 후 風寒이 면부의 관절에 머무르면 면부의 筋經이 收引하며, 관절이 不利하고, 屈伸이 곤란하므로 이 병증이 발생한다. 또 면부가 외상을 입으면 면부 혹은 側顳部가 손상되어 瘀血이 面頰部 혹은 顳下部에 정체된다. 외상 혹은 어혈 자극으로 면부 관절이 굴신 不利하므로 이 병이 발생한다.

저자는 이 병을 두 型으로 분류한다.

첫 번째 型은 風寒型이다. 주로 風寒이 면부에 침입하므로 면부의 관절이 不利하고, 굴신이 곤란하다. 주요 증상은 면부의 악관절이 酸脹, 동통, 乏力, 강직, 彈響, 입을 벌리는 데 장애가 있고 턱 운동 이상 등의 증상이 있다. 下關·太陽·風池·合谷 4穴을 취하여 침자치료하면 조기에는 비교적 좋은 치료 효과가 있으나, 만기 환자는 치료에 어느 정도 어려움이 있다. 그러나 정성을 다하여 치료하면 비록 기간은 길게 소요되지만 역시 만족할 만한 효과를 거둘 수 있다.

두 번째 型은 外傷型이다. 面部 關節區 혹은 側顳部에 外力이 작용하여 면부 관절 활동이 곤란하고, 屈伸이 不利하다. 이 型의 주요 증상은 환측 악관절의 음식 씹기, 입을 벌릴 때 동통, 혹은 제한이 나타난다. 소수의 환자에서 두통, 청각 장애 등이 동반될 수 있다. 下關·太陽·率谷·合谷을 취혈한다. 동통에 위의 혈을 운용하면 비교적 좋은 효과가 있다. 이 型의 환자는 만기에 顎關節 유착이 쉽게 나타나며, 입을 벌리는 것이 곤란한 등의 증상이 나타나면 이때의 치료는 비교적 어렵다. 封閉療法을 배합하여 치료할 수 있으며, 비록 치료 시간이 비교적 많이 요구되지만 나중에는 역시 만족할 만한 효과를 거둘 수 있다.

종합하면 악관절장애증은 鍼刺治療를 운용하면 風寒型과 外傷型 모두 조기에는 비교적 치료 효과가 있다. 두 型의 환자는 후기에 모두 관절에서 彈響과 입 벌리기 곤란 등이 나타날 수 있으며, 주로 顎關節 유착으로 인한 것은 치료에 어느 정도 어려움이 있다. 그러나 封閉療法 등을 배합하면 역시 만족할 만한 치료 효과를 거둘 수 있다.

附 封閉療法

鍼施術이 효과가 없을 때 선택하여 사용한다.

- 藥物 : 비타민 B_1 25mg(1ml), 비타민 B_{12} 500μg(1ml), 브로카인 10mg(1ml)
- 方法 : 환자는 앉은 자세를 취하고, 5ml의 소독된 주사기 1개를 취한다. 소독된 근육주사용 6호 침을 끼워서 위의 약물을 흡입한다. 下關 주위 顴骨弓 아래 오목한 부분에서 분명한 압통점을 찾아 顴骨 하연을 따라 약 3cm 直刺鍼한다. 局部 脹痛이 분명할 때 주사기 피스톤을 뒤로 당겨 피가 나오지 않으면 주사한다. 침을 拔鍼할 때 소독용 솜을 사용하여 鍼孔을 눌러 출혈을 막는다. 격일 1회, 3~5회 시술하여 병이 치유되면 시술을 멈추고, 3회에 효과가 없을 때에는 다른 방법을 사용한다.

제2장

軀幹 손상질환

제2장

軀幹 손상질환

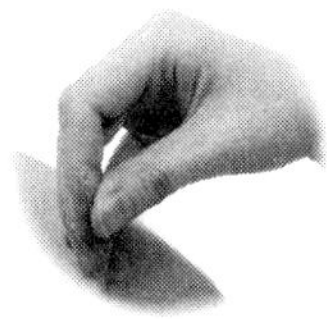

이 장은 주로 인체의 軀幹 부분 손상질환에 관하여 서술한다. 주로 소개할 대상은 胸·背·肋·腰·腹·薦·臀·股部의 근육 및 骨質 손상병변에 대한 침구치료이다.

이 장에서 주로 소개하는 軀幹部 손상질환의 발병 病因 및 진단 요점을 소개하고, 아울러 病因, 진단을 통하여 결론을 도출한 후 침사치료를 운용하는 것을 소개한다. 이 장은 모두 19절이 있으며, 19종의 질병을 수록하였다. 매 1절 가운데 1개의 질병을 서술하였으며, 매 1절의 전면에는 주로 현대의학 위주로 해당 질병의 발병과 병인 및 진단 요점을 서술하였고, 그 후에 중의학의 변증치료 원리를 통하여 해당 병을 몇 개의 유형으로 분류하고, 해당 병의 각 유형에 따른 主證, 治則, 穴位 處方, 刺法 등을 상세하게 서술하였다. 아울러 穴位圖를 첨부하여 공부하는 사람이 찾아보기 편리하게 하였다. 分型에서 예를 든 치료혈의 조합은 모두 정선한 것이거나 혹 저자가 임상에서 운용하는 가운데 누적된 경험혈을 조합한 것이다. 아울러 療程에 소요된 시간과 매 療程 후 휴식시간에 관한 것 등도 소개하였다.

가장 뒤에 저자 견해 항에서는 각 절에 해당하는 질병의 치료 효과를 평가하였고, 아울러 치료 중 및 치료 후 마땅히 주의해야 할 사항을 상세하게 소개하였다.

제1절 胸椎關節障碍證(Disorder of thoracic vertebra)

흉추관절장애증이란 각종 외상으로 흉부의 小關節이 탈구하면 背部에서 胸部로 동통이 나타나는 증후이다. 이를 중국에서는 胸椎小關節錯縫, 胸椎後關節滑膜嵌頓 등으로도 부른다.

정상인의 흉추관절은 비교적 안정적이고 평행을 이루고 있다. 흉부는 활동과 운동의 참여가 비교적 적으므로 국부의 근육이 결핍되어 있고 양측에서 늑골이 지탱하고 있어 외력에 대한 수용력이 경추와 요추에 비할 바가 못된다. 만약 외부에서 강력한 힘이 직접 작용하거나 軀幹骨 上部가 갑자기 回旋할 때 胸椎小關節이 측방을 향하여 비틀리며, 아울러 관절활막이 영향을 받아 스스로 복원될 수 없을 때 이 병이 발생한다.

많이 보이는 외적인 원인으로는 등에 무거운 물건을 지고서 옆으로 내려놓을 때, 흉부가 과도하게 뒤틀려 굴곡될 때, 벌목공이나 광부가 작업 시 염좌상을 입을 때, 어린아이가 침대에서 떨어질 때, 한쪽 어깨로 땅에 떨어지면서 上胸部가 뒤틀려 구부러질 때, 공을 치거나 씨름을 해서 측부 흉배부가 부딪힐 때, 한손으로 허공에 매달린 후 上胸部가 뒤틀려 굴곡될 때 등 모두 흉추에 강렬한 뒤틀림이 있어서 소관절이 압박을 받아 위치 이동을 하여 이 병이 발생한다.

1. 임상 증상

대부분 3~7흉추에서 다발하고, 청장년에서 많이 보인다. 임상에서 주요한 특징은 손상 당시에는 증상이 비교적 가볍다가, 다음날 가중된다. 대부분 한쪽에 발생하며 심하면 양측에 동통이 나타나고, 동통의 면적이 점차 확대되어 頸部로는 薦棘筋・광배근・승모근, 하부로는 薦棘筋・腰背筋으로 가며, 전방을 향해서는 주로 손상을 받은 척추 전방의 肋間筋에 동통이 나타나며, 시간이 조금 지난 후 상흉부 및 상복부를 향하여 방산통이 생긴다. 그러나 동통의 중심점은 주로 손상받은 추체관절이다. 부분적인 환자에서 극돌기가 한쪽으로 기울거나 뒤로 튀어 나오며, 한 개 또는 여러 개의 棘上靭帶區에 분명한 압통이 발생한다. 만약 환자에서 급성기의 치료가 적절하지 못하면 만성으로 전환된다. 대부분 기후 변화, 혹은 오래 앉아 있거나, 서 있거나 허리를 너무 오래 구부리고 있으면 이 병이 발생한다. 만성 환자는 평소 背部에 酸脹 현상이 자주 나타난다.

- X선 : 50~60%의 환자에서 극돌기가 측편으로 변화된 것을 볼 수 있으며, 다른 일부 환자에서는 X선 사진에서 분명한 변화가 없다.

2. 중의 변증 치료

중의에서 흉추는 인체에서 가장 안정된 관절로 인식한다. 흉추는 경추・요추와 같이 활동도가 비교적 크지 않고, 활동량이 적기 때문에 그 주위의 근육・인대조직이 비교적 얇고 약하므로 보호 능력이 부족하다. 강한 뒤틀림 같은 외력을 만나면 흉추의 소관절은 측방을 향하여 돌아가 관절활막에 장애를 주면 제자리로 되돌아오지 않아 이 병이 발생한다.

손상 당시에는 증상이 비교적 가볍다가 다음 날 점차 가중된다. 동통은 대부분 배부의 손상받은 구역인 背脊旁에 국한성 脹痛으로 시작되며, 등에 무거운 물건을 질 때 점차 前胸肋間部를 향하여 방산하고, 점차 악화될 때는 오래 앉아 있으면 항상 체위를 바꾸어야 하며, 걸을 때 흔들리면 背・胸・肋間區域에 동통이 나타나고, 기침이나 재채기 또는 깊은 吸氣를 하면 동통이 가중되며, 일어나 앉거나 잠을 자려고 누울 때 모두 동통이 가중된다.

① 검사 : 가장 먼저 환자의 척추 측만 유무를 관찰한다. 만약 측만이 분명하지 않으면 의사는 右手의 식지・중지를 사용하여 극돌기 양방에 나누어 놓고 위에서 아래로 척추를 따라 힘을 주어 미끄럽게 내려 간 후 指痕(充血帶)을 관찰한다. 指痕에 근거하여 척추의 측만 유무를 판단한다. 그런 후에 兩手의 무지를 사용하는데 이때 兩手 무지를 제1흉추극돌기 양방에 나누어 놓고 위에서 아래로 인내심을 가지고 세심하게 상하극돌기가 중심선에 있는지, 볼록 뛰어나오거나 오목하게 들어갔는지를 촉진한다. 만약 극돌기에 이상 변화가 발견되면 그림을 그려 표시한다. 다시 제2・3차 검사하여 만약 검사한 것 모두 서로 일치하고 잘못이 없으며, 또 환자가 호소하는 압통 부위와 서로 일치하면 이 병을 진단할 수 있다.

② 治則 : 舒經理筋, 活血止痛

③ 혈위 처방 : 外關(환측 혹은 양측)・局部 痛點・委中(환측 혹은 양측)

④ 혈방 해석 : 외관은 수소양삼초경의 絡穴이다. 팔맥교회혈의 하나이며, 양유맥과 통한다. 위중은 족태양방광경의 合穴이며, 소양경과 태양경의 絡穴과 合穴을 서로 배합하고, 흉배부의 압통점을 가하여 모두 자침하면 舒經理筋, 活血止痛하는 효과가 있다.

3. 치료

1) 穴位와 鍼法

① 外關穴 : 前臂背側에서 陽谿와 肘尖의 연결선 상, 손등의 橫紋(陽谿) 上 2촌(同身寸)처, 尺骨과 橈骨 사이에 있다. 30호 2촌(50mm) 호침을 취한다. 국부에 통상적인 소독 후 약 1.5촌(40mm) 直刺한다.

鍼感 : 局部 脹痛 혹은 손등을 放散한다.

(그림 2-1)

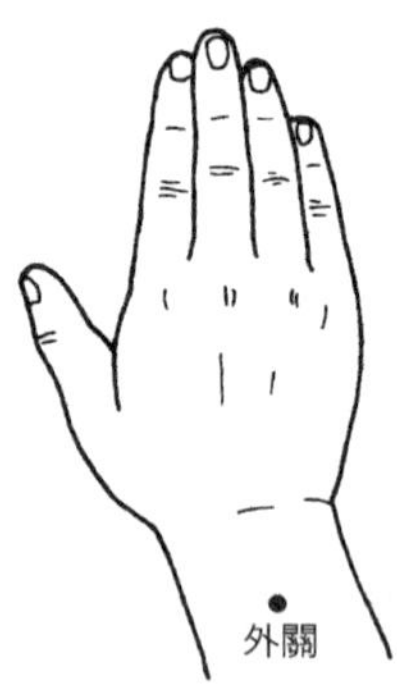

그림 2-1

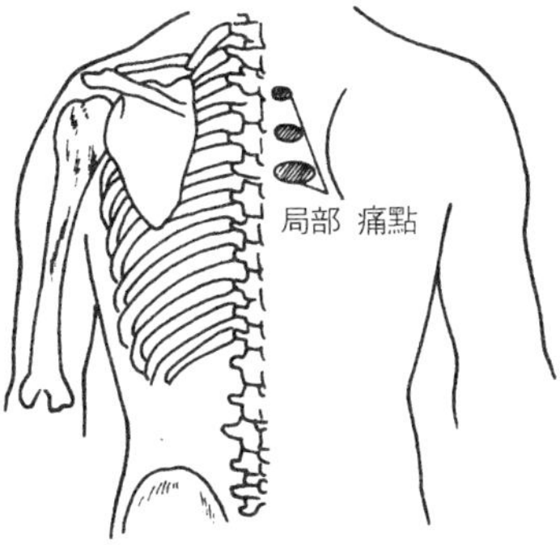

그림 2-2

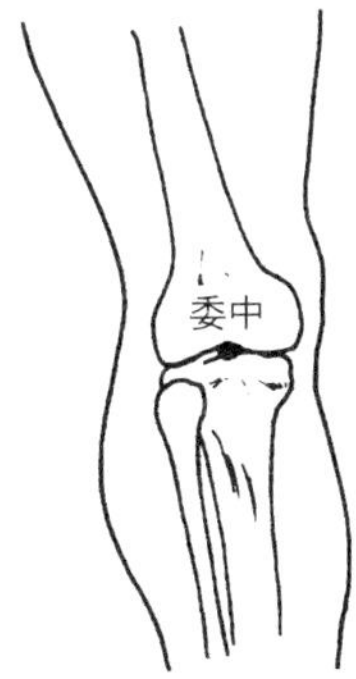

그림 2-3

② 局部 痛點 : 背部 胸椎棘突起 옆에서 가장 분명한 압통점 3개를 취한다. 30호 1.5촌(40mm) 호침 3개를 취한다. 국부에 통상적인 소독 후 모두 척주 방향을 향하여 약 1.4촌(38mm) 刺鍼한다.

鍼感 : 모두 局部 脹痛 혹은 같은 쪽 肋間 및 前胸部를 향하여 방산한다.(그림 2-2)

③ 委中 : 膝關節 뒤, 오금 횡문 중심부, 대퇴반건양건과 대퇴이두근건의 중간에 있다. 30號 2寸(50mm) 호침을 취한다. 국부에 통상적인 소독 후 약간 위를 향하여 약 1.8寸(45mm) 斜刺한다.

鍼感 : 오금 부위 脹痛 혹은 小腿 후면을 향하여 방산한다. (그림 2-3)

2) 體位와 手法 및 療程

환자는 俯臥位를 취하고, 먼저 外關에 자침한 후 瀉法을 사용하여 進鍼하고, 得氣한다. 다시 委中에 자침한 후 瀉法을 사용하여 進鍼하고 得氣한다. 그런 후에 背部의 압통점 및 압통반사구 3개 정도를 찾아 平補平瀉法을 사용하여 進鍼하고, 得氣한다. 매회 40분간 유침한다. 매일 1회, 6회를 1療程으로 하는데, 3일 휴식하고 효과가 있으나 치유되지 않으면 다시 침치료하고, 6회 치료를 해도 효과가 없거나 이미 치유되었다면 치료를 종결한다.

附 手法復位

鍼施術이 효과가 없을 때 선택하여 사용한다.

- 적응증 : 발병하여 3일 전후로 조기에 온 환자는 手法을 통하여 復位하면 대부분 1회 치료로 치유할 수 있다. 3주 이상 오래된 환자는 復位되어도 쉽게 재발한다. 손상된 지 반년 이상의 환자는 여러 차례 復位 후 편안하게 누워 휴양하고, 아울러 침자치료를 배합하며, 中藥인 三生散(生川烏 · 生草烏 · 生南星)로 貼敷 등의 치료를 한다.
- 방법 : 환자는 침상에 俯臥位를 취한 다음 양손으로 책상머리를 꽉 잡고(이때 肩骨을 밖으로 이동하여 본래 위치로 돌아오기 편하게 한다) 있게 하고, 한 사람의 조수가 양손으로 환자의 양 발목 상방을 움켜쥐고 느리게 후방으로 당겨 근육이 느슨하게 되어 脊椎間隙이 넓어질 때를 기다리면 시술자는 환자의 좌측 옆에 서서 兩手 拇指로 극돌기가 한쪽으로 기울어진 부위를 여러 번 찾은 다음 힘을 줄 방향을 정하고, 조수가 추간 간극을 당길 때를 기다렸다가 힘을 주어 측편으로 된 극돌기를 척추 정중선을 향하여 밀어 넣으면 복위시킬 수 있다. 복위 과정 중 절대 다수의 환자가 모두 '딸깍'하는 복위되는 소리를 들을 수 있다. 만약 힘이 부족하다면 시술자는 한손의 小魚際筋을 사용하여 한쪽으로 편재된 극돌기를 눌러 막아 중심으로 힘을 주어 밀어 넣는다. 다른 한손은 患側 腋下로부터 背後로 편 다음 동측의 肩胛骨 上에 놓고, 양손에 힘을 주어 환자의 脊柱上胸段을 비틀어 복위한다. 편측으로 된 극돌기가 바르게 되었을 때 손상된 지 오래되지 않은 환자라면 금세 침대에서 내려와 활동할 수 있지만, 손상된 지 오래된 환자는 침대에 누워 30분 정도 휴식 후 조심하면서 침대를 내려오게 한다. 또 척추가 뒤틀리거나 과도한 동작을 하지 않도록 하여 재발을 방지한다. 매번 3일 간격으로 1회 手法治療를 하여 복위하며, 3회 치료 후 증상이 소실되면 이 치료를 중지한다.

4. 임상례

① 王某某, 남, 39세

② 主訴 : 右側 胸背部에 동통이 있은 지 2일이 되었다.

③ 현 병력 : 이틀 전 무거운 물건을 옮길 때 갑자기 흉배부의 동통을 느꼈으며, 점차 가중되었다. 통증이 심할 때는 몸을 뒤집거나 침대에서 일어날 때 모두 곤란하였다. 그러나 기상 후 걸으면 동통을 심하게 느끼지 못했다. 그러나 약간 무거운 물건을 들면 역시 통증이 심했다. 일찍이 부근에 있는 안마진료소에서 치료를 받았다. 당시에는 조금 호전되는 것을 느꼈으나 다음날 기상 후 통증이 더욱 심하였다. 오후 3시 정도에 다른 사람의 소개로 본원에 침구치료를 받으러 왔다.

④ 검사 : 환자는 통증으로 인한 고통이 얼굴에 나타나 있었으며, 환자의 胸背部 제2・3・4흉추극돌기 및 극돌기 옆 모두 분명한 압통이 있었다.

제3흉추극돌기를 촉진하면 우측을 향하여 기울어진 것을 볼 수 있었으며, 누르면 통증이 심하였다.

⑤ X선 : 흉3・4추가 옆으로 기울어진 것이 보였다.

⑥ 변증 : 이 환자는 물건을 나르는 사람이다. 장기간 손으로 물건을 들어 올리거나 肩背로 무거운 물건을 지는 일을 하여 肩背部의 근육이 오래도록 피로하고 손상된 상태였으며, 胸背의 관절은 비교적 고정되어 있기 때문에 관절 및 소관절이 쉽게 손상받을 수 있었다.

손상 후 관절 주위의 근육・筋腱에 당기는 자극을 주어 국부의 氣血이 不暢하고, 筋脈에 영양 공급 상실되었으므로 이 병이 발생하였다. 그러므로 흉추관절장애증으로 진단하였다. 舌紅苔白, 脈數하였다.

⑦ 治則 : 舒經理筋, 活血止痛

1診(8일) : 임상에서는 주로 胸背 제3・4흉추관절이 손상되어 국부 동통이 나타난다. 이 증상은 주로 기혈이 不暢하여 筋脈에 영양 공급 기능이 상실되어 발생한 흉추관절장애증으로 진단

하였다. 치료는 흉배부의 근맥과 기혈을 펴고 조절하는 것을 위주로 하였다. 먼저 外關·委中에 자침하고 난 후 强刺戟 瀉法을 사용하였다. 아울러 흉추3·4區 내의 극돌기 外旁에 手法을 하여 復位하였다. 復位를 할 때 '딸깍' 하는 복귀 소리를 들은 후(만약 復位되는 '딸깍' 하는 소리를 듣지 못하더라도 환자가 국부에 가볍고 느슨한 감이 있으면 역시 좋다) 다시 흉배부의 압통점에 자침하여 득기 후 40분간 유침하였다. 발침 후 국부압통점 및 委中에 火罐을 1분 정도 시술하였다. 復位는 3일에 1회 하고, 침구치료는 매일 1회하였다.

2診(9일) : 환자는 위의 침치료 후 즉시 흉배부의 동통이 매우 緩解되는 것을 느꼈다. 그러나 기상 시 여전히 동통이 있었으며, 검사를 해보니 배부의 3·4흉추극돌기 구역에 여전히 압통이 있고, 특히 3흉추에 비교적 압통이 분명하였다. 2회 침치료 방법은 그대로 하였고, 復位手法은 사용하지 않았다. 이렇게 치료 방법의 변화 없이 6회에 이르도록 사용하였다.

6診(13일) : 환자는 5회 침치료를 마친 후 기본적인 증상은 모두 소실되어 이번 치료 후 치료를 종결하였다. 환자는 6회 침치료 후 완전히 회복되었다. 그러나 3개월 후 다시 재발하여 위의 방법으로 6회 치료 후 완치되었다.

⑧ **추적 관찰** : 1년 만에 환자를 만나 몸 상태에 관하여 물어 보니 제2차 침치료로 완치 되어 1년이 지나도록 재발하지 않았다고 하였다.

5. 저자 견해

흉추소관절장애증은 임상에서 비교적 많이 보이는 背胸部의 동통질환이다. 중의에서는 이 병의 발생을 주로 인체 背胸部에 강력한 뒤틀림과 같은 외상 후 흉추의 소관절이 탈구하여 이탈하거나 혹 탈구하여 이탈 한 후 활막이 틈에 끼어 흉추의 소관절이 힘없이 되돌아간 후 나타나는 하나의 임상증후군으로 본다.

이런 종류 환자의 진단은 어렵지 않다. 다만 구루병, 선천성 기형, 골질연화증, 흉추간판탈출증, 骨骺炎, 척추결핵 등과 서로 혼동하기 쉬우므로 주의가 필요하다. 특히 手法으로 復位를 실시할 때는 당연히 먼저 보조진단을 통하여 확진한 후 실시해야 한다. 이런 종류 환자에서 早期에는 鍼刺를 운용하거나 手法復位를 운용하거나 어떤 것을 운용해도 비교적 좋은 치료 효과가 있다. 만약 手法復位를 사용한 후에 침자치료를 배합하면 더욱 만족할 만한 효과를 거둘 수 있다. 만기의 환자는 수법복위를 3회한 후 다수에서 여전히 부분적인 背部 증상이 남아 있거나 기후 변화가 있을 때 쉽게 재발을 하면 침자치료를 1~2개 療程 더하여 효과를 더욱 공고히 한다. 치유 후 항상 육체적인 단련 예를 들면 站樁功 등을 한다. 총괄하여 이런 類의 환자는 위의 치료방법을 운용하면 모두 만족할 만한 효과를 얻을 수 있다.

제2절 胸段薦棘筋損傷(Thorasic segment의 sacrospinalis m. 손상)

胸段薦棘筋손상의 주요 원인은 바로 장기간 背部가 긴장 상태로 양어깨, 앞가슴, 後背部를 이완하지 못하기 때문이다. 예를 들면 교사가 수업 중 장시간 칠판에 글씨를 쓰거나, 노동자가 장시간 무거운 물건을 받쳐 들고 운반하는 등의 만성적인 노동은 모두 背部 薦棘筋을 손상할 수 있다. 오래되면 노동으로 인한 손상성 동통이 나타난다.

1. 임상 증상

임상에서 胸段薦棘筋이 손상되어 발병하는 것은 대부분 완만하며, 대부분 일측에 발생하고, 대부분 흉부 운동, 수면 후 혹은 한쪽에 무거운 물건을 들 때 발생하며, 동통은 주로 後胸椎 옆으로 2~4cm 정도에서 시작되는데 이곳에 분명한 壓痛이 있고 점차 가중된다. 상태가

중할 때는 深部에 있는 肋間筋에 영향을 주며, 늑골 부위에 통증이 나타난다. 동통이 심할 때는 숨을 들이쉴 때, 기침, 재채기를 하면 모두 통증이 심해져 참을 수 없고, 일부 환자들은 견갑 운동할 때 동작의 제한이 나타날 수 있다.

① 검사 : 배부 동통 범위 내에서 분명한 壓痛點 혹은 동아줄 모양의 덩어리가 있으며, 침입을 받은 늑간 구역의 심부에서 분명한 압통을 찾을 수 있고, 胸部 및 肩胛區에는 분명한 陽性 痛點 혹은 陽性物은 없다.

② X선 : 흉추사진에서 어떤 양성 증후도 찾을 수 없다.

2. 중의 변증 치료

중의에서 이 병은 사람이 장기간 긴장상태에서 일을 하면 흉배부의 薦棘筋이 손상되고, 오래되면 筋脈이 瘀滯하며, 경락 통행에 장애가 생기고, 기혈 운행이 不暢하고, 근육과 經筋에 영양 공급이 상실되므로 흉배부의 동통이 발생하는 것으로 인식하였다. 시작되는 조기에는 대부분 배부에 손상을 받은 근육의 국부에 동통이 나타나고, 病程은 점점 발전하여 심부의 근육층으로 확산되어 늑간근·배활근 및 망상·망하근 등에 영향을 주므로 늑간을 따라 동통이 나타나거나 견갑 구역을 향하여 방산한다. 이런 類의 병증은 대부분 一側에 발생한다. 그러나 양측에 동시에 발병하는 경우도 있어서 單側型과 兩側型으로 나눈다.

1) 단측형

주로 단측에서 동통이 나타나는 것으로 시작은 비교적 가볍다. 단지 背部에 1개 혹은 2개 정도 脊椎 옆에 동통이 나타나며, 동통은 대부분 悶脹痛·酸脹痛 등의 형태를 띠고, 대부분 흉부를 극렬하게 운동하거나 수면 후 발병한다. 동통은 3~5일간 지속될 수 있으며, 휴식 후 혹은 운동을 줄이면 저절로 좋아진다. 그러나 저절로 좋아진 후 배부에는 대부분 酸脹한 불편감이 남아 있다. 여러 차례 반복하여 발작한 후 매회 발작 시의 동통은 대부분 앞의 차수에 비하여 중하다. 심할 때는 숨 들이쉬기, 몸 뒤집기, 기침, 재채기 등을 할 때 극렬한 동통이 나타날 수 있다. 또 상태가 중한 환자는 동측 肩胛部, 肋間區의 방사성 동통이 나타난다. 좌측에 발병한 환자가 만약 늑간방사통이 있을 때는 관상동맥병과 쉽게 혼동하므로 주의를 요한다. 舌苔는 薄白하고, 脈은 沈하다.

① 검사 : 單側의 3~7흉추 옆을 촉진하면 분명한 압통점이 만져지거나 혹 동아줄 모양의 덩어리가 있으며, 만약 동통이 견갑 혹은 늑간구에 미칠 때는 견갑구 및 늑간구에서 어떠한 양성 반응도 찾을 수 없다. 아울러 배부 압통점에 압력을 가하면 견부의 동통 혹은 늑간의 동통이 감소하거나 소실된다.

② 治則 : 舒經活絡, 通經止痛

③ 혈위 처방 : 壓痛點(환측) · 內關(환측) · 委中(환측)

④ 혈방 해석 : 內關은 手厥陰心包經의 絡穴이다. 八脈交會穴의 하나이며 陰維脈과 통한다. 委中은 足太陽膀胱經의 合穴이다. 厥陰太陽經의 絡穴과 合穴을 配하고 흉배부의 통점을 같이 刺鍼하면 舒經活絡, 通經止痛하는 효과가 있다.

2) 양측형

주로 양측의 배부 동통이 발생하며, 비교적 가볍게 시작하여 단지 배부의 1개 혹은 2개 정도 척추 옆에 동통이 나타나고, 동통은 대부분 悶脹痛 · 酸脹痛 등이다. 대부분 장시간 앉아서 글씨를 쓰거나, 오래 앉아(예를 들면 마작을 하거나 트럼프를 치거나 털옷을 짜는 등) 있거나, 등에 오래도록 짐을 지거나, 극렬한 가슴 운동을 하거나, 수면 후에 발병한다. 동통은 3~5일간 지속되고, 휴식 후 혹은 운동을 줄이면 저절로 치유된다. 단 저절로 치유되더라도 背部는 대부분 불편한 酸脹感이 머물러 있다. 여러 차례 반복된 발작을 겪은 후 매회 발작하는 동통은 대부분 앞에 비하여 중하다. 심할 때는 숨 들이쉬기, 몸 뒤집기, 기침, 재채기 등을 하여도 극렬한 동통이 나타날 수 있다. 상태가 중한 환자는 동측 견갑부, 늑간구의 방사성 동통이 나타난다. 운동을 하면 동통은 가중되며, 수면 후에는 감소하고, 항상 가슴이 답답하고, 호흡이 가쁘며, 기억력 감퇴, 음식 생각이 없고, 꿈을 많이 꾸는 등의 증상이 동반된다. 舌苔는 黃白하고, 脈은 沈細하다.

① 검사 : 양측의 3~7흉추 옆에 분명한 압통점이 만져지거나, 혹 동아줄 모양의 덩어리가 있으며, 만약 동통이 견갑 혹은 늑간구에 미칠 때는 견갑구 및 늑간구에서 어떠한 양성 반응도 찾을 수 없다. 아울러 배부 압통점에 압력을 가하면 견부의 동통 혹은 늑간의 동통이 감소하거나 소실된다.

② 治則 : 安神通絡, 鎭痙止痛

③ 혈위 처방 : 壓痛點(양측)・內關(양측)・委中(양측)・陽陵泉(양측)

④ 혈방 해석 : 內關은 手厥陰心包經의 絡穴이다. 八脈交會穴의 하나이며 陰維脈과 통한다. 委中은 足太陽膀胱經의 合穴이다. 陽陵泉은 足少陽의 合穴이 土에 屬하며 筋會이다. 厥陰・太陽・少陽經의 絡穴과 合穴을 배합하고, 흉배부의 통점을 같이 刺鍼하면 安神通絡, 鎭痙止痛하는 효과가 있다.

3. 치료

1) 穴位와 鍼法

① 壓痛點 : 동통은 대부분 3~7胸椎의 옆 2cm 구역 내에서 발생한다. 脊突을 따라 薦棘筋處를 향하여 누르며 이동하면서 분명한 압통점을 찾아 기록한다. 30호 2촌(50mm) 호침 3개 혹은 8개를 취하고, 局部에는 통상적인 소독을 한 뒤 脊柱를 향하여 약 1.8촌(45mm) 刺入한다.

鍼感 : 모두 局部 脹痛이 있다. (그림 2-4)

② 內關 : 腕橫紋 上 2촌, 掌長筋腱(palmaris longus m.)과 橈側腕屈筋腱(flexor carpi radialis m.) 사이에 있다. 30호 1.5촌(40mm) 호침을 취하고, 局部에는 통상적인 소독을 한 뒤 內關 방향을 향하여

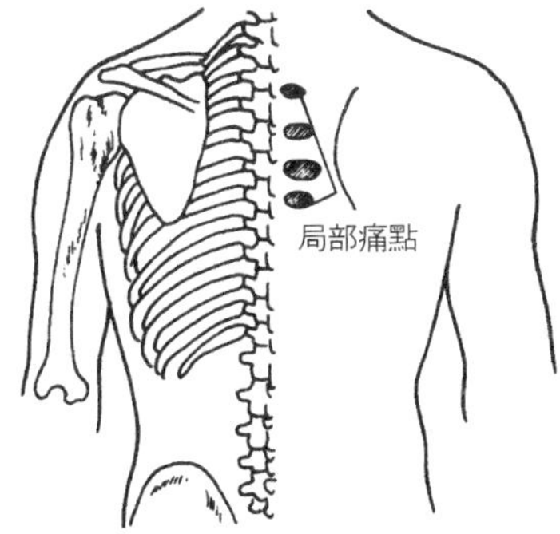

그림 2-4

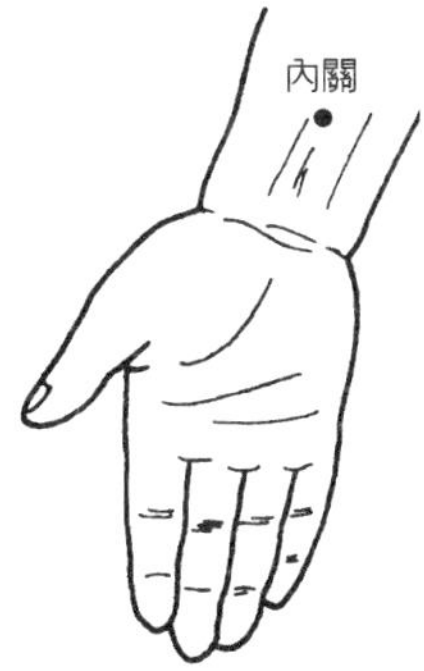

그림 2-5

약 1.3촌(35mm) 刺入한다.

鍼感 : 局部 脹痛 혹은 手背 및 中指를 향하여 放散한다. (그림 2-5)

③ 委中 : 膝關節 뒤, 오금 횡문 중심부, 대퇴반건양건과 대퇴이두근건의 중간에 있다. 30호 2촌(50mm) 호침을 취한다. 국부에 통상적인 소독 후 약간 위를 향하여 약 1.8촌(45mm) 斜刺한다.

鍼感 : 오금 부위 脹痛 혹은 小腿 후면을 향하여 방산한다. (그림 2-3)

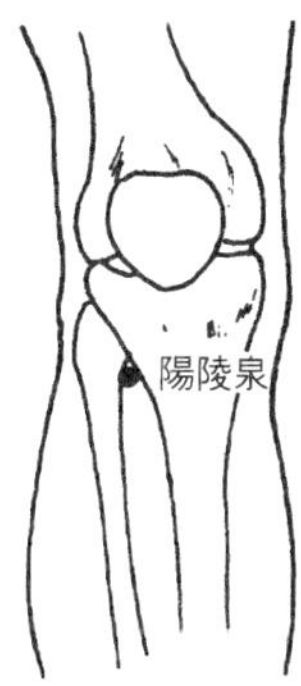

그림 2-6

④ 陽陵泉 : 小腿前外側面의 상부에서 腓骨下頭前下方의 오목한 곳에 있다. 30호 2촌(50mm) 호침을 취하고, 국부는 통상적인 소독을 하고, 약 1.8촌(45mm) 直刺入한다.

鍼感 : 局部 脹麻感 혹은 脛外側을 따라 아래를 향하여 足背까지 放散한다. (그림 2-6)

2) 體位와 手法 및 療程

단측형 환자는 俯臥位를 취하고, 먼저 單側 내관에 자침하여 瀉法을 사용하고, 다시 위중에 자침하여 平補平瀉法을 사용한 후 背部에서 3개의 동통이 비교적 분명한 점을 찾아 3개의 침을 刺入하여 瀉法을 사용한다. 40분간 留鍼하며, 매일 1회, 6회가 1療程이다. 3일 휴식 후 효과가 있으나 치유되지 않으면 다시 침치료한다. 6회 치료로 치유되거나 효과가 없으면 침치료를 종결한다.

양측형 환자는 俯臥位를 취하고, 양측 3~7흉추 옆에서 분명한 압통점 6~8개(일측에 3~4개)를 찾는다. 먼저 痛點에 刺入하여 平補平瀉法을 사용하고, 다시 양측 내관·위중·양릉천에 刺入하여 平補平瀉法을 사용한다. 40분간 유침하고 발침하며, 매일 1회, 10회가 1요정이 되고, 5일간 휴식 후 효과가 있으나 치유되지 않으면 다시 침치료한다. 10회 치료로 치유되거나 효과가 없으면 침치료를 종결한다.

4. 임상례

① 王某某, 女, 38歲

② 主訴 : 2개월 전부터 우측 背部의 통증

③ 현 병력 : 2개월 전부터 背部의 불편감이 있었고 때로는 괜찮다가 때로는 심해지기도 했고 가끔은 胸部·肩部까지 放射痛이 있고, 약간 무거운 물건을 들면 바로 통증을 느꼈다. 안마치료를 받고 나면 가벼운 느낌은 있으나 반복 발작되어 지인의 소개로 나에게 침구치료를 받으러 내원하였다.

④ 검사 : 환자는 제2·3·4·5극돌기 옆에 명확한 압통이 있으며 국부에 명확한 경결물을 촉지할 수 있고 압통이 심했다.

⑤ X선 : 흉추는 정상이었다.

⑥ 변증 : 환자는 채소 장사를 해서 장시간 무거운 물건을 들거나 어깨에 무거운 물건을 짊어지는 등 肩背部의 근육이 장시간 勞損된 상태이며 오래되어 筋脈瘀滯되고, 經絡 通行에 방해가 되어 氣血運行 不暢, 筋肉筋經 失養으로 胸背部의 통증을 초래해 이 병이 발생한 것이다. 그래서 單側型 胸段薦棘筋損傷으로 진단하였다. 舌紅苔白, 脈數하였다.

⑦ 治則 : 舒筋活絡, 通經止痛

1診(8일) : 우측 제2・3・4・5흉추 옆 척추기립근의 손상으로 국부의 통증이 일어난 것으로 肩背部의 근육이 勞損된 상태가 오래되어 筋脈에 瘀血이 막혀 經絡통행에 방해가 되어 氣血의 운행이 좋지 못하고, 근육에 영양공급이 되지 않아 일어난 것이다. 치료는 胸背部의 筋脈氣血을 舒調하는 것을 위주로 하고 內關・委中에 강한 瀉法으로 자극하고 나서 胸背部의 痛點에 刺鍼을 하고 得氣 후 40분간 留鍼하였다. 발침 후 痛點과 委中에 火罐으로 1분 정도 附缸을 하고 1일 1회 치료하였다.

2診(9일) : 환자는 1회의 치료로 胸背部의 통증이 많이 완해되었고, 다만 피곤하거나 침대에서 일어날 때 통증이 남아 있었다. 背部의 제2・3・4・5흉추 옆 기립근에 압통이 아직 있으나 경결은 감소되었다. 위와 같은 방법으로 6회 치료하였다.

6診(13일) : 환자는 5회의 鍼치료로 증상이 거의 소실되어 이번 치료를 끝으로 치료를 종료하였다.

환자는 6회의 치료로 완전히 회복되었으나 5개월 후 재발되어 위의 방법으로 6회 치료 후 호전되었다.

⑧ 추적 관찰 : 1년 후 환자는 2번의 치료로 완치되어 나시 재발되지 않았다고 하였다.

5. 저자 견해

胸段薦棘筋損傷의 발생에 대하여 中醫에서는 사람이 장기간 긴장하면서 일을 하는 가운데 背胸部의 薦棘筋이 손상을 받아 오래되면 筋脈이 瘀滯하며, 경락의 통행이 막혀 기혈 운행이 不暢하고, 근육과 經筋에 영양 공급이 상실되므로 背胸部에 동통이 발생하는 것으로 인식하였다. 이런 類의 환자는 대부분 일측에 발병한다. 그러나 일부 환자는 양측에 동시 발병하기도 한다. 單側인 경우는 대부분 우측에 발병한다. 이것은 다수의 사람들이 오른손잡이인 것과 관계가 있다. 양측형 환자는 주로 장기간 등에 무거운 물건을 지거나, 양측을 사용하여 노동을 하거나 혹 글씨를 과도하게 쓰는 사람이다. 이런 類의 환자에서 발병 초기 증상은 대부분 분명하지 않으므로 마비를 치료하겠다는 마음을 가지기가 쉽지 않아 다수 환자가 진료를 늦게 받게 된다.

저자는 이 병을 두 형으로 분류하였다.

첫 번째는 單側型이다. 환자의 주요 특징은 동통이 단측 위주로 나타난다. 가벼운 경우는 단지 背部에서 손상받은 薦棘筋 구역에 동통이 나타나며, 발전하여 상태가 중할 때는 동측 肩背部 및 肋間區域 등의 부위에 동통이 나타난다. 위 分型의 치료혈 조합을 운용하여 치료하면 다수에서 좋은 효과를 거둘 수 있다.

두 번째 형은 兩側型이다. 이 형태 환자의 특징은 주로 양측 背部의 薦棘筋 손상 구역에서 동통이 시작되며, 다수의 환자에서 동통은 背胸部 위주로 나타난다. 그리고 일부 환자(대부분 치료가 잘못된 환자)는 背胸部 동통이 일정 시간 있다가 점차 肩胛部 및 前胸部 肋間筋을 따라 동통이 일어난다. 이런 환자는 배부 동통만 나타나면 치료 효과가 좋고, 견갑부 및 늑간 동통이 나타나면 치료 효과가 비교적 느리다. 그러나 인내심을 가지고 치료하면 다수의 환자에서 만족할 만한 효과를 거둘 수 있다.

종합하면 胸段薦棘筋 손상 환자는 以上 分型에서 예를 든 혈조합을 운용하여 치료하면 병정이 비교적 짧고 가벼운 증상의 환자는 6회 정도 치료로 동통이 거의 緩解된다. 그러나 이런 類의 환자는 치유 후 매우 쉽게 재발하므로 특히 주의하여야 한다. 환자는 치유 후 오래 앉아 있거나, 單側 혹은 양측 上臂로 오래 힘을 쓰는 일을 피해야 하며, 평시에는 유익한 肩部 운동을 하여야 한다. 예를 들면 달리기, 가슴을 넓히는 흉곽 운동, 수영 등으로 체력을 증강하여 이 병의 재발을 막아야 한다. 만약 재발하면 위의 방법을 운용하여 치료하면 여전히 비교적 좋은 치료 효과를 거둘 수 있다.

제3절 大胸筋損傷

대흉근(m. pectoralis major)손상은 직접 혹은 간접적인 충격으로 생기는데, 대흉근의 起止點에 손상을 받아서 출현하는 임상증후이다. 달리 '努傷' 혹은 '岔氣'라고도 부른다.

대흉근은 흉곽 전벽의 대부분을 덮고 있는데, 부채 모양이다. 쇄골 내측부에서 기시하고 흉골과 위쪽의 여섯 개 肋軟骨部와 腹直筋筋鞘(vagina musculi recti abdominis) 前壁이다. 세 부분이 합해서 腱을 이루어 교차하여 肱骨(humerus) 大結節嵴에 이르고, 上臂를 外展外旋하거나 위로 들 때 그것이 다시 교차하지 않기 때문에 上臂를 擧上하고 伸展할 때 힘을 쓰기에 좋다. 대흉근은 肱骨을 內收, 內旋하게 하므로 손상을 받으면 이런 기능이 현저하게 변하게 된다.

이 병은 上臂로 과도하게 힘을 쓰거나, 외력의 직접적인 타박 손상으로 인해 대부분 발생한다. 심한 노동을 하는 사람에게 자주 나타나는데 예를 들어 무거운 물건을 밀거나 들면 대흉근이 아주 강하게 당겨지게 된다. 상지운동을 위주로 하는 운동선수들, 예를 들어 링 체조에 십자로 버티기를 하거나, 몸을 당겨 무거운 물건을 위로 밀어 올리는 동작 등을 할 때 대흉근이 강력하게 수축 또는 과도하게 당겨짐으로 인해서 손상을 받게 된다. 또 권투선수나, 일할 때 부주의로 직접적인 충격이 대흉근에 가해져서 손상을 입게 된다. 몸이 피로하고 기후가 寒冷할 때, 肩臂部에 무거운 물건을 지는 일에 종사하는 사람은 근육이 수축하여 힘을 쓰는 것에 균형을 잃어 쉽게 손상을 받게 된다. 그 손상은 대흉근의 筋腱 결합처, 筋腹 및 腱이 끝나는 지점에서 손상과 斷裂이 주로 일어난다.

1. 임상 증상

임상에서 분명한 외상력이 있고, 흉부 손상부에는 紅腫疼痛이 뚜렷하다. 예를 들어 대흉근이 시작하는 지점에 손상을 입으면 조기에 손상받은 곳에 瘀斑과 腫脹疼痛이 나타난다. 1주일 내에 동통이 점점 더 확대되고, 肋間신경에도 영향을 미쳐서 방사성의 後背部 동통이 나타난다. 肱骨肩前下部나 겨드랑이 앞쪽에 손상을 받았을 때에는 대부분 팔을 外展·外旋, 위로 들 때 동통이 가중되고, 손상 부위에는 분명한 壓痛 또는 반사통이 나타나게 된다. 상지를 內旋시키거나 가슴을 넓힐 때 동통이 가중되며, 아울러 肋間神經에도 영향을 미쳐서 방사성의 後背部 동통이 나타난다.

① 검사 : 손상받은 조기에는 대흉근 구역 내에 분명한 紅腫 혹은 분명한 압통이 있다.

② 쇄골부위 抗阻力試驗 : 환자에게 앞을 향하여 上臂를 肩部 위로 들도록 하고, 검사자는 한손으로 肘部 尺側을 잡고 밖을 향하여 잡아당기면서 동시에 환자에게는 上肢를 內收·內旋하지 못하도록 막아달라고 부탁하였다. 이때 만약 쇄골부에 동통이 발생하면 양성이다.

③ 胸肋骨部 抗阻力試驗 : 환자에게 上肢를 펴고 아래로 늘어뜨려 가볍게 外展하라고 한다. 검사자는 환자의 前臂 遠端을 잡고 밖을 향하여 잡아당기면서 동시에 환자에게 상지를 內收·內旋하라고 한다. 만약 동통이 나타나면 양성이다.

대흉근이 斷裂되면 어깨 및 흉부에 동통이 있다. 斷裂 시에는 흉부에서 소리를 들을 수 있고, 혹 진행성 腫脹이나 瘀斑이 있다. 만약 斷裂이 近端에 있으면 그 腫脹 및 瘀斑이 胸腹前筋腹에서 腋窩處를 향하여 수축 팽창한다. 斷裂이 遠端에 있으면 腫脹 및 瘀斑이 肩部 및 胸部에서 근육 수축 시 胸前으로 팽창한다. 압통이 있으며, 兩臂를 측방으로 수평으로 들게 하고 다시 內收를 못하도록 막아달라고 하면 畸形은 더욱 분명하게 나타나고, 肩部 활동은 제한되며, 內收·內旋力은 약해지고, 大胸筋鎖骨部 및 胸骨部抗阻力試驗은 양성이다.

④ X선 : 대부분 분명한 이상이 없다.

2. 중의 변증 치료

중의에서는 이 병의 발생 이유를 다음과 같은 것으로 인식한다.

첫째는 외부의 폭발적인 힘에 의해 넘어지거나 추락, 주먹으로 가격, 누름, 폭발한 기운의 충격 등으로 인해 직접 대흉근을 손상한 것이다.

둘째는 강한 힘에 의한 손상으로 갑자기 움츠리는 힘을 쓰면 대흉근을 손상한다. 예를 들면 무거운 것 들기, 차 밀기, 붙잡고 기어오를 때는 上臂를 힘쓰고 胸部는 움츠리므로 직접 대흉근을 손상한다.

이상 여러 원인의 영향으로 인하여 대흉근이 직접 손상 혹은 비틀리는 손상을 입는다. 상처의 내부 筋은 찢어지고 肉은 분리되며, 혈액도 絡脈을 떨어져 나와 胸壁 근육과 피부 사이에 瘀滯하므로 患部에 청자색의 瘀斑이 나타난다. 瘀血이 壅滯하여 經脈의 순행을 막으므로 경맥이 不通하여 통증이 발생한다. 임상에서 손상의 정도, 손상 후의 시간, 동통의 성질 등에 근거하여 아래와 같이 型을 분류한다.

1) 暴力損傷型

一側에 다발하며, 대부분 흉부에 직접 폭발적인 힘의 충격에 의하여 손상을 입으므로 손상 후 즉시 국부에 腫脹과 동통이 나타나며, 비교적 가벼운 환자는 단지 작은 국부 腫脹이 나타나며, 국부를 만지면 분명한 압통이 만져지고, 대부분 3~5일 내에 腫脹은 점점 소실된다. 중한 환자는 손상 후 국부 면적이 큰 腫脹이 나타나며, 심한 통증이 흉부로부터 늑간근과 늑간신경으로 달아나듯이 방사성으로 직접 전달된다. 엄중한 환자는 호흡, 깊은 들숨, 기침, 재채기할 때 모두 동통이 가중될 수 있다. 흉상부의 대흉근 손상 시 환측 상지를 들어 올리는 데 영향을 주며, 들어 올릴 때 동통이 가중된다. 胸下部의 대흉근이 손상받으면 항상 胸脇이 답답하고 빵빵한 감, 숨을 헐떡이는 등의 증상이 동반된다.

① 검사 : 검사 시 볼 수 있는 것은 손상받은 부위에 분명한 腫脹과 압통이 있으며, 각종 검사는 앞에서 설명하였다. 舌絳苔薄, 脈洪

數하였다.

② 治則 : 活血驅瘀, 通經止痛

③ 혈위 처방 : 步廊(환측)・神封(환측)・靈墟(환측)・中府(환측)・內關(환측)

④ 혈방 해석 : 步廊・神封・靈墟는 足少陰腎經의 穴이면서 국부의 통점으로 取穴을 할 수 있다. 中府는 手太陰經의 募穴로서 手足太陰의 交會穴이다. 內關은 手厥陰心包經의 絡穴이며 八脈交會穴 중의 하나이다. 陰維脈과 통하며 寬胸하고 心胸의 병을 치료하는 要穴이다. 위의 5穴을 같이 刺鍼하면 活血驅瘀, 通經止痛하는 효과가 있다.

2) 强力損傷型

대부분 一側에 발생하며, 환자는 힘을 과도하게 사용하여 대흉근의 근섬유 사이가 크게 찢어지거나 근육이 강한 힘에 뒤틀리고 굽어져 대흉근이 찢어지고 살이 떨어져 혈액이 絡脈을 나와서 국부에 종창과 동통이 나타난다. 이런 형태의 손상은 대부분 흉부의 3~4肋間 외 구역에 나타난다. 손상이 시작될 때는 대부분 국부에 종창이 나타나며, 그 후 점차 국부에 종창과 동통이 나타나고, 48시간 정도 후 동통이 가중된다. 증상이 가벼운 환자는 동통을 참을 수 있고, 호흡이나 기침, 재채기할 때 동통이 가중되지 않는다. 상태가 중한 환자는 48시간 정도에서 동통이 가중되며, 깊은 들숨을 쉴 때, 기침, 재채기할 때, 환측 상지에 힘을 쓸 때 동통이 극렬해 진다. 그러나 다수의 환자에서 국부의 종창은 크게 분명하지 않다.

① 검사 : 국부를 촉진하면 분명한 동통과 크게 분명하지 않은 덩어리를 만질 수 있다. 각종 검사는 앞에서 설명하였다. 舌紅苔薄, 脈數하였다.

② 治則 : 活血化瘀, 通絡止痛

③ 혈위 처방 : 胸部 痛點(환측)・內關(환측)・陽陵泉(환측)

④ 혈방 해석 : 內關은 手厥陰心包經의 絡穴이며 八脈交會穴 중의 하나이다. 陰維脈과 통하며 寬胸하고 心胸을 치료하는 要穴이다. 陽陵泉은 足少陽의 合(土)穴이며 筋會이다. 厥陰·少陽 두 經의 絡穴과 合穴을 配合하고 흉배부의 痛點을 추가하여 같이 刺鍼하면 活血化瘀, 通絡止痛하는 효과가 있다.

3. 치료

1) 穴位와 鍼法

① 內關(患側) : 腕橫紋 上 2촌(同身寸)에서 掌長筋腱(tendo m. palmaris longi)과 橈側腕屈筋腱 사이에 위치한다. 30호 1.5촌(40mm) 호침을 취하고, 국부를 통상적으로 소독한 다음 外關을 향하여 약 1.3촌(35mm) 자침한다.

鍼感 : 局部에 脹痛感이나 손등과 中指를 향하여 방산한다. (그림 2-5)

② 陽陵泉 : 小腿前外側面의 상부에서 腓骨下頭前下方의 오목한 곳에 있다. 30호 2촌(50mm) 호침을 취하고, 국부는 통상적인 소독을 하고, 약 1.5촌(45mm) 直刺入한다.

鍼感 : 局部 脹痲感 혹은 脛外側을 따라 아래를 향하여 足背까지 放散한다. (그림 2-6)

③ 胸部 壓痛點 : 환측 흉부의 3~4늑간구역에서 분명한 압통구를 찾는데 늑간을 따라 가장 분명한 3개 압통처가 바로 이 혈이다. 30호 2촌(50mm) 호침 3개를 취하며, 국부는 통상적인 소독을 하고, 3개 침은 모두 늑간을 따라 안에서 밖을 향하여 약 1.5촌(45mm) 자입한다.

鍼感 : 모두 局部 脹痛이 있다. (그림 2-7)

④ 步廊(患側) : 흉부의 제5肋間으로 몸의 앞쪽 정중선(任脈)의 中庭 외방으로 2촌 지점이다. 30호 3촌(75mm) 호침을 취하고, 국부를 통상적인 소독 후 늑간을 따라 안에서 밖을 향하여 약 70mm 平刺

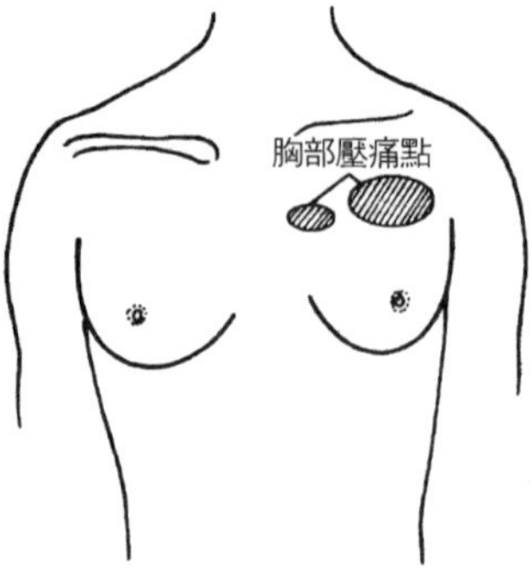

그림 2-7

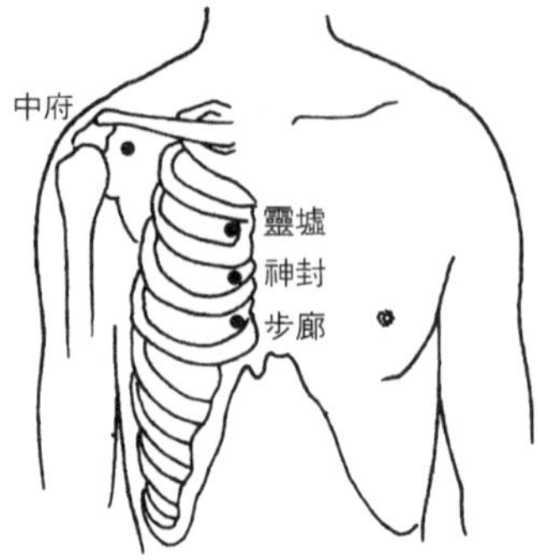

그림 2-8

한다.

鍼感 : 局部 脹痛 (그림 2-8)

⑤ 神封(患側) : 흉부의 제4늑간으로 몸의 앞쪽 정중선(任脈)의 膻中穴 外方으로 2촌 지점이다. 30호 3촌(75mm) 호침을 취하고 국부를 통상적으로 소독한 다음 늑간을 따라 안에서 밖을 향하여 약 70mm 平刺한다.

鍼感 : 局部 脹痛 (그림 2-8)

⑥ 靈墟(患側) : 흉부의 제3늑간으로 몸의 앞쪽 정중선(任脈)의 玉堂穴 외방으로 2촌 지점이다. 30호 3촌(75mm) 호침을 취하고 국부를 소독한 다음 늑간을 따라 안에서 밖을 향하여 약 70mm 平刺한다.

鍼感 : 局部 脹痛 (그림 2-8)

⑦ 中府(患側) : 흉부의 外上方으로 任脈과 6촌 떨어져 있으며, 제1늑간에 위치한다. 30호 2촌(50mm) 호침을 취하고, 국부를 통상적으로 소독한 다음 肩關節 內를 향하여 약 1.8촌(45mm) 직자입한다.

鍼感 : 局部 脹痛 (그림 2-8)

2) 穴位와 手法 및 療程

暴力損傷型 환자는 仰臥位를 취하고, 步廊 · 神封 · 靈墟 · 中俯 · 內關을 취혈하며, 먼저 內關에 자침하여 瀉法을 시술하고, 다시 흉부

4혈을 자침하여 모두 平補平瀉法을 사용한다. 위의 혈을 정해진 법에 따라 자입하여 40분간 留鍼하는데, 매일 1회, 10회를 1療程으로 한다. 5일 휴식 후 효과가 있으나 치유되지 않으면 다시 침치료한다. 10회 침치료하여도 효과가 없거나 도중에 이미 치유되었다면 치료를 종결한다.

强力損傷型은 먼저 흉부에서 압통점을 찾은 후에 2~3점을 나누어 자입한 다음 平補平瀉法을 사용하고, 다시 內關·陽陵泉에 자입한 다음 모두 瀉法을 하고, 40분간 留鍼, 매일 1회, 6회가 1療程이 된다. 3일 휴식 후 효과가 있으나 치유되지 않으면 다시 침치료한다. 6회 침치료하여도 효과가 없거나 도중에 이미 치유되었다면 치료를 종결한다.

4. 임상례

① 王某某, 男, 40歲

② 主訴 : 3일 전의 좌측 胸部 손상으로 인한 통증

③ 현 병력 : 환자는 3일 전 자전거를 타고 급하게 가다가 맞은편 자전거의 핸들에 좌측 흉부를 부딪혔다. 당시에는 약간의 통증이 있었으나 심하지 않았고 다음날 흉부에 통증이 심해져 병원에서 물리치료를 받아 가벼운 느낌이 들었다. 그러나 3일째 아침에 일어나자 통증이 심해지고 왼팔을 들면 통증이 심해져 지인의 소개로 나에게 침구치료를 받으러 왔다.

④ 검사 : 환자는 좌측 胸部에 명확한 腫脹이 있고 압통 역시 명확했다. 左胸2·3·4鎖骨 중심선 구역에 분명한 紅腫이 있고 살짝만 눌러도 통증이 심했다.

⑤ X선 : 늑골은 정상이었다.

⑥ 변증 : 환자는 흉부에 직접적인 타박이 있었고 타박으로 인해 대흉근의 파열로 血이 絡脈을 나와 흉부의 瘀血로 되어 筋脈 運行이 막혀 이 병이 발생한 것이다. 暴力損傷型 大胸筋損傷으로 진단하였다. 舌紅苔膩, 脈數하였다.

⑦ 治則 : 活血驅瘀, 通經止痛

1診(3일) : 환자는 胸部에 직접적인 타박으로 인해 대흉근이 파열되어 血이 絡脈을 나와 흉부의 瘀血이 되어 筋脈 運行이 막혀 左胸 2·3·4鎖骨 노선 구역 내에 동통이 나타났다. 치료는 活血通經을 위주로 하고, 먼저 內關·中府에 강한 瀉法으로 자극하고 步廊·神封·靈墟(이 증은 胸部에 取穴을 많이 하는데 直刺, 深刺를 하면 안 된다. 中府穴은 肩部 방향을 향하여 자침하고, 步廊·神封·靈墟는 외측을 향하여 平刺한다)에 刺鍼하여 得氣 후 40분간 留鍼하였다. 발침 후 火罐으로 1분 정도 부항을 하고 1일 1회 치료하였다.

2診(4일) : 환자는 鍼치료 후 胸部의 통증이 완해되었고 어깨를 들어도 거의 아프지 않았다. 그러나 胸部에 여전히 압통이 있으며 2·3·4번 쇄골 중심선 대흉근 구역 내에 여전히 압통이 있었다. 1회 치료와 같은 방법으로 7회 치료하였다.

6診(10일) : 환자는 7회의 鍼치료 후 증상이 완전 소실되었고 이번으로 치료를 종료하였다. 환자는 8회의 치료로 완전히 회복되었다.

⑧ 추적 관찰 : 1년 후 환자는 8회의 치료로 완전히 회복되었고 1년 동안 재발은 없었다고 하였다.

5. 저자 견해

대흉근손상은 임상에서 흉부 損傷痛 중 흔히 보는 병증 가운데 하나다. 중의에서 이 병의 발생은 주로 외부로부터 온 강력한 힘 혹은 스스로 몸에서 작용한 강한 힘에 의한 손상 등으로 대흉근의 근육이 찢어져 血이 絡脈을 이탈하여 나와 흉벽 근육과 피부 사이에 瘀滯하면 經脈의 기혈 운행이 막혀 絡脈이 不通하므로 통증이 발생한다. 그러므로 손상받은 胸部는 腫脹이나 疼痛 등의 임상 증상이 나타난다.

저자는 이 병을 두 형으로 분류하였다.

첫 번째는 폭력손상형이다. 이것은 주로 외력에 직접 맞거나 부딪혀 흉벽의 대흉근이 손상되어 흉부에 종창과 동통이 나타난다. 步廊·神封·靈墟·中府·內關을 취혈한다. 취혈은 정확하여야 하고, 刺法이 맞으면 대부분 10회 내에 종창과 동통이 완해된다. 만약 자침하면 잠시 동통이 멈추다가 발침하면 다시 동통이 나타나는 사람은 빨리 진일보한 검사(사진을 찍는 등)를 하여 늑골골절이나 氣胸이 아니면 다시 침자치료를 한다.

두 번째는 강력손상형이다. 이 형의 환자는 상지를 과도하게 써서 대흉근이 당겨지거나 근육이 뒤틀리고 굽혀져 대흉근육이 찢어져 血이 絡脈을 나오거나 근육의 단렬 등으로 국부에 종창과 동통이 나타난다. 흉부의 壓痛點·內關·陽陵泉을 취하고, 위의 穴을 이용하여 치료하면 매우 빨리 消腫止痛한다. 그러나 근육이 찢어진 환자는 치료 기간이 길지만 정성들여 치료하면 모두 만족할 만한 효과를 거둘 수 있다.

이 절에서는 주로 대흉근 손상 위주의 병증을 논술하였으며, 위의 分型에 따라 穴組合을 운용하여 치료하면 모두 만족할 만한 효과를 거둘 수 있다. 일단 늑골골절, 肺合性 氣胸 등이 발견되면 빨리 적당한 구급조치를 하여야 한다. 氣胸 혹은 골절을 치료한 후에도 대흉근 구역 내에 동통이 남아 있으면 위의 分型에서 예를 든 穴組合을 운용하여 치료하면 역시 상당히 좋은 치료 효과가 있다.

제4절 肋軟骨膜炎

늑연골막염은 늑연골의 동통, 종창을 주증으로 하는 비화농성 질환으로 중국에서는 泰齊綜合證(Tietze syndrome)·肋軟骨增生症 등으로 부른다.

늑골은 인체 胸腔 외층을 지탱하는 구조물로서 흉강 내의 肺·心을 보호 지지하는 중요한 작용을 한다. 늑연골은 늑골과 흉골을 직접 연결하는 연골조직이다. 인체 흉부가 강력한 힘에 부딪히거나 눌려 상처를 입거나, 압박을 당하거나, 운동 중에 강하게 가슴을 확장하거나, 팔을 과도하게 들어 흉부의 늑연골이 압박을 당하고 당겨지면 손상을 입는다. 손상 후의 늑연골은 쉽게 회복되지 않으며, 비화농성 염증을 일으킨다.

1. 임상 증상

중년이나 젊은 여성에게 다발하고, 호발 부위는 제2~5번의 늑연골과 늑골의 연결부위이다. 한쪽 발병이 대부분이고 발병 이전에 분명한 外傷歷이 있다. 초기에는 손상 부위에 뚜렷한 종창과 동통이 있고, 약 1주 가량 지나면 대개 정상으로 회복되나 일부분은 慢性 炎症期로 변화한다. 완만한 발병은 국부의 종창이 뚜렷하지 않다가 점차 통증이 증가하며, 늑연골 부위에 작은 것으로부터 점차 큰 것으로, 밀어도 이동하지 않으며, 늑골과 일체가 된 비교적 딱딱한 包塊가 나타난다. 초기에는 뚜렷한 통증이 없다가 먼저 국부에 脹痛이 나타나면서 계속적으로 흉부가 답답하고 빵빵한 감이 나타난다. 환측 어깨 아래에 연루성 동통이 나타나며 좀 심한 경우에는 기침, 깊은 숨쉬기, 가슴을 펴는 동작 등을 할 때 통증이 증가하거나 등쪽을 향하여 방산통이 나타난다.

① 검사 : 국부 피부 온도가 약간 상승하였고, 흉부에 뚜렷한 腫脹 隆起物이 있고 분명한 壓痛이 있다.

② X선 : 소수에서 늑연골에 석회화 변성이 보인다.

2. 중의 변증 치료

중의에서는 이 병의 발생을 다음과 같이 인식하였다. 대부분 늑연골이 직접 꺾이거나, 압박을 당하거나, 운동과 노동 중에 가슴을 과도하게 확대하거나, 팔을 과도하게 들어 흉부 늑연골이 압박을 당하고, 과도하게 당겨져 국부의 기혈이 凝滯하면 연골의 기혈 운행이 막혀 손상받은 늑골에 만성 손상성 염증성 변화가 나타나 이 병이 된다. 오래도록 치유되지 않으면 최후에는 骨化가 나타난다.

중년이나 젊은 여성에게 다발하고, 발병 초기에 대부분 분명한 외상력이 있다. 손상 시 대부분 환자는 분명한 흉부 상처와 동통과 종창이 나타나며, 치료를 하거나 치료를 하지 않아도 점차 호전된다. 호전되는 一段의 시간이 지난 후 노동으로 인한 피로 · 기침 등의 상황을 만나면 흉부의 원 상처 부위에 만성적으로 은은한 통증이 나타나며 점차 가중된다. 만약 치료가 정확하지 않으면 흉부의 상처가 있는 곳이 점점 융기하고 동통은 때로 나타나고 때로 없어진다. 감기 혹은 노동으로 피로가 누적되면 동통은 더욱 심해지며, 치료가 정확하지 않은 채 오래도록 치유되지 않으면 2~5년 동안 지속되거나 더 오래 갈 수도 있다. 상태가 중할 때는 기침, 깊은숨 들이쉬기, 재채기를 해도 동통이 가중된다.

① 검사 : 초기에는 흉부에 분명한 압통이 있으나 包塊는 없다. 만기 환자는 흉부를 만지면 분명한 압통이 있거나 분명한 包塊 혹은 압통이 나타난다. 만약 검사 결과가 모두 앞의 것과 서로 부합하고, 환자가 호소하는 압통 부위가 서로 맞으면 이 병으로 진단할 수 있다.

② 治則 : 舒經活血, 消腫鎭痛

③ 혈위 처방 : 胸部 壓通點(환측) · 內關(환측) · 陽陵泉(환측)

④ 혈방 해석 : 內關은 手厥陰心包經의 絡穴이며 八脈交會穴 중의 하나이다. 이 혈은 陰維脈과 통하며 寬胸하고, 心胸을 치료하는 要穴이다. 陽陵泉은 足少陽의 合(土)穴이며 筋會이다. 厥陰 · 少陽經 두 經의 絡穴과 合穴을 配合하고 흉부의 痛點을 같이 刺鍼하면 舒經活血, 消腫鎭痛하는 효과가 있다.

3. 치료

1) 穴位와 鍼法

① 胸部 壓通點 : 환측 흉부에서 뚜렷한 압통점을 취한다. 혹은 분명

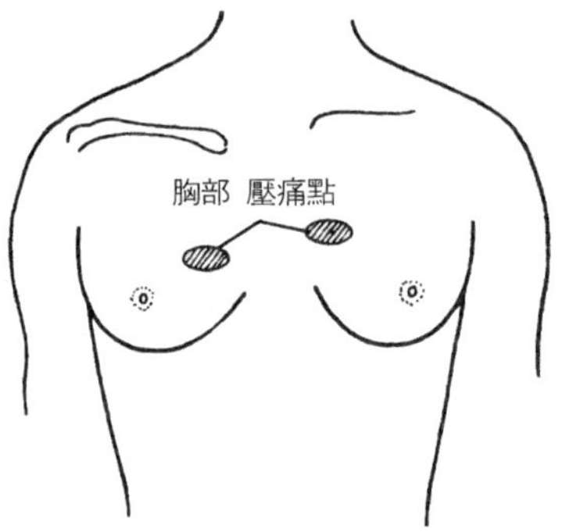

그림 2-9

하게 융기된 包塊區를 찾는다. 30호 2촌(50mm) 호침 2개를 취하고, 국부는 통상적인 소독을 한 다음 압통점 구역 혹은 包塊 구역에 2개의 침을 나란히 자침하여 늑간을 따라 밖으로부터 흉골 방향을 향하여 약 1.8촌(45mm) 平刺한다.

鍼感 : 모두 局部 脹痛이 있다. (그림 2-9)

② 內關(환측) : 손목의 掌側, 腕橫紋上 2촌처로 掌長筋腱(palmaris longus)과 橈側의 腕屈曲筋 사이에 있다. 30호 1.5촌(40mm) 호침을 취한다. 국부는 통상적인 소독을 한 다음 外關 방향을 향해 약 1.3촌(35mm) 直刺한다.

鍼感 : 局部 脹痛이거나 손등 및 中指로 放散한다. (그림 2-5)

③ 陽陵泉(환측) : 小腿前外側面의 상부, 腓骨小頭前下方의 오목한 곳에 있다. 30호 2촌(50mm) 호침을 취한다. 국부에 통상적인 소독 후 약 1.8촌(45mm) 直刺한다.

鍼感 : 局部 脹麻 혹은 脛 外側을 따라 아래를 향하여 방산하며 足背에 이른다. (그림 2-6)

2) 體位와 手法 및 療程

환자는 仰臥位를 취하고, 먼저 흉부 압통점을 자침하여 瀉法을 사용하고, 다시 內關·陽陵泉 두 혈을 자침하여 平補平瀉法을 한다. 매회 40분간 留鍼, 매일 1회, 10회가 1療程이 된다. 5일간 휴식 후 효과가 있으나 치유되지 않으면 다시 침치료하고, 10회 치료해도 효과가 없거나 치유되었다면 치료를 종결한다.

附 痛點封閉

- 약물 : 5ml 소독된 주사기에 소독된 근육주사바늘 6호를 끼운 다음 2% 브로카인용액 1ml, 비타민 B_{12} 500μg(1ml), 프레드니솔론(prednisolone) 25mg(1ml), 또는 Triamcinolone acetonide 40mg(1ml)을 주사기에 흡입하여 준비한다.
- 방법 : 환자는 仰臥位를 취한다. 환측 흉부에 뚜렷한 압통점을 찾아 국부는 통상적인 소독 이후 압통점에서 늑골 부위를 예측하여 압통점의 중점에서 늑연골 혹은 흉골에 이르도록 주사침을 넣은 뒤 약간 뒤로 뽑아 주사기에 피가 빨려 나오지 않으면 완만히 주사액을 주입한다. 拔鍼 뒤에는 솜으로 눌러주어 출혈을 막는다. 3일에 1회로 6회가 1療程이며 효과가 없으면 중지한다.

4. 임상례

1) 증례 1

① 梁某, 女, 25歲

② 主訴 : 2개월 전부터 우측 흉부 늑골부에 包塊性(이물감) 통증이 있었다.

③ 현 병력 : 환자는 2년 전에 장난을 치다가 우측 흉부에 타박을 받았다. 당시에는 통증이 심하지 않아 치료하지 않고 호전되었다. 그러나 항상 은은한 통증이 간헐적으로 반복되었다. 최근 2개월 동안 흉부에 통증의 발작 빈도가 많아지고 흉부에 비교적 딱딱한 包塊가 하나 나타나 점점 커졌다. 또한 기침, 심호흡으로 인해 통증이 심해져 일하는 데 영향을 미칠 정도였다. 일찍이 병원에서 치료를 받았으나 효과가 좋지 않아 지인의 소개로 나에게 침구치료를 받으러 왔다.

④ 검사 : 환자는 우측 흉부 제3늑골에서 흉골에 근접한 부위, 늑연골 부위에 종창된 包塊가 하나 명확하게 있고 包塊는 딱딱하고 밀어도 움직이지 않고 가장자리는 매끌매끌하였다. 압통이 명확하고

기침, 심호흡 시 통증이 심했다.

⑤ X선 : 늑골은 정상이었다.

⑥ 변증 : 환자는 전형적으로 흉부에 외상력이 있는데 손상 후 적절한 치료를 받지 않아 經脈 暢行에 방해가 되어 氣血이 不暢하고 血脈이 筋脈을 營養하지 못해 이 병이 발생하였다. 肋軟骨膜炎으로 진단하였다. 舌淡苔薄하고 脈沈하였다.

⑦ 治則 : 舒經活血, 消腫鎭痛

1診(8일) : 흉부의 包塊, 동통과 기침, 심호흡 시에 통증이 심해지는 전형적인 늑연골막염이었다. 먼저 內關·陽陵泉에 자침하여 강한 瀉法으로 자극하고 환자에게 숨을 깊이 들이마시거나 기침을 하게 하여 환자가 흉부의 통증이 완해되면 留鍼을 하였다. 그리고 흉부 통점에 다시 刺鍼하였다. 먼저 2~3개의 鍼으로 흉골을 향해 平刺 혹은 斜刺해서 흉골까지 이르게 하여 得氣 후 40분 동안 留鍼한다. 出鍼 후 火罐으로 1분 정도 부항을 하였는데 1일 1회 치료하였다.

2診(9일) : 환자는 鍼치료 후 흉부의 통증이 다소 완해되었고 기침하거나 심호흡할 때는 통증이 거의 緩解되었다. 그러나 흉부의 제3늑골구내의 包塊를 검사하니 변화가 없고 압통이 있었다. 같은 방법으로 7회 치료를 하였다.

6診(15일) : 환자는 7회의 치료(중간에 4회차 치료 후 封閉療法 1회)로 증상이 거의 소실되었고, 이번으로 치료를 종료하였다.

환자는 8회의 치료로 완전히 회복되었다.

⑧ 추적 관찰 : 1년 후 환자는 8번의 치료로 완치되었고 재발되지 않았다고 하였다.

2) 증례 2

환자는 증례 1의 환자와 같은 이유로 발병하였고 다만 다른 것은 그 시간이 비교적 긴 15년간이나 되었다. 그리고 X선상 명확하게 늑연골에 包塊가 석회화되었다. 위와 같은 방법으로 10회 치료하였으나 (중간에 封閉治療 1회 추가) 효과가 좋지 않아 수술치료를 받았다. 수술 후에도 통증이 부분적으로 남아 있어 나에게 침구치료를 받아 호전되었고 3년 후에도 재발되지 않았다.

5. 저자 견해

늑연골막염은 임상에서 비교적 많이 보이는 흉부의 동통 병증이다. 대부분 늑연골이 직접 꺾이거나, 압박을 당하거나, 운동과 노동 중에 가슴을 과도하게 확대하거나, 팔을 과도하게 들어 흉부 늑연골이 압박을 당하고, 과도하게 당겨져 손상을 입는데 손상 후 국부의 기혈이 응체하면 연골의 기혈 운행이 막혀 손상받은 늑연골에 만성 손상성 염증성 변화가 나타나 이 병이 된다.

초기에 동통 부위의 包塊가 뚜렷하지 않고, 압통이 있으며 평상시 조금 불편할 때 위의 자침치료를 응용하면 유효한 효과를 얻을 수 있다. 시간이 비교적 오래되면 유효한 치료를 기대할 수 없으며, 흉부의 동통이 여러 차례 반복 발작하며, 흉부의 상처가 있는 곳에 점차 包塊가 나타나고, 包塊가 시작될 때는 연약하고, 면적은 비교적 크며, 융기가 높지 않고, 동통은 대부분 국부에 국한되어 있다. 그 후 점차 흉부의 늑간근에 영향을 주거나 肩部 및 背部로 방산한다. 包塊가 딱딱하지 않은 환자는 먼저 침을 사용할 수 있으며, 효과가 없으면 봉폐요법(방법은 앞에서 기술)으로 바꾸어 사용하면 다수의 환자에서 만족할 만한 치료 효과를 거둘 수 있다. 包塊가 증식하여 비교적 커지면 質도 비교적 딱딱해지며, X선 사진에서 석회화 음영이 선명하게 나타난다. 이것은 침자나 봉폐치료 모두 효과를 볼 수 없다. 증식한 연골을 수술로 절제하는 것을 고려하여야 한다. 만약 수술 후 국부에 종창과 동통이 남아 있으면 위에서 설명한 침자방법 혹은 봉폐요법을 사용하면 역시 만족할 만한 효과를 거둘 수 있다.

제5절 肋骨骨折 後 疼痛

肋骨骨折은 임상에서 많이 보이는 일종의 胸部 骨折로, 이 절에서 서술하는 것은 한 개 혹은 여러 개의 늑골골절 치료 후 위치 이동 없이 고정하거나 처치 후에 여전히 국부에 동통 증상이 남아 있거나 골절이 점차 수복된 후 흉부 동통이 남아 있는 경우이다.

늑골골절은 3~7번 늑골에 많이 발생하며, 주요 원인은 강한 外力을 직·간접적으로 받아 손상된다. 손상 후 위치 이동이 없는 환자는 대부분 고정을 통하여 치료한다. 그러나 동통이 비교적 분명하면 골절을 처리해야 점차 회복된다. 다수에서 수복 후 어떤 동통이나 후유증도 남지 않는다. 그러나 소수 환자에서 골절 시 국부의 혈관, 근육, 근건 등의 손상 혹은 근육·근건 손상 후의 瘢痕 혹은 癒着이 있으면 흉부 손상 부위에 지속성 동통이 남게 된다.

1. 임상 증상

늑골골절 환자는 분명한 肋部 外傷에 대한 과거력이 있다. 이 절에서 서술하는 늑골골절은 대부분 늑골골절 가운데 가벼운 것으로 다수는 外傷 時 손상받은 늑골 부위에 '뚝'소리가 나며, 그 이후 손상받은 흉부 늑골 부위 내에 불편함이나 疼痛을 느끼며, 동통의 시작은 대부분 중하지 않고, 숨을 들이쉴 때, 기침할 때 疼痛 증가가 나타나지 않다가 대부분 6~12 시간 내에 나타난다. 만약 골절이 3~4늑골에 있을 때에는 同側의 상지 擧上이나 혹은 外展 기능에 영향을 줄 수 있으며, 同側의 상지 운동 시에 疼痛의 증가가 나타날 수 있다.

골절을 처리한 후에는 점차 회복된다. 그러나 일부 환자는 흉부 손상구역 내의 동통 혹은 腫脹이 남아 있다.

● 검사 : X선에서 骨折端에 분명한 위치 이동이 없는 환자는 국부에 대부분 변화가 없으며, 단지 국부에 분명한 壓痛 혹은 骨擦音이 있고, 흉곽압박시험에서 양성이다. 만기 환자는 骨擦音이

없으며, 흉곽압박시험에서 음성이다. 그러나 골절구역 내에 분명한 압통 혹은 骨痂가 생장한 隆起物에 압통이 있다.

2. 중의 변증 치료

중의에서는 늑골이 흉부 장부를 보호하는 外圍 구조로 인식하였다. 皮·肉·筋·脈은 모두 흉부를 호위하는 호위권이 된다. 흉부에 직접적인 외력 혹은 간접적인 외력 즉 기침, 재채기 혹은 흉부에 조금 힘이 가해질 때 일부 나이가 많고 체격이 약한 환자는 골절이 나타난다. 골절로 인하여 국부의 혈맥이 손상받으면 혈액이 맥 밖으로 나와 몸 안에 머무르면 瘀血이 되고, 氣機가 막히므로 국부에 종창 및 동통 등의 증상이 나타난다. 또 늑골골절로 인하여 혈액이 脈外로 과다하게 나오면 국부의 경맥에 기혈이 정상적으로 운행되지 않으므로 비록 골절이 처리되어 수복되어도 국부에 瘀滯된 혈액 및 손상된 經·脈·筋·肉 등이 정리 혹은 소통되지 않으므로 만성적인 흉부 동통이 나타난다. 이 병은 임상 증상에 따라 아래와 같이 두 가지 형으로 분류한다.

1) 初傷型

늑골골절 초기에는 직접적인 외력 혹은 간접적인 외력이 흉부에 작용하여 흉부의 1개 혹은 여러 개의 늑골이 골절되어 발생한다. 이 절에서는 주로 한 곳에 골절된 것과 골절되어도 위치 이동이 없는 것을 설명하였다. 손상 당시에 분명한 흉부 골절구역 내에 나타나는 '딸깍' 하는 소리를 분명하게 들을 수 있으며, 시작할 때는 동통이 비교적 가벼우며, 점차 가중되어 3~5일 정도가 지나면 동통이 최정점에 이르지만 국부 종창은 크게 나타나지 않는다. 동통 발생이 비교적 엄중하면 깊은 들숨, 기침, 재채기를 할 때 통증이 심하여 참을 수 없다.

① 검사 : 골절구역 내에는 만지면 분명한 압통이 있으며, 간혹 骨擦音을 탐지할 수 있으며, 국부종창은 대부분 분명하지 않고, 흉곽압박시험은 양성이었다. 舌紫暗, 脈洪數하였다.

② 治則 : 通經理筋, 活血鎭痛

③ 혈위 처방 : 局部 痛點(환측)・內關(환측)・陽陵泉(환측)

④ 혈방 해석 : 內關은 手厥陰心包經의 絡穴이며 八脈交會穴 중의 하나이다. 陰維脈과 통하며 寬胸하고 心胸을 치료하는 要穴이다. 陽陵泉은 足少陽의 合(土)穴이며 筋會이다. 厥陰・少陽經의 絡穴과 合穴을 配合하고 흉부의 痛點을 같이 刺鍼하면 通經理筋, 活血鎭痛하는 효과가 있다.

2) 舊傷型

여러 가지 원인으로 일어난 늑골골절에 대하여 고정 등의 치료를 하면 골절은 거의 완전 유합된다. 그러나 흉부의 상처에 때때로 동통이 나타나거나 국부에 분명한 종창, 압통, 피부온도 상승 등이 나타난다. 이런 類의 환자는 주로 골절 시 국부의 筋・脈・근육 등에 손상이 비교적 중하거나 골절이 수복되는 과정 중 국부의 조직이 유착되는 등의 현상이 나타나므로 국부 동통이 발생한 것이다. 동통의 발작이 비교적 분명한 환자는 기침, 재채기, 깊은 들숨을 쉴 때 동통이 가중된다.

① 검사 : 골절구역 내에 骨痂가 생성된 분명한 包塊가 만져지며, 동통이 발작할 때 대부분 국부의 피부 온도가 올라가며, 분명한 압통이 있다. 舌暗紅하고, 脈弦數하다.

② 治則 : 化瘀通絡, 活血通經

③ 혈위 처방 : 局部 痛點(환측)・中脘・內關(환측)・陽陵泉(환측)

④ 혈방 해석 : 內關은 手厥陰心包經의 絡穴이며 八脈交會穴 중의 하나이다. 陰維脈과 통하며 寬胸하고, 心胸을 치료하는 要穴이다. 陽陵泉은 足少陽의 合(土)穴이며 筋會이다. 中脘은 任脈의 혈이고, 胃經의 募穴이며 八會穴 중 腑會이다. 手太陽・少陽・足陽明・任脈이 만나는 곳이다. 厥陰・少陽・任脈의 三經三穴을 配合하고 흉부의 痛點을 같이 刺鍼하면 化瘀通絡, 活血通經하는 효과가 있다.

3. 치료

1) 穴位와 鍼法

① 局部 壓痛點 : 患側 골절 구역 내에서 2~4개의 분명한 壓痛點을 찾는다. 30호 1.5촌 호침 2~4개를 취한다. 국부에 통상적인 소독 후 每 鍼을 痛點處에 進鍼할 때 肋間을 따라 약 1.3촌 平刺한다.

鍼感 : 모두 局部 脹痛이 있다. (그림 2-10)

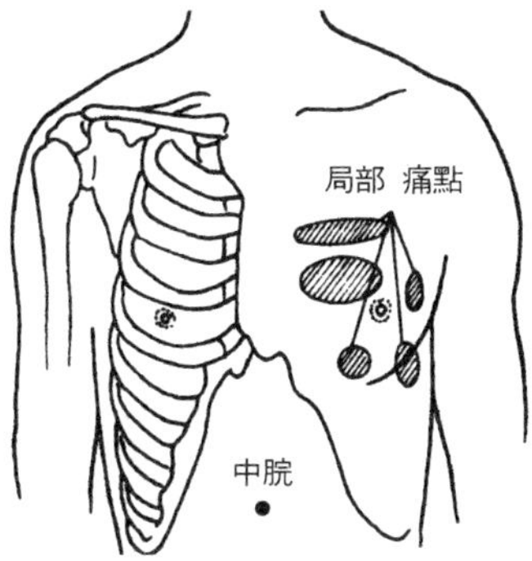

그림 2-10

② 內關(患側) : 손목 掌側面, 腕橫紋上 2촌에서 掌長筋腱(palmaris longus tendon)과 橈側 腕屈筋腱(flexor carpi radialis tendon) 사이에 있다. 30호 1.5촌(40mm) 호침을 취한다. 국부에 통상적인 소독 후 外關 방향을 향하여 약 1.3촌(35mm) 자침한다.

鍼感 : 局部 脹痛 혹은 손등 및 中指를 향하여 방산한다. (그림 2-5)

③ 中脘 : 上腹部 前正中線 상에서 배꼽 중앙으로부터 위로 4촌처에 있다. 30호 2촌(50mm) 호침을 취한다. 국부에 통상적인 소독 후 약 1.5촌(40mm) 직자한다.

鍼感 : 局部 脹痛 (그림 2-10)

④ 陽陵泉 : 小腿前外側面의 상부에서, 腓骨小頭 前下方의 오목한 곳에 있다. 30호 2촌(50mm) 호침을 취한다. 국부에 통상적인 소독 후 약 1.8촌(45mm) 直刺한다.

鍼感 : 局部 脹麻 혹은 脛 外側을 따라 아래를 향하여 방산하며 足背에 이른다. (그림 2-6)

2) 體位와 手法 및 療程

初傷型 환자는 仰臥位를 취하고, 먼저 內關・陽陵泉을 자침하여 瀉法을 사용하고, 그런 후 흉부 통점에 2개 혹은 3개의 침을 자입하여 平補平瀉法을 사용한다. 40분간 유침한 후 발침하고, 매일 1회, 10회가 1療程이 된다. 5일간 휴식 후 효과가 있으나 치유되지 않으면 다시 침치료하고, 10회 치료해도 효과가 없거나 치유되면 치료를 종료한다.

舊傷型 환자는 臥位를 취하고, 먼저 국부 통점에 자침하여 平補平瀉法을 사용하며, 다시 中脘에 자침하여 補法을 사용한 후 內關・陽陵泉 두 혈에 자침하여 平補平瀉法을 사용한다. 40분간 유침한 후 발침한다. 매일 1회, 10회를 1療程으로 한다. 5일간 휴식 후 효과가 있으나 치유되지 않으면 다시 침치료하고, 10회 치료에도 효과가 없거나 치유되면 치료를 종료한다.

4. 임상례

① 魏某某, 女, 40세

② 主訴 : 7일 전부터 우측 흉부의 외상으로 인한 통증

③ 현 병력 : 7일 전 환자는 부주의로 인해 우측 흉부에 외상을 입었다. 당시에는 통증이 심하지 않아 처치를 하지 않았는데 통증이 점점 심해져 3일째 통증이 극심해졌다. 기침, 심호흡, 침대에서 일어날 때, 옆으로 몸을 돌릴 때 및 흉부에 조금만 힘이 들어가면 통증이 심해져 근무에 영향을 미쳤다. 지역의 병원에서 치료를 받았고 우측 3번 늑골의 골절(분명한 위치 이동은 없음)로 진단받아 탄력성 압박붕대로 고정하고 三七片, 雲南白藥 등으로 치료를 받았다. 그러나 고정물을 제거하면 통증이 심해져 지인의 소개로 나에게 침구치료를 받으러 왔다.

④ 검사 : 환자는 우측 3번 늑골에서 腋中線區域과 가까운 부위에 명확한 腫脹, 압통이 있었고 骨擦音은 없었다. 기침, 깊은 들숨 등으로 통증이 가중되었다.

⑤ X선 : 우측 3번 늑골의 골절

⑥ 辨證 : 이 환자는 전형적인 흉부의 외상력이 있으며, 외상 후 치료를 받았으나 날씨가 더워 스스로 흉부의 붕대를 제거해 골 단절 부위의 血이 脈外로 흘러 經脈의 운행에 영향을 미쳐 經脈이 不暢하고, 血脈이 筋을 영양하지 못해 이 병이 생긴 것이다. 제3번 늑골골절로 진단하였다. 舌紅苔白, 脈數하였다.

⑦ 治則 : 通經理筋, 活血鎮痛.

1診(8일) : 환자는 우측 3번 늑골의 골절과 기침, 깊은 들숨을 쉴 때 통증이 심해지는 등 전형적인 늑골골절의 임상 증상이 있었다. 먼저 內關·陽陵泉에 강한 瀉法으로 자극을 하고 환자에게 깊은 들숨을 쉬도록 하고, 기침을 하라고 해서 흉부에 통증이 다소 완해되면 留鍼을 하였다. 그리고 흉부 통점 2~3곳을 늑골 혹은 肋間 방향으로 平刺를 하고 40분간 留鍼을 하였다. 拔鍼 후 火罐으로 1분 정도 부항을 하였다. 1일 1회 치료를 하고, 鍼치료 후 흉부 보호받침으로 고정하였다.

2診(9일) : 환자는 鍼치료 후 흉부의 통증이 다소 緩解되었고, 기침 및 깊은 들숨을 쉴 때 통증이 기의 緩解되었다. 그러나 흉부에 여전히 압통이 있고, 3번 늑골의 연골 부위 내의 腫脹 包塊는 작아졌다. 같은 방법으로 7회 鍼치료를 하였다.

6診(15일) : 환자는 7회의 鍼치료 후 모든 증상이 소실되어 이번으로 치료를 종료하였다. 환자는 8회의 침치료 후 증상이 회복되어 흉부 보호받침만 한 상태였다.

⑧ 추적 관찰 : 45일 후 환자가 다시 와서 검사를 했는데 8회의 鍼치료 후 모든 증상이 소실되었고, 다만 운동을 하거나 힘이 들어갈 때 늑골 부위에 隱隱痛이 있다고 하였다. 그리고 1년 후 다시 내원했을 때 X선상 늑골 골절 부위는 완전히 융합이 되었고, 발병 60일 후부터 흉부 보호받침을 제거하고 1년 동안 증상이 완전히 소실되었다고 하였다.

5. 저자 견해

늑골골절은 임상에서 많이 보이는 흉부 골절이다. 중의에서는 이 병의 발생을 나이가 들어 몸이 약하고, 골격이 연약하거나 골질이 잠식되어 녹아 약한 外力을 만나도 골절이 발생하는 것으로 본다. 또 직·간접적인 강한 힘이 흉부에 작용하면 늑골골절이 되는데, 일단 골격에 골절이 발생하면 筋·脈·근육 등이 손상을 받아 혈액이 脈外를 나와 몸 안에 머무르면 瘀血이 되고, 氣의 기능에 장애가 생겨 국부에 종창과 동통 등이 나타난다.

저자는 이 병을 두 가지 형태로 분류하였다.

첫 번째는 初傷型이다. 주로 밖에서 온 직접적인 강한 힘 혹은 나이가 들어 몸이 약하고, 골격도 약하게 되면 작은 외력에도 늑골골절이 발생한다. 골절 손상 초기에는 흉부의 동통이 대부분 극렬하며, 이후 점차 가중된다. 동통이 가중되면 국부의 종창 역시 증가하는데, 이 시기의 X선 사진을 보면 골절에 위치 이동이 없다는 것을 확진할 수 있다. 치료는 위의 분형에 따른 穴組合을 운용하여 조치를 취한 다음 위에서 설명한 침자치료를 하면 모두 만족할 만한 효과를 거둘 수 있다.

두 번째는 舊傷型이다. 이 型은 주로 늑골골절 후 처리를 통하여 골절의 癒合이 만족할 만하지만 국부의 동통은 여전히 남아 있다. 이 시기의 치료는 시간을 좀더 필요로 한다. 그러나 인내심을 가지고 치료하면 역시 만족할 만한 효과를 거둘 수 있다.

그러나 반드시 알아야 할 것은 初傷型 환자는 처음 손상받은 것이며, 다수에서 깊은 들숨을 쉴 때, 기침, 재채기할 때 동통이 가중된다. 이 때의 침자치료는 비교적 좋은 지통효과가 있다. 그러나 발침 후 2시간 정도되면 동통이 또 재발하지만 침놓기 전에 비하여 약간 가볍다. 이미 골절된 국부를 점착테이프로 고정하거나 국부를 처리한 환자에서 흉부의 불편감, 동통, 호흡, 재채기할 때 동통이 극렬하다면 국부 혈위를 사용할 수 없고 단지 患側 內關과 陽陵泉을 자침할 수 있으며, 그 진통효과 역시 상당히 만족스럽다.

제6절 腹直筋損傷

복직근손상은 복부의 과도한 수축 혹은 牽引으로 복직근의 손상을 초래하여 복부의 동통증후를 나타내는 질병이다.

복직근은 腹白線(limea alba)의 양측에 모두 띠 모양이다. 복직근 하단의 추체근(pyramidalis m.)과 복직근은 모두 腹直筋鞘가 싸고 있다. 腹直筋鞘는 전 · 후 양 층, 즉 前鞘와 後鞘로 되어 있으며, 前鞘는 外腹斜筋腱膜과 內腹斜筋의 前層을 구성하며, 後鞘는 內腹斜筋膜後層과 橫腹筋의 腱膜을 구성한다. 복직근의 前 · 後鞘는 두께가 서로 비슷하며, 배꼽 아래에 있는 치골이 만나는 중점처는 활모양의 선이다(즉 피하에 있는 활모양의 선이 정상일 때는 새끼손가락이 정도의 크기이다). 활모양의 선 이하의 복직근은 後鞘가 없으며, 복근막이 직접 연결된다. 그러나 복직근의 前鞘는 도리어 매우 두껍다. 복직근과 복부 근육은 背部근육과 함께 서로 협조하기도 하고 대항작용을 하기도 한다. 그 주요 기능은 양측의 복직근을 수축하여 허리를 굽힐 수 있고, 한쪽의 복직근과 薦脊椎筋을 수축하여 같은 방향으로 몸을 굽힐 수도 있다.

복직근 손상의 주요한 원인은 복벽근육의 강렬한 수축 혹은 반복적인 견인이다. 약을 다루는 사람이 절구질을 많이 하거나, 평행봉 혹은 철봉선수, 장거리 경주 운동선수의 성급한 연습 등이다. 극렬한 복직근의 수축으로 인하여 복직근을 장기간에 걸쳐 반복적으로 견인하면 腹直筋鞘의 內 · 外腹斜筋膜이 牽引傷과 파열을 일으키거나 복직근이 많은 운동을 하여 운동에 의한 산성 물질이 복직근에 축적되면 조직을 자극하여 동통이 발생한다.

1. 임상 증상

이 질환은 청장년 남성에서 많이 발생한다. 운동 후 동통이 현저하며, 동통은 늑골궁 하부 복직근 상단에 많이 나타난다. 혹은 배꼽 위의 중단에 다발하며, 하단은 비교적 적다. 동통은 대부분 6시간 전후에 복벽이 불쾌한 느낌을 느끼기 시작하여 24시간 전후에는 동통이 최고조에 이르고, 허리를 바로 펴고 달릴 수 없으며, 배를 내밀거나, 기침, 재채기할 때 통증이 극렬해진다. 심하면 몸을 뒤집고 돌리기만 해도 모두 극렬한 통증이 발생한다.

● 검사 : 복부에 紅腫이 명료하지는 않지만 복직근의 긴장이 있고, 늑골궁하부 복직근의 前鞘(lamina anterior)處나 臍 上部에 있는 복직근의 前鞘處에 분명한 壓痛이 있다. Valsalva Maneuver 검사 시 동통이 극렬해진다.

2. 중의 변증 치료

정상 상황에서는 각 근육이 제자리를 지키고, 각자 그 역할을 다하며, 각 조의 근육은 모두 자신의 독립적인 운동을 한다. 그러나 과다하거나 혹은 과신전된 운동을 하면 해당 근육의 손상이 온다고 중의에서는 인식한다. 이 병의 발생은 복부 근육의 강렬한 수축, 반복되는 견인 등은 관계가 있다. 복부의 지속적인 당김과 극렬한 수축은 복부의 筋經을 손상하여 발병한다.

이 병은 대부분 청장년 남성, 비정상적으로 복부 운동을 하는 노동자 혹은 운동선수에서 다발한다. 환자는 극렬한 운동, 혹은 복부의 반복되는 견인을 당한 후 동통이 분명하지 않게 단지 복부의 불편감 정도만 느끼는 정도이다가 대부분 6~24시간 후 동통이 최고조에 이르며, 동통 부위는 주로 복부의 전면, 늑궁하 양측 위주로 나타나고, 동통이 심한 환자는 늑궁하, 배꼽 옆 양측, 소복부 모두에 동통이 있다. 동통은 지속적인 둔통이며, 심하면 들숨을 쉴 때, 기침, 재채기할 때 모두 복부의 동통이 가중된다. 잠을 자고 일어날 때 복근에 힘이 가해지므로 역시 동통이 가중된다.

① 검사 : 양측 복직근이 僵硬하며, 肋弓下와 배꼽의 양측 및 소복부에 분명한 압통이 만져지며, 시간이 오래되면 복통이 있는 곳에서

분명한 줄 모양의 물질이 만져진다.

② 治則 : 調經活血, 理筋止痛

③ 혈위 처방 : 腹部壓痛點(양측)·足三里(양측)

④ 혈방 해석 : 足三里는 足陽明胃經의 合(土)穴로 四合穴 중의 하나로서 肚腹諸症을 치료하는 要穴이다. 여기에 복부 痛點을 국부 取穴을 해서 조합을 하면 調經活血, 理筋止痛하는 효과가 있다.

3. 치료

1) 穴位와 鍼法

① 腹部 壓通點 : 양측의 腹 上部 혹은 臍 上部 양측에서 가장 압통이 심한 곳을 찾는다. 일반적으로 면적이 크므로 腹直筋鞘處에 국한해서 찾는다. 30호 2촌(50mm) 호침 2개를 취한다. 국부에 통상적인 소독 후 上端痛點處에서부터 복직근을 따라 위에서 아래로 약 1.9촌(48mm) 平刺한다. 배꼽 주위점은 배꼽으로부터 수평으로 위를 향하여 약 1.9촌(48mm) 平刺한다.

鍼感 : 모두 局部 脹痛이 있다. (그림 2-11)

② 足三里(양측) : 小腿前外側面의 상부에서, 犢鼻 下 3촌 지섬, 脛骨前緣에서 中指로 1橫指 떨어진 거리에 있다. 30호 2촌(50mm) 호침을 취한다. 국부에 통상적인 소독 후 약 1.8촌(45mm) 直刺한다.

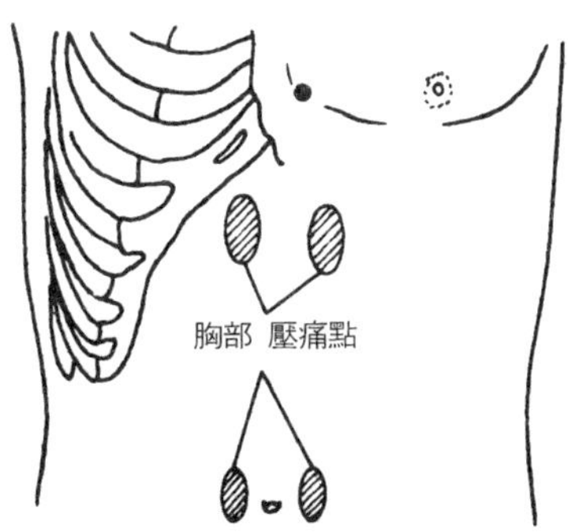

그림 2-11

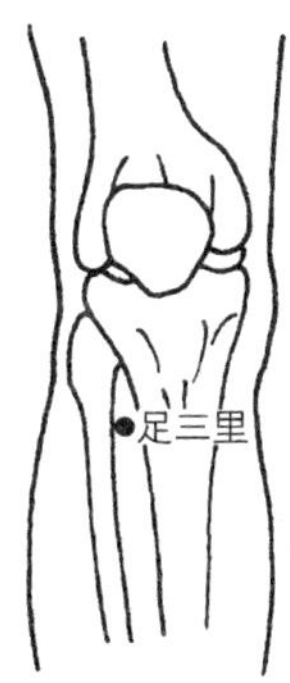

그림 2-12

鍼感 : 局部 脹痛 혹은 발등으로 방산한다. (그림 2-12)

2) 體位와 手法 및 療程

환자는 仰臥位를 취하게 한다. 먼저 足三里에 자침하여 瀉法을 사용한 후 복부의 압통점 4~6개를 찾아 平補平瀉法을 사용한다. 매일 1회, 6회가 1療程이 된다. 치유되지 않으면 3일간 휴식 후 다시 침치료하고, 치유되었다면 치료를 종결한다.

4. 임상례

① 常某某, 男, 28세

② 主訴 : 2일 전부터 복통

③ **현 병력** : 환자는 2일 전 약을 맷돌에 갈다가 복부가 과도하게 수축되어 복부 전면부의 복직근이 손상되었다. 당시에는 통증이 심하지 않아 처치를 받지 않았으나 이튿날 통증이 심해져 기침, 심호흡, 침대에서 일어날 때, 옆으로 몸을 돌릴 때, 허리를 펼 때 및 복부에 힘이 조금만 들어가도 통증이 심해져 근무에 영향을 미쳤다. 지역에서 안마치료를 받았으나 효과가 좋지 않아 지인의 소개로 나에게 침구치료를 받으러 왔다.

④ **검사** : 환자는 복부 늑골 하연인 복직근 기시점에 명확한 압통이 있고 기침, 깊은 들숨을 쉴 때, 허리를 펼 때 등 모두에서 통증이 유발되었다.

⑤ **변증** : 이 환자는 전형적으로 복부가 과도하게 수축된 병력이 있었고, 손상 후 치료를 제때 받았으나 안마는 이 질환에서 좋은 효과를 얻지 못했다. 이 병은 복부를 과도하게 당겨 복부의 經筋이 손상받아 經脈 暢行에 영향으로 주어 氣血이 不暢하고, 血脈이 筋에 영양을 공급하지 못해 발병한 것이다. 복직근손상으로 진단하였다. 舌紅苔白하고 脈數하였다.

⑥ 治則 : 調經活血, 理筋止痛

1診(6일) : 환자는 위에서 서술한 바와 같이 기침, 깊은 들숨을 쉴 때 통증이 심해져 전형적인 복직근 손상의 임상 증상이 있었다. 먼저 足三里에 鍼을 놓고 강한 瀉法으로 자극을 주면서 환자에게 숨을 깊이 들이마시거나 기침을 하게 했을 때 통증이 완해되고 나서 留鍼을 하였다. 그리고 복부의 통점에 6~8개(양측)의 침을 놓는데 상복부는 약간 얕게 0.5~0.8촌을 直刺하고, 중하복부는 약간 깊게 약 1~1.5촌을 刺入하고, 得氣 후 40분간 留鍼하였다. 拔鍼 후 火罐으로 약 1분간 부항을 하였다. 1일 1회 치료를 하였다.

2診(7일) : 환자는 1회의 鍼刺 치료 후 복부의 통증이 다소 緩解되었고 기침을 하고, 깊은숨을 들이쉬고 할 때 통증이 완화되었다. 그러나 복부에 압통이 여전하였으며 검사상 복부의 통점이 주로 늑골 하연 복직근 起始點, 中脘과 수평 부위, 氣海와 수평 부위(양측)에 있었다. 같은 방법으로 4회 치료를 더 하였고 매회 검사를 통해 복부의 穴位를 선택하였다.

5診(10일) : 환자는 4회의 鍼치료 후 모든 증상이 소실되어 이번의 치료 후 치료를 종료하였다.

⑦ 추적 관찰 : 2개월 후 환자가 다시 와서 검사를 하였다. 5회의 鍼치료 후 모든 증상이 거의 소실되었으나 다만 운동을 하거나 힘을 쓸 때 복부에 힘이 들어가면 은은한 통증이 있었다고 하며 현재는 완전히 회복되었다.

5. 저자 견해

복직근 손상은 주로 복부의 지속적인 당김 혹은 극렬한 수축으로 복부의 근육이 손상되어 발병한 것이다. 임상에서 복부의 질병과 매우 혼동하기 쉽다. 예를 들면 胃病으로 일어난 복통은 대부분 상복부의 동통으로 나타난다. 그러나 복근이 유연하고, 복벽에는 분명한 압통이 없다. 췌장염은 복부의 극렬한 동통으로 나타나며, 주로 中脘 구역 동통 위주로 나타난다. 아울러 구토 및 발열을 동반한다. 충수염으로 나타나는 복통은 우하복으로 전이되는 동통(즉 먼저 상복부 검상돌기로부터 시작하여 점차 우하복으로 점차 전이되거나 혹 먼저 배꼽 주위 동통으로부터 점차 우하복통으로 전이된다) 등이다. 그 가장 중요한 감별점은 복직근 손상이다. 전형적으로 복부의 지속적인 견인 혹은 극렬한 수축력이 있은 후 점차 이 증상이 발생하였다.

복직근이 손상된 환자는 임상에서 흔치 않다. 가벼운 환자는 10일 정도면 치료하지 않아도 저절로 치유된다. 약간 중한 환자는 위의 穴組合을 운용하면 역시 상당한 치료 효과가 있다. 가벼운 환자는 3일 정도면 동통이 緩解된다. 상태가 중한 환자는 일반적으로 6번 정도의 치료로 동통이 緩解된다. 치료된 환자는 1개월 이내 복부의 극렬한 운동을 하지 않아야 재발을 면할 수 있다고 가르쳐 준다.

제7절 胸·腰椎壓迫骨折

胸·腰椎壓迫骨折은 노년 환자에게서 가장 많이 나타나는 골절로서 胸椎 11번에서 腰椎 2번 사이에서 많이 발생한다.

胸椎11~腰5椎骨은 인체에서 활동 범위가 가장 넓고, 부가되는 하중이 가장 많으며, 방향성이 비교적 넓은 하중을 받는 관절이므로 손상받기 쉽다. 골절은 대부분 간접적으로 갑작스런 힘이 주어져 일어나는데, 예를 들면 높은 곳에서 떨어지거나, 넘어지거나, 엉덩이 부분으로 착지하거나 양쪽 다리가 直立位로 착지하여 지면의 반발 충격으로 받는 외력과 자신의 몸무게, 이 두 힘이 서로 척주 활동의 폭이 비교적 넓은 부위에서 교차하여 脊柱 前緣에 壓迫骨折을 형성한다. 골절 정도는 일반적으로 椎體 정상 두께의 1/2을 넘지 않는다. 분쇄성 골절과 아울러 척수손상으로 인해 나타나는 截癱 등을 동반하는 것은 이 절의 치료범위에 속하지 않는다.

1. 임상 증상

이 병은 50세 이상의 나이 많은 환자에게서 많이 나타나는데, 미끄러져 넘어짐, 추락 등의 분명한 외상 病歷이 있다. 일부 환자는 분명한 외상력 없이 겨우 재채기, 기침, 허리를 굽히고 물건을 들었을 뿐인데도 염좌가 발생하기도 한다. 골절의 형태는 1~2개의 椎體에 쐐기 모양의 압박성 골절이 많이 나타난다. 대부분의 환자는 손상받을 당시에 바로 손상받은 추체 마디에 양측성의 참을 수 없는 동통으로 서 있을 수 없고, 양손으로 허리부위를 받쳐야만 걸을 수 있다. 손상받은 후 제2일째 요부의 동통은 최고조에 달하고, 무릎을 굽혀 앉을 수 없고, 일어서거나 앉을 때 동통이 심해진다. 수면 시에는 몸을 뒤척이거나, 옆으로 돌아눕지 못하는 증상이 나타난다. 기침, 재채기, 심할 때는 깊은 들숨을 쉴 때 모두 동통이 심해지는 것을 느낄 수 있다. 중・만기 환자는 대부분 腹脹, 腸鳴, 便秘, 복부 불쾌감 등의 위장관 증상을 수반한다. 소수의 환자에서 손상받은 후 증상이 나타나지 않거나 경미한 요부의 痠脹疼痛이 있는데, 시간이 비교적 오래(1개월 이상) 지난 후에 腹脹, 便秘, 복부 불쾌감 등의 증상을 수반할 수 있다.

① 검사 : 동통은 골절된 추골의 양방 3cm 정도 되는 곳에 많이 나타난다. 예를 들면 1개의 추골결절에 골절이 있을 때, 동통의 범위는 양측 추체 상하 3개 척주 옆의 근육에 많이 나타난다. 만약 2개 혹은 2개 이상의 추골골절이 있으면, 대부분 넓은 범위에 파급된다. 상태가 중한 환자는 背・腰・腹과 下肢에 파급되는 동통이 있다. 그 압통이 가장 분명한 구역은 추골골절이 된 脊椎 중간선이거나 兩旁이다.

② X선 : 골절의 위치 및 정도와 추체의 소관절 상태를 정확하게 알 수 있다.

2. 중의 변증 치료

중의에서는 나이가 들면 몸이 약하고, 腎氣가 점차 虧損되어 골수에 영양을 공급하는 것이 충분하지 못하므로 골질이 점차 연약해지는 것으로 생각한다. 骨은 髓의 府가 되므로 髓內에 腎精이 충분하게 쌓여 腎精이 충만하면 골격이 견고하며, 腎精이 虧損하면 골격에 영양이 부족하므로 골질이 연약해지는데 일단의 외력을 받으면 바로 골절이 발생한다.

이 절에서는 주로 비교적 가벼운 흉·요추골절에 대한 치료 방법을 알아보고, 重型으로 척수손상 등을 동반한 경우는 이 절에서는 다루지 않는다. 이런 類의 환자에서 임상 증상이 다른 데 근거하거나 손상 부위가 다른 데 근거하여 다음과 같이 형을 나눈다.

1) 胸段型

주로 흉5~12추에서 발생하며 특히 흉11~12추에서 다발하는데, 50세 이후의 나이든 사람에서 다발한다. 환자는 대부분 양팔 혹은 양 어깨를 사용하여 위를 향하여 물건을 들어 올릴 때, 혹은 조심하지 않아 넘어지면서 엉덩이로 착지할 때, 혹은 넘어지면서 직접적인 흉추 타박 충격 혹은 추락하면서 흉추에 손상을 줄 때 발생한다. 상태가 가벼운 환자는 대부분 손상받은 척주의 局部에 가볍고 미세한 불편감과 脹重痛으로 시작하며, 대부분 다음날 혹은 3일 후 동통은 가중된다. 胸段 5·6흉추 압박골절이 있으면 동통은 脊背 中點에서 시작되며, 점차 양측 혹은 一側 肋間 胸部 전방을 향하여 放散되고, 항상 胸悶, 깊은 들숨, 기침, 재채기할 때 통증이 심해진다. 흉11~12추에 압박골절이 있으면 동통이 脊背中點에서 시작되어 점차 前上腹部를 향하여 放散하고, 항상 깊은 들숨, 기침, 재채기, 복부에 힘을 줄 때 통증이 심해진다.

① 검사 : 胸背椎의 골절구역 내의 극돌기에 분명한 압통이 있으며, 어떤 때는 극돌기가 약간 隆起 혹은 側彎이 형성된 것을 만질 수 있다. 일부 환자에서는 골절구역 내에 분명한 腫脹 혹은 水腫이 나타난다.

② 治則 : 逐瘀止痛, 活血通絡

③ 혈위 처방 : 局部 壓痛點(양측) · 身柱 · 委中(양측)

④ 혈방 해석 : 身柱는 督脈의 穴位로 背胸部 질환을 치료하는 要穴이다. 委中은 足太陽膀胱經의 合穴이다. 여기에 痛點을 국부 取穴하면 逐瘀止痛, 活血通絡하는 효과가 있다.

2) 腰段型

요추압박골절은 주로 높은 데서 추락하여 엉덩이로 착지하면 지면의 반발력과 자신의 중력이 척주에서 서로 교차하여 요추의 어떤 추체에 작용하면 추체가 강력한 압력을 받아 압박골절을 일으킨다. 다수의 환자가 모두 椎體 前緣에 압박골절이 된다. 이 형은 압박골절이 비교적 가벼운 환자에 한하며, 脊髓가 손상된 환자는 이 절의 치료범위에 속하지 않는다. 손상된 초기에는 동통이 대부분 극돌기 正中 및 一側 혹은 양측 髖骨 부위에 국한되며, 동통은 대부분 극렬하지 않게 시작된다. 대부분 다음날 혹은 3일 정도가 되면 동통이 가중되고, 腹脹, 변비가 동반될 수 있으며, 동통이 심하면 몸을 뒤집기, 일어나기, 기침, 재채기를 할 때 동통을 참기 어렵고, 환자는 항상 한손 혹은 양손으로 허리를 지탱하고 걷게 된다.

① 검사 : 초기에는 요부 골절 구역 내에 분명한 압통이 만져지고, 주로 脊柱正中線 혹은 양방에 나타난다. 1주 이상 된 환자는 골절 구역 내에 대부분 전형적인 腫脹 혹은 水腫이 있다. 2~3요추가 골절되면 대부분 髖骨 부위를 향하여 동통이 放散된다. 4~5요추가 골절되면 동통은 대부분 중점으로부터 양측을 향하여 방산한다.

② 治則 : 化瘀通經, 活血止痛

③ 혈위 처방 : 局部 壓痛點(양측) · 環跳(양측) · 委中(양측)

④ 혈방 해석 : 環跳는 足少陽膽經의 혈로서, 足少陽 · 太陽 2맥의 會穴이다. 委中은 足太陽膀胱經의 合穴로서 여기에 요부의 국부 痛點을 같이 取穴하면 化瘀通經, 活血止痛하는 효과가 있다.

3. 치료

1) 穴位와 鍼法

① 局部 壓痛點(흉부) : 胸背部 극돌기 옆으로 3cm 정도 되는 곳의 동통구역 내에서 압통이 가장 분명한 구역을 찾는다. 30호 2촌(50mm) 호침 4~6개를 취하고, 국부는 통상적인 소독을 하고, 모두 척추 방향을 향하여 약 1.8촌(45mm) 자입한다.

鍼感 : 모두 局部 脹痛이 있다. (그림 2-13)

② 局部 壓痛點(요부) : 요부 극돌기 옆 3cm 정도 되는 동통구역 내에서 압통이 가장 분명한 곳을 찾는다. 30호 2.5촌(60mm) 호침 4~6개를 취하고, 국부는 통상적인 소독을 하고, 모두 척추 방향을 향하여 약 2.3촌(55mm) 直刺한다.

鍼感 : 모두 局部 脹痛 혹은 동측 하지를 향하여 放散한다. (그림 2-13)

③ 身柱 : 背上部에서 後正中線 上, 제3·4흉추극돌기 사이 오목한 곳에 있다. 32호 2촌(50mm) 호침을 취하고, 국부는 통상적인 소독을 하고, 약간 위를 향하여 약 1.8촌(45mm) 刺入한다.

鍼感 : 局部 脹痛이 있다. (그림 2-13)

④ 委中(양측) : 슬관절 후면에서 오금에 있는 横紋의 정중앙, 대퇴이두근과 半腱筋의 筋腱의 사이에 있다. 30호 2촌(50mm) 호침을 취한다. 국부에 통상적인 소독 후 약간 위를 향하여 약 1.8촌(45mm) 斜刺한다.

鍼感 : 膕部 脹痛 혹은 小腿後面을 향하여 방산한다. (그림 2-3)

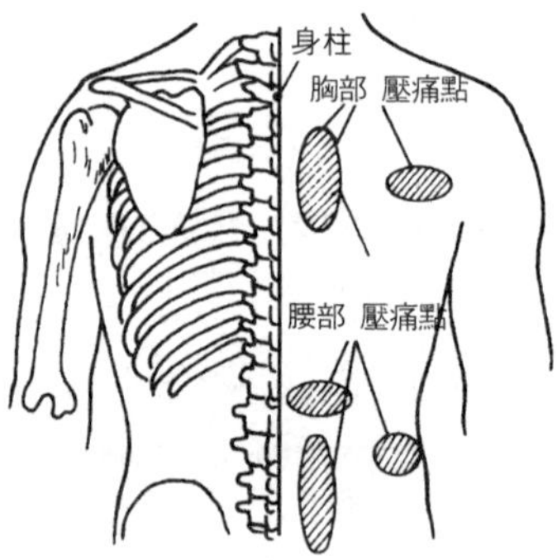

그림 2-13

⑤ 環跳 : 臀部 外側下部에서 股骨大轉子가 가장 높은 곳과 薦管裂孔 연결선의 외

1/3과 중 1/3이 만나는 곳에 있다. 옆으로 누워 下腿를 펴고 上腿를 굽혀 취혈한다. 30호 4촌(100mm) 호침을 취한다. 국부에 통상적인 소독 후 坐骨大孔內를 향하여 약 3.8촌(95mm) 刺入한다.

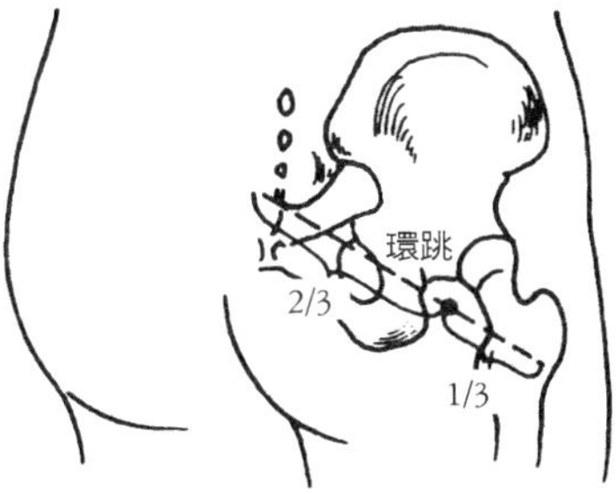

그림 2-14

鍼感 : 局部 脹痛 혹은 동측 하지를 따라 足部로 放散한다. (그림 2-14)

2) 體位와 手法 및 療程

환자는 俯臥位를 취하고, 胸段型 환자는 먼저 身柱를 취하여 瀉法을 사용하고, 다시 骨折區域 內의 압통점을 찾아 瀉法을 한다. 그런 후 委中을 자침하여 平補平瀉法을 사용한다. 위의 혈을 법에 따라 刺入 후 40분간 유침한 후 발침하고 1분 정도 火罐한다. 매일 1회, 10회를 1療程으로 하고, 5일간 휴식한 후 효과가 있으나 치유되지 않았으면 다시 침치료한다. 10회 치료해도 효과가 없거나 치유되었으면 치료를 종결한다.

4. 임상례

① 蘇某某, 男, 60歲

② 主訴 : 7일 전부터 胸背部의 통증

③ 현 병력 : 2일 전에 무거운 물건을 들다가 胸背部에 '카닥'하는 소리와 함께 불편감이 생겼고 통증이 명확하지 않았다. 그러나 통증이 점점 심해져 기침, 깊이 숨을 들이쉴 때, 침대에서 일어날 때, 몸을 옆으로 돌릴 때 통증이 심했으나 허리를 펴고 걸으면 통증을 느끼지 못했다. 앉았다 일어날 때 통증이 심해지는 경향이 있었다.

지역에서 안마치료를 받았으나 진단이 명확하지 않아 효과가 좋지 않고 점점 심해졌다. 지인의 소개로 나에게 치료를 받으러 왔다.

④ 검사 : 환자는 흉배부 5・6번 흉추의 극돌기 부위에 명확한 압통이 있고 가슴까지 방사되는 경향을 보였다. 기침, 숨을 깊이 들이쉴 때, 앉았다 일어 날 때 등 통증이 심해졌다.

⑤ X선 : 제5・6번에 쐐기 모양의 압박 골절

⑥ 辨證 : 환자는 전형적인 흉부 損傷歷이 있고 손상 후 적절한 치료를 받지 않았고, 치료라고 받은 안마는 이 병의 치료에 효과를 얻지 못한다. 환자는 원래부터 신체가 허약하고 골밀도가 감소된 상태에서 과도한 힘을 쓰고 着力點이 흉추 5・6번에서 교차되어 관절에 지나친 압박으로 추체가 압축되어 골절이 일어나 경맥이 손상되고, 어혈이 脈外로 나와 經脈 暢行에 영향을 주고, 氣血이 不暢하고, 血脈이 筋을 영양하지 못해 이 병이 일어난 것이다. 胸椎型 胸椎壓迫骨折로 진단하였다. 舌白苔薄, 脈數하였다.

⑦ 治則 : 逐瘀止痛, 活血通絡

1診(3일) : 환자는 위와 같이 기침이나 숨을 깊이 들이쉴 때 통증이 심해지고, X선상 흉추 5・6번의 압박골절이 있어 전형적인 흉추 압박골절의 임상 증상이 있었다. 먼저 身柱・委中에 刺鍼 후 강한 瀉法으로 자극을 하고 환자에게 깊이 숨을 들이 쉬거나 기침을 하게 하고 흉부에 통증이 완해되면 留鍼을 하였다. 그리고 국부 통점 4~6개(양측)를 直刺가 아닌 척추 방향으로 刺入을 하고 得氣 후 40분 留鍼을 하였다. 발침 후 1분 정도 火罐으로 부항을 하였다. 1일 1회 치료하였다.

2診(4일) : 환자는 1회의 鍼치료로 흉배부의 통증, 기침, 깊이 숨을 들이쉴 때의 통증이 다소 완해가 되었으나 흉배부의 압통이 여전히 있었으며 다만 압통 면적이 다소 축소되었다. 위와 같은 방법으로 9회 치료하고 萬應膏藥으로 흉추 극돌기 압통부에 첩부(4일에 1번 교체)하였다. 매회 검사 결과에 따라 흉배부의

穴位를 선택한다.

5診(11일) : 환자는 9회의 치료 후 거의 증상이 소실되었고 이번 鍼치료로 치료를 종료하였다.

⑧ 추적 관찰 : 반년 후 환자가 다시 내원하였다. 10회의 치료로 증상이 거의 소실되었으나 다만 운동을 하거나 흉배부에 힘을 줄 때 隱隱痛이 있었다고 하나 현재는 이미 회복되었다. 治癒 후 흉배부에 반복적인 발병이 있었고 1년 혹은 반년에 한 번은 날씨가 흐리면 발병이 되어 발병 후 위와 같은 방법으로 치료하였는데 모두 만족할 만한 결과를 얻었다.

5. 저자 견해

中醫에서 이 병의 발생은 주로 年老하여 體弱하고 腎氣虧損하며 골격이 空虛해진 것과 관계가 있으며, 작은 外力 작용으로도 흉추・요추의 압박골절이 나타나는 것으로 인식하였다. 그러나 역시 靑・中年에서 발병한 환자는 모두 손상이 비교적 중하다. 손상이 비교적 가벼운 환자는 이 절의 치료 범위에 속한다. 골절이 되고 혈맥이 손상을 입으면 혈액이 脈外로 나오고, 몸 안에서 머무르면 瘀血이 되고, 氣機가 막히므로 국부에 疼痛과 腫脹 등의 증상이 나타난다. 또 筋肉은 機體 활동의 동력이 되며, 筋은 聯絡의 連結體가 되고, 骨은 전신의 받침대가 된다. 筋은 骨과 연결되어 있어 筋과 骨의 관계는 대단히 중요하다. 骨이 손상되면 筋도 반드시 손상된다. 그러므로 흉추가 골절되면 前胸部의 동통에 영향을 준다. 그리고 기침이나 재채기 등을 하여 筋絡을 당기면 동통이 더욱 심해진다. 요추골절은 요부 동통을 일으키고, 髖部 및 少腹部 동통과도 연관이 있다.

저자는 이 병을 두 型으로 분류하였다.

첫 번째는 胸段型이다. 胸段脊椎骨壓迫骨折에서 그 증상이 비교적 가벼운 환자(截癱이 나타나지 않은 환자)는 위의 예를 든 穴組合을 운용하여 2개 療程(20일)으로 치료하면 모두 이상적인 치료 효과를 거둘 수 있다.

두 번째는 腰段型이다. 腰段脊椎壓迫骨折에서 그 증상이 비교적 가벼운 환자(截癱이 나타나지 않은 환자)는 위에 예를 든 穴組合을 운용하여 치료하는데 다수 환자에서 10회 정도 치료하였더니 비교적 만족할 만한 효과를 거둘 수 있었다.

저자는 胸·腰段脊椎壓迫骨折 환자에 대하여 침자치료를 하여 止痛作用이 있고, 胸·腰椎 양측의 근육 기능이 회복되는 것을 경험하였다. 치료 시간이 적당(골절 후 3~5일 이내)하고, 자침한 穴位가 정확하면 그 효과는 상당이 빨랐다. 저자가 위와 같은 證型의 환자 70余 例를 치료하였는데 대부분 발병 5일 정도된 환자를 선택하여 침치료하였더니, 요부 환자는 대부분 6회 정도 치료하여 동통이 緩解되어 자유롭게 몸을 뒤집고 행동을 할 수 있었다. 흉부 환자는 5일 정도된 환자를 치료하였는데 대부분 15일 정도에서 동통이 緩解되었다. 위 分型의 穴組合 치료를 통하여 동통 증상이 완전히 緩解된 후 3개월 내에는 딱딱한 침대에서 잠자고, 극렬한 운동, 무거운 물건 들기, 장거리 여행 등을 하지 않도록 지도하였다. 아울러 대변을 잘 보아야 하고, 바나나, 채소, 게를 많이 섭취하여 골절의 조기 회복을 촉진할 것을 권하였다.

제8절 棘上靭帶損傷

棘上靭帶는 각 극돌기 끝에 부착되어 척주의 안정성을 도와주는 작용을 한다. 극상인대손상은 극상인대가 각종 원인으로 손상을 받아서 나타나는 임상증후이다.

극상인대는 제7경추돌기에서부터 起始하여 頸部에서는 넓어져 項靭帶가 되고, 각각의 脊椎骨棘突起尖을 따라 하행하여 薦中嵴(Crista sacralis mediana)에서 끝나며, 각 극돌기의 끝에 부착하여 그 위로는 피부와 유착되어 있다. 극상인대는 줄기 모양의 교원섬유조직으로 매우 견고한 인대이고 민감하여 척주의 안정성을 도와주는 작용을 한다.

극상인대의 손상은 대부분 장기간 허리를 굽혀서 일을 하거나, 무거운 물건을 힘들게 이동하거나, 무거운 물건을 등에 지거나, 극렬한 기침, 재채기 등과 같이 준비가 전혀 안된 상태에서 급작스런 동작을 할 때 생긴다. 이완된 인대를 갑자기 수축시켜서 매우 쉽게 극상인대가 손상받거나 혹은 극돌기 끝의 인대가 끊어지면 水腫이나 밤 모양의 血腫이 형성되고, 참을 수 없는 疼痛이 나타난다. 시간이 오래되면 한 개의 극돌기에서 여러 개로 발전하고, 등의 척추로 다 퍼져서 疼痛은 참을 수 없다.

1. 임상 증상

임상에서 대부분 청장년의 남성에게서 다발함을 볼 수 있다. 그 행태는 돌연히 발병하여 손상받을 때 힘을 쓰는 정도가 일정하지 못하고 매우 커서 그 好發 부위는 흉4 · 5 · 6脊中과 요3 · 4 · 5脊中이다. 처음 손상받을 당시는 대부분 단지 胸 · 腰 손상 부위의 극돌기와 극돌기 사이에 疼痛과 압통이 생긴다. 손상 후 다음 날에는 疼痛이 오히려 더욱 가중되고 腰背部가 뻣뻣해져서 감히 허리를 굽힐 수 없다. 처음에는 허리를 側彎하는 데는 영향이 없다가 점점 가중된 후에 아주 심하면 기침이나 재채기를 할 때에도 손상 부위의 疼痛이 더욱 극심해짐을 느끼고, 아울러 위와 아래로 확산되는데 이는 손상받은 하나의 극돌기에서 여러 개로 발전하기 때문이다. 또한 棘間韌帶나 그 부근의 骶棘筋(=薦棘筋, sacrospinalis)의 경련(대부분 한쪽으로)에 영향을 미쳐서 脊柱保護性 側彎과 함께, 일어나 앉기, 누웠다가 일어나기, 물건 줍기, 신발 신기 등을 할 때에 모두 疼痛이 극렬하다. 걸을 때 보폭은 짧아지고 허리를 쭉 빼거나 허리에 손을 얹고 천천히 걷는 모양을 하게 된다.

① 검사 : 손상받은 극돌기와 극돌기 사이에 뚜렷한 압통이 있으나, 薦棘筋 구역은 뚜렷한 압통이 보이지는 않는다.

② X선과 화학검사 : 일반적으로 임상적인 의의가 없다.

2. 중의 변증 치료

中醫에서 이 병의 발생은 사람이 장기간 무거운 물건을 지거나 腰背部를 굽히고 활동하는 등과 유관한 것으로 인식하였다. 장기적으로 무거운 물건을 지거나, 허리를 굽히고 일을 하면 背部의 經筋이 장기적으로 당겨지거나 혹 과도하게 신전되는데 이것이 오래되면 背脊部의 늘어난 근육이 수축되지 않아 약한 외력에도 염좌를 당하거나 內力에 급하게 충격을 받으면 근육이 파열되고, 血脈이 손상받으면 혈액이 脈外로 삼출되어 몸 안에 머무르면 瘀血이 되며, 氣機가 막히고, 굴곡을 하면 胸·腰·薦部의 脊中痛이 극렬해진다. 초기의 동통은 대부분 극돌기 사이에 있으며, 손상받은 椎節 주위에 국한된다. 만약 치료가 바르지 않으면 5~7일 후 대부분 상하를 향하여 확산된다. 그러나 그 가장 아픈 점은 손상된 부위에 있으며, 상태가 중한 환자는 前胸(흉부 극상인대손상)·上腹部(胸下段 극상인대손상)·少腹部 혹은 會陰部(腰段 극상인대손상)로 放散한다. 이런 종류의 환자로 진단되면 브로카인 봉폐치료를 할 수 있는데, 그 방법은 다음과 같다. 2ml 소독용 주사기를 준비하고, 브로카인 2ml를 흡입한 다음 背部 脊中에서 압통이 가장 분명한 곳을 찾아서 양 棘突起間에 통상적인 소독을 하고, 주사기를 약 1.5cm 수직으로 刺入한다. 刺入한 주사기를 뒤로 당겨 혈액이 없으면 브로카인 1.5cm를 주입한 다음 반응을 관찰한다. 대부분 약을 주입한 후 3분 정도에서 환자의 동통이 완전히 緩解된다. 胸·上腹·少腹·會陰部의 동통 역시 따라서 緩解된다. 단 브로카인의 약효가 소실된 후 동통은 또 나타나거나 계속된다. 위와 같은 특징이 있으면 이 병으로 확진할 수 있다.

① 治則 : 通調督脈, 驅瘀止痛

② **혈위 처방** : 人中·大椎·身柱·神道·筋縮·脊中·命門·腰陽關·腰兪·委中(양측)

③ **혈방 해석** : 人中(이 혈은 腰背, 척추 중앙의 통증을 치료하는 經驗要穴)·大椎·身柱·神道·筋縮·脊中·命門·腰陽關·腰兪는 모두 督

脈穴이다. 委中은 足太陽膀胱經의 合穴이며 腰背 통증을 치료하는 경험 要穴(四總歌에는 '腰背委中求'라고 되어 있다)이다. 위의 穴을 조합하면 通調督脈, 驅瘀止痛하는 효과가 있다.

3. 치료

1) 穴位와 鍼法

① 人中 : 윗 입술부위에 있는데, 人中溝의 上 1/3과 中 1/3이 만나는 지점이다. 32호 1촌(25mm) 호침을 취한 다음 局部를 소독하고, 위를 향하여 비스듬히 45° 각도로 약 0.8촌(20mm) 자입한다.
鍼感 : 局部에 脹刺痛이 있다. (그림 2-15)

② 大椎 : 背上部 後正中線上에서 제1흉추극돌기와 제7경추극돌기 사이의 오목한 곳에 있다. 30호 1.5촌(40mm) 호침을 취한 다음 局部는 통상적인 소독을 하고, 약 1.3촌(35mm) 直刺入한다.
鍼感 : 局部 脹痛이 있다. (그림 2-16)

③ 身柱 : 背上部 후정중선상에서 제3·4흉추극돌기 사이의 오목한 곳에 있다. 32호 2촌(50mm) 호침을 취한 다음 局部는 통상적인 소독을 하고, 약간 위를 향하여 약 1.8촌(45mm) 刺入한다.
鍼感 : 局部 脹痛이 있다. (그림 2-16)

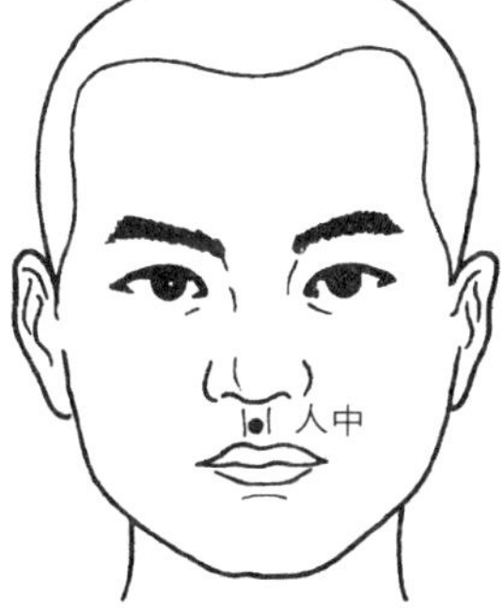

그림 2-15

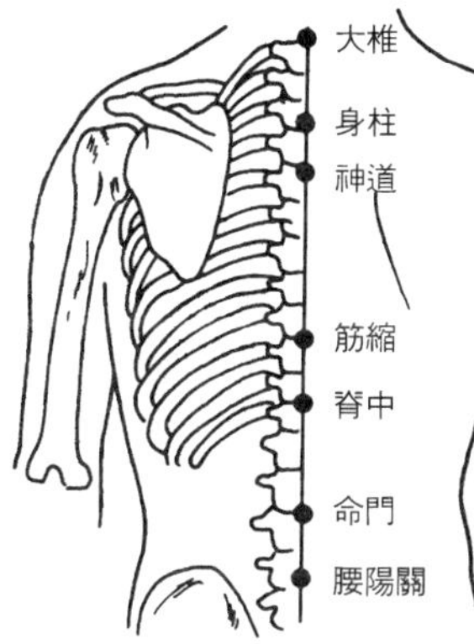

그림 2-16

④ 神道 : 背部 後正中線上에서 제5와 제6흉추극돌기 사이의 오목한 곳에 있다. 30호 2촌(50mm) 호침을 취한 다음 局部는 통상적인 소독을 하고, 약간 위를 향하여 약 1.8촌(45mm) 斜刺入한다.

鍼感 : 局部 脹痛이 있다. (그림 2-16)

⑤ 筋縮 : 背部 後正中線上에서 제9와 제10흉추극돌기 사이의 오목한 곳에 있다. 30호 2촌(50mm) 호침을 취한 다음 局部는 통상적인 소독을 하고, 약 1.9촌(48mm) 直刺入한다.

鍼感 : 局部 脹痛이 있다. (그림 2-16)

⑥ 脊中 : 背部 後正中線上에서 제11과 제12흉추극돌기 사이의 오목한 곳에 있다. 30호 2촌(50mm) 호침을 취한 다음 局部는 통상적인 소독을 하고, 약간 위를 향하여 약 1.9촌(48mm) 斜刺入한다.

鍼感 : 局部 脹痛이 있다. (그림 2-16)

⑦ 命門 : 腰部 後正中線上에서 제2와 제3요추극돌기 사이의 오목한 곳에 있다. 30호 2.5촌(65mm) 호침을 취한 다음 局部는 통상적인 소독을 하고, 약 2.3촌(60mm) 直刺入한다.

鍼感 : 局部 脹痛이 있다. (그림 2-16)

⑧ 腰陽關 : 腰部 後正中線上에서 제4와 제5요추극돌기 사이의 오목한 곳에 있다. 30호 2.5촌(65mm) 호침을 취한 다음 局部는 통상적인 소독을 하고, 약 2.3촌(60mm) 直刺入한다.

鍼感 : 局部 脹痛이 있다. (그림 2-16)

⑨ 腰兪 : 薦部 後正中線上에서 薦中嵴下方의 오목한 곳, 薦骨裂孔處가 그 곳이다. 30호 2.5촌(65mm) 호침을 취한 다음 局部는 통상적인 소독을 하고, 약 2.3촌(60mm) 直刺入한다.

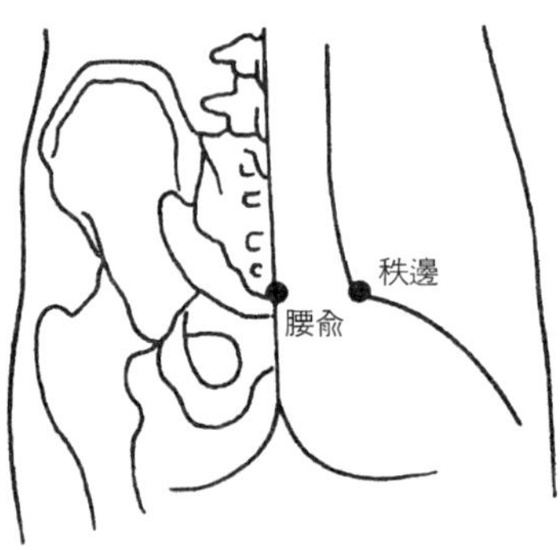

그림 2-17

鍼感 : 局部 脹痛이 있다. (그림 2-17)

⑩ 委中 : 슬관절 후면에서 오금에 있는 横紋의 정중앙, 대퇴이두근(biceps femoris m.)과 半腱筋의 筋腱(semitendinosus ligment)의 사이에 있다. 30호 2촌(50mm) 호침을 취한다. 국부에 통상적인 소독 후 약간 위를 향하여 약 1.8촌(45mm) 斜刺한다.

鍼感 : 膕部 脹痛 혹은 小腿 後面을 향하여 放散한다. (그림 2-3)

2) 體位와 手法 및 療程

胸上段 극상인대가 손상된 환자는 의자에 기대어 앉은 자세를 취하고, 人中·大椎·身柱·神道를 취한다. 먼저 人中에 자침하여 平補平瀉法을 사용하며, 다시 大椎·身柱·神道에 자침하여 補法을 사용하고, 위의 穴을 법에 따라 자침한 후 40분간 유침한 다음 발침한다. 매일 1회, 6회가 1療程이다. 3일간 휴식하고 효과가 있으나 치유되지 않으면 다시 침치료하고, 6회 치료해도 효과가 없거나 치유되었다면 치료를 종결한다.

胸下段 극상인대가 손상된 환자는 의자에 기대어 앉은 자세를 취하고. 人中·筋縮·脊中을 취하며, 먼저 人中에 자침하여 平補平瀉法을 사용하고, 다시 筋縮·脊中을 취하여 補法을 사용하며, 40분간 유침한 다음 발침한다. 매일 1회, 6회가 1療程이다. 3일간 휴식하고 효과가 있으나 치유되지 않으면 다시 침치료하고, 6회 치료해도 효과가 없거나 치유었다되면 치료를 종결한다.

腰段 극상인대가 손상된 환자는 俯臥位를 취하고, 命門·腰陽關·腰兪·委中을 취하며, 먼저 委中에 자침하여 瀉法을 사용하며, 다시 命門·腰陽關·腰兪에 자침하여 平補平瀉法을 사용한다. 매일 1회, 6회가 1療程이다. 3일간 휴식하고 효과가 있으나 치유되지 않으면 다시 침치료하고, 6회 치료해도 효과가 없거나 치유되었다면 치료를 종결한다.

附 封閉療法

- 약물 : 2% 브로카인 10mg(1ml), 프레드니솔론(prednisolone) 25mg(1ml 혹은 Triamcino- lone acetonide 40mg)
- 방법 : 2ml 소독된 주사기에, 소독된 6호 주사침을 장착하고, 위의 약물을 흡입한다. 胸背部 혹은 腰部의 脊中線에서 가장 분명한 압통점을 찾아서 통상적인 소독을 한 후 통점의 극돌기 사이에 약 3cm 直刺入하여 국부의 脹痛感이 있을 때 주사기를 뒤로 당겨 혈액이 나오지 않으면 완만하게 약을 주입하고 발침한 다음 눌러주어 혈액이 나오는 것을 막는다. 매일 1회, 3회가 1療程이다. 3회 내에 치유되면 치료를 종결하고, 치유되지 않으면 다른 방법으로 바꾼다.

4. 임상례

① 宋某某, 女, 35歲

② 主訴 : 2개월 전부터 腰背部 통증

③ 현 병력 : 2개월 전에 무거운 물건을 들다가 갑자기 요부에 염좌상을 입어 당시에는 요부에 조금 脹痛이 있었고 3일째부터 증상이 점점 심해져서 안마치료와 中西藥(약물 미상) 치료를 받았으나 효과가 좋지 않았으며 오히려 증상이 가중되었다. 지인의 소개로 나에게 침구치료를 받으러 왔다.

④ 검사 : 환자는 제5・6번 흉추, 제3・4・5번 요추의 극돌기에 명확한 압통이 있고 압진 시 前胸椎 양측 및 요추 양측을 향하여 방산되는 통증이 있었다. 잠을 오래 자거나 앉았다 일어났을 때 통증이 심해졌다.

⑤ X선 : 흉추 및 요추에 명확한 변화는 없었다.

⑥ 변증 : 환자는 전형적으로 요부의 염좌상 병력이 있고 손상 후 증상이 명확하지 않아 치료를 잘 받지 못했고 증상이 심해져 지역에서 안마를 받았으나 효과가 좋지 않았다.

환자는 督脈의 大穴인 腰陽關에 염좌를 입자 經脈이 떨어지고 督脈의 運行 不暢을 유발하여 시간이 오래 지나 督脈의 上胸段의 穴位에 經氣가 전도되지 않아 胸段 5・6번 부위에 병변을 일으킨 것이다. 이 병은 經氣가 運行되지 않아 痛則不通, 通則不痛으로 발병한 것으로 극상인대손상으로 진단하였다. 舌白苔薄, 脈緩하였다.

⑦ 治則 : 通調督脈, 驅瘀止痛

1診(2일) : 환자는 앉았다 일어날 때, 오랜 운동 후에 통증이 심하고 X선상 흉추 및 요추에는 뚜렷한 변화가 없었다. 전형적인 흉・요부의 임상 증상이 있었다. 먼저 人中・委中에 刺入 후 瀉法으로 1분 정도 강자극으로 하고, 胸・腰 督脈經에서 身柱・神道・腰陽關・腰宜 등 압통이 비교적 명확한 穴位를 찾아 자침하여 得氣 후 40분간 留鍼을 하였다. 拔鍼 후 火罐으로 1분 정도 부항을 하였고 1일 1회 치료하였다.

2診(3일) : 환자는 1회의 鍼치료 후 胸・腰部의 통증이 다소 緩解되었으나 흉부의 압통은 여전하였으며 다만 면적이 축소되었다. 腰陽關 부위의 압통도 여전하여 위와 같은 방법으로 9회 치료하였다.

10診(11일) : 환자는 9회의 치료 후 증상이 거의 소실되어 이번으로 치료를 종료하였다.

⑧ 추적 관찰 : 반년 후 환자가 다시 내원했는데 10회의 치료로 모든 증상이 거의 소실되었으나, 단지 운동을 하거나 胸・腰部에 힘이 들어가면 불편감이 조금 남아 있었다. 그러나 근무에 영향은 미치지 않을 정도이고 지금은 모두 회복되었다.

이 환자는 치유 후 흐린 날에 약하게 발병하였고, 어떤 때는 중하게 발병하였다. 발병이 중하게 나타날 때마다 위와 같은 방법으로 치료하였는데 모두 만족할 만한 결과를 얻을 수 있었다.

5. 저자 견해

극상인대손상은 中醫에서 傷筋의 범주에 속한다. ≪雜病源流犀燭・身型門・筋骨皮肉毛髮病源流≫에서 "筋也者, 所以束節絡骨, 絆肉繃皮, 爲一身之關紐, 利全體之運動者也"라고 하였고, ≪素問・經脈別論≫에서는 "食入于胃, 散精于肝, 淫氣于筋"이라 하였다. 이것은 水穀飮食이 胃의 受納, 脾의 吸收, 肺의 輸布를 통과하여 근육에 영양을 주는 것을 충분히 설명하고 있다. 이 때문에 肝의 기능이 정상이면 筋 역시 堅强 有力하며, 肝氣가 허약하면 근육에 영양을 공급하지 못하여 筋이 萎弱하고 無力해져 쉽게 외부 邪氣나 外力을 받아 손상되므로 병이 발생한다.

극상인대손상은 임상에서 腰部에서 많이 발생하며, 胸段・胸下段에도 역시 때때로 발생한다. 치료를 할 때 위의 각 段의 取穴이 비록 차이가 있지만 取穴의 원칙을 총괄하면 압통점 구역 내의 穴에 해당 부위의 동통을 치료하는 經驗穴을 추가하는 것이다. 이상 分段에서 예를 든 穴組合을 운용하여 침자치료하면 胸上段・胸下段・腰段의 각 구역이 손상되어 나타난 동통에 모두 만족할 만한 효과를 거둘 수 있다.

오랜 침자치료를 견디지 못하거나 침자치료에 두려움이 있는 일부 환자는 위와 같은 封閉治療를 사용할 수 있으며, 이 역시 만족할 만한 효과를 거둘 수 있다. 치료하여 완치된 후에는 평소에 몸을 단련하고, 항상 척추의 기능에 좋은 鍛鍊(예를 들면 구보, 거꾸로 걷기 등)을 하면 재발을 막을 수 있다고 지도하였다.

제9절 腰椎間板脫出症

추간판은 髓核・纖維輪・軟骨判의 3부분으로 구성되어 있다. 요추는 인체에서 부하가 많은 관절로 外力에 의한 손상이 쉽고 손상 후 돌출된 추간판이 신경근을 압박하여 해당 신경이 분포하는 구역 내에 증상이 나타난다.

추간판은 추체와 추체 사이에 위치하고, 추체는 추골의 전방(腹側)에 위치하며, 추체와 추체 사이에 있는 추간판은 섬유륜 · 수핵 · 연골판으로 구성되어 척주의 부하관절을 이루며 脊柱 활동의 중심으로서 척주를 안정되게 하고, 충격을 완화하며, 외력에 균형을 잡게 하며, 압력을 견디게 하고, 아울러 척주의 각 방향 운동을 원활하도록 한다.

추간판은 일반적으로 연령의 증가에 따라 髓核의 脫水나, 추간극의 협소화, 외상에 의한 섬유륜 파열, 장기간 요부에 부담을 주는 勞役으로 인한 추체 연골판의 파손 등과 같이 퇴행성 변화가 발생하여 추간판이 받는 압력이 점차 커짐으로써 흔히 이 부위에 병이 발생하게 된다.

이와 같은 각종 원인으로 추간판을 둘러싼 섬유륜이 파열되거나 느슨해지면 추간판 내에 있는 수핵이 완만하게 혹은 갑자기 외방으로 탈출한다. 탈출된 후 신경근 혹은 척수를 압박하거나 동시에 압박을 받으면 임상적 증상이 나타나게 된다.

1. 임상 증상

요추간판탈출증은 임상적으로 4가지 유형으로 구분할 수 있다.

1) 우측 탈출

추간판 내 수핵이 우측으로 탈출하여 우측의 척추 신경근을 압박한 것으로 임상 증상으로 동통 위주의 증상이 나타난다. 동통은 좌골신경을 따라 아래로 방산되어 小腿 외측 및 足背 외측까지 미친다. 비교적 뚜렷한 3곳의 통증 부위가 있다. 즉 臀部 하부 疼痛區, 股中段 외측방 疼痛區, 小腿의 腓骨 외측 疼痛區이다. 하나의 放射性 압통점(腰4～5椎, 또는 腰5～薦1椎 정중앙에서 患側 옆으로 3cm 정도 떨어진 부위)이 있어, 만일 의사가 엄지손가락으로 압박하면 방산통이 좌골신경의 유주를 따라 足外側까지 나타난다.

2) 좌측 탈출

추간판 내 수핵이 좌측으로 탈출하여 좌측의 척추신경근을 압박한 것으로 임상 증상은 우측탈출과 같다.

3) 중앙 탈출

추간판 내 수핵이 척추간 정중앙으로 탈출하여 척수를 압박한 것으로 주요 증상으로 兩下肢麻木이 주가 된다. 점차 동통성 근육위축이 나타나고 동통은 야간 수면 시 증가되며, 하지에 冷感이 동반되고, 연약 무력해지며, 운동 후 동통과 麻木이 도리어 심해진다. 돌출된 척추의 상응하는 구역을 누르면 麻木이 가중되거나 麻木과 동통이 일측 혹은 양측 하지를 향하여 방산한다.

4) 혼합형

우측 탈출에 중앙 탈출이, 좌측 탈출에 중앙 탈출이 더해진 것이다. 임상 증상은 탈출된 방향의 하지로 좌골신경 노선을 따라 동통과 麻木 및 하지근육 위축(대개 腓骨 외측 근육) 위주로 나타난다. 항상 병변과 같은 쪽으로 편두통, 背部 脊椎痛 등이 동반되기도 한다. 환측의 돌출된 척주 상응구 내에 압력을 가하면 동측 혹은 양측하지를 향하여 분명한 방사성 麻脹 혹은 동통이 있다.

검사는 다음과 같다.

① X선 : 요추의 正側面 사진에서 대부분 환자는 요추 3·4·5번 추체가 비대되어 있거나 shemol's 결절이 보이기도 한다.

② 척추관 조영검사 : 직접적으로 탈출된 부위 혹은 크기를 알 수 있다.

③ CT검사 : 척추관 조영검사와 기본적으로 유사하나 조영검사를 대체할 수는 없다.

④ MRI검사 : 조기진단을 할 수 있으며, 깨끗하고 뚜렷한 영상을 얻을 수 있다.

⑤ 근전도검사 : 추간판 탈출과 연루된 신경이 지배하는 근육에는 신경의 섬유전위가 소실되거나 正鋭波・V波・H波 등 異常 근전도가 나타난다.

2. 중의 변증 치료

이 병은 中醫의 '腰腿痛', '腰痛連膝' 등에 속한다. 아울러 腎主腰脚의 논점으로 본 것도 있다. 예를 들면 ≪普濟方≫에서 "夫足少陰腎經也, 屬于腰脚而主于骨, 足厥陰肝之經也, 內血而主于筋. 若二臟俱虛, 爲風邪所乘搏于經絡, 流注筋骨, 故令腰脚疼痛, 筋脈攣急, 不得屈伸也"라고 하였다. ≪外科證治全書≫에서는 "諸痛皆由氣血不通所致"라고 하였다. 그러므로 中醫에서는 腰腿痛과 氣血凝滯, 肝腎氣虛弱 및 風寒濕邪에 맞은 것 등은 밀접한 관계가 있는 것으로 인식하였다.

대다수 환자는 정도가 다른 요부 외상력이 있는데 대부분 요부 염좌상으로 인한 것이다. 1차에서 비교적 중한 요부 염좌상이 있었으나 발병을 숨기거나, 이 병이 돌발적으로 발생하였거나, 항상 척추관절인대 혹은 근육 등의 손상이 있었다. 분명한 외상력이 없는 환자는 대부분 요부의 과로, 만성적인 腰部 勞損, 혹은 재채기, 극렬한 기침 등으로 腹壓이 증가하여 척주에 충격을 주거나, 혹 요부가 風寒濕邪에 맞은 것과 관계가 있다. 나이가 많은 환자는 대부분 肝腎虛弱의 증상과 분명한 椎間板變性, 椎體骨質增殖 등의 변화가 동반된다.

주요 증상은 요통과 下肢放射性 疼痛이 위주가 되며, 그 임상 증상의 경중은 주로 추간판이 돌출한 정도와 신경근이 압박 받는 정도에 따라 결정된다. 임상에서 腰4～5와 腰5～薦1椎間板이 後外側으로 탈출되어 요부 동통이 발생하는 것이거나 일측 좌골신경통이 가장 많이 보인다. 그리고 腰3～4・腰2～3 등의 추간판이 돌출된 것은 비교적 적게 보인다. 이런 類의 환자는 股神經이 분포하는 구역에 동통이 나타날 수 있다.

이 병의 초기에 추간판이 파열되어 수핵이 탈출하면 국부의 기혈이 응체하여 대부분의 환자가 腰腿痛이 극렬하고, 근육이 攣急하며, 요부 굴신이나 옆으로 돌리기에 제한이 있고, 걷기가 어렵다. 환자는 항상 손으로 요부를 받치는 특수한 자세를 하면 통증이 감소하고, 활동하면 加重되며, 낮에는 가벼워지고 밤이면 심하다. 기침이나 재채기 및 대변을 볼 때 동통은 극렬해진다. 통증과 마비가 심해지면 행동을 할 수 없고, 침대에서 일어날 수도 없으며, 편한 체위가 없다. 소수의 양측형 환자는 대부분 교대성이지만 혹 일측은 가볍고 일측은 중하게 나타난다. 중앙으로 탈출된 환자는 탈출물이 크면 양측 혹은 일측의 하지에 동통과 마목이 나타나며, 심하면 截癱, 대소변실금 등 馬尾神經이 압박을 받는 증상이 나타난다.

요통과 腿痛이 나타나는 시간과 추간판이 파열된 정도와는 관계가 있다. 대다수 환자가 먼저 요통이 있고 나중에 腿痛이 있다. 髓核이 가볍게 탈출되었거나 섬유환의 찢어진 조각이 신경근을 아직 압박하지 않거나 水腫이 아직 신경근에 파급되지 않고, 겨우 後縱靭帶가 자극을 받으면 요부 동통에 국한된다. 그러나 급성 외상 혹은 파열되어 탈출한 추간판이 점차 증가하여 신경근을 자극할 때면 동통이 가중되거나 퇴통이 발생한다. 일부 환자는 장기적인 요통병력이 있으며, 검사 시 좌골신경이 압박을 받는 증후가 나타나며, 대부분 肝腎虛弱하고, 연령이 비교적 높으면 외상력이 없다.

임상에서 요통을 일으키는 질병은 비교적 많으므로 표 2-1을 보고 감별할 수 있다.

표 2-1 요통을 일으킬 수 있는 질병 감별표

질병	증상	體徵	X선 사진
급성 요부 염좌	동통 극렬, 요부 활동 장애, 동통이 臀部 혹은 하지로 放散될 수 있음	薦棘筋 경련, 척추운동 제한, 局限性 壓痛	
慢性 腰筋勞損	鈍痛, 노동으로 피로하면 동통 가중	壓痛 구역 광범, 薦棘筋 경련과 척주 운동 제한	

요추간판탈출	요통과 放射性 腿痛, 대변볼 때나 기침할 때 동통 가중, 휴식 후 감소	脊椎 측돌기, 요추 전돌기 소실, SLRT 양성, 하지 신경계통증상 동반	척주측만, 요추 前突起소실, 椎間隙狹窄하여 좌우가 비대칭
요추결핵	동통, 어떤 때는 저녁에 통증으로 깨어남, 활동 시 가중, 전신에 힘이 없고, 체중감소, 低熱盜汗	腰筋이 板狀 경련, 척주 활동 제한, 뒤에 볼록한 畸形과 寒性 膿腫이 있을 수 있음	椎間隙狹窄, 椎體 주위가 모호하고 불분명하며, 骨質이 파괴됨. 寒性 膿腫이 있을 때 腰筋의 음영이 증대되고 넓어짐을 볼 수 있음
增殖性 脊柱炎	鈍痛, 노동으로 피로 누적 혹은 날씨가 흐리면 가중, 새벽에 일어나면 腰僵硬	척주 굴신 제한	다수에서 추체 주위가 脣狀으로 증식, 추간극 협착
類風濕性 關節炎(Rheumatoid arthritis) (중추성)	휴식으로 동통이 감소하지는 않으며 척주가 僵硬하고 민첩하지 못함	척주는 각 방향 활동에 모두 제한 받음. 심하면 강직이 오고 낙타등과 같은 기형이 됨	초기에 薦腸關節과 關節突起가 모호해지며, 후기에는 척주가 대나무 모양이 됨
선천적인 異常 (隱性脊柱裂 · 薦椎腰椎化와 腰椎薦椎化)	증상이 일정하지 않음. 혹 은은한 鈍痛이 있으며, 활동 후 극렬해지고, 경미한 외력을 만나도 급성 염좌가 발생	눌러도 아프고 두드려도 아픔. 또한 요부의 기능이 경미하게 제한 받음	隱裂 : 제5요추 혹은 제1천추판 부위에서 부분적인 결손 혹은 극돌기 결손이 있는 곳에서 많이 보임 薦椎化 : 제5요추의 일측 혹은 양측의 橫突起가 비대하여 薦骨 혹은 腸骨과 접촉하여 假關節을 형성 腰椎化 : 제1천추가 기타 천추와 융합되지 않은 것임
노인성골다공증	鈍痛 혹은 劇痛	척주 운동에 제한을 받고, 낙타등과 같은 기형이 나타남	골질이 느슨하고, 추체가 쐐기형으로 변하거나 요추가 양쪽이 오목한 형태
脊柱轉移性 腫瘍	동통이 극렬하고, 야간에 심함	轉移의 정황과 體徵이 다른 데 근거	추체는 파괴되어 눌려 납작하고, 추간극은 아직 온전
부인과 질병 (자궁 위치 이상 · 월경통 등)	腰薦部 동통은 항상 하복부 동통과 동시에 존재하며, 월경기와 분명한 관계가 있음	일반적으로 腰部體徵이 없음	
비뇨기계통질병 (신염 · 腎下垂 등)	요통이 있고 頻尿, 尿急, 血尿, 膿尿 혹은 발열이 동반		

퇴통은 일반적으로 대부분 臀部(梨狀筋 부위에 해당)로부터 시작하여 압박을 받는 신경근을 따라 아래로 내려가 神經幹의 분포구역 내로 放散한다. 임상에서 腿痛이 방산하는 구역을 명확하게 검사하면 定位診斷에 대한 중요한 의의가 있다. 만약 손상이 오래되었다면 탈출물이 오랫동안 제자리로 돌아가지 못해 압박받는 신경근 주위에 유착과 변성이 발생하여 腿脚麻木, 동통, 筋肉萎弱無力 등의 임상 증후가 나타난다. 이 병의 치료가 바르지 않고 오래되면 肝腎虛弱하며, 風寒濕邪에 쉽게 침입을 받고, 風寒濕邪가 絡脈을 막으므로 腰腿痛 등의 증상이 가중된다.

3. 임상 검사

1) 검사

① 근육 경련과 위축 : 탈출물이 신경근 혹은 척수에 대하여 압박 자극을 주기 때문에 機體는 보호성 근경련을 일으키는데 항상 일측 혹은 양측의 薦棘筋・腸腰筋・梨狀筋 및 大腿後側筋 群에서 볼 수 있다. 만지면 딱딱하고, 오래되면 血脈이 瘀阻하여 근육의 無菌性 炎症 등으로 변화할 수 있으며, 근육통과 압통이 나타난다. 동통과 廢用으로 인해 신경근이 지배하는 근육과 연루되어 정도가 다르게 근육 위축이 小腿筋肉에서 가장 분명하게 발생한다.

② 척추의 생리적인 굴곡도와 기능 변화 : 척추는 대부분 생리적으로 앞이 볼록하게 되어 있는데 환자는 탈출물이 비교적 커지기 때문에 곧게 펴져 있거나 後弓을 이루며, 항상 보호성 척추측만을 동반하고, 腰部를 뒤로 젖힐 때와 측방을 향할 때 볼록해지며, 특히 彎腰 활동에 분명한 제한을 받는다. 소수이지만 탈출물이 작은 중앙형이거나 추간판이 膨出된 환자는 생리적인 만곡이 앞으로 볼록하게 증대되었거나 거의 정상이며, 요부를 뒤로 젖히는 것과 옆으로 굽히는 행동에 제한이 크지 않고, 前屈을 하면 근육은 보호성 경련을 일으켜 동작에 분명한 제한을 받는다.

척주측만의 방향과 탈출물이 신경근을 압박하는 위치는 관계가 있다. 일반적으로 대부분 볼록한 것은 환측을 향한다. 만약 탈출물이 신경근의 외상방에 위치하면 환측을 향하여 측방으로 볼록하다. 만약 신경근의 內下方에 위치하면 健側을 향하여 측방으로 볼록하다. 탈출물이 신경근의 전방 좌우로 이동하면 교대로 측방으로 볼록하게 될 수 있다. 일반적으로 척주의 병리성 측만은 대부분 腰4~5椎間板脫出에서 많이 보인다.

③ 신경근성 압통 : 定位診斷을 할 수 있는 방법 가운데 하나이다. 절대 다수의 환자가 척추 옆에 압력을 가하면 통증이 심하며, 하지를 따라 방산통이 동반된다. 만약 中心型 脫出이면 극돌기 옆에 압통이 있는 이외 양하지를 따라 방사성 통증 혹은 麻木이 심해진다. 梨狀筋·坐骨結節 및 大轉子骨 사이, 오금 및 腓骨小頭下 구역 등의 부위에 압통이 있고 아울러 좌골신경을 따라 방산통을 일으킬 수 있다.

④ 下肢直擧上檢査(SLRT) : 환자는 仰臥位를 하고 양하지를 곧게 편 다음 환지를 높이 들어 올린다. 들어 올린 다리가 70° 이하일 때 좌골신경 분포구역 내의 방사성 통증이 나타나거나 높이 들어 올린 환지에 저항이 있으면 양성이다. 이 검사는 단지 腰4~5와 腰5~薦1추간판탈출검사에 사용하는 방법이다.

일반적으로 신경근이 관할하는 구역 내의 탈출 혹은 중앙으로 큰 면적이 탈출한 환자는 양성 體徵이 나타난다. 그러므로 일부 환자는 검사 시 음성 體徵이 나타날 수 있다. 만약 健側 하지에 SLRT를 할 때 환측에 좌골신경통이 나타나면 Fajeztain's sign 양성으로 탈출된 물질이 神經根袖의 腋部를 자극하기 때문에 나타난 것이다.

가. 股神經牽引檢査(tension test of femoral nerve, Wasserman's sign) : 환자는 俯臥位를 취하고, 환자의 무릎을 곧게 펴고, 시술자는 한손을 薦腸部에 놓고, 다른 한손은 환측의 발목을 잡고 무릎을 굽혀

足跟이 臀部에 접근하는 동작을 한다. 만약 大腿前側으로 방사통이 나타나면 양성이다. 이 검사는 腰3~4 및 腰2~3추간판이 탈출한 경우에 사용하는 방법이다.

나. 屈頸檢査 : 환자는 坐位를 취하고, 兩下肢를 곧게 편 뒤, 목을 피동적으로 앞으로 굽힐 때 脊膜이 당겨져 긴장으로 딱딱해지면 신경근을 자극한다. 이때 환측 하지에 방사성 통증이 나타나면 양성이다.

다. 바로 누워 배를 꼿꼿하게 하는 검사 : 환자는 仰臥位를 취하고, 배를 꼿꼿하게 하고 엉덩이를 드는 동작을 한다. 만약 患肢의 방사성 통증이 나타나면 양성이다. 만약 반응이 없으면 기침을 할 수도 있으며 혹 숨을 참는 동작을 하여 하지방사성 동통이 나타나도 역시 양성이다.

라. 흉복부에 베개를 이용한 검사 : 환자는 俯臥位를 취하고, 흉부에 연한 베개를 깔고 腰段脊柱를 과도하게 신전하게 한다. 이 체위는 복압을 증가하므로 추관을 협착하여 작게 변화시키고, 추간공도 좁아지게 한다. 시술자는 엄지로 患椎의 棘突起 양방에 있는 압통점에 압력을 가하며, 점차 압력을 증가한다. 만약 국부압통이 나타나며 아울러 같은 쪽 臀部 및 하지를 향하여 방사성 통증과 마목감이 나타나면 다시 베개를 복부로 옮겨 위와 같은 검사를 한다. 만약 腰臀腿部에 통증과 마목감이 분명하게 감소하거나 소실되면 양성이다.

마. 臀上皮神經壓迫檢査 : 방법은 흉복부에 베개를 이용한 검사와 동일하다. 단 압력을 주는 곳이 坐骨大孔 內 上緣의 臀上皮神經 出口處에 한다. 여기에 압력을 가한 후 만약 특정한 臀上皮神經痛과 하지 後側의 반사통이 있으면 양성이다. 이 시험을 초기의 腰臀痛 환자에 하면 비교적 높은 진단 의의가 있다.

바. 腰椎側彎檢査 : 椎間孔壓迫試驗이라고도 부른다. 환자는 일어선 자세를 취하고, 양발은 모아둔다. 시술자는 환자의 뒤에 서고, 한손

은 환자의 健側 肩外上部에 두고 다른 한손은 患側의 골반 외측을 잡고 환측을 향하여 척주를 측만하는 동작을 하면 腰薦部 동통이 심해지거나 환측 하지로 방사성 동통이 나타난다. 그런 후에 같은 방법으로 健側을 향하여 脊柱를 측만하면 腰臀腿痛이 소실된다. 이렇게 되면 양성이다. 이 검사는 神經根管과 椎間孔 부위의 탈출 혹은 협착에 대하여 진단 의의가 있다.

사. 腘神經彈撥檢査 : 腘神經壓迫試驗이라고도 부른다. 환자는 俯臥位를 취하고, 시술자는 한손으로 患肢의 踝部를 잡고 무릎을 90° 정도로 굴곡하고, 다른 한손의 엄지로 오금 중앙 왼쪽을 누르며 날렵하게 옆을 향해서 腘神經을 튕겨준다. 만약 국부에 불편한 동통과 하지방사성통이 나타나면 양성이다. 健側에 대해서도 비교검사를 할 수 있으며, 만약 椎管外病으로 일어난 腰腿痛이면 이 검사에서 음성이다.

이렇게 특수 검사를 하여 여러 항을 종합 분석하여야만 비로소 정확한 결론을 얻을 수 있다.

⑤ 患側 피부 감각, 筋力 및 腱反射변화측정검사 : 이 검사는 이 병을 正位診斷하는데 중요한 한 방법이다. 일반적으로 신경근의 皮支分布區와 신경근의 지배를 받는 근육이 압박을 받는 곳에서 이상이 나타난다. 그 증상이 반영되는 정도는 탈출물의 크기, 病程의 장단과 관계가 있다. 만약 탈출물이 작으면 病程이 짧고, 신경근이 쉽게 자극을 받아들이고, 피부는 대부분 감각이 민감하며, 건반사도 대부분 항진되어 있다. 만약 탈출물이 크면 病程이 길고, 신경근 압박으로 변성되어 있으며, 피부감각의 감퇴 혹은 소실이 나타나며, 근력이 분명하게 감퇴하고, 건반사도 감소 혹은 소실된다.

각 추체가 압박을 받은 후 나타나는 각종 증상을 귀납하면 표 2-2와 같다.

표 2-2 요추간판탈출증으로 인하여 임상에서 나타난 신경근 기능 장애 증상

탈출 부위	관련 있는 신경근	피부 감각 障碍區	筋力 변화	腱反射 변화
요3～4	요4	小腿 내측	脛前筋과 관련, 伸膝·足背伸·內翻無力	膝腱反射는 일반적으로 모두 정상
요4～5	요5	小腿 前外側, 足背 1～3趾背側	伸拇指長筋과 관련, 拇趾를 펴는데 無力	膝腱·跟腱反射 일반적으로 모두 정상
요5～천1	천1	小腿 後外側·足外側·4～5趾背	腓骨長·短筋과 관련, 足外翻·拇跖屈筋 無力	跟腱反射 일반적으로 모두 정상
요4～5 혹은 요5 천1 中心型 탈출	마미신경	鞍狀區·兩下肢後側	방광·항문괄약근·兩 下肢無力	膝·跟腱反射는 일반적으로 모두 정상

2) 탈출 유형

(1) 隱藏型(幼稚型)

纖維環이 불완전하게 파열되었으나 그 외층이 온전하게 갖추어져 있으면 수핵이 압박을 받는 상항에서 파열된 연약한 방향을 향하여 탈출한다. 이때 추간판이 받는 압력이 크면 섬유환의 파열은 크고, 섬유환의 파열이 많으며, 수핵은 계속하여 외측을 향하여 탈출한다. 만약 적당한 휴식을 취하면 수핵은 완전하게 돌아갈 수 있고, 파열된 섬유환 역시 유합될 수 있다. 이 型은 간혹 좌골신경통이 발생하지만 휴식을 취한 후에는 호전될 수 있다.

(2) 脫出型(移行型)

섬유환의 찢어진 것이 비교적 크지만 불완전하여 외층은 항상 온전한 형태를 유지하고 있으며, 수핵의 탈출이 커 球形을 이루고 있다. 이 型은 破裂型으로 바뀔 수 있다.

(3) 破裂型(成熟型)

섬유환이 완전히 파열되었고, 수핵이 추관 내로 들어가 임상 증상이

비교적 엄중하다. 대부분 지속성 동통이 있다.

① 治則 : 通調督脈, 驅瘀止痛
② 혈위 처방 : 壓痛點・環跳・秩邊・殷門・委中・承山
③ 혈방 해석 : 環跳는 足少陽膽經의 혈로서 足少陽・太陽 2脈의 交會穴이다. 秩邊・殷門・委中(足太陽膀胱經의 合穴)・承山 4개 혈은 모두 足太陽膀胱經의 穴이다. 여기에 요부의 압통점(혹은 압통방사점)을 같이 조합하면 通調督脈, 驅瘀止痛하는 효과가 있다.

3) 변증 유형

(1) 氣滯血瘀型

① 主證 : 腰腿에 刺痛이 있고, 낮엔 가볍고 밤에는 심하다. 통증이 고정되어 있으며, 痛處 누르기를 거부하고 腰部가 판자와 같이 뻣뻣하며 옆으로 돌리기가 힘들다. 대부분 최근에 요부 외상력이 있다. 舌質暗紅하거나 혹 瘀斑이 있으며, 脈은 弦緊 혹은 澁하다.
② 治則 : 活血祛瘀舒筋, 通絡行氣止痛

(2) 風寒痺阻型

① 主證 : 腰腿冷痛하고, 날씨가 춥거나 흐리고 비오는 날에는 심해지고 肢體가 차갑고, 따뜻한 것을 좋아하고 찬 것을 싫어한다. 舌質淡, 苔白滑 혹은 膩, 脈은 沉緊하거나 濡緩하다.
② 治則 : 祛風濕止痺痛, 活血通絡止痛

(3) 濕熱痺阻型

① 主證 : 腰腿疼痛, 肢體煩熱하고, 날씨가 덥거나 비오는 날에 심하다. 惡熱, 口舌乾, 小便短赤, 大便不暢, 舌紅苔黃膩, 脈은 濡數 혹은 弦數하다.
② 治則 : 淸熱利濕, 活絡鎭痛

(4) 肝腎虧虛型

① 主證 : 腰腿痛이 끈질기게 낫지 않고, 몸이 힘들 때 통증이 더욱 심해지며, 肢體가 痲木이 되고 冷感이 있으며, 沈重乏力, 筋肉萎縮되는 증상이 있다. 陽虛한 사람은 面色蒼白, 手足不溫 혹은 腰腿發凉, 혹은 陽痿, 早泄, 婦女帶下淸稀, 舌淡苔白滑한다. 陰虛한 사람은 面色潮紅, 咽乾口渴, 心煩失眠, 多夢 혹은 遺精, 舌紅少苔, 脈弦細數한다.

② 治則 : 補益肝腎, 通經止痛

4. 치료

1) 穴位와 鍼法

① 壓痛點 : 대부분 요추 4·5 또는 요추 5·천추 1번 간의 양측방 2~4cm 부위에서 뚜렷한 放射性 압통점을 찾을 수 있다. 26호 3촌(75mm) 호침을 취한다. 통점에 근거하여 침의 수를 선택한다. 통상적인 국부 소독을 한 다음 모두 약 2.8촌(70mm) 直刺入한다. 鍼感 : 局部 脹痛 혹은 同側 하지를 향하여 放散한다. (그림 2-18)

② 環跳 : 臀部 외측 하부에서 대퇴골 大轉子 최고 융기점과 薦骨과 尾骨의 접합부(腰兪) 간의 연장선에서 외측 1/3과 중부 1/3 교차점 처에 있다. 側臥하여 下腿를 펴고, 上腿는 굽혀 취혈한다. 30호 4촌(100mm) 호침을 취한다. 국부는 통상적인 소독을 한 다음 坐骨大孔을 향하여 약 3.6촌(90mm)을 刺鍼한다. 鍼感 : 局部 脹痛 혹은 同側 하지 및 足部로 방산한다. (그림 2-14)

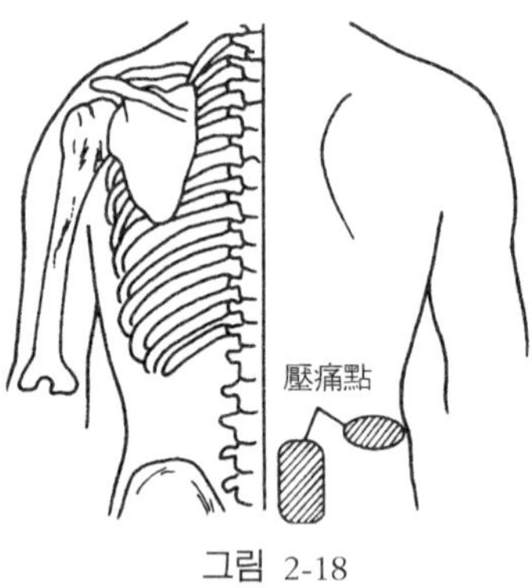

그림 2-18

③ 秩邊 : 臀部에서 제4薦椎後孔

과 평행하게, 薦正中嵴 양방 3寸處, 즉 腰兪穴 외측 3촌처에 있다. 26호 3촌(75mm) 호침을 취한다. 국부는 통상적인 소독을 한 다음 약 2.8촌(70mm) 直刺入한다.

鍼感 : 局部 脹痛이 있다. (그림 2-17)

④ 殷門 : 大腿 후면 중앙부로 承扶와 委中(오금 횡문 중점)의 연장선상에서 承扶 아래 6촌처에 있다. 30호 3촌(75mm) 호침을 취한다. 국부는 통상적인 소독을 한 다음 약 2.8촌(70mm) 直刺한다.

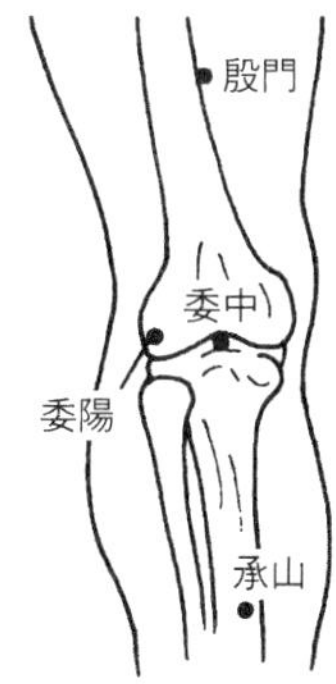

그림 2-19

鍼感 : 局部 脹痛 혹은 하지 및 족부를 향하여 방산한다. (그림 2-19)

⑤ 委中 : 오금 횡문 중점으로 대퇴이두근건과 반건양근건의 중간 부위에 있다. 30호 2촌(50mm) 호침을 취한다. 국부는 통상적인 소독을 한 다음 약간 위로 약 1.8촌(45mm) 斜刺한다.

鍼感 : 局部 脹痛 혹은 小腿 후면을 향하여 방산한다. (그림 2-19)

⑥ 承山 : 小腿 후면 정중앙, 委中 下 8촌, 혹은 外踝尖 上 8촌처, 小腿를 伸展할 때 비복근이 이루는 人字紋의 중점에 있다. 30호 2촌(50mm) 호침을 취한다. 국부는 통상적인 소독을 한 다음 약 1.8촌(45mm)을 直刺한다.

鍼感: 局部 脹痛이 있다. (그림 2-19)

2) 體位와 手法 및 療程

환자를 엎드리게 한 후 증상이 單側에 나타나면 위에서 예를 든 單側 穴組合을 취하고, 만약 양측에 나타나면 위에서 예를 든 양측 穴組合을 취한다. 겨우 요부에만 증상이 나타나면 요부 양측 혈위에 委中穴을 가한다. 이상 分型에 따라 혈위를 선택한 후 법에 따라 刺入하며, 40분간 留鍼하고 拔鍼한다. 拔鍼 후 각 혈마다 火罐으로 1분 가량 부항을 한다. 매일 1회 시술하며, 10회가 1요정이다. 5일 휴식한 다음 효과가 있으나 치유되지 않았으면 다시 침치료하고, 10회 치료해도 효과가 없거나 치유되었으면 치료를 종결한다.

5. 임상례

① 任某某, 男, 45세

② 主訴 : 5개월 전부터 우측 腰腿에 반복적인 발작성 통증

③ 현 병력 : 5개월 전 화물을 운반하다가 넘어져 腰部에 염좌상을 입었다. 당시 腰部 통증은 참기 힘들 정도였으며 근처의 진료소에 가서 침구 및 약물치료(약물 미상)를 받았다. 1주일의 치료로 증상은 호전되었으나 그 후 腰部에 반복적으로 통증이 발작되었고 처음에는 치료 효과가 좋았으나 2개월이 지나자 효과가 좋지 않아 증상이 점점 심해졌다. 우측 腰部 통증에서 점점 우측 臀部·股後·小腿 외측과 足跟部의 통증으로 이어졌다. 지역에서 침구·안마치료를 받았으며, 중·서의학적 치료를 받았으나 효과가 좋지 않고, 점점 심해져 지인의 소개로 나에게 침구치료를 받으러 왔다.

④ 검사 : 환자는 3·4·5요추 극돌기 부위에 명확한 압통이 있으며 壓診 시 우측 臀部·膕窩·小腿 외측으로 방사되는 통증이 있고, 동작 시 腰髖은 보호기전으로 편위되고, 잠을 오래 자거나, 동작을 오래 하면 통증이 유발되고 심해졌다.

⑤ X선 : 요추 3번과 4번 사이, 4번과 5번 사이 추간판탈출이 나타났고, 요추 4번과 5번 우측 側隱窩가 소실되어 있었다.

⑥ 변증 : 이 환자는 전형적인 腰部 외상력이 있으며, 이로 인해 요추 추간판의 섬유연골이 찢어져, 髓核이 돌출되어 신경근을 직접 압박 자극을 하였거나 혹은 側隱窩 주위의 水腫을 일으켜서 생긴 것이다. 이 병은 腰部의 經脈 運行 失調로 不通하여 痛症이 발병한 것으로 3·4번과 4·5번 추간판돌출로 진단하였다. 舌紅苔薄, 脈數하였다.

⑦ 治則 : 通調督脈, 驅瘀止痛

1診(2일) : 환자는 위와 같은 증상으로 내원하여 전형적인 추간판탈출증의 3대 특징인 腰痛, 臀部痛症, 小腿 외측 통증이 있었다. 먼저 腰部에 방사통이 있는 압통점 2~3개를 찾아 鍼刺 시 하지에서 足尖까지 방사성 麻痛이 있으면 留鍼을 하고, 環跳·秩邊·殷門·委中에 자침하여 得氣 후 40분간 留鍼하였다. 발침 후 火罐으로 1분 정도 부항을 하고 1일 1회 치료하였다.

2診(3일) : 환자는 1회의 鍼치료로 腰部·小腿의 통증이 다소 완해됨을 느꼈고, 수면 시 통증이 감소되었다. 위와 같은 방법으로 14회 치료 하였다.

15診(15일) : 환자는 14회의 침치료를 마친 후 있던 증상들이 거의 소실되어 이번으로 鍼치료를 종료하였다.

⑧ 추적 관찰 : 환자가 반년 후 다시 검사받으러 와서 15회의 치료 후 모든 증상이 거의 소실되었으며 다만 운동을 하거나 腰部에 힘이 들어갈 때 약간의 불편감이 있으나 일상 생활이나 근무에 영향을 미치지 않았고 현재는 정상으로 회복되었다고 하였다. 이 환자는 1년 후 다시 재발하여 위와 같은 방법으로 치료하여 만족할 만한 결과를 얻을 수 있었다.

6. 저자 견해

추간판탈출증은 청장년에서 발병률이 비교적 높은 병증이다. 임상에서 가장 많이 보이는 것은 35~45세 연령대의 환자이다. 그 임상 증상은 單側型 혹은 단순 요통환자가 많으며, 兩側型은 비교적 적다. 주요 증상은 疼痛과 麻木이다. 초기에는 대부분 동통 위주이고, 中晩期의 환자는 疼痛과 麻木 위주이다. 증상의 경중은 대부분 추체 탈출물의 대소와 관계가 있다. 만약 경도로 膨出되어 있으면 임상 증상은 대부분 腰薦部 동통 위주가 되며, 우연히 단독 혹은 양측 하지 동통이 나타날 수 있다. 그러나 동통은 대부분 극렬하지 않다. 추간판탈출이 일측을 향하여 가볍게 나온 환자는 초기에는 대부분 단측 요부동통으로 나타나며, 탈출이 비교적 큰 환자는 요퇴동통으로 시작하여 동통이 점차 가중되어 마목을 동반한다. 상태가 중할 때 환측 기능에 영향을 주며 동통성 癱瘓이 나타난다. 중앙돌출이 가벼운 환자는 대부분 양측 하지가 교대로 麻痛이 나타나며, 麻가 위주가 되고, 기능에는 영향을 주지 않는다. 탈출이 큰 환자는 주로 양측 하지에 마목 동통이 나타나고, 항상 찬 것을 싫어하고, 肢體에 진행성 위축이 동반되어 기능에 제한을 받는 등의 증상이 나타난다.

추간판탈출증 환자에 대한 침자치료에서 가벼운 환자(탈출이 작은), 혹은 침구에 대하여 민감한 환자, 특히 요부 동통만 있는 환자, 혹은 하지의 가벼운 동통이 있는 환자는 비교적 치료 효과가 좋다. 탈출이 큰 중앙형 혹은 單側으로 탈출된 환자는 임상에서 單側 下肢 혹은 兩側 下肢에 疼痛 麻木이 나타나므로 위에서 예를 든 穴組合을 운용하여 침자치료하면 좋은 진통작용이 있다. 그러나 이런 類의 환자는 치료가 어려울 뿐만 아니라 동통이 緩解된 후에도 쉽게 반복되므로 치료 시 좋은 치료 효과가 나타나더라도 그 효과를 확실하게 하기 위해 2회의 療程으로 더 치료하면 재발률을 낮출 수 있다. 치료하여 동통이 완전히 緩解, 혹은 소실된 후, 혹은 치료기간에 딱딱한 침대에 자고, 뒤로 걷기 등과 같은 가벼운 하지 운동으로 단련하면 肢體의 기능을 일찍 회복할 수 있다는 것을 가르쳐 준다. 아울러 항상 하지의 근육을 안마하면 회복을 돕거나 하지의 근육 위축을 방지할 수 있다.

상태가 중한 환자는 침치료를 운용해도 효과가 좋지 못하다. 증상이 중한 환자는 먼저 견인을 하고, 혹 硬膜 外 封閉療法 등을 사용한다. 만약 위의 방법이 효과가 없으면 초기에 수술치료를 고려한다. 만약 수술 후 下肢 및 腰部의 동통이 남아 있으면 위에서 예를 든 穴組合을 운용하여 치료를 하면 수술 전의 효과에 비하여 더욱 좋다. 수술 후 각종 원인으로 일어난 腰腿痛은 위에서 예를 든 穴組合을 운용하여 치료하면 만족할 만한 치료 효과를 거둘 수 있다.

제10절 腸腰筋損傷

腸腰筋(iliopsoas) 손상은 주로 腸腰部 손상으로 인하여 요복부 동통, 대퇴신경마비 등을 일으키는 종합증이다. 장요근은 大腰筋(psoas major)과 腸骨筋(iliacus)으로 구성되어 있다. 대요근은 제12흉추・제1요추에서 제4요추체의 측면과 횡돌기에서 시작하고, 장골근은 腸骨窩에서 시작하여 양 근육이 아래로 향하여 대퇴골의 小轉子(lessor trochanter)에서 끝난다. 이 근육은 허리와 腸骨을 구부리고 대퇴를 外旋하는 작용을 한다. 격렬한 운동 시(예를 들면 체조, 허들, 레슬링, 背面式 높이뛰기 등) 혹은 한쪽 허리 부분에 과도한 부하를 가하는 노동을 했을 때, 장요근이 극렬하게 수축하거나 과도한 피동적 견인으로 大腰筋腱膜 또는 장골근 筋腹部가 찢어지거나, 심하면 시작 부분의 근육이 단열된다. 腸腰筋腱膜과 後腹膜 사이에는 결체조직 간의 성긴 틈이 있어 장요근이 손상받은 후 출혈이 쉽게 그 공간에 퍼져 큰 혈종을 형성하여 장요근을 따라 분포하는 대퇴신경을 자극하거나 압박해서 임상 종합증상을 유발하게 된다.

1. 임상 증상

환자는 분명한 損傷歷이 있고, 조기에는 대부분 腸腰部에 脹痛을 호소하고, 점차 가중되며, 후에 대퇴사두근의 무력, 마비 및 변비 등의 증상이 나타난다. 환자는 대부분 허리를 구부리거나 장골을 구부릴 때, 대퇴를 外旋할 때, 기침, 재채기 할 때 통증이 가중된다.

● 검사 : 하복부 腸骨窩區 내에 분명한 血腫 덩어리가 만져지며 뚜렷한 深部 壓痛 또는 압박 後 後腰部로 放散痛이 있다. 안쪽 아래를 향하여 壓診 시 동통은 대부분 서혜부로 향하고, 大腿 앞쪽 및 小腿 내측으로 방산한다. 腫塊를 穿刺해서 血性物을 추출할 수 있다. 환자는 허리를 펼 수 없으며, 걸을 때 절뚝거리고, 대퇴신경을 당겨서 펴는 검사에서 양성이다. 대퇴 앞

쪽과 무릎의 대퇴신경 분포 구역 내의 피부감각이 감퇴하거나 혹은 소실되고, 슬개골 건반사가 감퇴하거나 소실되며, 시간이 비교적 오래되면 환자에게 대퇴사두근 위축 등이 나타난다.

2. 중의 변증 치료

腸腰筋 손상은 中醫의 '瘀血腰痛'의 범주에 속한다. 달리 '閃腰岔氣'라고도 한다. ≪素問 · 刺腰痛論≫에서 "衡絡之脈令人腰痛, 不可以俯仰, 仰則恐仆, 得之擧重傷腰"라 하였다. 이것은 外傷瘀血로 일어난 요통은 허리를 굽히고 펴는 동작을 못하는 것이 중요한 임상 증상이라는 것을 말하는 것이다. 淸代 尤在涇은 ≪金匱翼 · 卷六≫에서 "瘀血腰痛者, 閃挫及强力擧重得之. 盖腰者, 一身之要, 屈伸仰俯, 无不由之, 若一有損傷, 則血脈凝澁, 經絡壅滯, 令人卒痛不能轉側, 其脈澁, 日輕夜重是也"라고 역시 명확하게 제시하였다. 이것은 腰部 急性 捻挫에 대한 病因, 病理 및 임상 증상에 관하여 요점을 간명하게 설명한 것이다. 淸代 沈金鰲는 ≪雜病源流犀燭≫에서 "跌仆閃挫, 卒然身受, 由外及內, 氣血俱傷病也. 何言之, 凡人忽跌忽閃挫, 皆屬无心, 故其時本不知有跌與閃挫之將至也. 而忽然跌, 忽然挫, 必氣爲之振, 振則激, 激則壅, 壅則氣之周流一身者, 忽因所壅而凝聚一處, 是氣失其所以爲矣. 氣運乎血, 血本隨氣以周流, 氣凝則血亦凝矣. 氣凝在何處, 則血凝在何處矣. 夫至氣滯血凝, 則作腫作痛諸變百出也"라 하였다. 이로써 알 수 있는 것은 急性 腸腰筋損傷은 반드시 근육 근막에 파열상을 입어 氣滯血瘀가 나타나며, 이로 인해 瘀血이 막혀 불통하므로 腫脹과 疼痛 등 한 계열의 임상 증상이 나타난다. 이런 類의 환자는 初期와 晩期 두 型으로 분류할 수 있다.

1) 初期型

환자는 분명한 外傷歷이 있으며, 손상을 입을 때 일부 환자는 腰部

에서 '딸깍'하는 느낌을 받았거나 소리를 들을 수 있으며, 염좌를 당한 후 즉시 일측의 腸腰部 혹은 양측의 腸腰部에 극렬한 요통이 나타나 요부를 곧게 펴지 못하고, 굽히고 펴기, 옆으로 돌리기 일어나기에서 모두 동통이 가중되었다. 患側 腰筋은 항상 분명한 경련이 있고, 깊은 들숨, 기침, 재채기할 때 등 모두 동통이 극렬하게 나타난다. 환자는 항상 손으로 허리를 지탱하여 활동 시 발생하는 극렬한 동통을 방지하려 한다. 상태가 중하면 바로 설 수 없으며, 동통이 있고 땀이 난다. 요척주는 대부분 환측을 향하여 기울어지며, 만약 염좌상이 좌측 반신에 있으면 우측을 향하여 굽힐 때 동통이 가중된다. 어떤 경우에는 손상을 받은 후 동통이 그렇게 중하지 않아 계속하여 일을 할 수 있으며, 하룻밤을 쉰 다음 장요부에 극렬한 동통이 나타난다. 장요부 동통은 분명하게 국한성으로 나타나므로 환자는 항상 손으로 염좌 혹은 동통이 있는 구역을 지적할 수 있다. 어떤 일부 환자의 동통은 腸骨窩部 혹은 大腿前面 및 小腿內側을 향하여 放散한다. 舌絳하고 苔黃하며, 脈은 澁하다.

① 검사 : SLRT에서 양성, 骨盤旋轉檢査에서 양성이다.

② 治則 : 驅瘀通經, 活血鎭痛

③ 혈위 처방 : 維道(환측) · 府舍(환측) · 髀關(환측) · 血海(환측)

④ 혈방 해석 : 維道는 足少陽膽經의 穴位로 足少陽膽經과 帶脈의 交會穴이다. 府舍는 足太陰脾經의 穴로 足太陰 · 厥陰 · 陰維의 交會穴이다. 髀關은 足陽明胃經의 穴이다. 血海는 足太陰脾經의 穴로 調血淸血, 宣通下焦한다. 足少陽 · 太陰 · 陽明의 三經四穴을 쓰면 驅瘀通經, 活血鎭痛하는 효과가 있다.

2) 晩期型

이 型은 주로 초기 치료가 적당하지 않거나 오래도록 치료하지 않아 임상 증상이 나타난 것이다. 주요 증상은 初期型과 약간 다르다. 腸骨部 동통이 위주가 되며, 항상 대퇴근육 혹은 소퇴의 내측 근육무력 혹은 위축을 동반하며, 변비가 비교적 분명하게 나타나는데 대다수 3~5

일 만에 한 번 변을 보며, 항상 변을 본 후 증상이 감소하거나 변을 본 후 잠시 동안 동통이 가중되는 증상이 나타난다. 舌質은 暗淡하고 瘀點이 있으며, 脈은 弦緊하다.

① 검사 : 이 型의 환자는 대부분 腸腰部 동통이 있으며, 腸骨前上棘 주위와 腸骨窩部에서 분명한 壓痛區를 찾을 수 있다. 시간이 오래된 환자는 大腿四頭筋 혹은 小腿 내측 근육에 분명한 위축 현상이 나타난다.

② 治則 : 活血通絡, 行氣復癱

③ 혈위 처방 : 氣海兪(환측)·五樞(환측)·維道(환측)·髀關(환측)·陰陵泉(환측)

④ 혈방 해석 : 氣海兪는 足太陽膀胱經의 穴이다. 五樞는 足少陽膽經의 穴로 足少陽과 帶脈 두 經의 交會穴이다. 維道는 足少陽膽經의 穴로 足少陽膽經과 帶脈의 交會穴이다. 髀關은 足陽明胃經의 穴이다. 血海는 足太陰脾經의 穴이며, 陰陵泉은 足太陰脾經의 合(水)穴이다. 이상의 6개 穴을 조합하면 活血通絡, 行氣復癱하는 효과가 있다.

3. 치료

1) 穴位와 鍼法

① 氣海兪 : 요부에서, 제3과 제4요추 극돌기 사이 오목한 곳의 외측 1.5촌처에 있다. 30호 3촌(75mm) 호침을 취하고, 국부는 통상적인 소독을 하고, 약 2.8촌(70mm) 直刺入한다.

鍼感 : 局部 脹痛 혹은 內側 下肢를 향하여 방산한다. (그림 2-20)

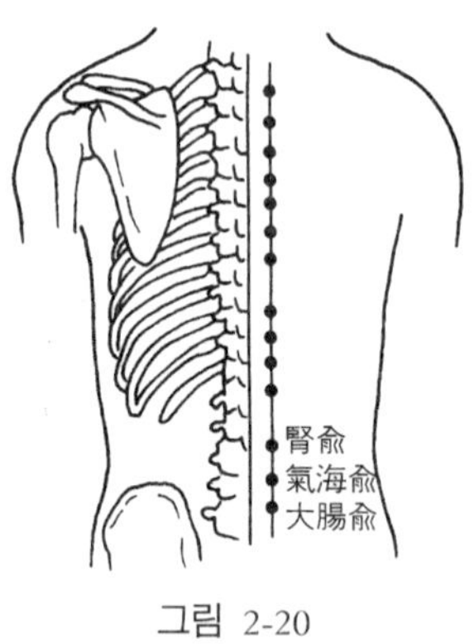

그림 2-20

② 五樞 : 복부에서, 腸骨前上棘의 전

방, 臍 下 3촌처와 옆으로 수평인 곳, 帶脈과 維道 연결선의 중점처에 있다. 30호 3촌(75mm) 호침을 취하고, 국부는 통상적인 소독을 하고, 약 2.8촌(70mm) 直刺入한다.

鍼感 : 서혜부 내에 脹痛이 있다. (그림 2-21)

③ 府舍(患側) : 하복부에서 臍 下 4촌, 衝門 上 0.7촌, 前正中線에서 4촌 떨어진 곳에 있다. 30호 2촌(50mm) 호침을 취한다. 국부에 통상적인 소독 후 약 1.8촌(45mm) 直刺入한다.

鍼感 : 局部 脹痛이 있다. (그림 2-22)

④ 維道(患側) : 側腹部, 腸骨 前上棘의 前下方, 五樞 前下 0.5촌처에 있다. 30호 2.5촌(65mm) 호침을 취한다. 국부에 통상적인 소독 후 腸骨 안쪽 밑을 향하여 약 2.3촌(60mm) 刺鍼한다.

鍼感 : 局部 脹痛 또는 大腿 前面을 따라 下行 방산한다. (그림 2-21)

⑤ 髀關(患側) : 대퇴전면, 腸骨 前上棘과 腸骨 아래 外側端의 연결선상에서 대퇴를 굴곡 시 會陰과 평행하여 縫工筋(sartorius) 외측의 오목한 곳, 슬개골 밑 外側端에서 위로 12촌처에 있다. 30호 2촌(50mm) 호침을 취한다. 국부는 통상적인 소독을 하고 약 1.8촌(45mm) 直刺한다.

鍼感 : 局部 脹痛이 있다. (그림 2-21)

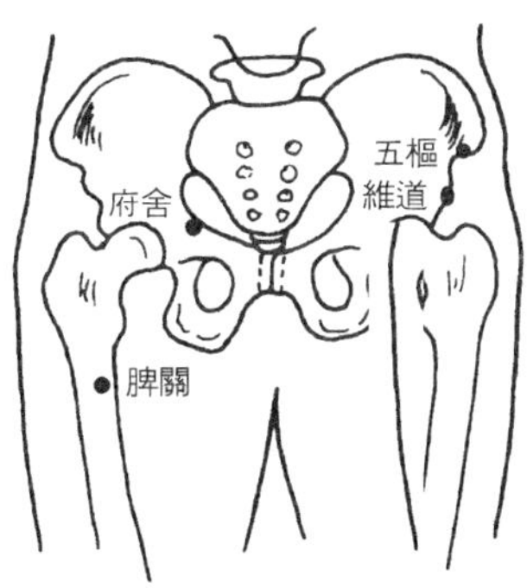

그림 2-21

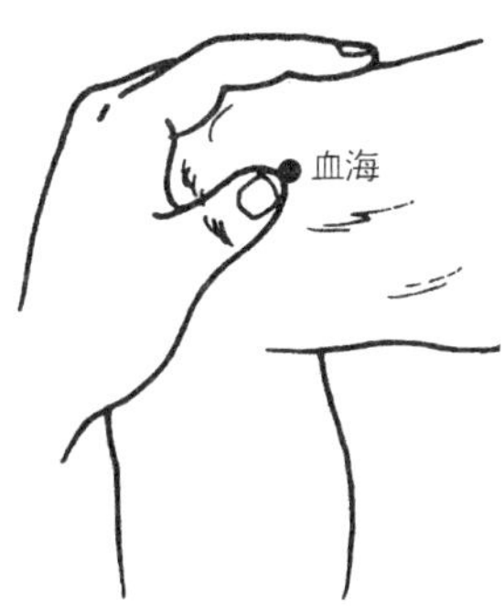

그림 2-22

⑥ **血海**(患側) : 무릎을 굽혀 大腿 內側의 슬개골 밑 內側端에서 위로 2촌, 대퇴사두근 內側頭의 융기처에 있다. 30호 2촌(50mm) 호침을 취한다. 국부에 통상적인 소독 후 약 1.8촌(45mm) 直刺한다.

鍼感 : 局部 脹痛이 있다. (그림 2-22)

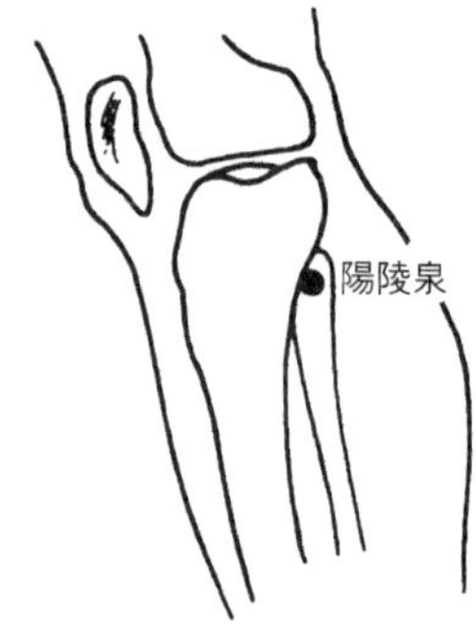

그림 2-23

⑦ **陰陵泉** : 소퇴 내측 정면 상부에서 脛骨內側緣과 內側髁移行部와 腓腸筋內側頭 사이의 오목한 곳, 일반적으로 內膝眼 下 2촌처에 있다. 30호 2촌(50mm) 호침을 취한다. 국부에 통상적인 소독 후 약 1.8촌(45mm) 直刺한다.

鍼感 : 局部 脹痛이 있다. (그림 2-23)

2) 體位와 手法 및 療程

初期型 환자는 仰臥位를 취하고, 먼저 維道·府舍에 자침하여 平補平瀉法을 사용하며, 다시 髀關·血海에 자침하여 瀉法을 사용한다. 매회 40분간 유침하고, 발침 후 1분 정도 火罐을 한다. 매일 1회, 10회가 1療程이다. 5일간 휴식 후 효과가 있으나 치유되지 않았으면 다시 침치료하며, 10회 치료해도 효과가 없거나 치유되었으면 치료를 종결한다.

晩期型 환자는 側臥位를 하고, 먼저 氣海兪를 자침하여 瀉法을 사용하며, 다시 五樞·維道를 자침하여 補法을 사용한다. 가장 나중에 髀關·血海·陰陵泉을 자침하여 瀉法을 사용한다. 자침을 마친 후 전기 자극을 주고 40분간 유침한 후 발침하고 각 혈에 1분 정도 火罐을 한다. 매일 1회, 10회가 1療程이다. 5일간 휴식 후 효과가 있으나 치유되지 않았으면 다시 침치료하며, 10회 치료해도 효과가 없거나 치유되었으면 치료를 종결한다.

4. 임상례

① 周某某, 男, 30세

② 主訴 : 5일 전부터 우측 腸骨窩部의 염좌로 인한 통증

③ 현 병력 : 환자는 5일 전 난간을 넘다가 넘어져 당시 腸骨窩部에 통증을 느꼈고 다음날 腸骨窩部가 부어올라 통증이 더욱 극렬해졌다. 근처에 있는 진료소에서 침구 및 약물치료(약물미상)를 받았으나 호전되지 않고 점점 심해져 지인의 소개로 나에게 침구치료를 받으러 왔다.

④ 검사 : 환자는 장골와부에 명확한 압통성 包塊가 있고 누르면 우측 股部腿面上으로 통증이 방산되며, 右腿는 外旋位를 취하고, 동작 시 跛行, 기침 및 재채기 할 때 통증이 심해졌고, SLRT는 양성이었다.

⑤ X선 : 요추 薦腸關節, 髖關節에 이상은 없다.

⑥ 辨證 : 환자는 전형적인 외상으로 인한 腸骨部 손상으로 氣血이 凝澁한 것이다. 氣凝하면 血도 역시 凝한데 氣凝이 있는 곳이면 血凝도 역시 그곳에 있다. 氣滯하여 血凝하면 腫痛이 발생하고 不痛하여 이 병이 발생한 것으로 腸腰筋損傷 초기로 진단하였다. 舌絳하고 苔黃하며, 脈은 澁하였다.

⑦ 治則 : 驅瘀通經, 活血鎭痛

1診(2일) : 환자는 한손으로 허리를 받치고 허리를 굽히며 걸어서 내원하였다. 침대에 平臥하여 우측 腸骨窩部에 명확하게 腫脹된 壓痛處를 찾아 국부를 소독하고 일회용 5cc의 주사기로 包塊 내에 있는 액체를 吸出(액체는 주황색으로 약 8cc)하였다. 거의 吸出을 마친 후 소독된 거즈 및 붕대로 包塊 부위를 단단하게 싸맸다. 그리고 維道·府舍·髀關·血海에 刺鍼을 하고 得氣 후 40분 정도 留鍼을 했다. 拔鍼 후 1분 정도 火罐으로 부항을 하고, 1일 1회 치료하였다.

2診(3일) : 환자는 1회의 鍼刺 후 腸骨部의 통증이 다소 緩解되었

고, 기침, 재채기를 할 때 처음보다 통증이 감소되었다. 腸骨窩部의 血腫은 다시 발생되지 않았고 같은 방법으로 5회 치료하였다.

6診(7일) : 환자는 5회의 치료로 증상이 거의 소실되었고, 이번으로 치료를 종료하였다.

⑧ 추적 관찰 : 반년 후 환자가 다시 내원하였는데 6회의 치료로 모든 증상이 소실되었으나 단지 운동을 하거나 腸骨窩部에 힘이 들어갈 때 불편감이 남아 있었고 일상생활이나 근무에는 영향을 미치지 않았다. 현재는 완전히 회복되었다.

5. 저자 견해

腸腰筋損傷은 中醫에서 '閃腰岔氣', '瘀血腰痛'의 범주에 속한다. 중의에서 이 병의 발생은 사람이 넘어지면서 腸腰部에 강렬한 捻挫를 당한 것과 관계가 있는 것으로 인식하였다. 사람이 극렬한 염좌를 당하거나 넘어진 후에는 반드시 腸腰部의 筋肉筋膜, 血脈의 손상이 나타난다. 이것에 관하여 淸代 沈金鰲는 ≪雜病源流犀燭≫에서 "血本隨氣以周流, 氣凝則血亦凝矣. 氣凝在何處, 則血凝在何處矣. 夫至氣滯血凝, 則作腫作痛諸變百出也"라 하여 인체가 손상을 입은 후 氣滯하면 血이 凝滯하므로 腫脹과 疼痛을 위주로 하는 한 계열의 임상 증상이 나타나는 것을 충분히 설명하고 있다.

저자는 이 병을 두 型으로 분류하였다.

첫 번째는 初期型이다. 주요 임상 증상은 일측의 腸腰部 혹은 양측의 腸腰部에 극렬한 동통이 나타나 허리를 곧게 펼 수 없으며, 굽히고 펴기, 옆으로 돌리기와 앉았다가 일어나기 모두 동통이 가중되었다. 환측 腰筋에는 항상 분명한 경련이 있고, 깊은 들숨·기침, 재채기 등을 할 때 모두 동통이 가중되었다. 維道·府舍·髀關·血海를 취하여 위의 방법에 따라 정확하게 자침하면 모두 만족할 만한 효과를 거둘 수 있다.

두 번째는 晩期型이다. 주요 임상 증상은 初期型과 약간 다르다. 腸骨部 동통을 위주로 하며, 항상 大腿筋肉 혹은 小腿의 내측 근육 무력 혹은 위축을 동반하고, 변비는 비교적 분명하게 나타나는데 대다수 3~5일 만에 한 번 변을 보며, 변을 본 후에는 증상이 감소하거나 잠시 동안 동통이 가중되는 증상이 나타난다. 氣海兪(환측)·五樞·維道·髀關·血海·陰陵泉을 취혈한다. 이 型의 환자는 시간이 오래 경과되었기 때문에 그 치료 효과가 初期型 환자와 같지 않고, 치료시간이 좀 길다. 그러나 인내심을 가지고 치료하면 역시 만족할 만한 효과를 거둘 수 있다.

이런 類의 환자 치료에서 주의할 점은 다음과 같다. 初期型 환자 치료 시 처음 손상 입은 3일 내는 위의 치료 방법을 사용하지 않는 것이 가장 좋다. 너무 일찍 鍼刺治療를 운용하면 손상으로 출혈된 상황이 안정을 찾을 수 없다. 본래 매우 분명한 국부의 부종이 있는데 다시 刺鍼하여 그것이 鍼으로 인한 손상인지 쉽게 오인할 수 있으므로 안정되기를 기다렸다가 침치료를 하여 治療上의 오해를 피해야 한다. 만약 장요부의 손상이 매우 중한 환자에서 腸骨窩部를 만졌을 때 腫脹이 있는 包塊를 분명하게 만질 수 있다면 그 血腫을 빨아내고 2일간 싸서 묶어 둔 다음 다시 침치료하면 더욱 좋은 효과를 거둘 수 있다. 晩期型 환자는 위의 電鍼治療를 운용함과 동시에 단련을 하는데 가족의 도움을 받는다. 또 물리치료를 하고, 본인이 노력하여 단련을 하면 대퇴의 근육과 소퇴내측의 근육을 조기에 회복하는데 도움을 줄 수 있다.

제11절 薦尾骨部 疼痛症候群

이 병은 노동 과도로 인하여 손상받은 薦骨部에 퇴행성 변성이 오거나 尾骨이 骨折되고 脫位됨으로 인하여 후유증이 남은 일종의 만성 천골동통증후군이다.

인체의 尾骨은 일반적으로 4~5마디의 원시형 미골과 연골로 연결되어 있다. 임상상 자주 보는 것 중에는 미골이 좌우측으로 과도하게 구부러져서 기형이 발생한 것이 있다. 제1미골은 추간판 형식으로 제5천추와 연접되어 薦骨尾骨關節을 이룬다. 薦骨尾骨部는 주로 전·후縱靭帶의 연속부분으로 지지되고 있으며, 薦骨尾骨靭帶, 尾骨筋 및 대둔근의 부분섬유가 연접되어 추가로 고정하고, 아울러 薦5·尾1신경 및 薦3·4신경의 앞가지가 미골신경총을 이루어 분포하고 지배한다. 그러므로 천골미골부는 구성은 박약하지만 신경은 풍부하다.

천골미골부의 손상은 높은 곳에서 떨어지거나, 걷다가 미끄러져 엉덩이로 착지할 때 천골부에 염좌 손상을 입어 천미골관절과 미골연골부위에 손상을 입거나 골절 혹은 탈위되는 것을 많이 볼 수 있다. 미골의 정복은 쉽지 않고 고정이 곤란하므로 보통 遠端이 앞을 향하여 전위되거나 기형적으로 유합되는 경우가 많다. 또한 일부 부녀자 가운데 분만 시 복압이 과도하여 미골손상을 입는 경우도 있다. 천골부의 손상으로 인한 자극과 압박을 주위 조직, 근육과 인대, 미골신경에 주기 때문에 급성 혹은 만성 천미부 동통을 일으킨다. 혹은 장시간 앉아서 일하는 사람은 천미골부를 오랫동안 압박 마찰하므로 천미골부에 만성적인 손상을 일으켜 만성적인 동통이 나타난다.

1. 임상 증상

임상에서 대부분 여성에서 많이 보이며, 다수의 환자에서 정도가 다른 둔부 착지로 인한 손상, 혹은 출산 시 손상력이 있고, 분명한 손상력이 없는 환자는 대부분 직업과 관련이 있다. 통증은 대부분 臀溝 가운데 천미골관절부위에 있으며, 隱隱痛, 鈍痛 혹은 燒灼하는 것 같은 痛症이 나타난다. 소수 환자에서 會陰部를 향하여 放散痛이 나타나기도 한다. 좌변기에 앉을 때, 대변을 볼 때, 기침할 때, 수면이 과다할 때 모두 동통이 가중되며, 걸을 때 좌우의 둔부가 교대로 압박하면 동통을 유발한다. 앉아 있을 때 둔부 근육을 들어서 大腿의 屈側이 의자 부위에 접촉되는 것을 좋아하며, 대변이 건조해져 배변이 곤란해진다.

① 검사 : 골절기형유합의 病歷과 직장 내진 시 분명한 통점과 角을 이룬 부위를 촉진할 수 있다.

② X선 : 촬영한 일부 환자 가운데 부분적으로 오래된 미골골절, 脫位를 확인할 수 있다. 일부 환자는 미추관절기형 혹은 薦尾關節間隙의 협착, 軟骨下硬化 및 邊緣 증식 등의 변화가 있다.

2. 중의 변증 치료

中醫에서 '骨은 幹이 되는 것'으로 인식한다. 골은 인체를 지탱하고, 인체 내장을 보호하는 중요한 테두리가 되는 구조물이다. 아울러 骨은 髓의 府가 되며, 髓內에는 腎精이 충만하다. 腎精이 충만하면 髓海가 충만하고, 骨格이 견고하므로 발육이 정상이다. 骨格의 성쇠는 선천적인 품부 이외 후천의 충분한 영양 작용에 의지한다. 만약 선천적인 腎의 기능이 쇠약하고, 후천의 脾胃가 虧虛하면 인체 골격의 발육에 영향을 주어 퇴행적인 한 계열의 변화가 나타나 질병이 발생한다. 또 이 병의 발생과 薦部의 직접적인 손상 혹은 薦尾骨의 골절 유합이 좋지 못한 것 등은 서로 관계가 있는 것으로 본다. 그 임상 병인이 다른데 근거하여 아래와 같이 두 형으로 분류한다.

1) 先天型

대부분 薦尾關節, 尾椎의 퇴행성 변화로 異常이 된 것과 관계가 있으며, 그리고 발육 異常인 薦尾骨이 직접 국부의 조직 등에 자극을 주어 발병한다. 이 型은 대부분 청장년에 다발하고, 여성에서 많으며, 동통은 주로 薦尾部에 있는데 腰兪 上 2촌 정도에서 長强 주위에 이르는 부위까지 동통이 주가 된다. 발병이 시작될 때는 대부분 국부의 腫脹을 느끼고, 睡眠 시 동통이 있으며, 운동이나 일을 할 때는 동통의 존재를 느끼지 못한다. 때때로 가볍고 때때로 중하며, 대다수 동통은 일단의 시간이 지나면 저절로 없어진다. 3~5년 후 점차 가중될 수 있으며, 동통이 심할 때는 睡眠 시에 동통으로 잠을 깨기도 하며, 오래 앉아 있으면 동통이 나타나고, 여자는 항상 白帶下가 증가되며, 월경이 고르지 못하며, 월경을 할 때 薦尾部 동통이 가중되는 증상이 있다. 舌苔는 薄白하고, 脈은 沈하다.

① 검사 : 환자의 薦尾部 정중앙에 분명한 1개 혹은 여러 개의 압통점을 만질 수 있으며, 尾骨部에 압력을 가할 때 동통이 극렬하며, 항문 手指診斷은 진단에 도움을 준다.

② X선 : 이 型의 환자에서 薦尾部 사진은 가치가 없다.

③ 治則 : 通經活絡, 驅瘀止痛

④ 혈위 처방 : 局部 痛點・秩邊(양측)・委中(양측)

⑤ 혈방 해석 : 秩邊・委中은 모두 足太陽膀胱經의 穴이며, 委中은 足太陽膀胱經의 合穴이다. 여기에 국부의 痛點을 같이 刺鍼하면 通經活絡, 驅瘀止痛하는 효과가 있다.

2) 損傷型

이 型의 환자는 대부분 여러 원인으로 일어난 천미부의 충격으로 미골골절 혹은 탈구가 나타나 整復이 되었거나 실패하여 薦尾部 동통이 남은 것이다. 환자의 동통은 尾椎(腰兪와 長强 사이) 주위에 국한되어 있으며, 골절의 초기 동통은 비교적 극렬하고, 坐位를 취할 때 동통은 더욱 극렬하다. 몸을 뒤집기, 누웠다가 일어나기, 계단을 올라 갈 때, 큰 걸음으로 걸을 때 모두 동통이 더욱 극렬해진다. 尾椎骨 骨折이 있어도 脫位가 되지 않은 환자 혹은 만기의 환자는 동통이 대부분 薦尾部에 국한되고, 睡眠 혹은 몸을 뒤집을 때, 또는 오래 앉아 있으면 동통이 더욱 극렬해지고, 대・소변 혹은 腹壓이 증대되면 동통이 더욱 심해진다. 이 型의 환자는 항상 변비와 함께 少腹이 脹滿하다. 여자는 월경 불규칙, 赤白帶下, 痛經 등의 증상이 동반된다. 舌은 紅色이며 苔는 燥하고, 脈은 弦細하다.

① 검사 : 薦尾部에 분명한 압통이 있고, 尾骨에 압력을 가하면 동통이 극렬해지며, 항문 진단은 골절의 진단에 도움을 준다.

② X선 : 尾椎骨 골절 혹은 脫位를 볼 수 있다.

③ 治則 : 驅瘀通經, 活血止痛

④ 혈위 처방 : 痛點 3鍼 · 委中(양측)

⑤ 혈방 해석 : 委中은 足太陽膀胱經의 合穴이며, 또한 腰背委中求로 임상에서 잘 쓰인다. 여기에 3개의 痛點을 같이 刺鍼하면 驅瘀通經, 活血止痛하는 효과가 있다.

3. 치료

1) 穴位와 鍼法

① 局部 痛點 : 腰兪 上 2촌에서 長强穴 사이에 있는 압통점을 취하고 압통점의 數에 근거하여 30호 2촌(50mm) 호침 여러 개를 취한다. 국부는 통상적인 소독을 하고, 각 침은 直刺入 혹은 약간 위를 향하여 약 1.8촌(45mm) 斜刺한다.

鍼感 : 모두 局部 脹痛이 있다. (그림 2-24)

② 痛點 3鍼 : 대부분 臀溝 정중앙의 長强穴 周圍 3cm 정도에 壓診 시 통증이 가장 분명한 곳이다. 30호 2촌(50mm) 호침 3개를 취한다. 국부에 통상적인 소독 후 삼각형 형태로 위에 하나의 침을, 아

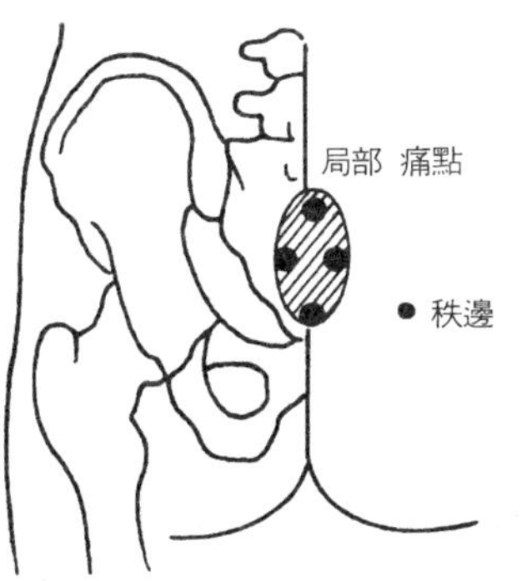

그림 2-24

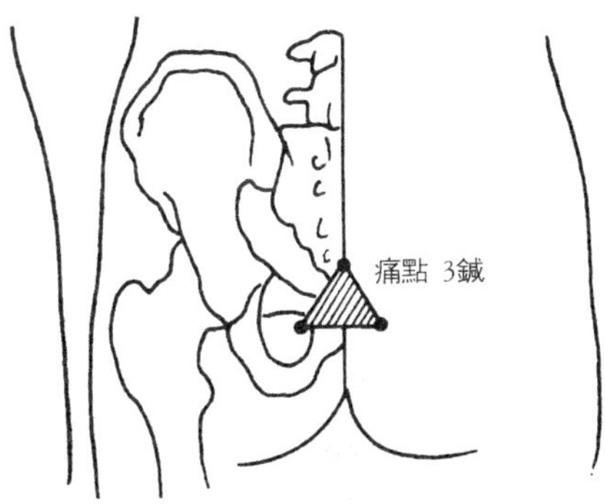

그림 2-25

래에 두 개의 침을 刺鍼한다(서로의 거리가 1.5~2cm 정도 되도록 한다). 모두 痛點 중심을 향하여 자침하고, 뼈에 닿도록 한다.

鍼感 : 모두 局部 脹痛이 있다. (그림 2-25)

③ 秩邊 : 臀部에서 제4천추 後孔과 평행하게, 薦正中嵴 양방 3촌처, 즉 腰兪 외측 3촌처에 있다. 30호 3촌(75mm) 호침을 취한다. 국부는 통상적인 소독을 한 다음 약 2.8촌(70mm) 直刺入한다.

鍼感 : 局部 脹痛이 있다. (그림 2-24)

④ 委中 : 오금 橫紋中點處, 반건근근건(m. semitendinosus)과 이두근근건(m. biceps femoris) 사이에 있다. 30호 2촌(50mm) 호침을 취한다. 국부에 통상적인 소독 후 약간 위쪽을 향하여 약 1.8촌(45mm) 斜刺한다.

鍼感 : 膕部 脹痛 혹은 小腿後面을 향하여 放散한다. (그림 2-19)

2) 體位와 手法 및 療程

先天型 환자는 俯臥位를 취하고, 局部 痛點·秩邊·委中을 취한다. 모두 平補平瀉法을 사용하며, 매회 40분간 留鍼하고 拔鍼한다. 매 혈마다 1분 정도 火罐을 하고, 매일 1회, 10회가 1療程이 된다. 5일간 휴식한 후 효과가 있으나 치유되지 않으면 다시 침치료하고, 10회 치료해도 효과가 없거나 치유되었다면 치료를 종결한다.

損傷型 환자는 俯臥位를 취하고, 痛點 3鍼·委中에 자침하며 모두 平補平瀉法을 사용한다. 매회 40분간 유침하고 발침하며, 매 혈마다 1분 정도 火罐한다. 매일 1회, 10회를 1療程으로 한다. 5일간 휴식 후 효과가 있으나 치유되지 않으면 다시 침치료하고, 10회 치료해도 효과가 없거나 치유되면 치료를 종결한다.

附 封閉療法

주로 尾椎骨折畸形 愈合 후 나타나는 薦尾部 동통에 적용한다.

• 약물 : 프레드니솔론(prednisolone) 25mg, 리도카인 20mg, 비타민B_{12}

500μg

- 방법 : 소독된 5ml 1회용 주사기를 취하여 위의 약물을 흡입하여 준비한다. 환자는 俯臥位를 취하고, 薦尾部(腰兪와 長强 사이)에서 비교적 압통이 분명한 구역을 찾아 표시를 한다. 국부는 통상적인 소독을 한 후 통점의 중점에 주사기를 刺入하는데 위를 향하여 약 30mm 斜刺하거나 골에 이르게 刺入하여 국부에 脹刺痛이 있을 때 완만하게 위의 약을 주입한다. 拔鍼 시 마른 솜으로 압박하여 출혈을 막는다. 3일에 1회, 3회가 1療程이 되며, 만약 3회 치료에도 효과가 없으면 다른 방법으로 바꾸어 치료한다.

4. 임상례

① 余某, 女, 30세

② 主訴 : 1년 전부터 薦尾部(미골부)의 통증이 있었다.

③ 현 병력 : 환자는 1년 전에 바닥에 엉덩방아를 찧어 薦尾部 통증으로 근처에 있는 진료소에 약물치료(약물 미상)를 받았고, 집으로 돌아 온 후 뜨거운 찜질을 하고 나서 점점 호전되었다. 그러나 반복적으로 통증이 발작되어 약물 및 안마치료를 받았으나 효과가 없었고, 호전과 악화가 반복되었다. 지인의 소개로 나에게 침구치료를 받으러 왔다.

④ 검사 : 환자는 尾骨 三角區에 명확한 압통이 있고, 압력을 가하면 통증이 심해지며, 坐位 및 장시간 수면 후 통증이 심화되고 보폭을 크게 해서 걷거나 계단을 올라 갈 때 모두 통증이 유발됐다.

⑤ X선 : 미골에 오래된 골절이 나타났다.

⑥ 辨證 : 환자는 전형적인 외상에 따른 미골의 골절로 미골 부위의 氣血 운행에 영향을 미쳐 氣血不暢하여 통증이 생긴 것이다. 外傷型 薦尾關節損傷症候群으로 진단하였다. 舌은 紅色이고 苔는 燥하며, 脈은 弦細하였다.

⑦ 治則 : 驅瘀通經, 活血止痛

1診(2일) : 환자는 위와 같은 증상으로 내원하고 검사상 薦尾三角

區에 명확한 압통이 있어 鷹尾部의 痛點 3곳을 먼저 취하였다. 중점에서 尾骨 裂孔 내로 하나의 침을 刺入하고, 2·3침은 위를 향하여 斜刺하였다. 委中에 直刺하고 得氣 후 40분간 留鍼을 하였다. 拔鍼 후 1분 정도 火罐으로 부항을 하였다. 鍼治療가 끝나면 痛點에 위의 封閉 방법을 사용하여 封閉療法을 1회 시술하고, 2일 후 다시 내원해서 鍼治療를 하였다.

2診(5일) : 환자는 1회의 鍼治療로 鷹尾部의 통증이 다소 완해되었다. 장시간 수면을 하거나 坐位를 취할 때 통증이 감소되었으나 鷹尾部의 압통은 명확하게 있었다. 封閉療法을 다시 쓰지 않고 위와 같은 방법으로 4회 鍼치료를 하였다.

5診(7일) : 환자는 4번의 치료로 거의 증상이 소실되었고 이번의 치료 후 치료를 종료하였다.

⑧ 추적 관찰 : 반년 후 환자가 다시 내원하였는데 5회의 鍼治療로 거의 모든 증상이 소실되었고, 다만 계단을 올라가거나 대변을 볼 때 힘을 주면 鷹尾部에 약간의 불편감이 있으나 일상생활 및 근무에 영향을 미치지 않았고, 현재 이미 회복되었다고 하였다.

5. 저자 견해

鷹尾骨部 疼痛症候群은 임상에서 여성에게 다발하는 일종의 병이며, 中醫에서는 이 병의 발생을 인체 골격의 발육 및 퇴행성 변화중의 한 계열이 변화한 것과 관계가 있는 것으로 인식하였다. 또 이 병의 발생과 鷹部의 직접 손상 혹은 鷹尾骨의 骨折愈合이 좋지 못한 것 등과 관계가 있는 것으로 인식하였다.

저자는 이런 類의 환자를 두 型으로 분류하였다.

첫 번째 型은 先天型이다. 선천적인 인소로 인하여 鷹尾部의 발육에 이상이 와 鷹尾部에 한 계열의 동통이 나타난 症候群이다. 위의 分型에서 예를 든 穴組合을 운용하여 치료하면 소요되는 시간은 약간 길지만 비교적 좋은 효과가 있다.

두 번째 型은 損傷型이다. 환자는 대부분 장시간 앉아 있기 때문에 薦尾部 慢性 勞損이 나타나거나 혹은 국부에 외상을 입거나 혹은 尾骨이 骨折 된 것이 畸形으로 愈合되어 薦尾部에 동통이 나타나는 薦尾部 疼痛症候群이다. 위의 分型에서 예를 든 穴組合을 운용하여 치료하면 다수 환자에서 장시간 치료 시간은 필요하지만 만족할 만한 치료 효과를 얻을 수 있다. 그러나 일부 환자에서 치료 효과가 만족스럽지 못한 경우 封閉療法으로 바꾸어 치료하면 역시 만족할 만한 효과를 얻을 수 있다.

先天型 환자는 위에서 예를 든 穴組合을 운용하여 치료하면 비교적 좋은 효과가 있지만 이런 類의 환자는 질병을 앓은 시간이 비교적 오래되어 만성 동통 중에 있으므로 많은 환자에서 風·寒·濕邪가 留滯되어 있어 치유 후에도 대부분이 재발한다. 만약 재발한 후 다시 위의 穴組合을 운용하여 치료하더라도 한결같이 만족할 만한 효과를 얻을 수 있다.

損傷型 환자는 骨折急性期에 치료를 하지 않는다. 勞損, 産傷局部 捻挫傷 등에는 위의 分型에서 예를 든 穴組合을 운용하여 치료를 하면 다수 환자에서 비교적 좋은 치료 효과를 얻을 수 있다. 그러나 일부 환자에서는 치료 효과가 좋지 못하다. 특히 尾骨이 骨折되어 畸形으로 유합된 환자는 封閉療法으로 바꾸어 치료(封閉 후 항문 주위의 脹重感 등은 정상적인 약물 흡수 반응이다)하면 대부분 만족할 만한 효과를 얻을 수 있다.

제12절 第3腰椎橫突起症候群

정상인의 제3요추횡돌기는 비교적 길고, 후방에는 薦脊椎筋과 腰方筋(quadratus lumborum)이 부착되어 있으며, 前方에는 腰大筋(psoas major)이 부착되어 손상을 받기 쉬우며 손상을 받으면 임상 증상이 나타난다.

병인은 대부분 다음과 같이 두 종류로 나눌 수 있다.

첫째, 장기간의 만성적인 노동으로 인한 손상으로 제3요추횡돌기는 요추횡돌기 가운데 가장 길기 때문에 부착되는 근육 역시 가장 많다. 後面의 薦脊椎筋과 腰方筋 이외에도 前面에는 또 腰大筋이 부착되어 있다. 이 때문에 제3요추횡돌기는 腰部 근육 수축 운동의 한 개의 지점(支點)이 되는데 장시간 허리를 굽히고 일을 하면 근육이 부착된 지점에 만성적인 견인성 손상이 발생하여 다수의 작은 근육에 疝痛이 나타나며, 동시에 腰神經感覺支 역시 牽引되어 疼痛이 발생하여 局部 근육 痙攣, 혹은 만성적인 노동으로 인하여 손상이 일어나 제3요추횡돌기 주위에 부종・滲出・纖維增殖 등 만성 염증, 혹은 제3요추 횡돌기 滑液膜炎 등이 나타난다.

둘째, 돌발적인 腰椎部 만곡으로 인한 염좌로 갑자기 허리를 굽히고 힘을 과도하게 쓰면 제3요추 주위의 근육 근막이 찢어지는 상처를 받아 손상성 염증 혹은 筋疝 등이 발생한다.

1. 임상 증상

대부분 一側 腰部 혹은 兩側 腰部에 만성적인 동통이 나타나며, 새벽에 일어날 때 혹은 허리를 굽힐 때 동통이 갑자기 발생하거나 가중된다. 허리를 굽혔다가 바르게 일어나기가 곤란하고, 약간 휴식 후 혹은 활동을 하면 동통이 경감되며, 동통이 대부분 지속성이며, 소수 환자에서 동통이 臀部를 향하거나 大腿 外側으로부터 膝部 外側으로 放散된다.

① 검사 : 요추 활동도는 정상인 것을 볼 수 있으며, 제3요추횡돌기 부위에 분명한 壓痛이 나타나고, 어떤 때는 하나의 섬유성 연골 조직 硬結이 만져지고, 腰2~3椎 옆 혹은 薦部에 항상 麻木구역 혹은 과민구역이 있다.

② X선 : 제3요추횡돌기가 분명하게 긴 것이 나타나며, 좌우 횡돌기

는 비대칭이거나 후방을 향하여 경사져 있다.

2. 중의 변증 치료

中醫에서는 이 병의 발생을 인체가 본래 가지고 있는 肝腎虛弱으로 근골이 萎軟한 것으로 보았다. 요추의 선천적 이상이 가해지고, 제3요추횡돌기가 과도하게 길고, 장시간 부정확하게 허리를 굽히고 일을 하거나 장시간 무거운 물건을 지거나 혹 단일 동작으로 활동이 과도할 때 요부의 근육・근막 혹은 제3횡돌기 주위 조직의 섬유가 만성적으로 피로가 쌓여 손상이 나타난다. 또 갑자기 과도하게 腰部를 힘쓸 때 과도하게 길어진 제3요추횡돌기 주위 근육・근막이 급성으로 손상을 입거나 밖으로부터 갑작스런 힘이 직접 腰部에 작용하거나 과도한 힘을 쓰면 腰部의 염좌 손상을 일으킨다. 과도하게 긴 제3요추횡돌기 주위의 조직이 쉽게 손상을 입으므로 이 병이 발생한다. 임상에서 병인이 다른데 근거하여 이 類의 병증을 다음과 같이 두 類型으로 분류하였다.

1) 急性 損傷型

주로 외부에서 갑작스런 힘이 腰部에 직접 작용하거나 과도하게 힘을 써 腰部의 염좌 손상이 와서 근육이 갑자기 보호성 수축을 일으켜 손상이 온 것이며, 동시에 작은 근육이 찢어졌기 때문에 작은 근육이 疝痛을 일으키며, 局部의 筋脈・근육 손상과 絡脈 손상이 일어나 혈액이 脈外로 넘쳐 나와 腫脹이 나타남과 동시에 근육이 수축하여 극렬한 동통이 나타난다. 동통은 대부분 환측 요부 제3요추횡돌기 주위에 국한되며, 지속성을 띠고, 허리를 굽히거나 일어날 때 모두 동통이 심해진다.

① 검사 : 환자는 患側을 낮추고 健側을 높이는 체위를 하며, 患側 제3요추횡돌기 주위에서 분명한 壓痛을 만질 수 있으며, 근육경련성 包塊가 나타나고, 동통은 臀部・腿部 등을 향하여 放散하지 않는다.

② 治則 : 解痙鎭痛, 活血驅瘀

③ 혈위 처방 : 腰部 痛點(환측)・委中(환측)

④ 혈방 해석 : 委中은 足太陽膀胱經의 合穴이며, 또한 腰背委中求라 하여 임상에서 잘 쓰인다. 여기에 腰部의 痛點을 가하여 같이 刺鍼하면 解痙鎮痛, 活血驅瘀하는 효과가 있다.

2) 慢性 勞損型

제3요추횡돌기는 너무 길기 때문에 장기간 허리를 굽히거나, 요부를 써서 하는 일에 종사하여 반복하여 여러 차례 당기는 자극을 주면 국부의 근육이 작게 찢어져 여러 개의 작은 근육에 산통이 나타난다. 제3요추횡돌기의 만성 손상은 국부 주위에 부종, 慢性 滲出, 섬유 증식 등 만성 염증성 변화로 변할 수 있으며, 이렇게 되면 마침내 만성 동통이 나타난다. 동통은 대부분 제3요추의 주위에 국한되며, 대부분 노동으로 인하여 피로하면 가중되다가 휴식 후 감소하고, 오래 앉아 있으면 가중되다가 운동 후 감소한다.

① 검사 : 양측 혹은 患側 요부를 만지면 분명한 압통이 만져지며, 일부 환자에서는 국부에 움직이는 작은 包塊를 확실히 만질 수 있다.

② 治則 : 舒經活血, 活血止痛

③ 혈위 처방 : 腰部 痛點(환측 혹은 양측)・秩邊(환측 혹은 양측)・委中(환측 혹은 양측)

④ 혈방 해석 : 秩邊・委中은 모두 足太陽膀胱經의 穴이며, 委中은 足太陽膀胱經의 合穴이다. 또한 腰背委中求라 하여 임상에서 잘 쓰인다. 여기에 腰部의 痛點을 같이 刺鍼하면 舒經活絡, 活血止痛하는 효과가 있다.

3. 치료

1) 穴位 및 鍼法

① 腰部 痛點 : 腰部 腎兪 주위에서 분명한 壓痛區域을 찾는데 국부에서 2~3개 痛點을 선택한다. 30호 2.5촌(65mm) 호침을 취하고,

국부는 통상적인 소독을 하고, 모두 약 2.3촌(60mm) 直刺入한다.

鍼感 : 局部 脹痛이 있다. (그림 2-26)

② 秩邊 : 臀部에서 제4薦椎 後孔과 평행하게, 薦正中嵴 양방 3촌처, 즉 腰兪穴 외측 3촌처에 있다. 30호 3촌(75mm) 호침을 취한다. 국부는 통상적인 소독을 한 다음 약 2.8촌(70mm) 直刺入한다.

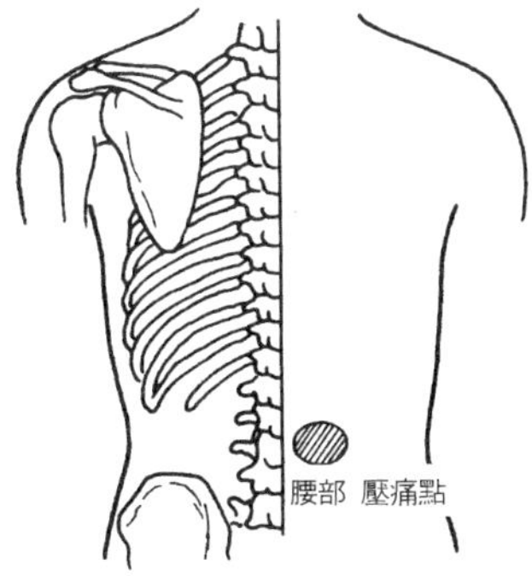

그림 2-26

鍼感 : 局部 脹痛이 있다. (그림 2-24)

③ 委中 : 膝關節部 後面에서 오금 橫紋 중점, 대퇴이두근건(m. biceps femoris)과 반건양근건(m. semitendinosus) 사이에 있다. 30호 2촌(50mm) 호침을 취한다. 局部는 통상적인 소독을 한 다음 약간 상부를 향하여 약 1.8촌(45mm) 斜刺한다.

鍼感 : 膕部 脹痛 혹은 小腿後面을 향하여 방산한다. (그림 2-19)

2) 體位와 手法 및 療程

急性 損傷型 환자는 俯臥位를 취하고, 먼저 腰部 痛點을 刺鍼하여 平補平瀉法을 사용하며, 침 옆에 2~3개 침을 刺入한다. 다시 委中을 刺鍼하여 平補平瀉法을 사용한다. 매일 1회, 6회를 1療程으로 하며, 3일간 휴식한 후 효과가 있으면 다시 침치료하며, 6회 치료를 하여 효과가 없거나 치유되었다면 치료를 종결한다.

慢性 勞損型 환자는 俯臥位를 취하고, 먼저 腎兪 주위에서 가장 동통이 분명한 곳을 찾는다. 腎兪 상하에 두 개의 침을 傍刺하고 모두 平補平瀉法을 사용한다. 다시 秩邊·委中에 刺鍼하여 瀉法을 사용한다. 매일 1회, 10회를 1療程으로 한다. 5일간 휴식 후 효과가 있으면 다시 침치료하고, 10회 치료를 하여 효과가 없거나 치유되면 치료를

종결한다.

附 第3腰椎横突起 주위 封閉療法

- 약물 : 리도카인 20mg(1ml), 프레드니솔론(prednisolone) 25mg(혹은 Triamcinolone acetonide 40mg)
- 방법 : 환자는 俯臥位를 취하고, 제3요추극돌기 양방 3~4cm 정도에 분명한 壓痛點(慢性勞損型 환자는 대부분 壓痛點을 쉽게 찾을 수 없다)을 찾는다. 5ml 소독된 주사기에 6호 10mm 길이의 소독된 封閉鍼을 끼워 위의 약물을 흡입한다. 壓痛點 부위를 통상적인 소독 후 약 4~5cm 直刺入하거나 横突起 骨質에 이르게 한다. 주사기를 뒤로 당겨 혈액이 나오지 않으면 위의 약을 완만하게 주입한다. 拔鍼 시 솜을 사용하여 눌러준다. 양측의 방법을 모두 같게 한다. 3일에 1회, 封閉療法을 3회 시행하여 효과가 없으면 중지한다.

4. 임상례

① 聶某, 男, 32세
② 主訴 : 3일 전부터 腰部 통증
③ 현 병력 : 환자는 3일 전에 무거운 물건을 옮기다가 허리에 염좌상을 입었다. 즉시 요부 동통이 나타나 바로 근처에 있는 진료소에서 안마 및 약물치료(약물 미상)를 받았다. 당시에는 통증이 경감되었으나 다음날 다시 통증이 심해져 다시 안마를 받고 호전되었으나 3일째 통증이 여전히 심한 상태였다. 지인의 소개로 나에게 침구치료를 받으러 왔다.
④ 검사 : 환자는 제3요추횡돌기구역 내 양측에 명확한 壓痛이 있고, 압력을 가하면 통증이 심해지며, 허리를 펴고 행동을 할 때, 배에 힘이 들어갈 때 통증이 유발됐다.
⑤ X선 : 양측 제3요추횡돌기가 너무 길게 나타났다.
⑥ 辨證 : 환자는 전형적인 捻挫傷歷이 있고, 腰眼部에 손상을 입고

국부 氣의 운행에 영향을 미쳐 氣血不暢하여 통증이 생기고, 본병이 발병된 것이다. 이를 急性 損傷型 第3腰椎橫突起症候群으로 진단하였다. 舌淡苔薄, 脈細弦하였다.

⑦ 治則 : 解痙鎭痛, 活血驅瘀

1診(2일) : 환자는 위와 같은 증상으로 내원하여 양측 제3요추 횡돌기 구역 내에 명확한 통증이 있고, 또한 우측 통증이 있는 구역 내에 명확한 띠 모양의 硬結物을 만질 수 있다. 먼저 양측 요부의 痛點에 자침하는데 一側에 두 개의 침을 直刺하고, 委中에도 直刺한다. 침을 刺入하여 得氣 후 40분간 留鍼하고, 발침 후 火罐으로 1분 정도 부항을 하여 1일 1회 치료한다.

2診(3일) : 환자는 1회의 치료로 요부의 통증이 다소 緩解되어 허리를 펴고 걸을 수 있고 배에 힘이 들어갈 때도 통증이 감소하였다. 그러나 壓痛이 아직 명확해서 위와 같은 방법으로 4회 치료하였다.

5診(6일) : 환자는 위의 치료를 마친 후 증상이 거의 소실되었고, 이번 치료를 끝으로 치료를 종료하였다.

⑧ 추적 관찰 : 3개월 후 환자가 다시 내원하여 5회의 치료로 모든 증상이 호전되었고, 다만 허리에 힘이 들어갈 때 불편감이 있었으나 일상생활 및 근무에 영향을 미치지 않았고 현재 모두 회복되었다고 하였다.

5. 저자 견해

中醫에서는 이 병의 발생에 대하여 주로 인체가 先天不足으로 제3요추의 발육 이상이 나타나 너무 길게 되어 있는데 장시간 부정확하게 허리를 굽히고 일을 하거나, 장기간 무거운 물건을 지거나 단일 동작이 과도하면 요부의 근육·근막 혹은 제3횡돌기 주위의 조직에 만성으로 누적된 勞損이 나타나는 것으로 인식하였다. 혹은 外傷, 힘을 과도하게 쓰는 등으로 인하여 제3요추횡돌기 주위 조직에 직접 손상을 주어 국부 조직의 근육과 血脈이 손상을 입어 혈액이 脈外로 나와 몸속에 머무르면 瘀血이 되고, 氣機가 막히므로 국부의 腫脹 동통 등이 나타나는 것으로 인식하였다.

中醫에서는 이 병을 두 가지 型으로 분류하였다.

첫 번째 型은 急性 損傷型이다. 다수의 환자가 손상 후 나타나는 증상은 비교적 극렬하다. 이상의 分型에서 소개된 穴組合을 운용하여 치료하면 초기 환자는 비교적 좋은 치료 효과가 있으며, 일부 환자는 손상된 지 1주 후에 치료받으러 왔는데 이런 환자는 대부분 손상 후 3일 내 치료받으러 온 환자에 비하면 효과가 좋지 않았지만 모두 상당히 좋은 치료 효과가 있었다.

두 번째 型은 慢性 勞損型이다. 이 型 환자의 동통은 대부분 극렬하지 않으며, 시간이 비교적 오래된 것으로 치료는 急性 損傷型에 비하여 회복되는 것은 조금 늦지만 일정 시간 치료하면 역시 만족할 만한 효과를 거둘 수 있다.

第3腰椎橫突起症候群의 치료 중 대부분 환자는 침자치료를 운용하면 모두 만족할 만한 치료 효과를 얻을 수 있다. 단 일부 환자는 시간이 비교적 오래 되었고, 病情이 비교적 頑固하면 치료도 역시 곤란하였다. 만약 침자치료를 운용하여 효과가 없을 때는 封閉治療로 바꾸어 보면 역시 비교적 좋은 효과를 거둘 수 있었다.

제13절 臀部 筋肉攣縮症

臀部의 근육 攣縮은 臀部 근육에 주사를 맞고 나서 둔부 근육의 변성 연축이 일어난 증후이다. 이 病은 아동에게 다발하는데, 엉덩이에 벤질알코올로 만든 鎭痛溶劑인 페니실린을 여러 차례 주사했기 때문이다. 근래에 조사한 자료에 따르면 이 病과 벤질알코올은 관계가 있고, 그 연축 정도도 벤질알코올의 농도와 관계가 있으며, 주사 놓은 횟수와

정비례한다. 나이 어린 환자는 항상 후기에 고관절기능에 영향을 미쳤을 때 비로소 발견할 수 있다. 요즘에는 벤질알코올로 만든 페니실린 근육주사가 감소함에 따라 발병률 역시 점차 감소하였다.

1. 임상 증상

임상에서는 취학 연령 前의 아동에게 다발하고, 患側 臀部는 정상이나 여러 차례 臀部에 벤질알코올로 만든 페닐실린용액 근육주사를 과다 사용한 과거력이 있다. 초기에는 臀部에 주사 맞은 부분에만 腫脹疼痛이 국한되다가 중기에는 간헐적인 발작성 疼痛이 출현하고, 발작 시간도 일정하지 않으며, 대부분 과로 및 기후변화와 관계가 있다. 발작 시 疼痛은 대부분 움직일 때 아프고 휴식 시에는 경감되며, 어떤 환자는 서혜부를 향하여 외부로 放散되기도 한다. 후기에는 疼痛이 점점 소실되고 환측 大臀筋・中臀筋의 변성 연축이 나타나며, 거칠고 크고 딱딱한 줄모양의 물건을 분명하게 만질 수 있다. 그 줄 모양의 물건이 만져지는 곳은 壓痛이 뚜렷한데 이때는 고관절을 內收・內旋 및 屈曲할 때 뚜렷한 제한을 받고, 고관절을 굽히거나 쪼그리고 앉거나 밑으로 웅크리는 동작을 할 때 대퇴의 外展・外旋이 비로소 완전하게 이루어지고, 동시에 고관절에 소리가 자주 발생하며 달릴 때 자세가 정상적이지 못하나 일반적으로 疼痛을 느끼지는 못한다.

2. 중의 변증 치료

臀筋이 연축되는 증상은 中醫에서 '筋結' 등의 범주에 속하며, 여기서 '筋'은 '강한 것(勁)'을 말한다. '筋'은 筋膜・靭帶・筋腱을 총칭하는 말이다. 벤질알코올로 만든 페닐실린용액 근육주사를 과다하게 사용하여 국부에 약물이 瘀滯되어 臀部의 筋肉・筋脈・氣血의 정상적인 운행이 장애를 받아 榮衛가 不和하며, 氣血이 不暢하고, 經脈이 阻滯되어 血脈이 筋을 영양하지 못하므로 이 병이 발생한 것이다.

이 병의 초기에는 주로 주사를 맞은 臀部에 腫脹과 疼痛이 나타나거나 분명한 小型 包塊가 나타나고, 동통은 대부분 극렬하게 시작하지 않으며, 臀上部 注射 구역에 국한되며, 일부 환자는 뜨거운 팩을 한 다음 동통이 경감 혹은 소실된다. 일부 환자에서 치료가 잘못되거나 오래도록 치료를 하지 못하면 臀部에 약물의 滯留가 발생하여 氣血의 순행이 不暢하므로 국부에 瘀着이 나타나고, 大臀筋과 中臀筋에 筋結이 나타나며, 晩期가 되면 股關節部와 大腿部 근육에도 관련되며, 股關節部와 大腿部의 운동기능에도 직접 영향을 주어 患側을 절뚝거리며 걷고, 股關節部 및 大腿部의 운동에도 제한을 받는 등의 임상 증상이 나타난다.

① 治則 : 舒經理筋, 活血鎭痛

② 혈위 처방 : 局部 痛點(환측)・風市(환측)

③ 혈방 해석 : 風市는 足少陽膽經의 穴로 風市의 '風'은 風氣, 風邪를 말하는 것이며, '市'는 集市, 集結을 뜻해 이 穴은 風邪가 쉽게 集結하는 곳을 뜻한다. 여기에 국부의 痛點을 추가하여 같이 刺鍼하면 舒經理筋, 活血鎭痛하는 효과가 있다.

3. 치료

1) 穴位와 鍼法

① 局部 痛點(환측) : 엉덩이 상부에 뚜렷한 줄모양의 압통점이 있고, 大轉子 최고점에서 後上方에 치우친 오목한 곳에도 역시 뚜렷한 압통점이 있다. 30호 3촌(75mm) 호침 3개를 취한다. 국부에 통상적인 소독 후 제1・2침은 臀部에 있는 줄모양 물건의 上點・中點에 直刺하여 뼈에 이르도록 鍼을 놓고, 제3침은 大轉子 後上方의 오목한 곳에 있는 痛點에 자침하여 大腿 앞쪽을 향하게 약 2.8촌(70mm) 進鍼한다.

鍼感 : 모두 局部 脹痛이 있다. (그림 2-27)

② 風市 : 대퇴 외측부의 중앙선상, 오금 橫紋에서 위로 7촌, 혹은 차렷 자세에서 손을 내렸을 때 中指 끝이 닿는 부위에 있다. 30호 2

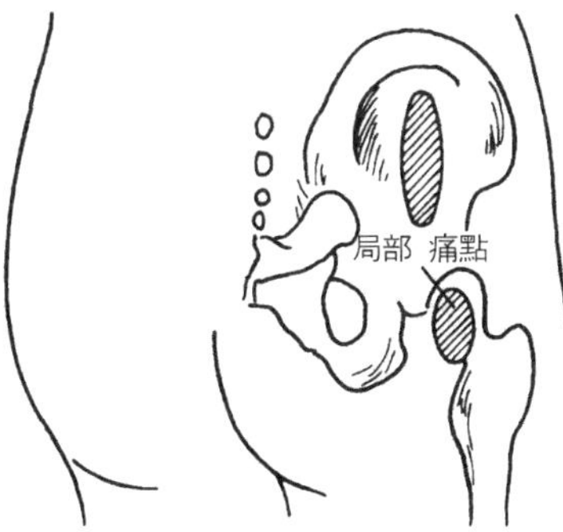

그림 2-27

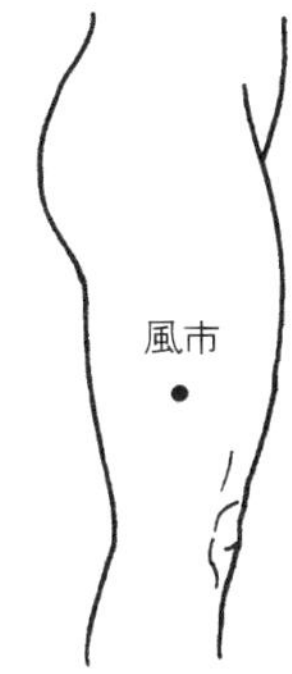

그림 2-28

촌(50mm) 호침을 취한다. 국부에 통상적인 소독 후 대퇴골을 향하여 뼈에 닿도록 直刺한다.

鍼感 : 局部 脹痛이 있다. (그림 2-28)

2) 體位와 手法 및 療程

환자는 側臥位(아픈 쪽을 위로)를 취한 다음 먼저 臀部의 분명한 압통구역을 찾는다. 3개 침으로 瀉法을 사용하여 刺入하며, 風市穴은 平補平瀉法을 사용한다. 침을 놓은 후 전기자극을 가하며, 매회 40분간 留鍼한 후 拔鍼하고, 1분 정도 火罐으로 부항한다. 매일 1회, 10회를 1療程으로 한다. 5일간 휴식 후 효과가 있으나 치유되지 않으면 다시 치료하고, 10회 치료해도 효과가 없거나 치유되면 치료를 종결한다.

4. 임상례

① 任某, 男, 10세

② 主訴 : 3년 전부터 우측 臀部의 통증

③ 현 병력 : 환자는 본래 신체가 유약하여 鍼治療 및 약물치료를 많이 받았다. 臀部에 注射하는 경우가 많아 3년 전부터 우측 臀上部에 隱隱痛을 느꼈다. 처음에는 기능에 영향을 주지 않다가 점점 심해져 수면 시 患側으로 누우면 통증이 느껴지고 최근에는 우측

臀部에 結節 모양의 包塊가 생겼다. 근처에 있는 진료소에 中醫藥物 貼敷 및 약물(약물 미상) 등의 치료를 받았으나 효과가 좋지 않아 지인의 소개로 나에게 침구치료를 받으러 왔다.

④ 검사 : 환자의 우측 臀部에 結節 모양의 包塊가 명확하여 촉지가 가능하고 압통이 뚜렷하였다. 걷기 시작할 때 통증이 심해지나 걷다 보면 통증이 완해되었다. SLRT상 우측 臀部에 명확하게 당기는 통증이 있었다.

⑤ X선 : 우측 股關節骨 부위에 분명한 이상 소견은 없었다.

⑥ 辨證 : 환자는 근육 주사로 인한 기왕력이 있으며, 약물을 추적한 결과, 벤질알코올을 페닐실린의 용매로 사용한 적이 몇 번 있어 약물 瘀滯로 인한 臀部의 筋肉, 筋脈, 氣血의 정상 운행에 장애를 받아 營衛가 不和하고, 氣血이 不暢하며, 經脈이 阻滯되어 血脈이 근을 영양하지 못하므로 이 병이 발생한 것으로 臀筋攣縮症으로 진단하였다. 舌紅苔薄하고 脈細하였다.

⑦ 治則 : 舒經理筋, 活血鎭痛

1診(2일) : 환자는 우측 臀部에 명확한 압통이 있고 통증 부위에 結節 모양의 물질을 촉지할 수 있어 먼저 통점을 취해 2촌의 호침 5개를 취하여 包塊의 上·中·下, 左·右에 進鍼을 하는데 모두 包塊의 중점을 향해 直刺를 하고, 각 침은 抽氣手法을 사용하여 行鍼을 하고, 다시 風市에 자침하여 得氣 후 40분간 留鍼하였다. 拔鍼 시 痛點에 자침한 5개의 鍼을 抽氣法을 사용하여 강력하게 拔鍼하고, 風市는 일반적인 手法으로 拔鍼하였다. 拔鍼 후 火罐으로 1분 정도 부항을 하고, 1일 1회 치료하였다.

3診(3일) : 환자는 1회의 치료로 臀部 통증이 다소 완화되었다. 그러나 압통이 남아 있어 위와 같은 방법으로 9회 치료하였다.

10診(11일) : 환자는 9회의 침치료로 모든 증상이 거의 소실되었고, 수면 및 장시간 보행 시에도 모두 증상이 발생하지 않았다. 이번으로 치료를 종료하였다.

⑧ 추적 관찰 : 1년 후 환자가 다시 내원했는데 10회의 치료로 모든 증상이 소실되었고 다만 우측 臀部에 힘이 들어가면 아직 약간의 불편감이 있었다. 그러나 일상생활이나 등교하는 데에는 영향을 미치지 않았고 현재 모든 증상이 회복되었다.

5. 저자 견해

臀部 筋肉攣縮症은 임상발병 기전 및 증상에 근거하여 中醫의 筋攣, 筋結 등의 범주에 귀속한다. 주로 근육 내 주사하는 약물이 臀部의 근육 내에서 凝集되므로 흡수가 어려워 筋膜, 靭帶, 筋腱이 癒着된 것이다. 이렇게 되면 臀部의 筋肉・筋脈・氣血의 정상 운행에 장애를 일으켜 榮衛가 不和하고, 氣血이 不暢하며, 經脈이 阻滯되므로 血脈이 筋에 영양을 공급하지 못하여 이 병이 발생한 것이다.

臀部 근육의 攣縮은 임상에서 일종의 고질적인 질병이다. 초기에는 대부분 주의를 기울이지 않다가 대다수는 中・晩期가 되어서야 비로소 놀라서 치료를 시작한다. 전침을 사용하면 어느 정도 효과가 있지만 치료 시간은 비교적 길다. 일부 晩期 환자에서 위와 같은 방법을 응용해도 효과가 없는 경우에 이완수술을 시행하면 효과가 있다. 만약 이완술을 한 후 여전히 臀部에 동통이 남아 있거나 부분적인 癒着은 위의 전침치료를 이용하면 역시 비교적 좋은 효과를 얻을 수 있다. 치료 후 臀部에 주사를 적게 놓음으로써 병의 재발을 피할 수 있다. 만약 재발의 조짐이 있는 경우 조기에 위의 치료방법을 운용하면 여전히 만족할 만한 효과를 얻을 수 있다.

제14절 股關節彈發音(Snapping hip)

고관절의 彈發音은 고관절 屈曲 혹은 伸展 시 고관절 외측에서 소리가 나는 것으로 젊은이에게 많다.

고관절은 股關節臼와 大腿骨頭로 구성되고, 주위에는 튼튼한 근육층이 덮여 있어 고관절 운동 시에 股關節臼는 원래 위치에 고정되고 大腿骨頭가 股關節臼 내에서 미끄러지듯 움직여 前屈·外展·外旋 방향의 운동이 일어난다.

정상적인 상황에서는 고관절 운동 시 동통과 彈發音이 없지만, 고관절 주위의 근육이 각종 원인으로 느슨해지면 고관절 屈伸 시 大腿骨頭大粗面(Great trochanter) 상부가 股關節臼와 마찰을 일으켜 彈發音을 발생하게 된다. 일반적인 상황에는 관절운동에 영향을 미치지 않고, 뚜렷한 동통이나 불편감이 없다. 하지만 장기간 彈發音이 나타나서 관절면이 마모되어 손상되면 彈發音과 더불어 동통을 수반하게 된다.

1. 임상 증상

환자는 고관절부를 활동할 때 彈發音이 난다고 호소하지만 분명한 外傷歷은 없다. 주로 나타나는 증상으로는 고관절을 屈伸, 旋轉 활동할 때 腸脛骨路(iliotibial tract)의 後緣 혹은 大臀筋筋腱의 前緣에서 肥厚한 조직이 大轉子突起處와 미끌어지면서 움직이는 것이 과도하여 彈發音이 발생한다. 환자는 고관절부가 불편하며, 심하게 아픈 것은 아니지만 輕度의 동통은 있다. 肥厚된 조직의 자극으로 大腿骨大轉子滑液囊炎이 발생하여 동통이 나타날 수 있다. 국부에서는 줄모양의 물질을 만질 수 있으며, 환자에게 고관절을 펴고, 內收하거나 혹 內旋하게 하면 하나의 거칠고 긴장된 纖維帶가 大轉子處에서 미끄럽게 움직이며 彈發音을 일으킨다.

● X선 : 선천적인 고관절 탈구, 股骨頭骨軟骨炎 등 관절 병변은 배제할 수 있다.

2. 중의 변증 치료

≪素問·五臟生成篇≫ 가운데 "諸筋者, 皆屬于節"이라 하였고, ≪雜病源流犀燭·身型門·筋骨皮肉毛髮病源流≫에서는 "筋也者, 所以束

節絡骨, 絆肉繃皮, 爲一身之關紐, 利全體之運動也"라고 하였다. 筋은 骨과 협조하여 인체의 각 동작을 완성하는 주요 조직이다. 주로 腸脛骨路(iliotibial tract)의 後緣 조직이 느슨하게 된 후 肥厚해지면 근의 실질적인 변화가 나타나 근은 이완되고 연해져 미끄럽게 움직이면서 彈發音이 나타나는 병이 발생한다.

고관절 굴신 시 大腿骨大粗隆 上前方에 彈發音이 나타나거나 彈發音이 동통을 동반하는 것에 근거하여 이 병으로 진단할 수 있다.

① 治則 : 舒經理經, 通經活血

② 혈위 처방 : 局部 彈發點(혹은 환측 압통점)・夾脊 第17(환측)・秩邊(환측)・委中(환측)

③ 혈방 해석 : 夾脊은 華佗夾脊을 말하며 이것은 經外奇穴이다. 秩邊・委中은 모두 足太陽膀胱經의 經穴이며, 委中은 足太陽膀胱經의 合穴이다. 여기에 국부 彈撥點을 같이 刺鍼하면 舒經理經, 通經活血하는 작용이 있다.

3. 치료

1) 穴位와 鍼法

① 局部 彈發點(혹은 환측 痛點) : 대부분 환측 環跳 외측 상하 부위에 나타나며, 대퇴를 들 때 彈發音과 수반되는 동통이 가장 뚜렷한 부위가 바로 이 혈이다. 28호 4촌(100mm) 호침 2개를 취한다. 통상적인 국부 소독 이후 피부에 직각으로 痛處를 향해 혹은 彈發處로 약 3.8촌(95mm)을 자침한다. 두 개의 침으로 旁刺한다.

鍼感 : 股關節區 內 脹痛이 있다. (그림 2-29)

② 夾脊 第17 : 17추(제5요추) 옆으로 평행하게 1촌처에 있다. 30호 2.5촌(65mm) 호침을 취한다. 통상적인 국부 소독 후 약 2.3촌(60mm) 直刺入한다.

鍼感 : 局部 脹痛 또는 臀部를 향하여 放散痛이 있다. (그림 2-30)

③ 秩邊 : 臀部에서 第4薦椎 後孔과 평행하게, 薦正中嵴 양방 3촌처

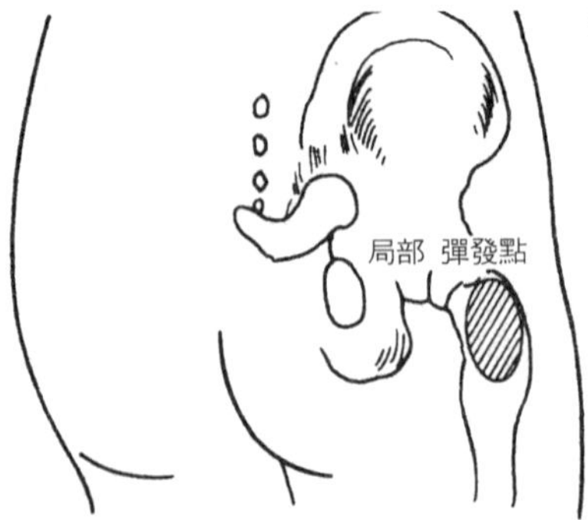

그림 2-29

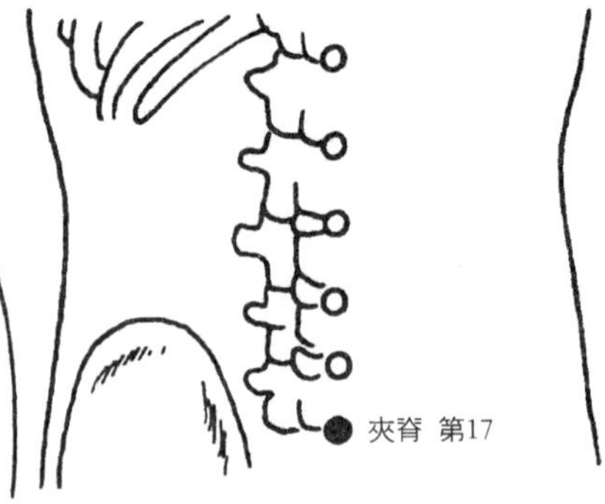

그림 2-30

에 있다. 30호 3촌(75mm) 호침을 취한다. 국부는 통상적인 소독을 한 다음 약 2.8촌(70mm) 直刺入한다.

鍼感 : 局部 脹痛 혹은 하지를 향하여 방산한다 .(그림 2-24)

④ 委中 : 膝關節部 後面에서 오금 橫紋 중점, 대퇴이두근건(m. biceps femoris)과 반건양근건(m. semitendinosus) 사이에 있다. 30호 2촌(50mm) 호침을 취한다. 局部는 통상적인 소독을 한 다음 1.8촌(45mm) 直刺한다.

鍼感 : 局部 脹痛이 있다. (그림 2-19)

2) 體位와 手法 및 療程

환자는 側臥位를 취하고(환측이 상방으로), 먼저 局部 彈發點을 취하여 2개의 침을 刺鍼하고 瀉法을 사용한다. 다시 夾脊 17 · 秩邊 · 委中 3개 혈에 刺鍼하여 平補平瀉法을 사용한다. 매회 40분간 留鍼한다. 拔鍼하고 1분 정도 火罐을 하는데, 매일 1회, 10회가 1療程이다. 5일간 휴식 후 효과가 있으나 치유되지 않았으면 다시 침치료하며, 10회 치료해도 효과가 없거나 치유되었다면 치료를 종결한다.

4. 임상례

① 魏某, 男, 55세

② 主訴 : 1년 전부터 우측 股關節部에서 운동 시 彈發音이 남

③ 현 병력 : 환자는 1년 전에 우측 股關節部에서 활동 시 彈發音이 난다는 것을 느꼈다. 오랜 수면 후 혹은 우측으로 臥位를 취한 후 股關節部의 통증이 있으나 활동 후에는 彈發音만 있을 뿐 통증은 명확하지 않다. 근처에 있는 진료소에서 中醫藥 貼敷, 안마 및 약물(약물 미상) 등의 치료를 받았으나 효과가 좋지 않았고 최근에는 彈發音이 나는 횟수가 많아졌을 뿐만 아니라 彈發音이 있을 때 동통이 동반되었다. 지인의 소개로 나에게 침구치료를 받으러 왔다.

④ 검사 : 환자의 우측 腸關節 구역에 줄모양의 물질이 명확하게 만져지며 압통은 뚜렷하지 않으나 압력을 가하면 통증이 있었다. 보행 시 우측은 높이고 좌측은 낮추는 보호성 체위를 하였으며, 행동을 비교적 오래한 후에는 동통이 감소하고, 다리를 굽히면 우측 고관절부에서 彈發音이 분명하게 났다.

⑤ X선 : 우측 고관절 부위, 관절 등에 분명한 병변은 없다.

⑥ 辨證 : 환자는 체형이 비교적 마르고 습관적으로 우측으로 누워 있기를 좋아하여 오랜 시간이 지나자 고관절부에 筋結을 초래하고, 정상적인 氣血循環에 영향을 주어 營衛가 不和히고, 氣血이 不暢하며, 經脈이 阻滯하고, 血脈이 筋을 영양하지 못하여 발생한 股關節彈發音으로 진단하였다. 舌紅苔薄하고 脈細하였다.

⑦ 治則 : 舒經理經, 通經活血

1診(5일) : 환자는 위와 같은 증상으로 내원하여 우측 고관절부에 명확한 彈發音이 있고 줄과 같은 물질을 만질 수 있었다. 먼저 국부 彈發點에 4촌 호침 2개를 피부와 직각이 되는 각도로 痛處 혹은 彈發處를 향하여 약 3.8촌을 刺入하는데 2개의 鍼을 旁刺하고, 다시 秩邊·委中에 자침하여 得氣 후 留鍼하였다. 6801-1 치료기로 40분간 자극을 하였다. 拔鍼 후 火罐으로 1분 정도 부항을 하고, 1일 1회 치료하였다.

2診(6일) : 환자는 1회의 치료로 우측 고관절부의 彈發音은 여전

하나 수면 시 통증이 감소되었다. 위와 같은 방법으로 14회 치료하였다.

10診(19일) : 환자는 14회의 鍼治療로 모든 증상이 거의 소실되었으나 어떤 때는 아직도 고관절부의 彈發音이 있었다. 이번으로 침치료를 종료하였다.

⑧ 추적 관찰 : 1년 후 환자가 다시 내원했는데 15회의 치료로 가지고 있던 증상이 거의 소실되었다. 다만 어쩌다 彈發音이 한번씩 나기도 한다고 했다. 그러나 일상생활에 영향을 미치지 않았고 현재 모든 증상이 회복되었다.

5. 저자 견해

中醫에서는 股關節彈發音은 주로 腸脛骨路(iliotibial tract)의 後緣 조직이 느슨하게 된 후 肥厚해지면 筋의 실질적인 변화가 나타나 筋은 이완되고 연해져 있는데 골이 활동을 하면 미끄럽게 움직이면서 彈發音이 나타나는 것으로 인식하였다.

경미하게 彈發音만 나타날 때는 일반적으로 환자들이 무심코 지나며 소수 환자는 저절로 치유될 수도 있다. 그러나 다수의 환자는 彈發音이 비교적 뚜렷하고 동통을 수반한 경우 위의 鍼法을 운용하면 비교적 좋은 치료 효과가 있다. 또 軟堅藥物를 배합하여 濕敷하고, 국부 안마하며, 彈發點에 프레드니솔론으로 封閉 등을 하면 모두 상당한 치료 효과를 거둘 수 있다. 치유된 후 환자에게 체력단련 및 많은 운동을 하게 하여 재발을 방지한다.

제15절 腰薦椎部 脂肪 헤르니아

요천추부 지방 헤르니아는 비만한 중·노년환자에서 많이 보인다.

이것은 요천추부 지방이 느슨하고 얇은 腰·薦椎部의 근막을 튀어나와 국부조직을 자극, 압박, 牽引하므로 나타나는 임상증후이다.

요천추부 지방 헤르니아는 체형이 비만한 중·노년 여성에서 다발하는데, 그 주요 원인은 요천추부 脂肪이 쌓여 많은 지방 조직이 요천추부 筋膜과 血管孔에 대하여 장시간 張力을 증가시키면 근막과 血管孔이 점차 느슨하고 얇아지고 특정한 병인이 주어지면 지방이 비교적 얇은 틈으로 돌출하여 국부조직을 압박, 자극, 견인하는 임상증상이다.

1. 임상 증상

대부분 중·노년 후에 다발하고 여성 비만환자에서 많으며, 한쪽 발병은 30~40세에 많고, 양측 발병은 45~60세에 많으며, 뚜렷한 외상이나 과거력은 없고 발병의 전조증도 없다. 많은 경우 일을 하여 피로가 쌓인 후 동통이 시작되며 통증의 지속성이 있고 일부 환자에서 통증과 기후변화와의 관계가 나타나기도 하는데 통증은 휴식 후 감소된다. 지방 헤르니아가 만약 腰椎4·5와 수평 부위의 腸骨 後上部 嵴上深部에 있을 때 동통은 오금 부위로 放散痛이 있을 수 있고, 일반적으로 그 통증은 은은하며 심하지 않다. 지방 헤르니아는 薦椎部에 자주 나타나는데 2·3薦椎의 좌우 2촌처에 있으며, 시간이 오래되어 지방 헤르니아가 클 때는 좌골신경을 자극하고 견인하여 좌골신경통이 나타나지만 그 통증은 비교적 가볍다. 요천추부에서는 한쪽으로 발병할 수도 있고 양측 동시에 발병할 수도 있다.

- 검사 : 한쪽 또는 양측 腰薦部 腸骨 後上 嵴上方 혹은 2·3천추 좌우 2촌처에서 한 개 혹은 여러 개다. 크기는 밤알 크기로 매끈매끈한 원형의 包塊가 만져지고, 단단하면서 탄성이 있다. 몸통 부분은 움직이지만 뿌리 부분은 고정되어 있다. 손으로 밀면 어느 정도 움직이고, 움직이고 나면 다시 원위치로 돌아가는데 누르면 脹痛感이 있다.

2. 중의 변증 치료

中醫에서는 이 병의 발생에 대해 腰薦部의 장기적인 노동으로 인한 손상 및 비만과 관계가 있는 것으로 인식한다. 腰薦部의 만성 손상은 腰薦部의 근육·筋膜의 만성적인 손상을 의미하는데, 오래되면 腰薦部의 근육·근막이 유착되고, 얇아지거나 혹 찢어지기도 한다. 여기에 음식을 먹는 것이 규칙적이지 않으면 脾胃의 氣機가 凝滯되어 痰濕이 몸 안에서 발생하여 여러 곳으로 퍼져 지방으로 변화되어 쌓이게 된다. 특정한 조건 아래 혹은 특수한 유인이 있으면 요천부에 쌓여 있던 지방이 요천부의 근막이 찢어진 사이로 돌출되어 요천부 筋結이 발생한다.

中等度 비만인 중년여성에서 다발하고, 다발 부위는 腰3~4脊椎 正中에서 옆으로 2촌 정도 되는 곳, 혹은 薦2·3椎 正中에서 옆으로 2촌 정도 되는 곳이다. 다수의 환자가 겨우 불편할 정도의 느낌으로 시작되거나 때로 酸脹疼痛이 있으며, 휴식 후 소실되므로 대부분 초기에는 주의를 기울이지 않는다. 여러 차례 반복하여 발작하고, 동통이 점차 가중된 후에야 중시하게 된다. 진료하면 요천부 酸脹疼痛이 위주가 되며, 의사는 촉진검사 시 요천부의 皮下에 동통성 包塊가 있는 것을 발견할 수 있다. 이런 類 환자의 발병은 대부분 기후와 관계가 있거나 일을 하여 피로한 후 발병한다. 환측 腰薦部는 찬 것을 싫어하고, 따뜻한 것을 좋아하며, 동통은 腰薦部 위주로 시작되며, 여러 차례 반복하여 발작한 후 점차 臀下部, 大腿 後側으로 가며 넓게는 오금에 이른다. 운동이나 일을 하여 피로한 후 혹은 찬 기운과 濕한 기운을 만난 후에는 증상이 가중되거나 발병한다.

① 治則 : 驅凉除濕, 通經止痛

② **혈위 처방** : 壓痛點(환측 혹은 양측)·委中(환측 혹은 양측)

③ **혈방 해석** : 委中은 足太陽膀胱經의 穴로 足太陽膀胱經의 合穴이다. 이기에 壓通點을 같이 刺鍼을 하면 驅凉除濕, 通經止痛하는 작용이 있다.

3. 치료

1) 穴位와 鍼法

① 壓痛點 : 腰部 또는 薦椎部에서 분명한 包塊 또는 압통점을 찾는다. 腰部에는 30호 3촌(75mm) 호침을 취하고, 薦椎部에는 30호 2촌(50mm) 호침을 취한다. 每 穴에 자침할 때는 두 점을 선택하고, 국부를 통상적으로 소독한 후 매번 침놓을 때마다 包塊 上 1/3 혹은 下 1/3처에서 뿌리 부분을 향하여 刺入한다. 腰部에서는 약 2.8촌(75mm), 薦部에서는 약 1.8촌(45mm)을 자침한다.

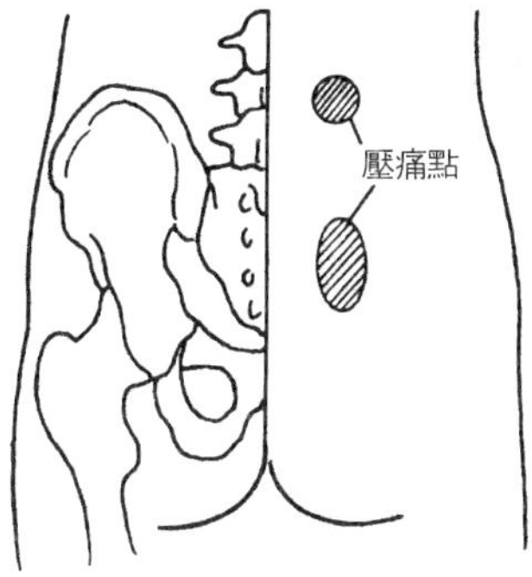

그림 2-31

鍼感 : 모두 局部 脹痛이 있다. (그림 2-31)

② 委中(환측 또는 양측) : 오금 횡문의 중점, 대퇴이두근과 반건양근의 筋腱 사이에 있다. 30호 2촌(50mm) 호침을 취한다. 국부는 통상적인 소독을 한 뒤 약간 上部를 향하여 약 1.8촌(45mm) 斜刺한다.

鍼感 : 膕部 脹痛 혹은 小腿後面을 향하여 방산한다. (그림 2-19)

2) 體位와 手法 및 療程

환자는 俯臥位를 취하고, 먼저 요 3~4추 혹은 腸骨後上棘 上方 혹은 薦部 2·3椎 옆으로 3cm 떨어진 곳에서 분명한 압통을 찾는다. 每處에 두 개의 침을 놓고, 平補平瀉法을 한다. 다시 委中에 자침하여 瀉法을 사용한다. 매일 1회, 6회가 1療程이 된다. 3일간 휴식 후 효과가 있으나 치유되지 않았으면 다시 침치료하고, 6회 치료해도 효과가 없거나 이미 치유되었다면 치료를 종결한다.

4. 임상례

① 王某某, 女, 58세

② 主訴 : 1년 전부터 우측에 腰腿痛이 있었다.

③ 현 병력 : 환자는 1년 전부터 기상 및 우측 腰部 활동 시 통증을 느꼈고, 나중에는 우측 臀部 및 大腿, 膕部에 放射되었다. 때로 발생하고 때로 멈추어 근처에 있는 진료소에서 中醫藥 貼敷, 안마 및 약물(약물 미상) 등의 치료를 받았으나 효과가 좋지 않았고 최근에는 통증 발작이 잦아져 지인의 소개로 나에게 침구치료를 받으러 왔다.

④ 검사 : 환자의 우측 薦部, 제2薦孔 외 2.5촌에 2개의 밤톨 만한 매끄럽고 둥근 包塊가 만져지고 堅靭하고 탄성이 있으며 體部는 움직이나 根部는 고정되어 일정한 범위 내에서 움직일 수 있었다. 누르면 통증이 있고, 압력을 가할 때 右下肢를 향하여 放散되었다. 행동 후 통증이 심해지며 大腰筋 검사는 양성이었다.

⑤ X선 : 제3・4・5요추에 증식이 있었다.

⑥ 辨證 : 환자는 체형이 비대하고 평소에 활동량이 적어 정상적인 氣血循環에 영향을 주고 또한 腰薦部에 비만으로 인한 지방 축적으로 지방이 筋膜의 찢어진 틈으로 突出되고, 끼워져 압박하며, 국부의 근육을 당기고 이완시켜 이 병이 발생한 것이므로 腰薦椎部 지방 헤르니아로 진단하였다. 舌은 淡紅하고, 苔는 薄白하며, 脈은 細하였다.

⑦ 治則 : 驅凉除濕, 通經止痛

1診(6일) : 환자는 위와 같은 증상으로 내원하여 먼저 국부 압통점을 취하고, 두 개의 압통점 상・하점에서 침을 脂肪 헤르니아의 밑바닥 부위를 향해 刺入하고, 抽氣法으로 行鍼 후 留鍼하였다. 그 후 委中에 자침하여 得氣 후 40분간 留鍼하고, 拔鍼 시 두 개의 통점에는 抽氣法을 사용하여 힘 있게 拔鍼하였다. 拔鍼 후 火罐으로 1분 정도 부항을 하였는데 1일 1회 치료하

였다.

2診(7일) : 환자는 1회의 치료로 우측의 腰腿部 통증이 다소 緩解가 되었으나 장시간 보행 시에 통증 호전이 많지 않아 위와 같은 방법으로 7회 치료하였다.

8診(13일) : 환자는 8회의 鍼治療로 모든 증상이 거의 소실되었고 요부 2개의 脂肪 헤르니아 包塊도 완전히 소실되었다. 이번으로 치료를 종료하였다.

⑧ 추적 관찰 : 1년 후 환자가 다시 내원했는데 8회의 치료로 있던 증상들이 거의 소실되었으며, 지금은 정상으로 회복되었다고 하였다.

5. 저자 견해

中醫에서는 이 병의 발생을 요천부의 만성적인 일로 인한 손상 및 비만과 관계있는 것으로 인식하였다. 肥人은 多濕하고 아울러 脾胃虛弱, 腎氣不足, 肝陽上亢 등의 증상을 겸하기 때문에 脾의 運化作用을 잃어서 濕濁이 안에서 발생하고, 본래 몸이 비만하면 痰濕이 과도하게 성하는데 요천부에 痰核 혹은 筋結이 쉽게 발생한다.

요천부 지방 헤르니아는 위의 방법을 운용하여 치료하면 상당히 좋은 지통 효과가 있어 대부분 6회 정도 치료로 동통을 감소 혹은 緩解시킬 수 있다. 증상이 가벼운(包塊가 비교적 작은) 환자는 위의 치료 방법을 운용하면 包塊가 소실될 수 있다. 包塊가 큰 환자는 치료함에 따라 포괴가 軟하게 변하고, 동통은 점차 감소한다. 이 병은 쉽게 반복하여 발생할 수 있다. 특히 일을 하여 피로하거나, 濕氣를 만나거나, 찬 기운을 만난 후에는 재발할 수 있다. 包塊가 큰 환자에서 가장 좋은 방법은 수술을 하여 지방 헤르니아의 뿌리를 제거하고, 찢어진 腱膜을 보수하는 것이다. 일반적으로 수술 후의 재발률은 낮다. 만약 수술 후 여전히 동통이 있거나 치유된 후 또 동통이 발생한 경우 위의 방법을 운용하여 치료하면 그 효과는 더욱 좋다.

제16절 腰椎增殖性 脊柱炎

요추증식성 척주염은 추체 주변과 관절연골의 퇴행성 변화와 증식이 주된 골관절병의 일종이다. 달리 퇴행성 척주염, 비대성 척주염, 골관절염, 골질증식증으로도 불리운다.

병인은 분명하지는 않으나, 근래 학자들은 칼슘 결핍, 추체와 주위 조직의 노화로 퇴행성 변화를 발생의 주요 원인으로 인식한다. 추체연골의 변성, 椎體沈下, 추체간극 협착, 추체 주변 골질이 입술모양, 독수리의 부리 모양, 골에 군더더기가 생기고, 가시모양으로 증식되며, 추간 소관절증식 등이 나타난다. 그러나 증식이 질병 발생에 영향을 주지는 않는다고 생각한다(저자는 일찍이 66세의 환자를 만났는데, 발병하기 이전인 66세 전에는 정력이 왕성하였고, 腰·臀·腿部에 별다른 불편감을 느끼지 못하였으나 허리를 구부려 무거운 물건을 들어 올리려다 갑자기 발병했다. 요추 방사선검사상 1·2·3·4·5번 요추에 입술 모양의 증식이 있고, 2·3번 및 3·4번 요추에도 독수리 입술 모양 증식이 있고, 骨橋가 형성되어 있었다). 이외에 노인 비만, 내분비장애와 관련이 있으며, 심한 추간판연화, 소관절연골의 변화, 軟化, 얇아짐, 마모로 인한 손상, 추체의 滑脫, 추간공협소 등과도 유관하다. 이처럼 각종 원인으로 생성된 증식물이 압박자극하여 신경근주위조직의 부종과 牽引을 일으키고, 신경근을 압박하거나 후관절에 갑작스럽게 증식이 겹치고, 추체의 假性滑脫 등이 나타나면 모두 이 병을 일으킬 수 있다.

1. 임상 증상

대부분 중년 후에 발병하고, 일부 환자에서 발병 전 분명한 염좌력이 있으며, 대부분의 환자가 발병이 완만하였으며, 임상 증상은 골이 증식된 부위와 관계가 있다. 예를 들면 요추 1·2·3번 부위에서의 요추 병변은 발병이 완만하며, 요통에 국한되어 있거나 薦脊椎筋에 영향을 주어 背部痛을 일으키지만 통증이 뚜렷하지 않다. 요추 3·4·5번의 병변에서 발병이 완만한 사람은 먼저 요부의 동통이 있고 점차 病이 있는 쪽 혹은 양측의 오금 부위를 향하여 확산된다. 급성기 환자는 대부분 발병 하루 정도면 같은 쪽의 좌골신경통에 영향을 줄 수 있고, 下肢의 좌골신경이 流走하는 부위를 따라 통증(神經根性 坐骨神經痛)이 나타난다. 통증은 주로 야간에 심하고 움직인 이후에는 감소된다. 극렬한 운동 후 통증이 심해지고, 허리의 뻣뻣함, 痠脹痛 등이 있다.

① 검사 : 요부 극돌기 부위에 뚜렷한 압통이 있고, SLRT상 양성이다. 腰大筋 시험에서 양성률이 비교적 높다.

② X선 : 여러 개의 추체 주변에 골질증식이 있는데 대부분 입술모양, 가시모양, 독수리 부리 모양을 띤다. 뼈에 군더더기가 많고, 骨橋를 형성하기도 한다. 前角 및 後角에 골질이 증식하여 椎間孔 狹窄 등이 보인다.

2. 중의 변증 치료

이 병은 임상에서 많이 보이는 腰部 慢性 勞損性 疾病으로 중년 이후의 약간 비만한 남성에서 많이 보인다. 이 병이 발생하는 내재적인 원인은 추간판의 퇴행성 변화와 밀접한 관계가 있다. 中醫에서는 이 병의 발생을 주로 인체의 腎氣가 虛損하여 精이 骨을 충실하게 하지 못하므로 骨의 자체적인 퇴행성 변화가 발생하였는데 요부의 과도한 활동이나 노동으로 인한 손상 혹은 외상, 혹은 체중 과다 등 외인으로 인하여 이 병이 발생한 것으로 인식하였다. ≪素問·脈要精微論≫에서 "腰者腎之府, 轉搖不能, 腎將憊矣. …骨者髓之府, 不能久立, 行則振掉, 骨將憊矣", 또 ≪素問·生氣通天論≫에서 "因而强力, 腎氣乃傷, 高骨內壞"라 하였다. 이것은 모두 골의 손상이 腰部 勞損 및 腎虛와 밀접한 관련이 있음을 설명하고 있다. 腎氣虛弱 혹은 勞損하면 風·寒·濕 外邪가 쉽게 침입하여 요통이 가중된다.

많은 조사 자료가 실증한 것을 보면 인체의 척추는 연령이 증가함에 따라 추체는 생리적인 퇴행성 변화가 발생하여 각종 유형의 증식 및 골에 군더더기가 생기고, 심하면 골이 증식하여 교각처럼 연결되는 등의 현상이 나타난다. 그러나 이런 것이 있다고 꼭 요통이 있는 것은 아니며, 이런 변화가 있으면서 閃·扭·挫 혹은 노동으로 피로할 때 요통 등이 쉽게 유발될 수 있다. 동통은 대부분 손상된 부위, 혹은 손상된 정도와 관계가 있다. 그리고 동통의 정도와 손상의 정도는 상당히 관계가 있다.

임상 증상은 만성적인 腰背酸痛과 강직감을 主症으로 한다. 병의 발생은 완만하고, 동통은 일반적으로 극렬하지 않으며 다수의 환자가 새벽에 일어날 때 요부 동통이 있고, 강직감이 가중되며, 약간 활동한 후에 경감되고, 노동으로 피로하거나 같은 체위를 오래하고 있거나 찬 기운이나 기후의 변화가 있을 때는 모두 분명하게 증상이 가중된다.

① **검사** : 腰脊이 뻣뻣하고 여러 개 극돌기 옆에 압통점이 분명하게 나타나고, 생리적인 만곡의 변화가 있으며, 요부의 각종 활동 모두 요통을 일으키며, 허리를 펴면 중하게 된다. 소수의 환자에서 SLRT가 양성이다. 다수의 환자에서 요대근 시험을 하면 양성이다. 증상이 감소 혹은 소실 후 대다수 환자에서 중요한 양성 體徵을 발견할 수 없었다.

② **治則** : 補陽壯腎, 通經止痛

③ **혈위 처방** : 腎兪(양측)·大腸兪(양측)·委中(양측)

④ **혈방 해석** : 腎兪·大腸兪·委中은 모두 足太陽膀胱經의 혈로 委中은 또 足太陽膀胱經의 合穴이다. 腎兪는 壯補腎陽의 작용이 있다. 三穴을 같이 쓰면 補陽壯腎, 通經止痛하는 효과가 있다.

3. 치료

1) 穴位와 鍼法

① **腎兪(兩側)** : 요부에서 命門(제2·3요추극돌기 사이 오목한 곳) 외측방으로 1.5촌처에 있다. 30호 3촌(75mm) 호침 2개를 취한다. 국부에 통상적인 소독 후 약 2.8촌(70mm) 直刺한다.

鍼感 : 局部 脹痛 혹은 같은 쪽의 臀部 및 膕部를 향하여 放散한다. (그림 2-20)

② 大腸兪(兩側) : 요부에서 腰陽關(제4 · 5요추극돌기 사이 오목한 곳) 외측방으로 1.5촌처에 있다. 30호 3촌(75mm) 호침 2개를 취한다. 국부에 통상적인 소독 후 약 2.8촌(70mm) 直刺하는데 두 개의 침을 傍刺한다.

鍼感 : 모두 局部 脹痛 혹은 같은 쪽 하지 및 발바닥을 향하여 放散한다. (그림 2-20)

③ 委中(兩側) : 슬관절의 후면에서 오금 橫紋의 中點處, 대퇴이두근건과 반건양근건 사이에 있다. 30호 2촌(50mm) 호침을 취하고, 국부에 통상적인 소독 후 약간 상부를 향하여 약 1.8촌(45mm) 斜刺한다.

鍼感 : 膕部 脹痛 혹은 小腿後面을 향하여 放散한다. (그림 2-19)

2) 體位와 手法 및 療程

위의 방법은 만성적으로 발병하는 요통 위주의 척주염에 사용한다. 좌골신경통을 동반하는 환자는 坐骨神經痛節에 나오는 치료 방법을 참고하기 바란다. 환자는 엎드린 자세를 취하고 먼저 腎兪 · 大腸兪에 자침하여 모두 瀉法을 한다. 다시 委中에 자침하여 平補平瀉法을 사용하고, 매회 40분간 유침하며, 발침 후 1분 정도 火罐을 한다. 매일 1회, 10회를 1療程으로 하며, 5일을 쉰 후 효과가 있으나 치유되지 않았으면 다시 침치료하고, 10회 치료해도 효과가 없거나 치유되었다면 치료를 종결한다.

4. 임상례

① 白某, 女, 58세

② 主訴 : 반년 전부터 우측의 腰腿痛이 있었다.

③ 현 병력 : 환자는 반년 전에 허리를 굽혀 물건을 줍다가 갑자기

우측 요부의 통증을 느꼈고 나중에는 우측 臀部 및 大腿, 膕部에 방사되더니 반복 발작되었다. 근처에 있는 병원에서 좌골신경통으로 진단하여 中醫藥 첩부, 고약, 안마 및 약물(약물 미상) 등의 치료를 받았으나 효과가 좋지 않았고 최근에는 통증 발작이 잦아져 지인의 소개로 나에게 침구치료를 받으러 왔다.

④ 검사 : 환자의 우측 요부, 즉 腰腎兪・大腸兪에 해당되는 부위에 명확한 압통점이 있고 장시간 수면 후 통증이 심해지고, 활동 후 통증이 감소되었다. 대요근 검사는 양성이다.

⑤ X선 : 제3・4・5요추에 입술모양의 증식이 있었다.

⑥ 辨證 : 환자는 농부로 젊었을 때 무거운 물건을 많이 들고 요부에 반복적으로 염좌상을 입은 병력이 있었다. 최근 2년 전 자녀와 함께 도시에 이주하여 노동력은 작어진 상태에서 다시 요부에 염좌상을 입어 이 병이 발생한 것이다. 腰椎增殖性 脊柱炎으로 진단하였다. 舌紅苔白, 脈沈遲하였다.

⑦ 治則 : 補陽壯腎, 通經止痛

1診(3일) : 환자는 위와 같은 증상으로 내원하여 먼저 腎兪・大腸兪에 刺鍼하고, 鍼刺 시 두 혈 모두 하지에 방사성 麻木感이 있고 나서 留鍼하였다. 다시 委中에 자침하여 국부 득기감이 있게 한 후 매회 40분간 留鍼하고, 拔鍼 후 1분 정도 火罐으로 부항을 하여 매일 1회 치료하였다.

2診(4일) : 환자는 1회의 치료로 우측의 腰腿部 통증이 다소 緩解가 되었으나 오랜 수면 시 통증은 여전히 명확했다. 위와 같은 방법으로 7회 치료하였다.

8診(10일) : 환자는 7회의 鍼치료로 모든 증상이 거의 소실되었고 다만 어떤 때 허리를 오래 굽히면 아직 약간의 통증이 있었다. 이번의 침치료로 치료를 종료하였다.

⑧ 추적 관찰 : 1년 후 환자가 다시 내원했는데 8회의 치료로 모든 증상이 소실되었다고 하였다.

5. 저자 견해

요추증식성 척주염은 임상에서 중·노년에 발병률이 비교적 높은 병증이다. 중의에서는 이 병을 일으키는 외인이 주로 인체의 腎氣가 虛損되어 精이 骨을 충실히 하지 못하여 골 자체가 퇴행성 변화를 일으키고, 요부의 과도한 활동, 노동으로 인한 손상 혹은 외상, 혹은 체중이 과도한 것이라 인식하였다. 척추는 연령이 증가함에 따라 생리적인 퇴행성 변화를 일으켜 增殖 등이 발생한다. 이런 종류의 퇴행성 변화는 되돌릴 수 없는 인체의 변화로 인체의 잠재적인 발병 내인이다. 또 요부의 손상 혹은 捻挫 등으로도 이 병이 발생한다.

이런 類의 병증은 임상에서 자주 보이는 만성요통 및 腰腿部 疼痛의 일종이다. 저자는 요부 동통을 주증으로 하는데 대하여 위에서 토론하고 열거한 治療穴 조합으로 침치료하면 비교적 좋은 腰部 진통작용이 있으나(만약 요퇴통 환자가 있으면 기타 章節에 나오는 치료를 참고 바란다) 치유 후 다시 재발하기 쉽다. 마땅히 환자에게 통증이 없을 때에는 허리를 튼튼하게 하는 운동으로 허리를 단련하도록 일러두어야 한다. 예를 들면 매일 뒤로 걷기, 경미한 요부 활동 등을 권한다. 일단 재발하여도 위의 치료 방법을 다시 사용하면 또한 만족스런 효과를 거둘 수 있다.

제17절 急性 腰部 捻挫傷

急性 腰部 捻挫傷은 腰部 연부조직이 갑작스런 뒤틀림이나 과도한 당겨짐 등으로 손상을 받아 나타나는 腰部의 急性 疼痛이다.

대부분 간접적인 外力으로 기인되거나, 허리 뒤로 젖히기, 앞으로 굽히기, 좌우로 돌리기, 옆으로 굽히는 동작 등이 정상 범위를 초과할 때 나타나는 손상이다. 대부분 무겁고 힘든 일을 할 때 자세가 적당하지 않은 경우로 예를 들면 건축노동자, 철강노동자 및 운반노동자가 무거운 물건을 들 때, 두 사람이 무거운 물건을 들 때 손발이 맞지 않았거나, 무거운 물건을 지고 걷다가 헛디딜 때, 어떤 환자는 장시간 신체를 단련시키지 않아 체력이 약해져 있는 상태에서 허리를 약간 경사지게 하여 힘을 쓰는 동작을 하면 즉시 急性 腰部 捻挫의 증상이 나타난다.

1. 임상 증상

중노년인에서 다발하며, 분명한 捻挫의 病歷이 있고, 다수의 환자에서 腰部 捻挫時 '뚝'하는 소리가 나타난 후 바로 통증을 느낀다. 동통은 대부분 한쪽으로 나타나고, 양쪽으로 나타나는 경우는 비교적 적다. 대부분 환자는 捻挫 損傷 후 즉시 극렬한 동통이 나타나 허리를 돌리는 활동을 못한다. 또 허리 굽힘, 허리 꼿꼿하게 세우기, 옆으로 굽히기 및 앉았다가 일어날 때 동통이 더욱 극렬해진다. 동통이 심할 때 기침, 재채기, 깊은 숨을 들이쉴 때, 걸을 때 모두 허리에 동통이 더욱 심해져 독립적인 생활이 불가능하다. 일부 환자에서 捻挫損傷 後 처음에는 손상을 받은 허리에 痠脹한 불편감만 느껴지고, 대부분 1~2일 내에 심해진다. 이런 類의 환자들에서 나타나는 동통은 前者에 비해 가볍다. 대부분은 앉았다가 일어날 때 腰部 痠痛感이 있다. 또 허리를 굽힐 때, 옆으로 굽힐 때, 힘을 쓸 때 동통이 가중된다. 호흡과 기침에 동통이 동반되지 않지만 재채기를 할 때는 동통이 심해지고, 걸어 다닐 때는 통증이 없으며, 생활하는 데 큰 영향을 받지는 않는다.

- 검사 : 환측에서 요부 3·4·5椎 옆으로 1개 혹은 여러 개의 비교적 분명한 압통점을 발견할 수 있으며, 어떤 환자들에서는 분명한 새끼줄 모양의 물건을 만질 수 있다.

2. 중의 변증 치료

허리는 인체의 중요한 부분의 하나로서 굽히고 펴고 옆으로 돌리는 등의 활동을 한다. ≪靈樞·刺節眞邪論≫에서 "腰脊者, 身之大關節也"라고 하였으며, ≪丹溪心法≫에서 "腰者, 腎之外闔, 一身所恃以轉移闔辟者也, 盖諸經皆貫于腎, 而絡于腰脊"이라 하였다. 그러므로 腰脊은 안으로는 腎에 속하며, 밖으로는 모든 經에 연결되어 있다. 衝·任·督·帶 모두 腰部에서 만나며, 足太陽·足少陽·足少陰經脈·經筋 모두 腰를 돌아 脊을 走行하는데 그 연계는 매우 광범하다. 현재의 해부학에서 腰部는 제12번 늑골에서 臀部에 이르는 구간 부분을 말하는 것으로 腰·薦椎, 腸骨과 근육, 근막, 신경 등의 조직을 포괄하는데 그 구조는 비교적 복잡한 것으로 인식한다. 그 가운데 脊柱는 腰部의 기능에 있어서 중요한 작용을 한다. 그것은 각 椎骨로부터 椎間板, 椎間小關節 및 많은 인대와 긴밀하게 연접되어 여러 기능을 갖추고 있는 骨性 받침대다. 椎管 內에는 腰薦脊神經根이 있으며, 이것은 상응하는 椎間孔으로 빠져 나와 일정한 규율로 腰·腹·臀部와 下肢의 각 조직에 분포한다. 腰椎는 支持, 聯系 및 운동 등의 기능이 있다. 이것은 인체의 상반신 중량을 지지하며, 軀幹 운동의 핵심 작용을 하므로 腰部는 쉽게 외상을 입거나 勞損이 온다. 아울러 항상 臀腿部 및 項背部 동통 등의 증상을 동반한다. 型을 나누면 다음과 같다.

1) 瘀血腰痛型

주요 원인은 요부에 갑자기 극렬한 염좌, 당김 등의 간접적인 외력을 만나 발생한다. 대부분 힘들게 무거운 것을 들 때, 허리를 굽혀 무거운 물건을 들려고 과도한 힘을 쓸 때, 혹은 부적당한 체위로 힘을 쓸 때, 요부 근육이 강렬하게 수축 혹은 과도하게 당겨지거나 요부의 脊椎間關節이 갑자기 뒤틀리거나 염좌를 당하여 근육·근막·관절·인대 및 추간판 등에 국부 氣滯瘀血이 나타나 요부의 극렬한 동통이 발생한다.

이 型의 환자는 대부분 염좌상 후 즉시 극렬한 동통이 나타나며, 한쪽에 많이 발생하고 동통의 부위는 대부분 염좌를 당한 부위와 관련이 있다. 임상에서 腰2～3 혹은 腰4～5椎 중앙에서 옆으로 3cm 정도 떨어진 구역 내에서 비교적 많이 보인다. 동통은 손상 후에 시작되어 운동, 앉았다 일어서기, 잠자려고 눕기, 몸 뒤집기, 기침, 재채기, 무거운 물건 지기 등에서 모두 동통이 심해졌다. 행동할 때는 患側은 위로 가고 健側은 아래로 가게 하였다. 요부의 활동은 제한되어 있으며, 엎드리고 눕는 것 모두 곤란한 감이 있고, 항상 양손을 허리에 대고 움직여서 기침 등으로 인하여 동통이 심해지는 것을 방지하였으며, 척주는 항상 강직 혹은 측만을 이루고 있었다.

① **검사** : 다수 환자가 검사 시 요부통이 있는 부위는 만지기를 거부하였으며, 요부의 동통 구역 내에 분명한 隆起가 있고, 요부에 분명한 보호성 측만이 나타났다. 舌紅苔燥 혹은 瘀痕이 있으며, 脈은 洪大 혹은 細數하였다.

② **治則** : 祛瘀通絡, 活血止痛

③ **혈위 처방** : 腰痛點(양측)・腎兪(환측)・氣海兪(환측)・殷門(환측)・委中(환측)

④ **혈방 해석** : 腰痛點은 經外奇穴이며 급성 요부 염좌를 치료하는 經驗要穴이다. 腎兪・氣海兪・殷門・委中 4개 혈은 모두 足太陽膀胱經의 혈이며, 委中은 足太陽膀胱經의 合穴이다. 위의 혈을 조합하면 祛瘀通絡, 活血止痛하는 작용이 있다.

2) 寒濕腰痛型

환자는 본래부터 腎氣虛弱하고 筋骨이 건강하지 못하거나, 평소 활동을 좋아하지 않거나, 요부 자체의 勞損 혹은 선천적인 변이가 있는데 體位가 부적당하거나, 경미한 外力(재채기, 청소, 양치질 등을 할 때)이 작용하여 요부의 염좌상이 발생한다. 이 型의 환자는 발병이 시작될 때는 동통이 대부분 극렬하지 않으며, 단지 요부가 酸脹疼痛하거나 무겁고 뻣뻣하여 굴신이 어려운 정도이며, 눕고 엎드리고 옆으로 돌리기가 어려운데 이러다가 동통이 점차 가중되어 24～36시간이 지나면 최고조에 도달한다. 일부 환자의 동통은 臀腿部에까지 미칠 수 있다. 기후 변화 혹은 날씨가 흐리고 비가 오며 추운 날씨면 동통이 더욱 심해지며, 腰部는 찬 것을 싫어한다. 舌苔白膩, 脈沈遲하다.

① 治則 : 溫經通絡, 行氣除濕

② 혈위 처방 : 腎兪(환측) · 氣海兪(환측) · 殷門(환측) · 委中(환측)

③ 혈방 해석 : 腎兪 · 氣海兪 · 殷門 · 委中 4개 혈은 모두 足太陽膀胱經의 혈이며, 委中은 足太陽膀胱經의 合穴이다. 위의 穴을 조합하면 溫經通絡, 行氣除濕하는 작용이 있다.

3. 치료

1) 穴位와 鍼法

① 腰痛點 : 손등에서 第2 · 3掌骨 및 第4 · 5掌骨 사이, 腕橫紋과 掌指關節中點處에 있다. 한쪽에 穴이 2개 있다. 30호 1.5촌(40mm) 호침 4개를 취한 다음 局部에 통상적인 소독을 한 후 모든 침은 약간 위를 향하여 약 1.2촌(30mm) 斜刺한다. 刺鍼 후 큰 폭으로 2분 정도 捻轉한다. 捻轉 시 환자에게 천천히 腰部 운동을 하게 하거나 疼痛 방향으로 운동하게 한다. 30분간 留鍼하고, 拔鍼 시 다시 捻轉을 한 차례 한다. 양측의 鍼法이 서로 같게 한다. (그림 2-32)

② 腎兪(양측) : 腰部의 命門(第2 · 3腰椎 극돌기 사이 오목한 곳) 외측 1.5촌처에 있다. 30호 3촌(75mm) 호침 2개를 취한 다음 局部에 통상적인 소독을 한 후 약 2.8촌(70mm) 直刺한다.

鍼感 : 局部 脹痛 혹은 같은 쪽 둔부 및 오금 부위를 향하여 放散한다. (그림 2-20)

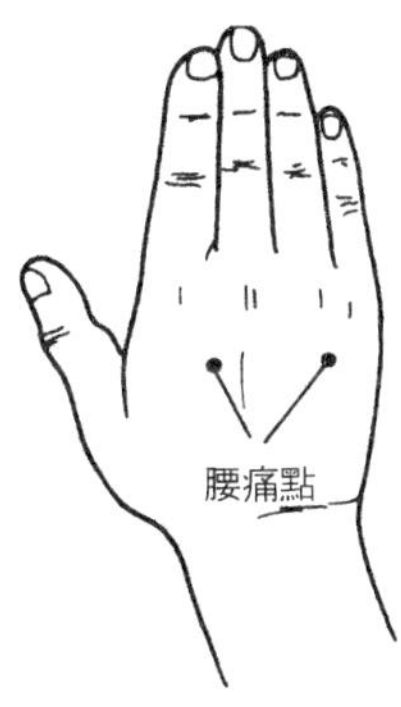

그림 2-32

③ 氣海兪 : 腰部에서 제3 · 4腰椎 극돌기 사이의 오목한 곳에서 外側으로 1.5촌처

에 있다. 30호 3촌(75mm) 호침을 취한 다음 局部에 통상적인 소독 후 약 2.8촌(70mm) 直刺한다.

鍼感 : 局部 脹痛 혹은 같은 쪽 下肢를 향하여 放散한다. (그림 2-20)

④ 殷門 : 大腿 後面의 中部 · 承扶와 委中(오금 橫紋의 중점) 연결선상, 承扶 下 6촌처에 있다. 30호 3촌(75mm) 호침을 취한다. 局部에 통상적인 소독을 한 후 약 2.8촌(70mm) 直刺한다.

鍼感 : 局部 脹痛 혹은 하지 및 足部를 향하여 放散한다. (그림 2-19)

⑤ 委中 : 슬관절부 후면에서, 오금 橫紋 중점으로 大腿二頭筋筋腱과 半腱様筋腱 사이에 있다. 30호 2촌(50mm) 호침을 취한 다음 局部에 통상적인 소독 후 약간 위를 향하여 약 1.8촌(45mm) 斜刺한다.

鍼感 : 오금 부위 脹痛 혹은 小腿後面을 향하여 放散한다. (그림 2-19)

2) 體位와 手法 및 療程

腰部 捻挫傷이 48시간을 초과하지 않은 瘀血腰痛型 환자는 먼저 양측 腰痛點을 취하여 자침하며, 일부분의 환자에서 1회 치료로 치유가 되었다고 하였다. 만약 1회 치료에 효과가 좋지 못하였거나 48시간을 초과한 환자는 穴을 바꾸어 사용하거나 腎兪 · 氣海兪 · 殷門 · 委中 등 4개 穴을 운용하여 치료한다. 환자는 俯臥位를 취하고, 腰部 2개 穴은 瀉法을 사용하며, 뒤에 있는 2개 穴은 平補平瀉法을 사용한다. 매회 40분간 留鍼하고 拔鍼 후 火罐을 1분 정도 사용한다. 매일 1회, 6회가 1療程이다. 3일간 휴식 후 효과가 있으나 치유되지 않았으면 다시 침치료하며, 6회 치료해도 효과가 없거나 치유되었으면 치료를 종결한다.

寒濕腰痛型은 주로 腎兪 · 氣海兪 · 殷門 · 委中 4개 혈을 운용하여 치료한다. 먼저 요부 2개 穴을 자침하여 平補平瀉法을 사용하며, 뒤에 있는 2개 穴은 瀉法을 사용한다. 매회 40분간 留鍼하며, 拔鍼 후 火罐

을 1분 정도하며, 10회가 1療程이다. 5일간 휴식 후 효과가 있으나 치유되지 않았으면 다시 침치료하며, 10회 치료해도 효과가 없거나 치유되었으면 치료를 종결한다.

4. 임상례

① 白某某, 女, 28세

② 主訴 : 3일 전에 염좌로 인한 좌측 腰部의 통증

③ 현 병력 : 환자는 3일 전에 허리를 굽혀 물건을 줍다가 갑자기 좌측 요부의 통증을 느꼈고 돌아누울 때, 기침 및 재채기를 할 때 통증이 심해졌다. 근처에 있는 병원에서 급성 요부 염좌로 진단받고 中醫藥 貼敷, 膏藥, 按摩 및 약물(약물 미상) 등의 치료를 받았으나 효과가 좋지 않았고 최근에는 통증 발작이 잦아져 지인의 소개로 나에게 침구치료를 받으러 왔다.

④ 검사 : 환자는 전형적으로 우측은 높이고 좌측은 낮추는 보호성 體位를 취하고 있었다. 우측 요부, 즉 腰腎兪·大腸兪에 해당되는 부위에 명확한 압통점이 있고 허리를 굽힐 때, 침대에 올라갈 때 등의 동작에서 통증이 심해졌다. 大腰筋검사는 양성이었다.

⑤ X선 : 요추에 명확한 骨質의 변화는 없었다.

⑥ 辨證 : 환자는 택시기사로 장시간 운전을 하고 요부는 고정된 자세에서 氣血 運行이 不暢하고 腰部의 筋脈과 근육에 대한 영양 결핍으로 捻挫가 쉽게 일어난 것으로 보고 급성 요부 염좌로 진단하였다. 舌紅하고 가장자리에 瘀痕이 있고, 脈은 細數하였다.

⑦ 治則 : 祛瘀通絡, 活血止痛

1診(3일) : 환자는 위와 같은 증상으로 내원하여 먼저 손의 腰痛點에 刺鍼하고 捻鍼을 하면서 환자에게 일어나서 천천히 허리를 움직이라고 하였다. 허리에 통증이 감소되면 5분 정도 行鍼을 하고, 통증이 緩解되기를 기다렸다가 다시 腎兪·氣海兪에 刺鍼하고, 鍼刺 시 두 혈 모두 하지에 방사성 麻木感이 있으면

留鍼을 하였다. 殷門·委中에 자침을 하면 국부 脹痛 위주로 나타났다. 매회 40분간 留鍼하고, 拔鍼 후 火罐으로 1분 정도 부항을 하였다. 1일 1회 치료하였다.

2診(4일) : 환자는 1회의 치료로 우측의 腰部 통증이 다소 緩解되었으며 기침, 재채기, 침대 오를 때 및 돌아눕는 등의 동작에서 통증이 명확하게 감소되었다. 2회 침치료 때는 腰痛點은 사용하지 않고 위와 같은 방법으로 4회 치료하였다.

5診(7일) : 환자는 4회의 鍼치료로 모든 증상이 거의 소실되었다. 이번으로 치료를 종료하였다.

⑧ 추적 관찰 : 1년 후 환자가 다시 내원했는데 5회의 치료로 있던 증상이 거의 소실되었으며, 지금은 전과 같이 회복되었다.

5. 저자 견해

中醫에서 急性 腰部 捻挫損傷은 주로 요부가 급성으로 염좌를 당하여 요부의 經脈에 氣血이 阻滯하여 氣血이 조화를 잃어버리거나 氣血瘀滯 등이 발생하면 經脈의 氣血 운행이 不暢하므로 '不通則痛'하게 된다. 그러므로 氣滯血瘀는 이 병의 주요 병인이 된다. ≪金匱翼≫에서는 "瘀血腰痛者, 閃挫及强力擧重得之. 盖腰者, 一身之腰, 屈伸俯仰, 無不由之. 若一有損傷, 則血脈凝澁, 經絡壅滯, 令人卒痛不能轉側"이라 하였다. 또 환자의 본래 몸이 腎氣虛弱하고, 筋骨이 건강하지 않거나, 평소 활동하기를 좋아하지 않거나, 요부 자체가 勞損되거나, 선천적으로 변이가 있는 사람이 體位가 부당하거나, 경미한 外力이 허리에 작용(예를 들면 재채기, 청소, 양치질할 때)하면 요부에 염좌상이 발생한다.

中醫에서는 이 병을 두 가지로 분류하였다. 첫 번째 型은 瘀血腰痛型으로 주로 청장년 남성에서 많이 발생한다. 이 型의 특징은 갑자기 발병하고, 동통이 극렬하다. 위 分型의 穴位를 운용하여 치료할 때는 가장 먼저 요통점을 자침(발병하고 48시간 이내)할 수 있는데 발병한 지 48시간 이내 환자에서는 1회 치료로 다수가 동통이 완해 혹은 제거될 수 있다. 발병한 지 48시간 이상 혹은 가장 먼저 요통점을 운용하여 치료하였지만 효과가 좋지 못한 환자는 腎兪·氣海兪·殷門·委中 4개 穴位로 바꾸어 치료한다. 단지 穴位가 정확하고, 刺法이 바르면 모두 좋은 치료 효과를 얻을 수 있다.

두 번째 型은 寒濕腰痛型으로 中老年에서 다발한다. 주로 몸 자체가 허약하여 腰腎이 空虛한데 경미한 염좌상을 입은 후 이 병이 발생한 것이다. 이 型의 환자는 증상이 비교적 경미하게 시작되며, 대부분 36시간 이내 동통이 높은 수준에 도달한다. 치료에 있어서 앞에서 예를 든 穴組合를 운용하면 효과는 瘀血腰痛型과 같지 않지만 비록 장시간의 치료를 하면 역시 상당히 좋은 치료 효과를 얻을 수 있다.

급성 요부 염좌는 임상에서 많이 볼 수 있는 요통이다. 일부 환자는 발병 후 치료가 바르지 않은 등의 원인으로 습관성 요부 염좌상이 나타난다. 심지어 기침, 재채기, 혹은 약간만 힘을 써도 요부 염좌상이 나타나 상술한 증상이 발생한다. 이 병증은 침자치료의 특효병증의 범주에 속한다. 瘀血腰痛型 가운데 시간이 비교적 짧은 환자는 단지 腰痛點 4穴만 사용하는데 다수 환자가 1회 치료로 능히 동통이 緩解되거나 다시 2차 침치료를 추가하면 동통을 제거할 수 있다. 시간이 비교적 오래되었거나 혹 寒濕腰痛型 환자는 위의 방법에 따라 정확하게 자침하면 모두 만족할 만한 효과를 얻을 수 있다. 일부 환자는 치유 후 쉽게 재발하므로 치유 후 몸 자체를 강하게 단련해야 한다. 예를 들면 달리기, 몸을 건강하게 하는 기공 등을 하여 습관성 요부 염좌를 예방한다.

제18절 股關節滑液囊炎

股關節滑液囊炎은 임상에서 자주 보는 股關節 병변의 한 종류로서, 그 주요 임상 증상은 고관절 부위의 疼痛과 하지운동 기능의 장애이다.

股關節은 비구(acetabulum)와 대퇴골두로 조성되어 있고, 주위에는 크고 강한 근육층으로 덮여있다. 그 관절낭의 近端은 비구연(margin of acetabulum)에서부터 시작하고, 遠端의 전방은 大轉子間線에서 끝나며, 후방은 大腿骨頸(neck of femur) 외측 1/3과 중간 1/3이 만나는 경계지점에서 끝난다. 관절낭은 淺層의 縱行纖維와 深層의 橫行纖維를 포괄하고, 深層纖維는 아울러 大腿骨頸을 둘러싸면서 띠를 형성한다. 관절낭 내에는 비구절흔(acetabular notch)에서 대퇴골두의 움푹 들어간 곳에까지 이르는 대퇴골두 圓靭帶가 있고, 관절낭의 전면에는 腸股靭帶(iliofemoral ligament)가 있으며, 내측에는 恥骨囊靭帶가 있고, 후면에는 坐骨囊靭帶가 있어 더욱 강하고, 관절 주위의 근육도 관절을 강하게 붙들어 주는 역할을 하여 사용할 때 안정되고 힘이 있다. 관절낭의 주요기능은 관절을 윤활하는 점액을 분비하여 움직일 때 마모되고 손상받는 것을 감소시키고 관절을 보호하는 것이다. 股關節은 비교적 고정되어 있고 활동범위도 작아서 그 관절운동범위는 前屈 10~15°, 外展 5~15°이다.

股關節滑液囊炎은 여러 가지 원인으로 발생한다. 예를 들면 결핵, 風濕, 고관절탈구, 염좌 등이 모두 일과성 滑液囊炎과 관계가 있다. 또한 소아는 대퇴골두의 발육이 미성숙하고 관절낭이 느슨하게 이완되어 있다가 나이가 들면서 점점 치유된다. 또 도약, 두 다리를 일직선으로 곧게 벌려 땅에 대는 동작과 같이 하지를 오랫동안 과도하게 外展·外旋시켜서 생기기도 하고, 과도하게 사용해서 關節囊이 손상을 받아서 생기기도 하며, 관절낭이 압박을 받은 후에 다시 風寒을 받아서 股關節滑液囊炎症을 일으키기도 한다.

1. 임상 증상

股關節이 급성 손상을 받은 후에 나타나는 腫脹, 疼痛, 보행 곤란 등의 증상은 쉽게 알 수 있다. 어떤 환자는 손상받을 당시에는 다만 股關節區에 시큰거리고 뻐근하면서 불편한 느낌만 있고, 보행은 제한을 받지 않다가 날이 갈수록 疼痛이 증가되어 최후에는 보행이나 서 있을 때 疼痛이 더 심해지고 절뚝거리게 된다. 疼痛을 감소시키기 위해 환자는 골반을 항상 아픈 쪽을 향해 기울게 되어서 아픈 다리가 약간 길게 변한다. 어떤 환자는 미열이 나타나는데 주로 손상으로 생긴 국부의 어혈이 흡수되는 과정에서 생긴다.

① 검사 : 股關節區에는 뚜렷한 압통이 없다. 서 있을 때, 보행, 굴곡, 內收 시에 모두 股關節區에 疼痛이 생긴다. 어떤 환자는 股關節窩 부위에 종창이나 약간의 압통이 나타날 수 있다.

② X선 : 뚜렷한 변화가 없다.

2. 중의 변증 치료

股關節滑液囊炎은 中醫의 髖錯縫(고관절 탈구), 掰髖(고관절의 引裂), 閃胯(고관절 내측 염좌), 溜胯 등의 범주에 속한다. 이 병의 발생은 인체의 腎氣不足 혹은 風·寒·濕邪의 침범 혹은 손상 등과 관련이 있는 것으로 인식한다. 바로 ≪黃帝內經≫에서는 "肝主筋, 腎主骨"이라 하였다. 筋은 능히 骨을 연결 통제하여 관절의 활동을 유지하며, 骨은 筋을 펴고 髓를 生하며 인체의 지지대가 된다.

筋·骨의 생장 발육은 肝血과 腎精의 滋養과 推動에 의해서 이루어지므로 肝腎이 충족되면 筋骨이 强勁하고, 관절이 부드러워 운동을 하는데 민첩하다. 그런데 사람은 중년 이후 肝血과 腎精이 점차 허약해지고, 氣血이 부족하여 근골에 영양 공급을 못한다. 혹은 손상 후 국부의 기혈 유통이 不暢하므로 風·寒·濕邪가 이것을 타고 들어와 凝滯하게 되는 것을 ≪醫宗金鑑·正骨心法要旨·胯骨≫에서는 "若素受風寒濕氣, 再遇跌打損傷, 瘀血凝結, 腫硬筋翻, 足不能直行筋短…"이라 하였다. 일어설 때 발가락 끝이 外旋하여 발뒤꿈치가 땅에 닿지 않는 것을 ≪醫宗金鑑·正骨心法要旨·胯骨≫에서는 "脚尖著地, 骨錯者, 臀努斜行"이라 하였다. 股關節이 屈曲되고 內收가 제한되므로 이 병이 발생한다.

1) 損傷型

이 型은 아동에서 다발한다. 대부분 곤두박질치며 넘어지거나 높은 곳에서 떨어지거나 넘어져 타박상 등을 입어 고관절이 과도하게 外展 혹은 內收 등의 屈伸으로 손상되어, 손상된 고관절에 미세한 부종, 동통, 활동장애가 나타난 것이다. 환자는 보호성 자세를 취하고, 골반강은 경사져 있으며, 고관절부와 臀部는 동통이 있고, 심하면 薦腰部와 大腿前面 및 슬관절이 연루되어 다니기가 곤란하고 환측은 跛行한다. 손상된 측은 고관절의 屈伸과 旋轉 모두 서로 다른 장애가 있다. 혹은 분명한 腫脹이 없고, 압통은 대부분 둔부와 고관절 외측 근육 筋膜 부위에 있으며, 深部 압통은 없다. 일부 患兒는 분명한 외상력이 없고, 일을 하여 피로가 쌓이거나 찬 기운을 맞은 후 갑자기 고관절부에 동통이 발생하기도 한다. 압통은 대부분 股三角區에 있고, 大腿는 항상 굴곡자세를 취하며, 발열 및 전신증상 등은 없다.

① 검사 : 患肢 및 골반은 대부분 경사져 있고, 일부 患兒는 손상 후 患側 肢體가 1～2cm 길어진 것 같은 증상이 나타나며, 股·膝·踝關節에는 대부분 영향이 없으며, 患肢 膝關節은 屈曲하고, 小腿는 健側 大腿 위에 놓는다. 환측 고관절부에는 동통이 있고 활동에 제한을 받는다.

② 治則 : 活血通絡, 舒筋鎭痛

③ 혈위 처방 : 大腸兪(환측)·秩邊(환측)·局部 痛點(환측)·承扶(환측)

④ 혈방 해석 : 大腸兪·秩邊·承扶 三穴은 모두 足太陽膀胱經의 혈이며, 여기에 局部 痛點을 함께 刺鍼하면 活血通絡, 舒筋鎭痛하는 작용이 있다.

2) 風寒型

이 型의 환자는 대부분 中老年人에서 다발하고, 발병 전 대부분 고관절부에 염좌상의 병력 등이 있다. 손상 당시엔 대부분 증상이 없거나 경미한 국부 동통이 있다. 손상 후 국부의 氣血 운행이 不暢한데 風寒濕邪가 虛한 틈을 타고 침입하여 국부에 留滯하여 오래되면 이 병이 발생한다. 이 型의 임상 증상은 대부분 시작은 분명하지 않다가 고관절부 동통 증상이 점차 가중되며, 동통이 오래되면 대부분 寒冷한 기운을 만날 때 가중되거나 통증이 심해진다. 국부의 종창은 크게 분명하지 않으며, 동통이 시작될 때 하지의 기능에는 대부분 영향을 주지 않고, 후기에 증상이 점차 가중되면 하지의 기능에 대부분 영향을 준다. 행동을 할 때 跛行이 나타나고, 患肢를 健肢에 비교하면 길며, 股關節部・大腿部 및 슬관절 기능이 제한을 받는 등 증상이 모두 서로 연속적으로 나타난다.

① 검사 : 환측 고관절부에 분명한 압통이 있지만 심부 압통은 없고, 서혜부에 조금 부종이 있거나 輕度의 압통이 있으며, 고관절의 內收와 屈曲에 제한이 있다.

② 治則 : 驅風祛濕, 活血止痛

③ 혈위 처방 : 局部 痛點(환측)・大腸兪(환측)・環跳(환측)・秩邊(환측)・承扶(환측)・殷門(환측)

④ 혈방 해석 : 大腸兪・秩邊・承扶・殷門 4穴은 모두 足太陽膀胱經의 혈이다. 環跳는 足少陽膽經의 穴로 足少陽・太陽 두 개의 脈이 交會하는 혈이다. 여기에 局部 痛點을 같이 刺鍼하면 驅風祛濕, 活血止痛하는 효과가 있다.

3. 치료

1) 穴位와 鍼法

① 局部 痛點 : 일반적으로 운동 시에 나타나는 통점은 대부분 大腿骨 大轉子結節과 環跳를 이은 선의 중점처로서 분명한 深部 압통은 없다. 28호 3촌(75mm) 호침을 취한다. 국부는 통상적인 소독을 한 다음 股關節 내측을 향하여 股關節 骨壁까지 이르도록 자침한다. 鍼感 : 局部 脹痛이 있다. (그림 2-33)

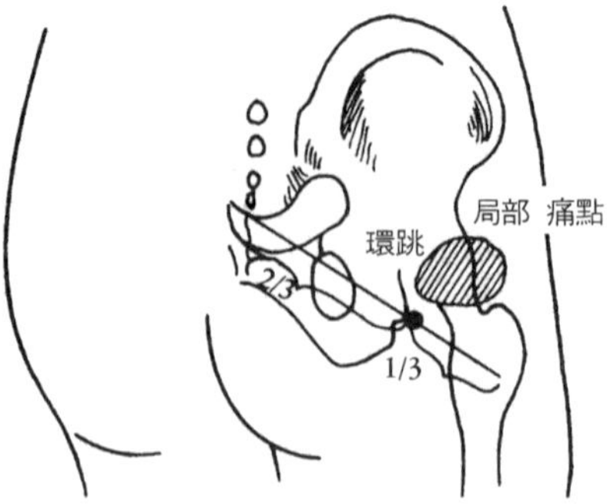

그림 2-33

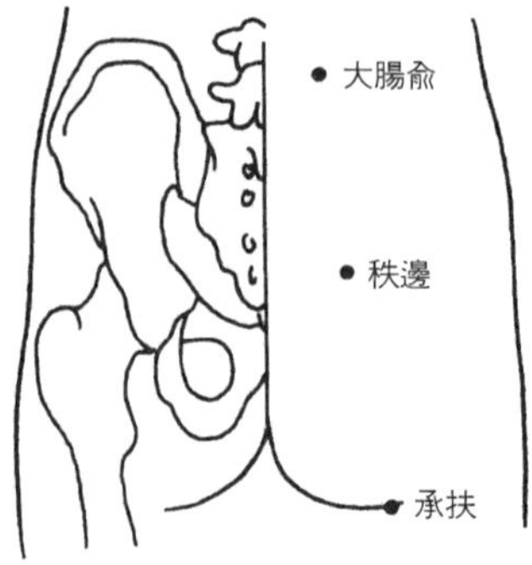

그림 2-34

② 大腸兪(양측) : 腰部에서 腰陽關(제4 · 5腰椎棘突起 사이의 오목한 곳)의 외측으로 1.5촌 떨어진 곳에 있다. 30호 3촌(75mm) 호침 2개를 취한다. 국부는 통상적인 소독을 한 다음 약 2.8촌(70mm) 直刺하는데 두 개의 침을 傍刺한다.

鍼感 : 모두 局部 脹痛 또는 동측 下肢 및 발바닥으로 放散된다. (그림 2-34)

③ 環跳 : 臀部 외측 하부에서 大腿骨 大轉子 최고 융기점과 薦管裂孔 연결선의 외측 1/3과 중부 1/3 交叉點處에 있다. 側臥하여 下腿를 펴고, 上腿는 굽혀 취혈한다. 30호 4촌(100mm) 호침을 취한다. 국부는 통상적인 소독을 한 다음 坐骨大孔을 향하여 약 3.8촌(90mm)을 刺鍼한다.

鍼感 : 局部 脹痛 혹은 同側 하지 및 足部로 放散한다. (그림 2-33)

④ 秩邊 : 臀部에서 제4薦椎 後孔과 평행하게, 薦正中嵴 양방 3촌처, 즉 腰兪穴 외측 3촌처에 있다. 26호 3촌(75mm) 호침을 취한다. 국부는 통상적인 소독을 한 다음 약 2.8촌(70mm) 直刺入한다.

鍼感 : 局部 脹痛이 있다. (그림 2-34)

⑤ 承扶(患側) : 大腿後面의 上部에서 엉덩이의 아래 横紋 중점처에 있다. 30호 3촌(75mm) 호침을 취한다. 국부는 통상적인 소독을 한 다음 약 2.8촌(70mm) 直刺한다.

鍼感：局部 脹痛 혹은 足面을 향하여 방산한다.

⑥ 殷門：大腿 후면 중앙부에서 承扶와 委中(오금 횡문 중점)의 연장 선상에서 承扶 아래 6촌처에 있다. 30호 3촌(75mm) 호침을 취한다. 국부는 통상적인 소독을 한 다음 약 2.8촌(70mm) 直刺한다. 鍼感：局部 脹痛 혹은 하지 및 足部를 향하여 방산한다. (그림 2-19)

2) 體位와 手法 및 療程

損傷型 환자는 아픈 쪽을 위로 하여 側臥位를 취한 다음 먼저 局部 痛點을 자침하여 瀉法을 사용하며, 나머지 3개 혈은 모두 平補平瀉法을 사용한다. 40분간 留鍼한 후 拔鍼하고 1분 정도 火罐을 한다. 매일 1회, 10회가 1療程이 된다. 5일간 휴식하고 효과가 있으나 치유되지 않았으면 다시 침치료하고, 10회 치료에도 효과가 없거나 치유되었으면 치료를 종결한다.

風寒型 환자는 側臥位를 취하고, 먼저 局部 痛點을 자침하여 平補平瀉法을 사용하며, 나머지 4개 혈은 모두 補法 혹은 平補平瀉法을 사용한다. 40분간 留鍼한 후 拔鍼하고 1분 정도 火罐을 한다. 매일 1회 시술, 10회가 1療程이 된다. 5일간 휴식 후 효과가 있으나 치유되지 않았으면 다시 침치료하고, 10회 치료에도 효과가 없거나 치유되었으면 치료를 종결한다.

附 股關節封閉療法

鍼施術이 효과가 없을 때 선택하여 사용한다.

- 약물 : 비타민 B_{12} 500μg, 프레드니솔론(혹은 Triamcinolone acetonide 鍼 40mg) 25mg, 브로카인 리도카인 20mg, 胎盤組織液 2ml
- 방법 : 소독된 5ml 주사기에 소독된 6호 10cm 길이의 封閉鍼頭를 연결하여 위의 약물을 흡입한다. 大轉子結節과 環跳를 이은 선의 중점처에서 운동성 통점을 찾는다. 국부에는 통상적인 소독을 한

다음 股關節臼까지 이르도록 直刺하는데 關節囊을 통과할 때에는 비교적 가볍고 허공에 떨어지는 것과 같은 느낌(만약 방사성의 麻感이 있으면 이것은 鍼이 좌골신경을 건드린 것이므로, 침을 後下方을 향해 약간 뽑았다가 뼈에 이르도록 자침하거나 허공에 떨어지는 느낌이 있을 때까지 자침한다)이 들며, 주사기를 약간 흡입시켰을 때 혈액이 나오지 않으면 위의 약을 천천히 주입하고, 모든 환자는 약간 휴식을 취한 다음 일어나게 한다. 3일에 1회, 3회가 1療程이 된다. 효과가 없으면 중지한다.

4. 임상례

① 張某某, 男, 8歲

② 主訴 : 1주일 전 좌측 股關節部 손상 후 통증

③ 현 병력 : 환자는 1주일 전에 넘어지면서 좌측 股關節部에 통증을 느꼈고 처음에는 통증이 심하지 않으나 다음날 통증이 심해져 근처에 있는 병원에서 中醫藥 貼敷, 膏藥, 안마 및 약물(약물 미상) 등의 치료를 받았으나 효과가 좋지 않아 지인의 소개로 나에게 침구치료를 받으러 왔다.

④ 검사 : 환자는 보호성 자세를 취하고 골반은 기울어져 고관절부위와 臀部의 통증이 薦腰部 및 大腿 前面과 膝關節까지 이어져 보행이 곤란하여 환측으로 跛行이 나타났다. 환측의 股關節 굴신 및 회전 시에 모두 운동 제한이 있으며 대퇴는 항상 屈曲된 자세를 취한 상태였다. 좌측 고관절부에는 명확한 종창과 압통이 있었다.

⑤ X선 : 좌측 股關節에 명확한 변화는 없었다.

⑥ 辨證 : 환자는 학생으로 하교 길에 넘어져 좌측 股關節部에 손상을 입어 고관절부의 經脈이 위치를 이탈하거나 血이 脈外로 나와 고관절부의 筋脈과 筋肉에 영양이 결핍되어 이 병이 일어난 것으로 損傷型 股關節滑囊炎으로 진단하였다. 舌紅苔白하고 脈數하였다.

⑦ 治則 : 祛瘀通絡, 活血止痛

1診(3일) : 환자는 위와 같은 증상으로 내원하여 먼저 局部 痛點에 3개의 鍼으로 痛點의 中心部로 刺入하고 得氣 후 留鍼하였다. 그리고 大腸兪·秩邊·承扶에 자침하여 모두 국부로 脹麻感이 있으면 留鍼하였다. 매회 40분간 留鍼을 하고 발침 후 모두 1분 정도 火罐을 하였다. 1일 1회 치료하였다.

2診(4일) : 환자는 1회의 침치료로 우측의 고관절부 통증이 다소 緩解되었으며 허리를 곧게 펼 때, 걸을 때 등의 자세에서 통증이 명확하게 감소되었다. 위와 같은 방법으로 5회 치료하였다.

5診(8일) : 환자는 앞의 5회 鍼治療로 모든 증상이 거의 소실되었다. 이번으로 치료를 종료하였다.

⑧ 추적 관찰 : 1년 후 환자가 다시 내원했는데 6회의 치료로 모든 증상이 소실되었으며, 지금은 예전과 같이 회복되었다고 하였다.

5. 저자 견해

고관절활액낭염은 中醫의 髖錯縫(고관절 탈구), 掰髖(고관절의 引裂), 閃胯(고관절 내측 염좌), 溜胯 등의 범주에 속한다. 이 병의 발생은 인체의 腎氣不足 혹은 風·寒·濕邪의 침범 혹은 손상 등과 관련이 있는 것으로 인식한다. 소아의 股骨頭 및 滑液囊은 발육이 아직 성숙되지 않았으므로 관절낭이 비교적 느슨하여 쉽게 외상을 받고, 쉽게 風寒濕邪에 감염되므로 이 병이 발생한다. 중·노년 이상은 腎氣不足한데 노동 중에 손상을 입거나 風·寒·濕邪가 침범하면 이 병이 발생한다.

저자는 이 병을 두 가지 型으로 분류하였다.

첫 번째는 損傷型이다. 대부분 곤두박질치거나 높은 데서 떨어지거나 넘어져 염좌상을 당하면 고관절이 과도하게 外展 혹은 內收 등으로 屈伸되기 때문에 발생한다. 이 型은 발병의 기세가 비교적 맹렬하며, 病程은 발전이 신속하지만 이상에서 예를 든 穴組合으로 합리적으로 치료하면 증상은 단기간 내에 완전히 정상으로 회복된다. 혹은 오래도록 경과되어 치유되지 않거나 低熱, ESR이 빠르게 증가되고, 고관절의 굴신이 곤란한 증상이 동반되면 股關節結核을 고려하거나 류마티스성 고관절염 등을 고려하여야 한다. 확진 후 기타 치료방법을 배합한다.

두 번째는 風寒型이다. 주로 장기적으로 무거운 짐을 지느라 힘을 쓰고, 자세가 불량하여 氣血의 不和를 겸하면 經絡이 막혀 있는 상태가 되고, 손상 후에도 국부의 氣血運行이 不暢한데 風寒濕邪가 침입하여 留滯하면 筋骨에 영양을 공급하지 못하여 筋骨이 손상된다. 이와 반대로 肝腎에 연루되면 병변이 가중되고 오래되면 이 병이 발생한다. 이 型의 환자는 위의 分型에서 예를 든 穴位治療를 운용하면 비록 치료하는 시간이 길지만 역시 상당히 좋은 치료 효과가 있다.

시간이 비교적 오래되고, 국부의 염증 때문에 癒着(風寒型에서 비교적 많다)이 조성된 것은 침자치료를 운용하면 지통효과가 좋지만 고관절의 기능 회복에는 차이가 있다. 위에서 부록으로 제시한 封閉療法은 단지 穿刺가 정확하면 모두 상당히 만족스러운 치료 효과를 얻을 수 있다.

제19절 腰部 薦棘筋(Sacrospinal m.)損傷

腰部 薦棘筋 손상의 주요 원인은 운전사 · 교사 · 사무원 등과 같이 장시간 앉아서 일을 한 경우 요부의 薦棘筋에 장기간 긴장상태를 유발하게 되고, 이것이 오래되어 만성적인 손상을 초래하거나 또는 천극근에 급 · 만성적인 손상을 입었는데 적절한 치료를 받지 않아 만성적인 손상으로 전변된 경우이다.

1. 임상 증상

腰部 薦棘筋 손상을 입은 환자는 대개 급 · 만성적인 손상이나 외상력이 있다. 발병은 갑자기 일어나는데 흔히 아침 기상 시 부적절한 허리 자세를 취할 때나 운동 후에 발병한다. 동통은 극렬하고 처음엔 다

만 허리의 통증과 압통만 나타나나 만일 치료하지 않고 약 이틀 정도 지나면 薦部 및 臀部로 통증이 향하며, 혹은 下肢放散痛이 나타날 수 있다. 放散痛은 대개 환측의 오금부까지 미치고 小腿 부위까지는 동통이 나타나지는 않는다. 상태가 심한 환자의 경우 침상에서 일어나거나, 앉은 자세에서 일어나거나, 몸을 뒤척이기가 곤란하다. 기침이나 재채기를 할 때 동통이 증가되며, 요부 3·4추 측방에 뚜렷한 압통처가 있으나 눌렀을 때 하지 放散痛은 나타나지 않는다.

2. 중의 변증 치료

薦棘筋 손상은 중의학 가운데 만성요통, 腰肌勞損 등의 범주에 속한다. 장기간 체위를 고정하고 일을 하여 요부에 오랜 시간 피로가 쌓이면 요부의 근육에 만성적인 손상이 발생한다. 손상으로 인하여 瘀血이 안에서 쌓여 瘀血로 인해 經脈의 氣血이 막히면 經脈이 不暢하여 통하지 않으므로 통증이 발생한다. 손상이 오래되었는데 땀을 내고 바람을 맞으면 風寒濕邪가 인체에 침입하여 經脈과 근육 사이에서 留滯하고, 寒邪가 凝滯하여 經脈의 氣血 運行을 막으면 經絡 運行이 不暢하여 통하지 않으면 이 병이 발생한다.

1) 急性 損傷型

장기간 만성적으로 요부가 불편하거나 항상 腰酸脹痛이 나타나 요부가 불편하거나 綿綿하게 隱隱痛이 있으며, 통증이 정해진 곳이 없다. 환자는 대부분 따뜻한 것을 좋아하고 찬 것을 싫어하며, 노동으로 피로가 쌓이면 가중되고, 적당한 활동을 하거나 휴식 후에는 통증이 경감한다. 분명한 誘因 아래 혹은 여러 차례 요부의 염좌가 있을 때 갑자기 요부 동통이 발생하는데 동통의 시작은 대부분 요부 3·4요추의 정중선에서 옆으로 3cm처에 국한되고, 腸骨後上棘상의 환측 薦棘筋處에 분명한 근육경련성 융기가 있으며, 국부를 만지면 하나 혹은 여러 개의 압통점을 만질 수 있다. 동통이 심할 때는 동측 薦部 및 下肢를 향하여 放散하고, 다수는 곧바로 오금에 이른다. 동통이 극렬하면 환자가 침대를 오르내리거나 일어나 앉거나 몸을 뒤집는 것이 곤란하고, 기침이나 재채기할 때 동통이 가중된다. 일부 환자에서 風寒을 겸하면 그 통증은 날씨의 변화와 관계가 있다.

① 검사 : 국부에는 분명한 압통이 있으나 深部에는 압통이 없다. 압통은 대부분 3~4・4~5추 사이에서 옆으로 3cm 되는 곳에 있다. 脈象은 일반적으로 沈弦하고, 腎虛하면 脈沈細無力하다. 風이 勝한 환자는 脈弦하고 浮하며, 寒이 勝한 환자는 脈沈 혹은 沈弦하고 緊하다. 濕이 勝한 환자는 대부분 脈이 沈하고 緩하다.

② 治則 : 舒經活血, 解痙鎭痛

③ 혈위 처방 : 氣海兪(양측 혹은 환측)・大腸兪(양측 혹은 환측)・委中(양측 혹은 환측)

④ 혈방 해석 : 氣海兪・大腸兪・委中 3개 穴은 모두 足太陽膀胱經의 穴이며, 委中은 足太陽膀胱經의 合穴이다. 아울러 腰部 병변을 치료하는 經驗要穴이 된다. 위의 혈을 모두 함께 자침하면 舒經活血, 解痙鎭痛하는 작용을 한다.

2) 慢性 風・寒・濕邪 滯留型

환자는 장기간 腰部에 불편감을 느꼈고 동통이 반복 발작되고, 찬 것을 싫어하고 따뜻한 것을 좋아하며, 통증이 대부분 腰薦部에 국한된다. 통증이 심하면 흉부의 薦棘筋에 파급되나 분명한 급성 발작은 없고 다만 동통의 발작 시간이 비교적 길다. 발작기에는 수면과 근무에 영향을 미칠 수 있다.

① 검사 : 요부에 명확한 압통점이 있고 혹은 근육의 경련으로 深部의 硬結이 있을 수 있다. 압통점은 대부분 2・3・4척추 옆 좌우 1.5촌의 兪穴 구역 내에 있다. 통증이 심하면 흉부의 薦棘筋 구역 부위에 분명한 압통점이 있을 수 있다. 脈象은 대부분 浮・緩하며 舌은 淡하고 苔는 薄하다.

② 治則 : 祛風驅濕散寒, 通經活絡鎭痛

③ 혈위 처방 : 氣海兪(양측) · 大腸兪(양측) · 委中(양측) · 腰陽關 · 環跳(양측), 아울러 원인과 증상에 따라 흉부 양측 薦棘筋 구역 내의 壓痛點을 추가할 수 있다.

④ 혈방 해석 : 氣海兪 · 大腸兪 · 委中 3개 혈은 모두 足太陽膀胱經의 혈이다. 委中은 足太陽膀胱經의 合穴이며, 腰部 병변을 치료하는 經驗要穴이다. 腰陽關은 督脈의 혈로 祛寒除濕, 舒筋活絡하는 작용이 있다. 環跳는 足少陽膽經의 혈로 足少陽 · 太陽의 交會穴이며 祛風化濕, 强健腰膝한다. 이상의 穴을 조합하면 祛風驅濕散寒, 通經活絡鎭痛하는 효과가 있다.

3. 치료

1) 穴位와 鍼法

① 氣海兪 : 요부에서 제3 · 4요추극돌기 사이 오목한 곳의 외측 1.5촌(同身寸)처에 있다. 30호 3촌(75mm) 호침을 취한다. 국부는 통상적인 소독을 하고, 약 2.8촌(70mm) 直刺入한다.

鍼感 : 局部 脹痛 혹은 內側下肢를 향하여 放散한다. (그림 2-20)

② 大腸兪 : 요부에서 腰陽關(제4 · 5요추극돌기 사이 오목한 곳) 外側方으로 1.5촌(同身寸)처에 있다. 30호 3촌(75mm) 호침 2개를 취한다. 국부에 통상적인 소독 후 약 2.8촌(70mm) 直刺하는데 두 개의 침을 傍刺한다.

鍼感 : 모두 局部 脹痛 혹은 같은 쪽 하지 및 발바닥을 향하여 放散한다. (그림 2-20)

③ 委中 : 膝關節 후면에서 오금 橫紋 중점으로 대퇴이두근건과 반건양근건의 중간 부위에 있다. 30호 2촌(50mm) 호침을 취한다. 국부는 통상적인 소독을 한 다음 약간 위로 약 1.8촌(45mm) 斜刺한다.

鍼感 : 膕部 脹痛 혹은 小腿 후면을 향하여 放散한다. (그림 2-19)

④ 腰陽關 : 腰部 後正中線上에서 제4 · 5요추극돌기 사이의 오목한

곳에 있다. 30호 2.5촌(65mm) 호침을 취한 다음 局部는 통상적으로 소독하고, 약 2.3촌(60mm) 直刺入한다.

鍼感 : 局部 脹痛이 있다. (그림 2-16)

⑤ **環跳** : 側臥位 자세에서 上腿關節을 굴곡하고, 下腿를 伸直시키고, 臀部의 측면 大轉子의 最高部分에서 臀裂上 二橫指幅上의 橫線을 3등분하여 大轉子에서 1/3처를 취혈한다. 30호 4촌(100mm) 호침을 취한다. 국부는 통상적으로 소독한 다음 坐骨大孔內를 향하여 약 3.8촌(95mm) 刺入한다.

鍼感 : 局部 脹痛 혹은 동측 하지를 따라 足部로 放散한다. (그림 2-14)

2) 體位와 手法 및 療程

환자를 俯臥位를 하게 한 다음 먼저 氣海兪·大腸兪 2개 穴에 자침하여 瀉法을 사용하고, 得氣한 다음 다시 委中을 자침하여 平補平瀉法으로 매회 40분간 留鍼한다. 매일 1회 치료, 6회를 1療程으로 한다. 3일간 휴식한 후 효과가 있으나 치유되지 않으면 다시 침치료하고, 6회 치료에도 효과가 없거나 치유되었다면 치료를 종결한다.

4. 임상례

① 左某某, 女, 48歲

② **主訴** : 1주일 전부터 우측 腰部의 통증이 있었다.

③ **현 병력** : 환자는 1주일 전에 아침에 일어나면서 갑자기 腰部의 통증이 느껴졌고 처음에는 단지 腰部의 통증만 있다가 3일째부터 점점 심해져 우측 薦部 및 臐部까지 放散痛이 있어 근처에 있는 병원에서 中醫藥 貼敷, 膏藥, 안마 및 약물(약물 미상) 등의 치료를 받았으나 효과가 좋지 않아 지인의 소개로 나에게 침구치료를 받으러 왔다.

④ **검사** : 환자는 허리를 굽히고 오른손으로 허리를 받치면서 걷는

상태이며 우측 요부에 명확한 압통이 있었다. 우측 요부 2·3·4·5척추 옆의 근육에 명확한 경련이 있고 우측 臟部 역시 명확한 압통이 있었다. 腰大筋 검사는 양성이었다.

⑤ X선 : 요추에 명확한 변화가 없었다.

⑥ 辨證 : 환자는 봉제업에 종사하는 사람으로 반복적으로 요통이 발작되는 病歷을 가지고 있으며, 장시간 앉아 일을 해서 腰部의 氣血 運行이 不暢하여 요부의 筋脈과 筋肉의 영양 결핍을 초래해 이 병이 발생한 것으로 腰部 薦棘筋損傷으로 진단하였다. 舌은 白色이고 苔는 黃色, 脈은 沈弦하였다.

⑦ 治則 : 舒經活血, 解痙鎭痛

1診(3일) : 환자는 위와 같은 증상으로 내원하여 먼저 氣海兪·大腸兪 두 혈에 刺鍼을 하여 하지를 향하여 도망치는 것과 같은 마비감의 得氣가 있은 후 留鍼을 하였다. 다시 委中에 자침할 때 局部에 脹麻感의 得氣가 있은 후 留鍼하였다. 40분간 留鍼을 하고 拔鍼 후 火罐으로 1분 정도 부항을 하고 매일 1회 치료하였다.

2診(4일) : 환자는 1회의 치료로 우측의 腰部 통증이 다소 緩解되었으며, 허리를 펴고 걸을 때 통증이 명확하게 감소되었다. 그러나 앉았다 일어날 때 및 몸을 뒤집을 때 통증 감소가 명확하지 않아 위와 같은 방법으로 5회 치료하였다.

5診(8일) : 환자는 5회의 鍼치료로 모든 증상이 거의 소실되었다. 이번으로 치료를 종료하였다.

⑧ 추적 관찰 : 1년 후 환자가 다시 내원했는데 6회의 치료로 모든 증상이 소실되었다고 하였다.

5. 저자 견해

腰部 薦棘筋損傷은 임상에서 많이 볼 수 있는 慢性 腰痛症의 하나이다. 주요 병인은 요부의 薦棘筋이 急·慢性으로 손상되기 때문이다.

노동을 하는 직업으로 인해 요부의 薦棘筋이 장기간 당겨진 상태로 오래되면 국부의 근육에 만성적인 손상이 나타난다. 혹은 風·寒·濕이 虛한 틈을 타고 요부에 침입하여 經脈과 근육 사이에 滯留하여 經脈의 氣血運行을 막으므로 經脈의 運行이 不暢하고 不通하여 痛症이 발생하는 것이 이 병이다.

이런 類의 환자는 조기에 치료하면 비교적 좋은 효과가 있다. 만약 발병한 지 2일 이내인 환자는 대부분 3~5일 치료받으면 동통이 緩解될 수 있다.

시간이 장기간 지난 환자나 발병이 중한 환자라도 그 치료 효과가 양호하나 치료 기간은 길다. 이런 類의 환자는 치유 후 매우 쉽게 재발하며, 다수에서 비가 오는 흐린 날씨 혹은 노동으로 피로하면 증상이 반복되므로 완전히 치유된 후에는 환자에게 운동으로 신체를 단련하도록 권유하여 요부의 근력을 증강시켜 재발을 방지하게 한다.

제3장

上肢部 손상질환

제3장

上肢部 손상질환

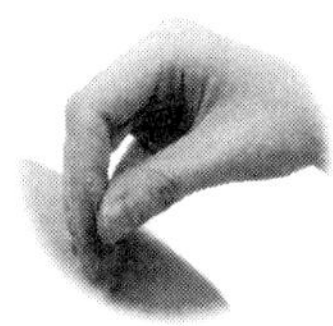

이 장에서는 주로 인체 상지부 손상으로 인한 통증을 위주로 하고 견갑골, 견관절, 주관절, 완관절 및 手部의 근육, 근건, 골질 손상으로 인한 병변의 임상 침자치료를 대상으로 하였다.

제3장에는 모두 21절이 있고 21종의 병증을 다루며 한 절에 병증 하나를 서술하였다. 각 절의 앞부분은 현대의학에서 병증의 발병, 병인 및 진단 요점을 다루고, 뒷부분에서는 중의학의 변증치료 원리와 해당 병증의 類型과 主證, 治則, 穴位處方 및 刺法 등을 서술하였다. 또한 穴位에 관한 그림을 넣어 학습하기 쉽게 하였다. 치료 穴의 조합은 기존 문헌에서 精選한 것, 혹은 저자가 임상에서 임상 경험에 따른 조합이다. 療程에서는 하나의 療程을 마치고 쉬어야 하는 시간 및 치료 중 주의해야 할 것을 자세하게 소개하였다.

마지막으로 저자 견해에서는 해당 병증에 대한 치료 효과의 평가와 치료 및 치료 후 주의해야 할 사항에 대해서 구체적으로 설명하였다.

제1절 肩胛骨骨折 後遺症

견갑골골절 후유증은 견갑체, 肩胛頸(neck of scapula)·견갑극돌기, 견봉(acromion), 오훼돌기(coracoid process) 등의 부위에서 골절 회복 후에 나타나는데, 골절 시 국부 조직의 손상 혹은 회복 시에 일어나는 조직의 유착이 국부 조직을 장기간 자극함으로써 나타나는 임상증후군이다.

1. 임상 증상

견갑골골절 후유증은 견관절 상부, 겹갑극돌기 상부, 견갑극돌기 하부 구역의 동통과 상지 운동 시 동통 및 운동 제한이 주요한 증상이다. 통점은 골절 구역 내에 국한되는 경우가 많은데 견봉 및 오훼돌기 골절일 때 견상부에서 통증이 많이 나타나며 아울러 거상 시에 동통이 가중된다. 골절이 안에 있는 오목한 곳으로 향하거나 골절 파편이 신경을 손상시킬 때 상지 신경마비 증상이 나타날 수 있는데, 임상에서는 요골신경 손상이 많이 나타난다.

견갑체 골절은 후기에 극상·하근 구역에 동통이 많은데 대부분 손을 후방을 향하여 신전 시킬 때, 수면 시 이 부위를 압박할 때 동통이 가중되며 이런 종류의 환자는 肩部 혹은 背部에 뚜렷한 압통점이 있다.

- X선 : 견갑골에 오래된 골절 소견이 분명하게 나타난다.

2. 중의 변증 치료

견갑골골절은 中醫에서 肩膊骨折, 鍬板子骨破傷, 琵琶骨骨折, 髃骨骨折로 불린다. ≪醫宗金鑑·正骨心法要旨·髃骨≫에서는 "髃骨者, 肩端之骨, 卽肩胛骨臼端之上棱骨也, 其臼含納臑骨上端, 其處名肩解, 卽肩骱與臑骨合縫處也, 俗名吞口. 一名肩頭. 其下附脊背, 成片如翅者名肩胛, 亦名肩膊, 俗名鍬板子骨"이라고 하여 견갑골은 扁平骨로 견갑극

돌기, 견봉 내측연과 하각은 모두 쉽게 만져지며, 그 위치와 表淺을 충분히 설명하였다. 견갑체는 삼각형으로 鍬板(삽)과 같으며, 납작하고 얇아서 마치 날개처럼 생겼다. 내측연과 상연은 얇은 硬質骨이며 외측연은 비교적 두껍고 견고하다. 肩胛頸은 견갑 절흔에서 액압연의 상부까지 뻗어 있어 關節盂(glenoid cavity of scapula)와 거의 평형을 이룬다. 견갑골은 제2~7늑골 후부에 위치하며 전・후 양면과 내외연은 모두 근육으로 싸여 있고, 후면의 근육이 비교적 적다. 내연의 위에서 아래로 견갑거근, 소능형근, 대능형근과 전거근이 부착되어 있다. 외측연에는 소원근과 대원근, 상연에는 극상근과 극하근의 근막이 부착되어 있고 내측면에는 견갑하근이 부착되어 있다. 견갑골은 견부 운동에 중요하며 흉벽에 따라 일정한 활동 범위가 있어서 상지의 운동 범위가 넓어진다. 견갑골 부위의 피부는 두껍고 견갑골은 근육으로 덮여 있고 전면에는 흉곽의 보호로 기타 사지의 관절 보다 활동 범위가 넓지 않다. 그해서 견갑골은 골절이 잘 일어나지 않는 부위다. 그러나 심한 외상으로 골절이 발생할 수 있는데 대부분 肩胛頸部에 발생한다. 유합하는 과정에서는 골절로 인한 筋脈, 經絡 등의 損傷과 수복 과정에서 골절선의 불일치 혹은 骨肉, 經脈, 經絡 등이 골절선 내에 끼워져 막힘 등의 원인으로 후기에 후유증이 발생된다.

견갑골골절이 수복되고 나서 그 후기에 나타나는 증상은 대부분 국부의 동통이다. 동통은 대부분 골절 부위에 국한되며 주로 극상 혹은 극하에 있다. 때로는 동통이 삼각근 혹은 삼두근으로 방산되기도 하며 요골신경 손상(본 치료편에서는 다루지 않는다)이 있는 환자도 있다. 동통은 대부분 골절 후에 바로 시작되나 정복 후 고정이 되면 그 통증이 다소 완화가 된다. 고정될 때의 통증은 대부분 극렬하지 않아 3주 정도가 돼서 고정물의 제거와 재활 등으로 인해 통증이 점점 심해져 기능 회복에 영향을 미친다.

① 검사 : 극상・극하근에 명확한 압통이 있고 腋後, 삼각근 혹은 삼두근 부위에 명확한 압통이 있다.

② 治則 : 活血祛瘀, 通絡止痛

③ 혈위 처방 : 壓痛點(患側)·曲池(患側)·合谷(患側)

④ 혈방 해석 : 曲池는 手陽明大腸經의 合穴이며, 合谷은 手陽明大腸經의 原穴이다. 原·合 二穴을 배합하면 위팔의 風邪를 疏散시킨다. 여기에 국부의 痛點에 같이 刺鍼을 하면 活血祛瘀, 通絡止痛하는 효과가 있다.

3. 치료

1) 穴位와 鍼法

① 壓痛點 : 견상부 혹 견갑극 상·하부에서 뚜렷한 압통점 혹은 민감점 여러 개를 찾을 수 있다. 통점의 수에 따라 30호 2촌(50mm) 호침 여러 개를 취한다. 극상에 통점이 있으면 극상와로 뼈에 이르도록 자침을 하고 극하에 있으면 위로 향해 뼈에 이르도록 자침을 한다. 腋後에 있으면 腋前을 향해 약 1.9촌(48.mm)으로 자입한다. 삼각근 부위에서 뼈에 이르도록 직자하고, 상완 삼두근 역시 뼈에 이르도록 자입을 한다. 鍼感은 局部 脹痛이 있어야 한다. (그림 3-1)

② 曲池(患側) : 팔을 굽히고, 손을 가슴에 댄 자세(주관절을 90° 굴곡한 자세)에서 팔꿈치 橫紋의 橈側端에 있는 오목한 곳, 尺澤과 외측

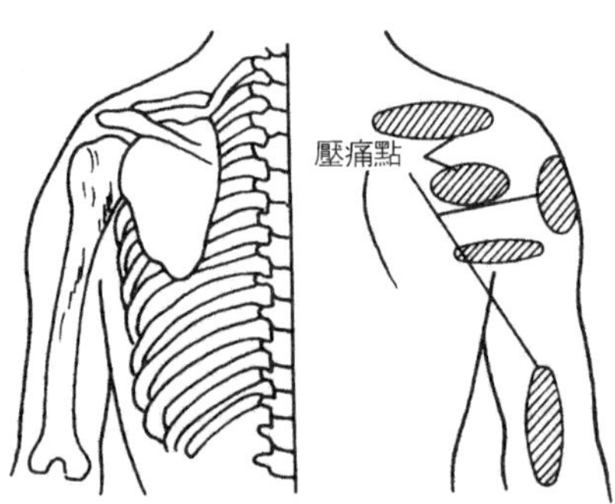

그림 3-1

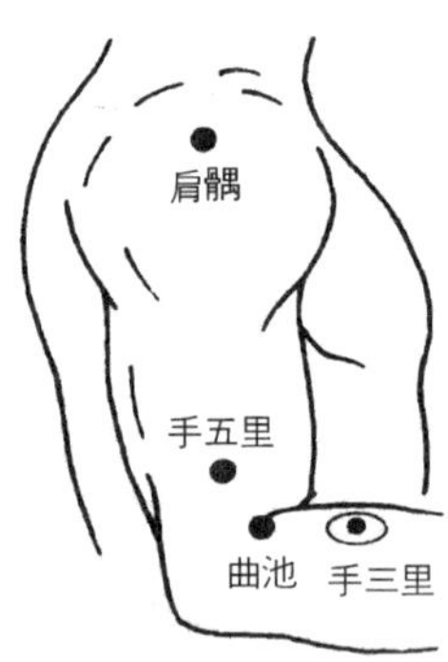

그림 3-2

상관절융기(lat. epicondyle)를 이은 선의 중점에 있다. 30호 2촌(50mm)의 호침을 취한다. 국부는 통상적인 소독을 하고 약 1.8촌(45mm) 직자한다.

鍼感 : 국부 脹麻感이 있고, 손목, 손 혹은 어깨까지 방산된다. (그림 3-2)

③ 合谷(患側) : 손등, 제1・2장골 사이, 제2장골 중점, 혹은 제2掌骨指關節과 陽谿의 중점에 식지와 가까운 부위에 있다. 30호 2.5촌(65mm) 호침을 취하고, 後谿 방향을 향하여 약 2.3(60mm)촌 자침한다.

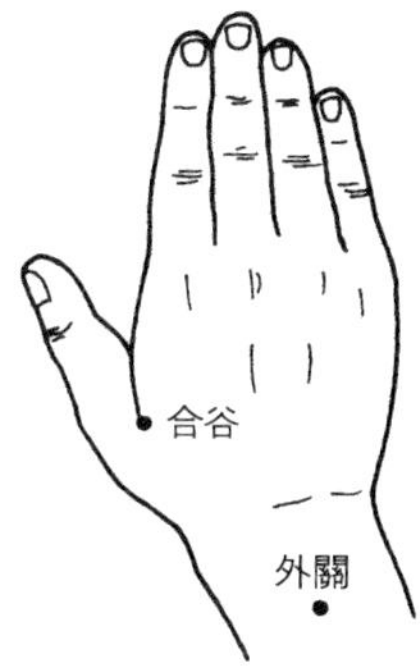

그림 3-3

鍼感 : 手掌部 창통이 있다. (그림 3-3)

2) 體位와 手法 및 療程

환자는 좌위 혹은 복와위를 취하고 먼저 견갑골골절 부위(극상, 극하, 액후, 삼각근 부위, 삼두근 부위)에 명확한 압통점을 찾는다. 압통점의 숫자에 따라 침의 숫자를 선택해서 모두 平補平瀉法을 사용해 進鍼한다. 曲池・合谷은 모두 瀉法으로 進鍼을 한다. 위 穴에 자입 후 전기자극을 주는데 자극량은 참을 수 있을 정도로 한다. 40분 정도 留鍼하며 出鍼 시에 1분 정도 火罐을 해준다. 이러한 과정을 매일 1회, 10회를 한 療程으로 하며 5일 휴식 후 효과가 있으면 쉬었다 다시 자침을 하고 완치가 되거나 10번에 효과가 없으면 더 이상 침을 놓지 않는다.

4. 임상례

① 曹某某, 男, 40歲

② 主訴 : 4개월 전부터 우측 견갑골골절 후의 통증

③ 현 병력 : 환자는 4개월 전에 교통사고로 우측 견갑골골절상을 입었다. 당시 본원 骨科에서 치료하였으나 2개월 후에 우측 背部 견

갑골 주위로 통증이 일어나기 시작했다. 처음에는 극상·하근 부위에 국한되었으나 점점 腋後, 삼각근·삼두근 부위로 확산되었다. 처음에는 지속성 통증이었으나 나중에는 운동성 통증으로 나타나났다. 견갑골골절후유증으로 中藥을 첩부하고, 고약, 안마, 약물치료를 받았으나 효과는 좋지 않아 지인의 소개로 나에게 침구치료를 받으러 내원하였다.

④ 검사 : 환자는 우측 견갑골 부위로 극상근·극하근·삼각근 부위와 삼각근의 견봉점과 삼각근 肩後點, 삼두근 기시점과 중점에 명확한 압통이 있고 팔을 뒤로 신전 시 통증이 증가 되었다. 수면 시 압박으로 인한 통증이 있었고, 극상근·극하근·삼각근 등 부위에 명확한 위축이 있었다.

⑤ X선 : 우측 견갑골의 골절(만성)

⑥ 辨證 : 환자는 육체 노동을 하는 사람인데 견갑골골절로 유합되는 과정에서 골절로 인한 筋脈, 經絡의 손상과 더불어 골절이 정복되는 과정에서 골절선의 위치 부정 혹은 骨肉, 經脈, 經絡 등이 골절선에 끼워져 막혀 이 병이 일어난 것이다. 舌淡苔膩, 脈沈細하였다.

⑦ 治則 : 活血祛瘀, 通絡止痛

1診(3일) : 국부의 압통점에 먼저 표기를 하고 曲池·合谷에 강자극으로 得氣를 하였다. 국부의 통점에 得氣 후 留鍼을 하고 6801-1 치료기로 자극하였다. 留鍼은 약 40분 정도 하고 出鍼 후 火罐으로 1분 정도 부항을 하는데, 하루에 한 번 치료하였다.

2診(4일) : 환자는 한 번의 치료로 국부의 통증이 다소 경감됨을 느꼈다. 같은 방법으로 14회 鍼치료하였다.

15診(17일) : 환자는 14회의 鍼치료 후 대부분의 통증이 경감되었으나 어깨를 뒤로 신전시킬 때와 수면 시에는 통증이 경감되었으나 조금 남아 있었다. 이번 鍼치료 후 잠시 휴식을 취한 뒤 다시 鍼치료를 하기로 하여 5일 정도 휴식을 취하고 같은 방법으로 10번 치료를 하고 종료하였다. 치료 종료 시에는 각 부위

의 증상이 기본적으로 緩解된 상태였다.

⑧ 추적 관찰 : 1년 후 내원하여 검사하였다. 견갑골·삼각근·삼두근 부위의 압통점이 소실되었고, 수면 및 어깨 신전 시 통증이 회복되어 생활에 영향을 미치지 않았고 가벼운 일을 할 수 있었다. 환자에게 1회의 療程을 건의하였으나 더 이상 鍼치료를 받지 않았고 그 뒤로 내원하지 않았다.

5. 저자 견해

견갑골골절은 임상에서 자주 볼 수 있는 골절의 하나이나 골절후유증 치료는 결코 쉽지 않고 환자의 기능에 직접적인 영향을 미칠 수 있다. 환자의 발병은 주로 골절 시 국부의 經脈, 氣血, 筋經, 經絡의 손상 혹은 골절의 수복과정에서 筋肉과 筋經이 끼워져 들어간 손상 후 風·寒·濕邪의 침습으로 후기에 손상 부위의 통증, 방사통 혹은 흐린 날씨에 통증이 심해지는 증상이 나타나는 것이다.

임상에서 나타난 국부의 통증과 상지의 기능장애에 대해서는 긴 치료 기간이 필요하나 그 결과는 만족할 만하다. 치료 기간에는 환자에게 견관절 운동을 당부해서 빠른 시일에 환측의 기능 회복에 도움을 줘야 한다. 만약 요골신경의 손상과 기타 신경 손상이 있으면 신경 손상에 대한 치료를 참고해야 한다.

제2절 肩峰下滑液囊炎

견봉하활액낭염은 견관절활낭염(bursitis of shoulder joint)이라고도 하며, 견관절 내의 견관절와(glenoid cavity of scapula)와 상완골두 외측에 부착하는 활액낭 구조에서 각종 원인으로 무균성 염증으로 일어나는 肩部 症候를 말한다.

견봉하활액낭염은 작업으로 인한 장기적 손상의 누적으로 활액낭에 급・만성의 무균성 염증이 변성되어 나타난다. 만약 적절한 치료가 이루어지지 않고 오래되면 囊壁組織이 肥厚되고 유착된다. 낭의 내벽에서 가장 현저하며, 정상적인 완충 보호 기능을 상실하여 견관절의 신전, 거상, 회전기능에 영향을 주어 활동 시 통증이 심해지거나 압박통이 나타난다. 또한 주위 연부 조직의 만성 염증이 함께 존재한다.

1. 임상 증상

임상에서 발병 초기에는 주로 어깨 부위에 酸脹痛이 발생하지만 분명한 압통은 없고, 거상・외전 혹은 무거운 물건을 들 때 동통이 가중된다.

만성기에 염증성 삼출물이 증가하면 야간에 통증이 심해지고, 견봉 하부에 분명한 압통과 포괴가 발생하며, 견부를 조금만 움직여도 참을 수 없을 정도의 통증이 수반된다. 관절강 내의 삼출물이 많으면 견관절 전방(상완이두근건 하방)과 견관절 후방(극상・극하와 삼각근의 만나는 곳)에 포괴 융기가 나타난다. 동통이 너무 심하면 상박과 경부에 방산통이 나타날 수 있다.

① 검사 : 초기에는 肩部 酸痛이 나타나며, 운동 시 통증이 있다. 만성기에는 견부에 분명한 압통을 찾을 수 있거나 분명한 파동성 包塊를 찾을 수 있고, 야간 통증이 심하다.

② X선 : 견관절강 내에 액체가 쌓이면 의심할 수 있다.

2. 중의 변증 치료

견봉하활액낭염의 발병을 中醫에서는 견관절의 활동 범위가 크고, 그 공간의 간격이 커졌다 작아졌다하는 변화가 지속되면서 반복적인 마찰 혹은 견관절의 급・만성 손상, 風・寒・濕邪의 침습으로 견부 조직의 氣滯血凝을 초래하고 이것이 오래되어 국부의 筋脈, 經絡, 筋肉 등의 영양공급기능을 잃고 血脈도 筋을 영화롭게 못하고 筋攣拘急이 발병하여 견부의 만성 통증이 생기는 것으로 보았다. 이러한 만성적인 염증이 계속해서 자극이 되어 조직이 비후되고 유착이 되어 견관절낭이 정상적으로 분비하는 활액이 潤滑과 緩衝 작용을 못하여 견관절의 신전, 거상, 회전 등의 활동에 영향을 미치고 활동 시 통증과 압통이 발생한 것이다. 또한 근처 조직에 만성 염증 혹은 견관절낭의 만성 염증이 직접적으로 견관절낭을 자극해 활액이 과다 분비되어 견봉하활액낭염이 발병하는 것이다.

견부에는 장기간에 걸쳐 불편감과 酸脹感이 있다가 발병 후에는 불편감에서 통증으로 이어지고 국부에 종창이 명확하며 삼각근 전연 상방에 낭성 파동성 종괴를 볼 수 있다. 견부 주위 역시 종창이 심해져 활동 시 통증이 있는 것이 주요 증상이다. 대부분 삼각근 수축, 견관절 신전 혹은 상지에 힘이 들어갈 때 통증이 심하다. 환자는 견부에 명확한 압통이 있으나 파동성 포괴는 없어 임상에서는 운동 시 통증 혹은 압통이 주가 된다.

견부 통증이 점점 심해지는 것에 근거를 두고 견봉하의 압통, 견관절 외전, 외선 시 명확한 통증과 견갑부, 목 혹은 손까지의 방사통이 있고, 견부에 명확한 파동성 포괴가 있으며, 견부 內收 시 통증이 감소되고 활액낭 비후로 기능에 영향을 미치고 임상에서 견갑골 및 흉골벽 관절의 활동까지 제한이 있고 후기에는 견갑대의 근육 위축을 볼 수 있는데 이러한 증상이 있으면 이 병증으로 진단할 수 있다.

① 治則 : 通經活絡, 驅風祛濕

② 혈위 처방 : 擡肩(患側) · 肩髃(患側) · 臑兪(患側) · 曲池(患側)

③ 혈방 해석 : 擡肩은 經外奇穴, 阿是穴이다. 肩髃는 手陽明大腸經의 혈로 手太陽 · 陽明 · 陽蹻가 만나는 곳이다. 臑兪穴은 手太陽小腸經의 혈로, 手 · 足太陽, 陽維脈과 陽蹻脈의 交會穴이다. 曲池는 手陽明大腸經의 合穴이다. 이상의 穴조합은 通經活絡, 驅風祛濕하는 효과가 있다.

3. 치료

1) 穴位와 鍼法

① 擡肩(患側) : 肩部와 쇄골이 연결된 下方 오목한 곳에 있다. 28호 2촌(50mm) 호침을 취한다. 국부에 통상적인 소독 후 견관절 내를 향하여 약 1.8촌(45mm) 직자한다.

鍼感 : 局部 脹痛이 있다. (그림 3-4)

② 肩髃(患側) : 견봉과 상완골 대결절 간의 오목한 곳에 위치하며. 30호 2촌(50mm) 호침을 취한다. 국부에 통상적인 소독 후 주관절을 향해 약 1.8촌(45mm) 직자한다.

鍼感 : 局部 脹痛 혹은 주관절을 향한 방산통이 있다. (그림 3-4)

③ 臑兪(患側) : 견부의 후면 어깨 후방 紋頭 直上, 肩胛棘 下緣 오목한 곳에 있다. 30호 2촌(50mm) 호침을 취한다. 국부에 통상적인 소독 후 앞 肩部를 향해 약 1.8촌(45mm) 직자한다.

鍼感 : 局部 脹痛이 있다. (그림 3-5)

④ 曲池(患側) : 주관절을 굽히고 손을 가슴으로 모아서(주관절을 90° 굴곡), 팔꿈치 橫紋 橈側端의 오목한 곳에 있다. 30호 2촌(50mm) 호침을 취한다. 국부에 통상적인 소독 후 약 1.8촌(45mm) 直刺한다.

鍼感 : 局部 脹麻感이 있으며 손목, 손 혹은 견부로 방사된다. (그림 3-2)

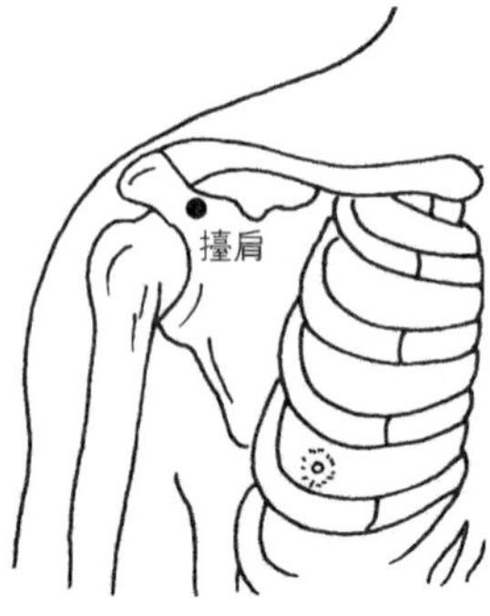

그림 3-4

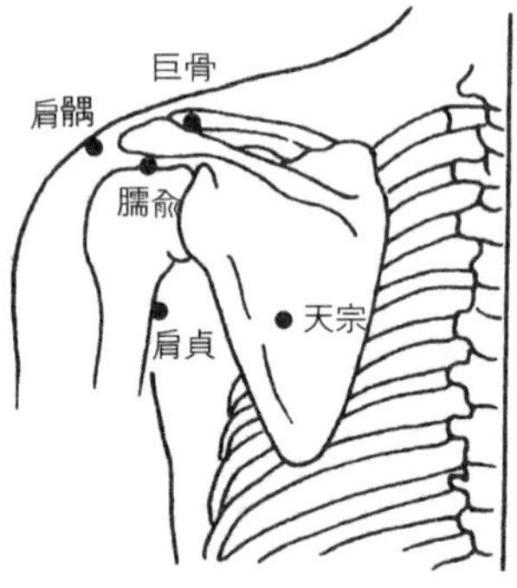

그림 3-5

2) 體位와 手法 및 療程

환자는 坐位를 취하고 먼저 擡肩·肩髃에 平補平瀉法으로 진침을 하고, 노수·곡지에 사법으로 진침을 한다. 발침 시 火罐으로 부항을 1분 정도 한다. 매일 1회, 10회를 한 療程으로 하며, 5일을 쉰 후 다시 시술한다. 효과가 있으면 쉬었다 다시 자침을 하고, 10번의 치료에도 효과가 없거나 완치가 되었다면 더 이상 침을 놓지 않는다.

附 封閉療法

- 약물 : Hydroprednisolone 25mg(혹 Triamcinolone acetonide 40㎎), 리도카인鹹 20㎎
- 방법 : 먼저 환자 肩部의 압통점 혹은 분명한 파동성 包塊(波動性 包塊가 있는 환자는 먼저 소독한 5ml 주사기에 소독한 7호 鍼頭를 끼운다. 국부에 통상적인 소독 후 이 주사기로 囊內의 황색 액체를 흡수한다)를 소독된 5ml 주사기에 6호 鍼頭에 끼워 위의 약물을 흡입한다. 국부 소독 후 주사기를 최고 痛點에 자침하여 뼈에까지 진입한 후 피스톤을 후퇴하여 흡입했을 때 혈액이 나오지 않으면 약물을 주입한다. 발침 후 침공을 눌러주어 출혈을 막는다. 3일 1회 시술, 3회가 한 療程이 된다. 효과가 없으면 치료를 중단한다.

4. 임상례

① 朱某某, 女, 46세

② 主訴 : 1주일 전부터 우측 견부의 통증

③ 현 병력 : 환자는 2년 전부터 우측 견부에 酸脹感을 자주 느끼다가 1주일 전부터 통증이 시작되었다. 처음에는 통증이 극렬하지 않았으나 1주일 전부터 명확한 波動性 包塊가 생기더니 통증이 점점 심해졌다. 지역의 병원에 가서 中藥 첩부, 고약, 안마, 약물 치료 등을 받았으나 효과가 좋지 않아 지인의 소개로 내원하였다.

④ 검사 : 환자는 견봉하에 명확한 압통이 있고 견부 외전·외선

시 통증이 명확하고 견갑골, 頸部 및 手部까지 방산되었다. 견부에는 명확한 波動性 包塊가 있었다. 견부 내선 시 통증이 감소되었다.

⑤ X선 : 우측 견관절에 명확한 변화는 없었다.

⑥ 변증 : 환자는 교사로서 오른손으로 장시간 판서를 하는 등 견부의 급만성 손상, 혹은 風·寒·濕의 침습으로 견부 조직의 氣滯血凝으로 인한 것이며 만성화 되어 견부 관절이 국부적으로 經脈, 經絡, 筋肉이 영양작용을 못해 血脈이 筋을 영화롭게 하지 못하여 발병된 것이다. 舌淡苔白, 脈沈細하였다.

⑦ 治則 : 通經活絡, 驅風祛濕

1診(3일) : 환자는 위와 같은 증상으로 내원하여 견봉하에 명확한 波動性 包塊가 있어 封閉療法으로 包塊 내의 액체를 흡입하고 약을 주입하였다. 그리고 擡肩·臑兪·曲池에 刺鍼하고 40분 정도 留鍼하고 발침 후 1분 정도 火罐으로 부항을 하였다. 1일 1회 치료하였다.

2診(4일) : 환자는 한 번의 鍼치료로 국부의 통증이 다소 감소되었다. 같은 鍼치료 방법에 肩髃를 추가하였고 封閉療法은 하지 않았고 9회의 鍼치료를 하였다.

10診(12일) : 환자는 9회의 鍼치료로 통증이 기본적으로 소실되었으나 견봉하에 아직 미약한 압통이 있었다. 1회 치료를 더 한 후 치료를 종료하였다.

⑧ 추적 관찰 : 1년 후 내원하여 검사했는데 우측 견부는 완전히 정상으로 회복되었다.

5. 저자 견해

견봉하활액낭은 독특한 이중성이 있다. 하나는 기타 관절의 활액낭처럼 관절 활동을 완충하기 위한 조직으로 낭의 외벽은 미끄럽고 내벽은 활막이 덮여 있다. 다른 하나는 견관절의 부속물 중의 하나로 해부

상 관절의 역할과 비슷하여 '肩五關節'의 범주에 있기도 하다.

인체의 견관절이 장기적으로 반복적인 운동을 함으로써 견관절의 급·만성 손상이 급·만성 염증을 초래한 것인데, 그 구체적인 표현이 견봉하에 있어 견봉하활액낭염으로 명명한 것이다.

견봉하활액낭염의 치료는 주로 활액이 쌓이지 않는 환자를 대상으로 하였을 때 정확한 취혈과 수법으로 만족할 만한 결과를 얻을 수 있다. 활액이 쌓인 환자는 먼저 활액낭 내의 액체를 삼출하고 약물로 봉폐하면 이상적인 결과를 얻을 수 있다. 다만 국부의 염증으로 인하여 발생한 유착이 심한 환자는 장시간의 침자 및 봉폐요법을 시행해야 만족한 결과를 얻을 수 있다. 심한 환자에게는 때로 침자치료와 봉폐요법을 교대로 시술할 수 있다. 치료의 회복기에 환자로 하여금 어깨를 단련할 수 있는 운동을 하도록 지도한다. 예를 들면 손가락으로 벽오르기 운동(finger tip wall climbing exercise)과 팔 돌리기 운동(上肩部 돌리기 동작) 등으로 조기 회복을 유도하면서 한편으로 침치료를 하고, 한편으로 手技按摩를 추가하면 국부의 유착된 부분을 풀어줄 수 있다. 이상의 방법을 응용하여 이 증상을 치료하면 모두 어느 정도 효과를 얻을 수 있다.

제3절 肩關節周圍炎

肩關節周圍炎은 각종 원인으로 일어나는 견관절 주위 조직의 염증이다. 중국에서는 달리 肩周炎, 五十肩, 漏肩風, 肩凝, 僵硬肩, 肩痺 등으로 부른다.

이 병증의 원인은 매우 많아서 복잡한 종합병증이다. 50세 정도에서 다발하며 여성이 남성에 비하여 많이 발생한다. 장기간의 노동으로 인한 손상, 염좌상, 수면 시 보통 어깨를 외부로 노출하거나, 시원한 것에 노출하여 肩周圍 조직 혹은 신경섬유에 장기간 만성적인 무균성 염증이 나타난다. 노년기에는 신체의 저항력이 저하된 상태 하에서 이 병이 발생한다. 발병의 초기에는 肩前部(이두근건 장두 부위), 肩峰處(견관절 활액낭 부위) 혹은 後肩(극상 · 극하 · 대원 · 소원근 부위)에 경미한 동통 혹은 壓痛이 나타난다. 病情의 발전에 따라 肩部의 증상 역시 점차 가중되며, 肩關節 운동도 장애를 받고, 야간에 통증이 심해진다. 肩部 여러 곳에서 동통 혹은 壓痛이 나타나며, 발병 만기가 되면 동통이 경감하고, 壓痛은 분명해지며, 肩部 운동 범위는 축소된다. 肩部 조직은 유착, 칼슘화, 변성되어 강직 증상이 나타나게 되며, 肩周圍 근육 또한 다양한 위축이 온다.

1. 임상 증상

임상에서 아래와 같이 3期로 나눈다.

① 初期 : 동통이 분명하게 심하지 않으며, 肩部에 1개 혹은 몇 개의 압통점을 찾을 수 있다. 肩部 운동은 제한을 받지 않는다. 때로 단시간 운동으로 동통이 나타난다.

검사 : 적은 수의 환자에서 백혈구의 증가가 나타난다.

② 中期 : 동통 혹은 압통이 극렬하고, 야간에 동통이 심하다. 국부에 분명한 줄모양의 結節이 만져진다. 肩部 운동 시 통증이 심하며, 局部 피부 온도가 상승한다. 肩部 운동은 부분적인 제한을 받는다.

검사 : 일부 환자에서 백혈구의 증가가 있으며, 호중구의 증가가 있다.

③ 後期 : 肩部의 강직이 나타나고, 운동을 하지 않으면 대개 동통이 없다. 야간에 동통이 있고, 肩部에 1개 혹은 여러 개의 줄모양 結節이 만져진다. 심한 환자는 옷을 입고 벗을 때, 머리를 빗을 때 동작에 장애를 받는다. 肩周圍 근육에 부분적인 위축이 나타난다.

X선 : 사진에서 일부 환자는 칼슘화로 인한 음영이 나타난다.

2. 중의 변증 치료

中醫에서는 50세 후에 正氣不足, 營衛漸虛, 筋骨衰退, 腠理不密, 衛外不固 혹은 땀이 나 있는 상태에 風邪의 침습을 받고, 수면 시 견관절의 노출로 風·寒·濕邪를 맞으면 허한 틈을 타고 침입하여 발병한 것으로 여긴다. 正氣가 쇠하고 사기가 이를 阻害하면 氣血凝滯, 痹阻經絡를 초래해 이 병이 발생한다. 經氣가 장기적으로 閉塞되어 견부의 筋脈, 筋肉에 영향을 미쳐 筋强, 筋結, 筋萎 등의 증상이 일어난다. 그리하여 직접적으로 견부의 기능에 영향을 미치거나 견부의 기능상실을 초래할 수 있다. 변증은 다음과 같다.

1) 寒邪偏盛型

대부분 50세 이후에 발병 하며 여성이 남성보다 많고 대부분 寒氣로 인해 갑자기 발병한다. 동통이 극렬하고 寒氣에 노출되면 심하고 따뜻하면 통증이 감소된다. 초기 발병 시에는 견부의 통증으로 국한되며 견관절의 운동에 영향을 미치지 않는다. 병의 중·후반기에는 환자의 기능 장애가 명확해지며 관절 운동이 불리해진다. 특히 후기에 관절의 기능 장애가 가장 뚜렷하다. 어떤 환자는 견부의 유착으로 운동 시 통증이 심해 견부를 고정한 자세로 외전, 외선, 신전 등의 동작이나 단추를 잠그고, 옷을 벗고, 머리를 빗는 동작 등에 제한이 생기고 움직이면 통증이 심해지고 통증으로 수면에 영향을 받는다.

① 검사 : 초기에는 명확한 압통이 있으며 후기에는 견부에 띠 모양의 경결물이 만져지며 통증이 있기도 한다. 국부의 피부색 변화는 없다. 苔薄白, 脈弦緊하였다.

② 治則 : 溫經散寒, 通絡止痛.

③ 혈위 처방 : 闌尾(患側)·擡肩(患側)·肩髃(患側)·肩貞(患側)·臑兪(患側)·大杼(患側)

④ 혈방 해석 : 闌尾는 經外奇穴로 견주위염을 치료하는 經驗要穴이다. 擡肩(經外奇穴)·肩髃(手陽明大腸經·太陽·陽明·陽蹻가 만나는

곳)·肩貞(手太陽小腸經) 三穴은 肩部 三鍼으로 국부 取穴한다. 臑兪는 手太陽小腸經으로 手·足太陽, 陽維脈과 陽蹻脈의 交會穴이다. 大杼는 足太陽膀胱經의 穴이다. 위의 穴을 조합하면 溫經散寒, 通絡止痛하는 효과가 있다.

2) 濕邪偏盛型

대부분 35~50세 사이에 발병을 하며 여성의 발병률이 더 높다. 환자는 견부의 급·만성 손상 혹은 수면 시 견부의 노출, 신체가 허약한데 濕邪의 침습을 받아 발병한다. 초기에는 견부의 酸重, 脹痛이 주가 되며 혹은 약간의 腫脹이 있으며 痛症이 있는 곳이 정해져 있고 상지가 무겁다는 느낌이 든다. 중·후기에는 동통이 심한데 야간에 심하며 견부 주위의 유착이 생겨 운동 범위에 제한이 생긴다. 날씨 변화 혹은 寒凉 시에 동통이 심하고 따뜻하면 통증이 감소한다.

① 검사 : 환자의 환측 견부에 명확한 압통이 있으며 혹은 운동성 통증이 나타난다. 심하면 띠 모양의 경결물이 만져진다.

② 治則 : 除濕通絡, 行氣止痛

③ 혈위 처방 : 闌尾(患側)·抬肩(患側)·巨骨(患側)·肩髃(患側)·肩貞(患側)·臑兪(患側)

④ 혈방 해석 : 闌尾는 經外奇穴로 견주위염을 치료하는 經驗要穴이다. 巨骨은 手陽明大腸經의 穴로 手陽明, 陽蹻脈이 만나는 곳이다. 擡肩(經外奇穴)·肩髃(手陽明大腸經·太陽·陽明·陽蹻之會)·肩貞(手太陽小腸經) 三穴은 肩部 三鍼으로 국부 取穴한다. 臑兪는 手太陽小腸經의 穴로 手·足太陽, 陽維脈과 陽蹻脈의 交會穴이다. 위의 穴을 조합하면 除濕通絡, 行氣止痛하는 효과가 있다.

3. 치료

1) 穴位와 鍼法

① **蘭尾**(患側) : 膝 下 5촌, 혹은 足三里 下 1촌, 脛骨과 腓骨 사이에

있다. 30호 2촌(50mm) 호침을 취한다. 통상적인 局部 소독 후 약 1.8촌(45mm) 直刺한다.
鍼感 : 局部 脹痛 혹은 발등을 향하여 放散한다. (그림 3-6)

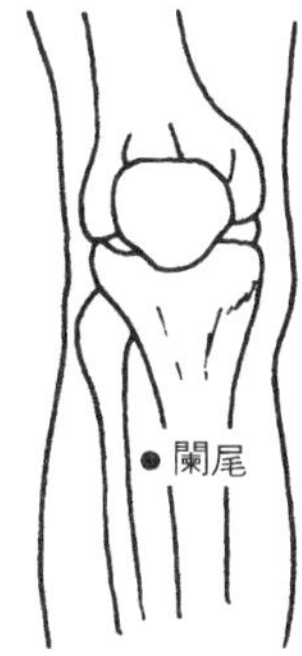

그림 3-6

② 擡肩(患側) : 肩部와 鎖骨 연결선의 下方 오목한 곳에 있다. 30호 2촌(50mm) 호침을 취한다. 局部에 통상적인 소독을 하고, 견관절 내측을 향하여 약 1.8촌(45mm) 直刺한다.
鍼感 : 局部 脹痛이 있다. (그림 3-4)

③ 肩髃(患側) : 肩胛骨 肩峰과 上腕骨大結節 사이의 오목한 곳에 있다. 30호 2촌(50mm) 호침을 취한다. 局部는 통상적인 소독을 하고 팔꿈치 방향을 향하여 약 1.8촌(45mm) 平刺鍼한다.
鍼感 : 局部 脹痛 혹은 팔꿈치 上部를 향하여 放散한다. (그림 3-5)

④ 臑兪(患側) : 肩部의 後面, 腋後紋頭 直上, 肩胛棘 下緣 오목한 곳에 있다. 30호 2촌(50mm) 호침을 취한다. 局部는 통상적인 소독을 한 후 견관절 내로 약 1.8촌(45mm) 直刺한다.
鍼感 : 肩部 脹痛이 있다. (그림 3-5)

⑤ 巨骨 : 肩上部에 있으며 쇄골의 견봉쪽 끝과 견갑극 사이의 오목한 곳에 있고, 제7경추극돌기와 肩髃와의 연결선 외측 1/2처에 있다. 30호 2촌(50mm)의 호침을 취한다. 局部는 통상적인 소독을 한 후 견관절 내로 약 1.5촌(40mm) 刺入한다.
鍼感 : 肩部 脹痛이 있다. (그림 3-5)

⑥ 肩貞 : 견관절 후하방에 있으며 어깨 내전 시 腋後 횡문 상 1촌(指寸)에 있다. 좌위에서 팔을 내리는 자세에서 취혈을 한다. 30호 2촌(50mm)의 호침을 취한다. 局部는 통상적인 소독을 한 후 견부 전면으로 약 1.8촌(45mm) 刺入한다.
鍼感 : 局部 脹痛이 있다. (그림 3-5)

⑦ 大杼 : 등의 상부에 있으며 陶道(제1 · 2흉추극돌기 사이의 오목한 부위)의 외측 1.5촌에 있다. 30호 2촌(50mm)의 호침을 취한다. 局部는 통상적인 소독을 한 후 척추 방향으로 약 1.5촌(40mm) 刺入한다.

鍼感 : 局部 脹痛이 있다. (그림 3-7)

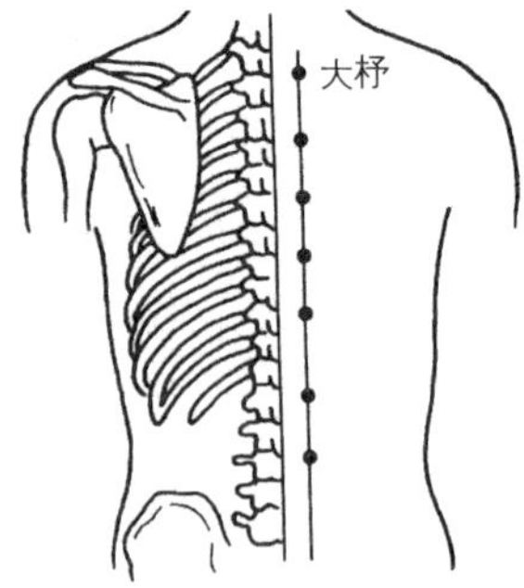

그림 3-7

2) 體位와 手法 및 療程

환자는 坐位를 취하고 환측의 어깨를 노출시킨다. 먼저 건측의 闌尾에 자침을 하고 일정한 심도에 도달을 하면 큰 폭의 사법으로 捻鍼을 하는 동시에 환자에게 통증이 심한 방향으로 동작을 반복하도록 한다. 2분 후 환자의 통증이 감소되면 捻鍼을 멈추고 擡肩 · 肩髃 · 肩貞 · 臑俞 · 大杼 5穴에 刺入하고 모두 平補平瀉法을 쓴다. 進鍼 得氣 후 40분간 留鍼하며, 발침 후 火罐으로 1분 정도 부항한다. 매일 1회, 6회를 한 療程으로 한다. 3일 휴식 후 다시 치료하는데, 효과는 있으나 완전히 호전되지 않으면 다시 자침을 하고 6번의 치료로 호전이 없거나 완치되었으면 치료를 멈춘다.

附 封閉療法

- 약물 : Hydroprednisolone 25mg(혹 Triamcinolone acetonide 40㎎), 리도카인鍼 20㎎
- 방법 : 먼저 환자 肩部의 압통점(상완이두근구, 견 외측 견봉하, 견 후측 견갑극) 혹은 분명한 띠 모양의 경결 부위를 찾는다. 소독된 5ml 주사기에 소독된 6호 鍼頭를 끼운다. 국부에 통상적인 소독 후 痛點에 자침하여 뼈에까지 진입한 후 피스톤을 후퇴하여 흡입했을 때 혈액이 나오지 않으면 약물을 주입한다. 발침 후 침공을 눌러주어 출혈을 막는다. 3일 1회 시술, 3회가 한 療程이 된다. 효과가 없으면 치료를 중단한다.

4. 임상례

① 張某某, 女, 48세

② 主訴 : 보름 전부터 좌측 肩部의 통증

③ 현 병력 : 환자는 반년 전부터 좌측 肩部에 酸脹感을 자주 느끼다가 보름 전부터 통증이 시작되었다. 처음에는 통증이 극렬하지 않았으나 1주일 전부터 통증이 심해져 지역의 병원에 가서 중약 첩부, 고약, 안마, 약물치료 등을 받았으나 효과가 좋지 않아 지인의 소개로 내원하였다.

④ 검사 : 환자는 좌측 견봉하 肩髃 부위, 견전부 擡肩 부위, 견후의 肩貞 부위에 명확한 압통이 있고, 어깨 거상, 외전, 외선 시 통증이 있으며 頸部 大杼 부위에도 명확한 압통이 있다.

⑤ X선 : 우측 견관절에 명확한 변화는 없으며, 5·6·7번 뼈에 경도의 입술모양 변화가 있다.

⑥ 辨證 : 환자는 농민으로 수면 시 어깨가 자주 외부에 노출되고 여기에 급·만성 손상이 있거나 혹은 風·寒·濕邪가 견부에 침습되고 견부 조직에 氣滯血凝이 오래되어 견관절 국부의 筋脈, 經絡, 筋肉 등에 영양자용을 못하여 血脈이 筋을 영화롭게 하지 못하여 이 병이 발생한 것으로 보았다. 寒邪偏盛型 肩關節周圍炎으로 진단하였다. 苔薄白, 脈弦緊하였다.

⑦ 治則 : 溫經散寒, 通絡止痛

1診(1일) : 환자는 위와 같은 증상으로 내원하여 먼저 환측의 闌尾를 刺鍼하고 刺鍼 후 환자에게 어깨를 외전, 외선 등의 동작을 하도록 하고 통증이 감소되면 擡肩·肩髃·肩貞·臑兪·大杼에 刺鍼을 하고 40분 동안 留鍼을 했다. 出鍼 후 火罐으로 1분 정도 부항을 하고 하루에 1회 치료하였다.

2診(2일) : 환자는 1회의 鍼치료로 肩部의 통증이 다소 경감되었다고 하며 위와 같은 방법으로 9회 치료하였다.

10診(12일) : 환자는 9번의 鍼치료로 통증이 거의 소실되었고 이

번을 끝으로 鍼치료를 종료하였다.

⑧ 추적 관찰 : 1년 후 환자가 내원해서 다시 검사했을 때 좌측 견부는 완전히 정상으로 회복되었다.

5. 저자 견해

肩關節周圍炎은 中醫에서 장시간 견부의 노출로 氣血不足, 正氣虛衰 혹은 風寒濕邪가 虛를 틈타 견부에 침습하여 발병된 것으로 여기며 대부분 실증으로 변증된다. 일반적으로 50세 전후에 이환이 되며 임상적으로 다견, 다발된다.

저자는 해당 병증을 두 가지로 분류하였다.

하나는 寒邪偏盛型으로 寒이 主가 되는 견부 통증으로 遇寒發病, 遇寒痛甚, 得熱痛減이 중요한 특징이다. 위와 같은 침법은 초기 환자에게 효과가 좋고 특히 闌尾 단독 사용은 의외의 효과를 얻을 수 있다. 중・후기 환자의 闌尾穴 단독 사용은 바람직하지 못하며 나머지 5穴의 치료를 주로 하면 치료 시간이 비교적 길지만 만족할 만한 결과를 얻을 수 있다.

다른 하나는 濕邪偏盛型으로 濕이 임상 특징을 갖고 있다. 酸重, 脹痛이 주가 되며 초기에 증상이 가벼울 때는 寒邪偏盛型과 비슷하다. 闌尾는 단독 사용으로 만족할 만한 치료 효과를 얻을 수 있으나 중・후기에는 그렇지 못하고 5穴을 추가해야 좋은 효과를 얻을 수 있다.

일부의 환자에게 치료 효과가 이상적이지 않으면 봉폐치료로 전환하면 효과를 얻을 수 있다. 국부에 유착이 명확하면 분류에 따른 혈위 조합에 전침, 통점봉폐, 기능훈련, 혹은 수기 안마 등 다방면으로 배합해야 만족할 만한 결과를 얻을 수 있다.

제4절 鎖骨骨折 後遺症

쇄골골절은 임상에서 자주 볼 수 있는 골절 중의 하나이며, 골절후 유증은 골절이 회복된 후 남아 있는 국부의 각종 증상이다.

쇄골의 한쪽 끝은 흉부의 前上方에 위치하기 때문에 흉쇄관절을 이루고, 내측 1/3은 흉쇄유돌근과 대흉근이 부착되어 있다. 또 다른 한쪽 끝은 견관절을 이루고 있고 그 외측 1/3은 삼각근과 승모근이 부착되어 있다. 따라서 골절이 회복된 후 골절 시에 생긴 국부 조직 및 혈관의 손상으로, 또는 골절 정복시에 발생한 견관절 혹은 흉쇄관절의 근육손상(筋肉嵌壓)으로 인해서 모두 이 病이 생길 수 있다.

1. 임상 증상

임상에서는 명백한 쇄골골절 병력이 있고, 상지운동 시에 동통이 주로 나타나며, 통점은 대부분 견관절 앞 쇄골 上·下窩 및 흉쇄관절 下方에 있다. 상지를 위로 들 때 및 평행하게 외전시킬 때 통증이 심하고, 등에 무거운 물건을 짊어지거나 상지를 끌어당길 때 동통이 가중된다. 아픈 쪽의 견관절과 흉쇄관절은 대부분 비대칭이다.

● 검사 : 견봉쇄골관절의 상하 또는 흉쇄관절의 하방에 뚜렷한 압통이 있고, 임상에서 견쇄관절부에 자주 나타난다.

2. 중의 변증 치료

쇄골골절은 中醫에서 缺盆骨損折, 鎖子骨斷傷, 井欄骨折斷이라고도 한다. ≪醫宗金鑑·正骨心法要旨·鎖子骨≫에서는 "鎖子骨, 經名柱骨. 橫臥于兩肩前缺盆之外, 其兩端外接肩解"라고 하였으며, 또한 "擊打損傷, 或騎馬乘車因取物偏墜于地, 斷傷此骨"이라고 되어 있다. 이 절에서는 골절 수복 후기 혹은 골절 수복 후의 견부 증상을 주로 소개 하겠다. 쇄골골절은 다양한 원인으로 인해 일어난다. 復位手法, 고정 후기 혹은 골절이 완전히 수복되고 나서 골절로 인해 국부의 經脈,

筋經, 經絡, 筋肉 등의 손상이 완전히 회복되지 않고, 또한 골절로 인한 국부 손상과 어혈로 견부의 正氣虛衰가 초래된 데다가 여기에 장시간 고정된 견부 노출로 골절 부위의 氣血凝滯와 風・寒・濕의 침습이 經絡의 운행을 不暢하게 하여 經絡이 不通하므로 痛症으로 발병된다.

쇄골골절 환자의 대부분은 골절 초기에 쇄골 上・下窩의 종창어혈이 있어 골절 수복 후에도 쇄골 上・下窩에 통증이 비교적 많다. 그 다음은 골절된 부위로 수복 후 가골 생성으로 인한 자극이 국부 통증을 일으킨다. 견관절은 견갑골 견봉의 관절면과 쇄골 견봉관절면, 상완골두로 이루어져 쇄골의 골절은 關節盂(glenoid cavity)에 변화가 생겨 후기에는 환측 상지의 운동 기능에 영향을 미치고 운동 시 통증이 나타나게 된다.

① 검사 : 견부 쇄골 上・下窩에 명확한 압통이 있고, 환측 상지운동 시에 쇄골 외측 하방과 견봉하의 동통이 나타난다.

② 治則 : 通經活血, 祛瘀止痛

③ 혈위 처방 : 痛點(患側)・闌尾(健側)

④ 혈방 해석 : 闌尾는 經外奇穴로 견주위염을 치료하는 經驗要穴로 여기에 견쇄관절의 上・下緣, 흉쇄관절의 下緣의 압통점을 더하면 通經活血, 祛瘀止痛하는 효과가 있다.

3. 치료

1) 穴位와 鍼法

① 壓痛點 : 쇄골견쇄관절의 상하연, 흉쇄관절의 하연에서 뚜렷한 압통점을 찾는다. 30호 1.5촌(40mm) 호침을 취하여, 국부에 통상적인 소독을 한 다음, 통점마다 관절강 내를 향하여 뼈에 이르도록 자침한다.

鍼感 : 局部 脹痛이 있다. (그림 3-8)

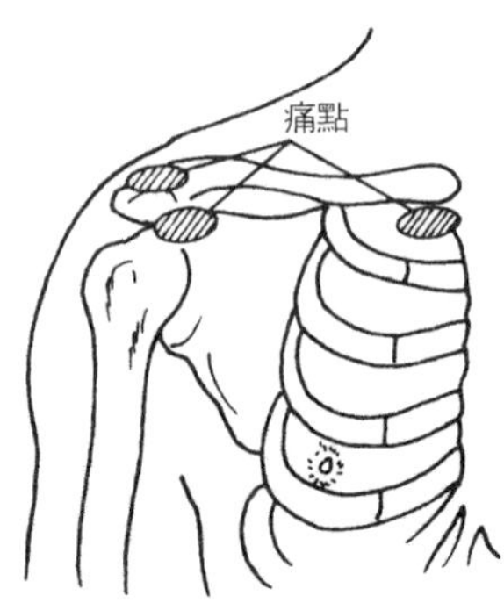

그림 3-8

② 闌尾(患側) : 膝 下 5촌 또는 足三里 下 1촌으로 脛腓骨의 사이에 있다. 30호 2촌(50mm) 호침을 취한다. 국부는 통상적인 소독을 한 다음, 약 1.8촌(45mm) 直刺한다.

鍼感 : 局部 脹痛 혹 같은 쪽 발등을 향하여 방산된다. (그림 3-6)

2) 體位와 手法 및 療程

환자는 坐位를 취하게 한다. 먼저 闌尾에 瀉法으로 進鍼을 하고 進鍼 후 큰 폭으로 捻轉을 하는 동시에 환자에게 팔을 움직이라고 한다. 통증이 감소되면 염침을 멈추고 견부 통점에 平補平瀉法으로 進鍼을 하고 전침을 가해 자극한다. 40분간 留鍼하고, 발침 후 火罐으로 1분 정도 부항을 한다. 매일 1회, 10회를 한 療程으로 하며, 5일 휴식 후 다시 시술한다. 효과는 있으나 아직 호전되지 않았다면 다시 침을 놓고, 10회 치료가 무효하거나 이미 완치되었다면 치료를 종료한다.

4. 임상례

① 張某, 男, 16세

② 主訴 : 2개월 전부터 쇄골골절 후의 통증

③ 현 병력 : 환자는 2개월 전에 교통사고로 좌측 쇄골에 선상 골절이 발생하여 다시 정복, 고정 등의 치료를 받았다. 그러나 견쇄관절, 흉쇄관절과 견봉 등의 부위에 여전히 명확한 통증이 있어 병원에서 中藥 첩부, 고약, 약물치료를 받았으나 효과가 좋지 않아 지인의 소개로 나에게 침구치료를 받으러 왔다.

④ 검사 : 환자는 좌측 견쇄관절의 상・하연, 흉쇄관절의 하연과 견봉에 명확한 압통이 있으며 어깨를 거상, 외전, 외선 시 통증이 명확하고 가슴쪽으로 고정할 때는 통증이 감소되는 경향이 있었다.

⑤ X선 : 좌측 쇄골에 선상골절. 가골의 형성은 양호하였다.

⑥ 辨證 : 환자는 학생이며 외상으로 인해 쇄골이 골절 되고 고정하기 위해 장시간 외부에 노출되어 골절부의 氣血凝滯, 風·寒·濕의 침습으로 발병되어 좌측 쇄골골절후유증으로 진단하였다. 苔白, 脈弦하였다.

⑦ 治則 : 通經活血, 祛瘀止痛

1診(1일) : 환자는 위와 같은 증상으로 내원하여 먼저 闌尾에 刺鍼하고 환자에게 천천히 환측 견부를 거상, 외전, 외선 등의 동작을 하도록 하였고 견부의 통증이 경감되면 견봉하, 견쇄관절의 상·하연, 흉쇄관절의 하연 통점에 刺鍼했다. 刺鍼 후 견부 穴位에 6805-1 치료기로 자극하였다. 40분 留鍼을 하고 발침 후 火罐으로 1분 정도 부항을 하고 1일 1회 치료하였다.

2診(2일) : 환자는 1회의 침치료 후 견부의 통증이 경감되었고 위의 방법으로 9회 치료하였다.

10診(12일) : 환자는 9회의 침치료 후 통증이 거의 소실되었고, 이번의 치료 후 치료를 종료하였다.

⑧ 추적 관찰 : 1년 후 환자가 다시 내원해서 검사했는데 골절은 회복되었고, 좌측 견부는 손상되기 전으로 회복되었다.

5. 저자 견해

쇄골골절후유증은 임상에서 자주 볼 수 있는 비교적 고질적인 병증이다. 위와 같은 방법을 응용하여 치료하면 상당히 좋은 지통작용이 있다. 국부가 유착된 환자는 刺鍼 후에 電鍼을 사용하며 비교적 긴 시간이 필요하나 이상적인 효과를 얻을 수 있다.

이런 종류의 환자는 치료 기간 혹은 동통이 완화된 후에 마땅히 팔의 운동을 많이 하여 근력을 단련시켜 유착이 되지 않도록 도와주면 치료 후에 재발되는 것을 예방할 수 있다.

제5절 棘上筋腱炎

극상근건염은 각종 원인에 의한 극상근 손상으로 나타나는 임상증후이다.

이 병증은 청년과 중년기에 다발하는데 대부분 뚜렷한 외상력이 있다. 극상근은 회전근개(극상근·극하근·소원근 및 견갑하근으로 구성)의 중앙에 위치하여 모든 방향으로의 힘을 받아들이는 곳으로 이곳은 바로 힘이 만나는 교회점이 된다. 극상근건은 견봉과 상완골두 사이의 협소한 부위를 통과하므로 누르는 압력에 의한 손상, 예를 들면 물건을 지거나 메는 것, 염좌상이나 조그만 創傷 등을 당하기 쉬워 극상근건의 만성 염증을 형성하게 된다.

1. 임상 증상

이 병증은 우측에 다발하는데 초기에는 증상이 대개 뚜렷하지 않고, 다만 극상근이 분포하는 구역 내에 산창감과 견부의 외전운동 시 동통이 가중되다가 病情이 발전됨에 따라 증상이 점차 심해지고 주로 외전 시 운동제한이 나타난다. 동통은 대부분 극하나 견후에 국한되나 통증이 상완 상부나 주관절 상부로 이어질 수 있으며, 위로는 승모근으로 방산될 수 있다.

① 검사 : 상완대결절 또는 삼각근 부착부에 압통이 있고, 외전운동 중 60~100°에서 동통이 뚜렷하고 120°를 초과하여 다시 외전 시 통증이 사라지는데 이는 해당 근육이 외선하면서 肩峰과의 마찰을 벗어나기 때문이며 팔을 내리면 다시 통증이 나타난다.

② X선 : 만성일 경우 극상근건의 석회화와 골다공증을 볼 수가 있는데 이는 조직이 변성된 하나의 결과이다.

2. 중의 변증 치료

극상근건염은 또한 '肩扭傷'이라고 한다. 中醫에서는 '傷筋', '筋痹'의 범주에 속한다. 발병 원인은 주로 견부의 급성 염좌 혹은 견부의 급·만성 손상과 관련이 있다. 견부의 급·만성 손상으로 견부 극상근 근건의 經脈氣血, 經絡, 筋經의 손상이 국부의 氣滯와 血瘀를 유발하여 經絡이 不通하므로 통증을 일으켜 발병하는 것이다. 국부의 급·만성 손상이 오래되면 風·寒·濕邪가 虛를 틈타 견부에 침습하고 몸이 허약해질 때 혹은 노권, 수면 부족 시 발병이 된다.

3. 변증 진단

대부분 손상의 병력이 있고 노동, 기후, 심리상태, 감모 등으로 유발되고 심해진다. 손상의 초기에는 대부분 손상 후의 증상이 나타나고 주로 견부 후면 극상근 부위에 통증이 명확하다. 가벼운 경우 3~5일 내에 저절로 좋아진다. 그러나 일부의 환자는 만성으로 이어지는 것을 임상에서 가끔 볼 수 있다. 병세가 완만하여 처음에는 증상이 뚜렷하지 않고 단지 극상근 부위에 酸脹疼痛과 같은 불편감이 있다. 2일 후 통증이 점점 심해져 운동 시 통증이 나타나고 대부분 극상근 부위에 국한된다. 전형적으로 통증 각도(pain arc)가 존재하며 대부분 견부 외측에 국한되나 주관절 상부까지 이어지고 위로는 승모근까지 이어지기도 한다. 寒濕이 經筋에 流注되면 증상이 가중될 수 있는데 수의적으로 외전이 안되고 통증으로 운동제한이 생긴다.

① 검사 : 이 병의 특징은 전형적인 통증 각도가 있으며 압통점은 상완골 대결절 혹은 삼각근 부착부에 있다. 舌苔薄白, 脈弦數하였다.

② 治則 : 通經活絡, 驅寒鎭痛

③ 혈위 처방 : 痛點(患側)·肩井(患側)·肩中兪(患側)·曲池(患側)

④ 혈방 해석 : 肩井은 足少陽膽經의 穴로 足少陽·足陽明·陽維의 脈이 만나는 곳이다. 肩中은 手太陽小腸經의 穴이며, 曲池는 手陽明大腸經의 合穴이다. 여기에 국부의 통점을 함께 刺鍼하면 通經

活絡, 驅寒鎭痛하는 효과가 있다.

4. 치료

1) 穴位와 鍼法

① 壓痛點 : 대개 肩峰 상부(삼각근 부착점 부위)에서 뚜렷한 압통점을 찾는다. 30호 2.5촌(65mm) 호침을 취한다. 국부에 통상적인 소독 후 압통점 정중앙에서 肩關節腔 방향을 향하여 약 2.3촌(60mm) 刺鍼 한다.

鍼感 : 局部 脹痛이 있다. (그림 3-9)

② 肩井(患側) : 大椎와 肩峰과의 연결선 중점 부위 肩部의 높은 곳에 있다. 30호 1.5촌(50mm) 호침을 취한다. 국부에 통상적인 소독 후 견갑극 방향을 향하여 약 1.5촌 (40mm) 斜刺한다.

鍼感 : 局部 脹痛이 있다. (그림 3-9)

③ 肩中兪(患側) : 背部에서 제7경추극돌기 양방 2촌에 있다. 30호 1.5촌(40mm) 호침을 취한다. 국부에 통상적인 소독 후 脊柱 방향을 향하여 약 1.3촌(35mm) 斜刺한다.

鍼感 : 局部 脹痛이 있다. (그림 3-9)

④ 曲池(患側) : 팔꿈치를 굽히고, 손을 반대쪽 가슴에 댄 자세에서 주관절 횡문의 橈側端 오목한 곳에 있다. 30호 2촌(50mm) 호침을 취한다. 통상적인 국부 소독 후 약 1.8촌(45mm) 직자한다.

鍼感 : 局部에 脹・麻感이 있으며 완관절, 手部 혹은 견부까지 방산된다. (그림 3-2)

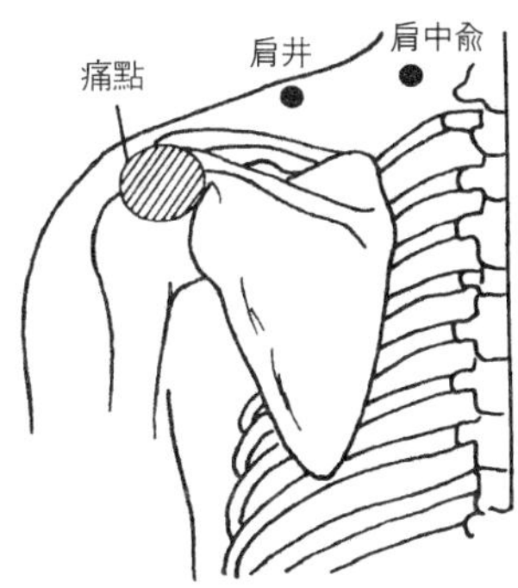

그림 3-9

2) 體位와 手法 및 療程

환자는 등을 받치고 좌위를 취하거나 측와위를 취한다. 먼저 국부의 통점에 平補平瀉法으로 進鍼을 한다. 肩井 · 肩中兪는 補法으로, 曲池는 瀉法으로 進鍼한다. 40분간 유침하고 중간에 염전을 1차례 한다. 발침 후 火罐으로 약 1분 정도 부항한다. 매일 1회로 10회가 한 療程이며 5일 휴식 후 다시 시술한다. 효과는 있으나 아직 호전되지 않으면 다시 침을 놓고, 10회에도 무효하거나 완치되면 치료를 종료한다.

附 痛點封閉

- 약물 : Hydroprednisolone 25mg (혹 Triamcinolone acetonide 40㎎), 리도카인鍼 20㎎
- 방법 : 5㎖ 소독된 주사기에 6호 注射鍼頭를 끼운 후 위의 약물을 흡입하여 준비해둔다. 견봉 상부(삼각근 부착점 부위)에서 뚜렷한 압통점을 찾은 후 국부를 통상적인 소독 후 통점 정중앙에 자침하여 피부와 40° 각도로 약 2㎝ 정도 자침한 다음 피스톤을 약간 뒤로 빼내어 피가 나오지 않으면 위의 약물을 천천히 주입한다. 주사기를 뽑은 후 소독솜으로 압박하여 출혈을 막는다.

5. 임상례

① 張某, 男, 45세

② 主訴 : 3개월 전부터 우측 肩部 통증

③ 현 병력 : 환자는 3개월 전에 무거운 물건을 지고 다니다 우측 견부에 염좌상을 입었다. 당시 우측 견부에 酸脹感이 있고 점점 심해져 지역 병원에서 中藥으로 첩부하고 고약, 약물 등의 치료를 받았으나 효과가 좋지 않아 지인의 소개로 침구치료를 받으러 내원하였다.

④ 검사 : 환자는 우측 상완골 대결절 혹은 삼각근 부착 부위에 명확한 압통이 있으며 통증이 일어나는 각도는 120~160°이며, 팔을 올

리면 통증이 증가하고, 내리면 감소하였다.

⑤ 변증 : 환자는 운반업을 하는 사람인데 외상으로 인한 견배부의 손상 때문에 背部의 근육 경련, 氣血運行 不暢, 氣血通行에 장애가 생긴 것으로 不通則痛이 이 병의 근원이다. 우측 극상근건염으로 진단하였다. 苔黃白, 脈數하였다.

⑥ 治則 : 通經活絡, 驅寒鎭痛

1診(3일) : 환자는 위와 같은 증상으로 내원하여 우선 견봉 후면 압통 부위에 鍼刺를 하고나서 肩井・肩中兪・曲池에 刺鍼하였다. 刺鍼 후 6805-1 치료기로 자극하고 40분 留鍼하였다. 발침 후 火罐으로 1분 정도 부항을 하고 1일 1회 치료하였다.

2診(4일) : 환자는 1회의 鍼치료 후 통증이 다소 경감되었고, 위와 같은 방법으로 9회 치료하였다.

10診(13일) : 환자는 9회의 鍼치료로 통증이 소실되었고, 이번의 자침 후 치료를 종료하였다.

⑦ 추적 관찰 : 1년 후 환자가 내원해서 검사하였다. 10번의 鍼치료 후 통증이 제거되고 우측 견배부에 정상적인 운동이 가능하나 비가 오거나 날이 흐리면 동통이 있으나 일에 영향을 미치지는 않았다. 환자에게 한동안의 치료를 권유하였으나 일 때문에 더 이상 치료하지 못했다.

6. 저자 견해

극상근건염은 中醫에서 견부의 외상, 혹은 외상 후의 風・寒・濕邪의 침습으로 일어나고 오래되면 국부에 血凝氣滯하고 경락의 운행이 不暢하여 경락이 不通하므로 통증이 발병한 것으로 여긴다.

극상근건염에 위의 치료 방법을 이용하면 모두 비교적 좋은 효과를 얻을 수 있다. 단 초기 치료 시에는 침자요법을 먼저 사용하는 것이 가장 좋다. 이는 침자치료는 부작용이 없고 봉폐요법은 24~48시간의 약물 흡수 기간 동안 동통이 더 증가할 수 있어 많은 환자들은 이를 참기 힘들어 한다. 그러므로 치료가 장기화되어 침자치료의 효과가 좋지 않을 경우 봉폐요법을 사용한다. 봉폐 후 약물 흡수 과정에 의한 통증이 일반적으로 24시간 정도 있을 수 있다는 것을 환자에게 미리 알려줘야 한다. 만약 노인환자로서 골다공증이 있으면 통점봉폐약물을 비타민 B_{12} 500μg · 비타민 B_1 50mg으로 바꾸고 여기에 리도카인 20mg을 가하여 봉폐약물로 써도 역시 만족할 만한 효과를 얻을 수 있다.

제6절 前腕部 伸展筋腱 周圍炎

전완부 신전근(forearm extensor m.)건 주위염은 각종 손상으로 인하여 발생한 전완부 신전근건 주위의 무균성 염증으로 나타난 임상종합증이다.

전완부 신전근은 다음과 같은 근육들을 포괄한다.

① 장요측수근신근(Extensor Carpi radialis longus m.) : 肘部 요측하방에 있으며 엄지손가락을 곧게 펴고 손목을 들어 올릴 때 융기되는 곳에 있다.

② 단요측수근신근(Extensor Carpi radialis brevis m.) : 장요측수근신근이 융기한 하방의 근육 사이에 있다.

③ 장무지외전근(Abductor pollicis longus m.) : 단요측수근신근 하방의 약간 융기된 부분에 있다.

④ 단무지신근(extensor pollicis brevis m.) : 장무지신근의 하방, 列缺부위 근육이 가장 융기된 부위에 있다.

⑤ 장무지신근(extensor pollicis longus m.) : 장무지외전근과 단무지신근의 하방 요골외측부와 긴밀히 연결되어 있다.

⑥ 척측수근신근(extensor carpi ulnaris m.) : 외측상관절융기(lateral epicondyle)에서 기시하여 비스듬이 척측으로 하행하여 척측 완배측 인대 하방에서 끝난다.

⑦ 수지신근과 소지신근(extensor digitorum and extensor digiti minimi m.) : 모두 외측상관절에서 기시하여 척요골 상의 배측으로 행하여 완배측인대 하방에서 끝난다.

전완부신전근의 이 8개의 근육 덩어리 중에 중요한 근육인 요측의 장무지외전근·단무지신근과 장요측수근신근의 건막은 비교적 표층에 얇게 있으며 단지 한 층의 성긴 건 주위 조직으로 덮여 있어 활발한 활동을 할 수 없으므로 손상을 받기 쉽다. 임상에서 장무지외전근과 단무지신근의 손상이 가장 많이 보인다. 그 발병 원인은 직업과 유관하다. 예를 들면 목공, 선원, 건축공 등과 같이 장기간 손목을 사용하는 직업에서 다발한다.

1. 임상 증상

청년과 중년 남성에게서 다발하고 분명한 과거 손상력이 있다. 손상 후 동통처에서 뚜렷한 捻發感을 촉지할 수 있다. 동통 부위에 융기, 종창, 뚜렷한 피부 온도의 증가가 있고 압통이 뚜렷하며, 拇指·食指·中指를 힘을 주어 배부로 신전시키면 통증이 심하다. 손목을 움직일 때 동통이 가중되고 휴식 후 감소한다. 치료가 잘못되어 만성화 되면 국부에 만성적인 무균성 염증 자극과 유착이 나타나 손가락 및 손목 부위의 굴신 기능에 영향을 준다.

● 검사 : 손목 상부 橈側에 많고(列缺 부위에 해당), 분명한 종창과 융기, 압통, 피부 온도 상승이 있고, 엄지 및 손목을 배부로 신전 시 동통이 가중되며 국부에 捻發感이 촉지된다.

2. 중의 변증 치료

中醫에서는 타고난 몸이 허약하거나 빈번한 手腕部의 活動으로 腕上部(列缺 주위)의 장기적 노손이 국부의 筋膜, 筋肉經脈 등의 급·만성 손상을 일으켜 오래되면 국부의 經脈 운행이 不暢하고, 기혈이 응체되어 경락이 不通하므로 통증이 발병한 것으로 여긴다.

임상에는 장무지외전근과 단무지신근의 손상이 호발하며 이 두 근육은 橈側 완부의 상방에 있으며 다양한 원인으로 손상을 받은 후 완부 요골 상부의 융기 동통, 무지 · 식지 · 중지 신전 시 통증의 증가, 특히 무지 신전 시 통증이 심해진다. 국부에 捻發感을 명확하게 촉지할 수 있으며 통증은 무지의 기능에 영향을 미쳐 손의 위치에 따라 수면 중에 통증으로 깨기도 한다. 舌紅苔薄, 脈細數하였다.

① 治則 : 通經活絡, 消腫鎭痛

② 혈위 처방 : 痛點(患側) · 曲池(患側) · 合谷(患側)

③ 혈방 해석 : 曲池는 手陽明大腸經의 合穴이며, 合谷은 手陽明大腸經의 原穴이다. 여기에 국부의 痛點을 함께 刺鍼하면 通經活絡, 消腫鎭痛하는 효과가 있다.

3. 치료

1) 穴位와 鍼法

① 壓痛點 : 환부 손목 상부 橈側(列缺 부위에 해당)에서 융기, 압통이 가장 분명하게 드러나는 부분을 찾는다. 30호 1.5(40mm)촌 호침 2개를 취한 다음 국부에 통상적인 소독 후 통점에 두 혈은 서로 1cm 정도 간격을 두고 하나는 척골 방향을 향하여 자입을 하고 다른 하나는 요골에 이르도록 平刺한다.

鍼感 : 局部 脹刺痛이 있다. (그림 3-10)

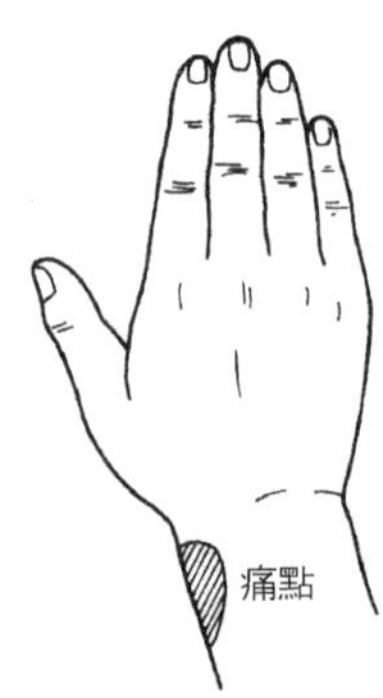

그림 3-10

② 曲池(患側) : 팔꿈치를 구부려 손을 가슴에 댄 상태에서 尺澤과 상완골 외상과의 중점에 있다. 30호 2촌(50mm) 호침을 취한 다음 국부는 통상적인 소독을 하고 약 1.8촌(45mm) 直刺한다.

鍼感 : 局部 脹 · 麻感이 腕, 手 혹은 肩까지 이를 수 있다. (그림 3-2)

③ 合谷(患側) : 손등 제1 · 2掌骨 사이로 제2

掌骨 橈側緣에 가까운 중점 부위에 있다. 30호 2.5촌(65mm) 호침을 취한 다음 국부는 통상적인 소독을 하고 後谿 방향을 향하여 약 2.3촌(60mm) 자침한다.

鍼感 : 手掌部 脹痛이 있다. (그림 3-3)

2) 體位와 手法 및 療程

환자에게 坐位를 취하도록 하고 손상된 부위에 종창 혹은 압통점이 있는 부위를 찾는다. 통증이 제일 명확하거나 종창이 심한 부위에 瀉法으로 進鍼을 하고 曲池·合谷에는 平補平瀉法으로 進鍼을 한다. 40분 정도 유침을 하고, 발침 후 火罐으로 1분 정도 부항한다. 매일 1회씩 6회를 한 療程으로 한다. 3일간 휴식 후 다시 시술한다. 효과는 있으나 아직 호전되지 않으면 다시 침을 놓고, 10회 치료에도 무효하거나 이미 완치되었다면 치료를 종료한다.

4. 임상례

① 劉某, 女, 40세

② 主訴 : 1주일 전부터 우측 腕關節의 통증

③ 현 병력 : 환자는 1주일 전에 과도한 힘으로 약재를 자르고 나서 우측 손목에 통증이 발생되었다. 처음에는 통증이 심하지 않았으나 이튿날부터 국부에 종창, 통증이 생기고 통증이 점점 심해져 심할 때는 엄지와 식시에 힘을 주면 바로 통증을 느꼈다. 지역의 병원에서 中藥 첩부, 고약, 약물치료를 받았으나 효과가 좋지 않아 지인의 소개로 나에게 침구치료를 받으러 내원하였다.

④ 검사 : 환자는 우측 완관절 요측(列缺 부위)에 종창으로 인한 융기가 명확하고, 압통이 있으며, 국부에 피부 온도가 상승하였고, 엄지와 완관절 신전 시 통증이 증가하였다. 捻發感을 촉진할 수 있었다.

⑤ 변증 : 환자는 약재를 다루는 사람으로 장시간 오른손으로 가위를

쥐고 약재를 잘라 손의 과사용으로 요측 무지신전근과 무지신근의 만성 손상을 초래하고 여기에 1주일 전 과도한 힘으로 약재를 자르다가 손상의 정도가 더욱 심해져서 이 병이 발생한 것이다. 우측 전완부 신전근건 주위염으로 진단하였다. 舌紅苔薄, 脈細數하였다.

⑥ 治則 : 通經活絡, 消腫鎭痛

1診(18일) : 환자는 위와 같은 증상으로 내원하여 먼저 列缺 부위에 명확한 압통점 2곳을 찾아 刺鍼을 하고 曲池 · 合谷에 進鍼하고 行氣 후 40분 留鍼을 하고 出鍼 후 1분 정도 火罐으로 부항을 하였다.

2診(19일) : 환자는 1회의 鍼치료로 국부의 통증이 다소 감소되었고, 위의 방법으로 5회 치료하였다.

5診(23일) : 환자는 5회의 鍼치료로 통증이 거의 소실되었고, 이번의 鍼치료 후 치료를 종료하였다.

환자는 반년 후에 재발되었으나 증상이 심하지 않아 위의 방법으로 6회 치료 후 호전되었다.

⑦ 추적 관찰 : 1년 후 환자가 내원해 검사를 하였다. 6회의 鍼치료 후 통증이 소실되었다. 과사용 후 국부에 부분적인 통증이 남아 있었으나 일에 영향을 미칠 정도는 아니었다. 환자에게 불편함이 있으면 내원하도록 하고 손목에 무리한 일을 피하도록 권유하였다.

5. 저자 견해

전완부 신전근건 주위염은 中醫에서 완부상근의 범주에 속한다. 주로 완부의 장기 노손과 반복적인 염좌상으로 인해 국부에 손상을 일으켜 腫脹이 되어 기혈의 운행이 不暢하고 기혈이 응체되어 경락이 不通하므로 통증이 발병한 것이라 여긴다. 저자는 위의 혈조합으로 전완부 신전근건 주위염을 치료하여 초기에는 비교적 결과가 좋아 3~5일간 치료하면 나았다. 만약 손상 후 치료가 부적절하면 건막조직까지 유착이 확대되어 치료 시간이 상대적으로 연장된다. 그러나 정성을 다해 치료한다면 만족할 만한 치료 효과를 얻을 수 있을 것이다.

제7절 回外筋症候群

회외근(supinator m.)증후군은 각종 원인으로 인해 회외근육군의 손상으로 요골신경이 압박 받는 곳에 나타나는 종합증후군이다.

회외근은 상완골외상과, 요골윤상인대와 척골회외근, 주관절낭 등에서 기시하여 요골의 中上 1/3 골간의 掌面과 외측면에 이르는 근육이다. 그 기능은 전완을 후방으로 회전시키는 것이다. 요골신경은 상지의 뒷쪽 상완골 하단에서 팔의 외측 근육 사이를 뚫고 지나가 상완골 하단의 요신경구에서 고정되며, 하행하여 상완삼두근을 지나 회외근으로 진입하여 橈管을 형성한다.

橈管은 회외근의 두 층 사이에서 비교적 고정되어 있으며, 활동의 정도가 작고 쉽게 압박된다. 전완을 앞으로 돌릴 때 橈管의 하단은 용적이 더욱 작아진다. 외상이나 퇴행성 염증 등의 사극, 요골소두 기형과 발생기 때 纖維弓의 肥厚, 요골 상단 1/3 골절에서 기형적인 유합과 완고하여 오래도록 낫지 않는 상완골외상과염은 모두 요신경을 압박하는 원인이 될 수 있다. 계속적인 과도한 회선은 회외근육군의 손상이 나타난 후 나타나는 근육의 증대 역시 요신경을 압박하여 이 병을 일으킬 수 있다.

1. 임상 증상

증상은 다양하나, 주로 손상 압박된 부위와 병인에 따라 결정된다. 뼈 사이 背側의 神經이 압박받는 증후군이 비교적 많고, 엄지손가락을 펴는 기능의 손상이 가장 많이 보이고, 각 손가락의 장지관절 역시 펼 수 없으며, 펼 때는 뚜렷한 견인통이 나타난다. 회외근의 운동장애가 있지만 감각장애가 없는 것이 뚜렷한 특징이다. 手三里 구역에 뚜렷한 새끼줄 모양의 통증성 결절을 만질 수 있다.

① 검사 : 手三里 구역에 뚜렷한 새끼줄 모양의 통증성 결절이 있고, 前腕을 앞뒤로 회전시킬 때 동통이 더욱 심해진다.

② 근전도 : 일부 환자에서 병리적인 電位가 보인다.

2. 중의 변증 치료

中醫에서는 外傷勞損, 經絡阻隔과 관련이 있다고 보며 회외근 주위의 외상 혹은 만성 노손으로 기혈이 瘀滯하므로 경락이 막혀 국부의 근육, 근건의 경련을 일으켜 요측의 手太陰肺經과 手陽明大腸經의 기혈 운행에 영향을 미쳐 경맥이 막혀 통하지 않으므로 통증이 발생한 것으로 여긴다.

① 아래팔 신근의 압박, 노손의 병력이 있다.

② 아래팔 근위부에 동통, 산창감이 있으며 아래팔 회전운동 시 통증이 증가되고 손을 펴기 힘들어 下垂가 되어 무지의 신전 제한이 명확하다. 그러나 감각장애는 없다.

③ 요골 외측인 회외근이 투영되는 부위에 명확한 압통이 있고, 무지 신전과 외전 시 근력이 약화된다.

외상, 만성 노손의 병력과 임상 증상 그리고 근전도에 근거하면 어렵지 않게 진단 내릴 수 있다.

① 治則 : 解痙鎭痛, 舒筋活絡

② 혈위 처방 : 手三里(患側)·曲池(患側)·手五里(患側)·外關(患側)

③ 혈방 해석 : 手三里·曲池·手五里 三穴은 모두 手陽明大腸經의 穴이다. 外關은 手少陽三焦經의 穴로 八脈八穴 중의 하나이며 陽維脈과 통한다. 위 四穴을 조합하면 解痙鎭痛, 舒筋活絡하는 효과가 있다.

3. 치료

1) 穴位와 鍼法

① 手三里(患側) : 前腕 背面 橈側의 상단, 曲池 아래 2寸 또는 陽谿에서 위로 10촌 지점에 있다. 이 구역에서 압통점 2개를 찾는다. 30호 2촌(50mm) 호침 2개를 취한 다음 국부에 통상적인 소독 후 약 1.8촌(45mm) 旁刺한다.

鍼感 : 손등 및 中指를 향하여 방산된다. (그림 3-2)

② 曲池(患側) : 팔꿈치의 橈側, 尺澤과 上腕骨 外上髁 사이의 중점(주관절 굴곡하여 90°를 이룬다)에 있다. 30호 2촌(50mm) 호침을 취한 다음 국부에 통상적인 소독 후 약 1.8촌(45mm) 直刺한다.

鍼感 : 局部 脹·麻感이 있으며 항상 손목, 손, 어깨로 방산한다. (그림 3-2)

③ 手五里(患側) : 팔의 외측면 하단에 있는 曲池에서 위로 3촌(75mm) 지점에 있다. 30호 2촌(50mm) 호침을 취한 다음 국부에 통상적인 소독 후 약 1.8촌(45mm) 直刺한다.

鍼感 : 局部 脹痛 혹은 橈骨側 손목을 향해 방산된다. (그림 3-2)

④ 外關(患側) : 아래팔 배측에 있으며 陽谿와 肘尖의 연결선상에서 腕背 횡문 상 2촌(50mm)에 있으며, 尺骨과 橈骨 사이에 있다. 30호 1.5촌(50mm) 호침을 취한 다음 국부에 통상적인 소독 후 1.5촌(40mm) 直刺한다.

鍼感 : 局部 脹痛 또는 손등을 향해 방산된다. (그림 3-3)

2) 體位와 手法 및 療程

환자는 좌위를 취하고 手三里에 명확한 압통점 2개를 먼저 찾고 瀉法으로 進鍼하며 旁刺한다. 그 후 曲池·手五里·外關에 平補平瀉法으로 進鍼을 한다. 40분간 유침하고, 발침 후 火罐으로 1분 정도 부항한다. 매일 1회, 6회를 한 療程으로 하며, 3일을 쉰 후에 다시 시술한다. 효과는 있으나 아직 호전되지 않으면 다시 침을 놓고, 6회에 무효하거나 완치되면 치료를 종료한다.

4. 임상례

① 劉某, 男, 50세

② 主訴 : 한 달 전부터 우측 주관절 하부에 통증

③ 현 병력 : 환자는 한 달 전부터 우측 주관절 하부에 불편감과 통증이 있어 처음에는 통증이 극렬하지 않았으나 점점 심해져 심할 때는 우측 무지·식지에 힘이 들어갈 때, 회외 시에 곧 통증을 느껴 지역의 병원에서 中藥 첩부, 고약, 약물 등의 치료를 받았으나 효과가 좋지 않아 지인의 소개로 내원하였다.

④ 검사 : 환자는 우측 肘下 요측(手三里 부위)에 명확한 압통이 이으며, 무지·식지 내선 시에 통증이 심해졌고, 국부에 명확한 경결물을 촉지 할 수 있었다.

⑤ 변증 : 환자는 요리와 관련된 일을 하는데 튀김을 매일 튀겨야 해서 장시간 긴 젓가락으로 튀김을 뒤집고 꺼내는 일을 반복하였다. 장시간 회외근육군의 과사용으로 만성 손상을 일으켰고 한 달 전에 힘을 과하게 써서 손상의 정도가 심해져 이 병이 발생하였다. 회외근증후군으로 진단하였다. 舌紅苔黃, 脈細하였다.

⑥ 治則 : 解痙鎭痛, 舒筋活絡

1診(2일) : 환자는 위와 같은 증상으로 내원하여 手三里에 刺入하고 통점이 있는 부위에 강한 이질감이 있으면 留鍼을 하고 曲池·手五里·外關에 鍼을 놓고 得氣 후 40분 정도 留鍼을 하였다. 出鍼 후 火罐으로 1분 정도 부항을 하고, 1일 1회 치료하였다.

2診(3일) : 환자는 1회 鍼刺 후 국부의 통증이 다소 경감되었고 위와 같은 방법으로 5회 치료하였다.

5診(7일) : 환자는 5회의 치료로 모든 통증이 거의 소실되었고, 이번으로 치료를 종료하였다.

환자는 일을 하는 중에 증상이 다발하여 모두 위와 같은 방법으로 6회 치료 후 호전되었다.

⑦ 추적 관찰 : 환자는 3개월에서 반년 사이에 재발이 잦았고 마지막 발병 시간이 제일 길었다(8개월). 이번 발병 후 다시 진료받으러 오지 않아 기록이 없다.

5. 저자 견해

회외근증후군은 中醫에서 痛痹, 着痹의 범주에 속하며 주로 외상, 만성 손상과 관련이 있다고 여긴다. 해부학에 관점에 보면 橈管의 하단은 요신경의 深支가 후로세 아케이드(arcade of Frohse)를 들어가는데 여기가 협소하거나 국부의 손상으로 수종, 혈종 등의 압박자극과 근육, 근건의 수축 등으로 발병한다.

회외근증후군의 발병 초기의 침구치료 효과는 매우 좋다. 단, 종양과 같은 다른 질환을 배제해야 한다. 만약 국부에 큰 종괴(국부의 근육 경련이나 筋腱이 딱딱하게 변하여 형성된 새끼줄 모양)가 있는 경우 전침치료를 하면 만족한 효과를 얻을 수 있다. 치료기간 혹은 치료 후 2주 동안 환자가 아픈 팔로 무거운 물건을 든다든지, 강하게 회전한다든지 하는 운동을 피하도록 지시하여 재발을 막도록 한다.

제8절 肘頭粘液囊炎

주두점액낭염은 상완삼두근이 팔꿈치에 부착하는 곳에 있는 2개 점액낭이 급·만성 손상으로 인하여 점액낭 내에 액체가 고이는 것을 주요 특징으로 하는 병증이다. 하나의 점액낭은 肘頭 突起와 筋腱 사이에 있으며, 다른 하나는 피부와 근건 사이에 있다. 이 점액낭들은 근건을 윤활하고 기계적인 충격 마찰을 부드럽게 완화시키는 작용을 한다.

이 병증은 급성 손상과 만성적인 노동으로 인한 손상 두 종류가 있다. 일차적으로 심한 충돌이 있으면 급성 점액낭염이 발생할 수 있다. 예를 들면 넘어지거나 축구에서 골키퍼가 공을 잡다가 넘어지거나 씨름선수가 땅에 넘어지면서 팔꿈치 후방이 땅에 닿아 손상을 입는다. 손상 후에는 점액낭에 피가 고이고, 腫脹이 일어나는 急性 점액낭염이 발생한다. 체조, 투척 및 무거운 물건을 드는 등 과도한 힘으로 肘關節을 屈伸하면 점액낭이 눌리게 된다. 광부 혹은 군인들이 포복으로 기어다니면 팔꿈치가 지면에 닿아 장기간 눌리고 마찰되어 만성적인 주두점액낭염이 발생한다.

1. 임상 증상

急性 創傷性 점액낭염은 급성인 팔꿈치 부위에 외상의 병력이 있다. 외상 후 팔꿈치에 신속한 腫脹, 疼痛, 壓痛, 波動感이 있고, 주관절의 기능은 정상이거나 약간의 제한을 받게 된다. 이 외상은 반드시 肘後部의 타박상으로 인하여 발생하는 혈종과 상완삼두근의 근건 단열과는 감별하여야 한다. 肘後部의 타박상은 그 혈종 범위가 비교적 넓고, 항상 척골 背側面의 원위부를 향해 확산하고, 피하에 어혈 반점이 있다. 상완삼두근의 근건이 단열된 사람은 근육 저항 및 중력 시험에서 양성이며, 단열된 끝 부분에는 움푹 들어간 것이 나타난다. 만성 점액낭염이 점차 일어나거나 여러 번 손상 후 무의식중에 나타난다. 腫物은 대부분 원형 혹은 타원형이며 크기는 다르다. 팔꿈치 아래에 위치하며, 대부분 압통이 없고, 파동이 있을 수 있다. 腫塊의 硬度는 囊壁의 厚薄과 積液의 다소와 관계가 있다. 칼슘화가 있으면 腫塊는 대부분 딱딱해지며, 肘關節 屈伸 기능도 약간의 제한을 받게 된다.

① 검사 : 肘頭와 上腕骨外側上髁 사이에 분명한 疼痛이 나타나며, 피부 온도는 상승한다. 局部에는 波動性 包塊가 있고, 병이 비교적 오래된 환자는 기능에 제한을 받고, 근육 위축 등의 증상이 나타난다.

② X선 : 일부 환자에서 肘頭 부위에 칼슘화 음영이 나타난다.

2. 중의 변증 치료

주두점액낭염은 中醫에서 손상, 상근의 범주에 속한다. 이 병의 발생은 급·만성 노손과 관련이 있다. 주관절은 중의에서 肘骨이라고 하며 ≪醫宗金鑑·正骨心法要旨·肘骨≫에는 "肘骨者, 肱膊中節上下骨交接處也, 俗名鵝鼻骨"이라고 되어 있다. 肘部 손상 후 기혈이 瘀滯하면 관절이 腫脹하여 굴신이 힘들어지고, 국부의 經脈氣血이 運行不暢하고 瘀滯되며 내액이 脈外로 넘쳐 흘러나오는 것이 많으면 국부에 파동성 포괴가 생기고 장시간의 자극으로 통증이 일어나며 주관절의 굴신불리, 운동 시 통증이 더 심해진다. 시간이 오래 지나면 넘쳐 나온 액체는 흡수되어 증상이 다소 호전된다. 그러나 일부의 환자는 장기간의 종창이 있으며 종창이 제거되어도 딱딱한 종괴가 남아 있어 주관절의 정상 운동에 장애를 초래한다.

① 전형적으로 노손 혹은 외상력이 있는데 노동자, 농민, 군인과 운동선수에게서 다발한다.

② 주두점액낭 부위에 명확한 압통과 굴신불리가 있다.

③ 주관절 후면부에 주머니 모양의 腫物이 있으며 부드럽고 파동감이 있으며 누르면 약간의 통증이 있다.

병력과 전형적인 임상 증상으로 쉽게 진단 내릴 수 있다.

① 治則 : 消腫鎭痛, 祛瘀生新

② 혈위 처방 : 四瀆(患側)·天井(患側)·淸冷淵(患側)

③ 혈방 해석 : 四瀆·天井·淸冷淵은 모두 手少陽三焦經의 穴이다. 天井은 手少陽三焦經의 合土穴이다. 三穴을 같이 刺鍼하면 消腫鎭痛, 祛瘀生新하는 효과가 있다.

3. 치료

1) 穴位와 鍼法

① 四瀆(患側) : 前腕部의 背側, 陽池穴과 肘尖의 연결선상, 肘尖 下 5촌, 尺骨과 橈骨 사이에 있다. 30호 2촌(50mm) 호침을 취한 다음

局部는 통상적인 소독 후 약 1.8촌(45mm) 直刺한다.

鍼感 : 局部 脹痛 또는 中指를 향하여 放散된다. (그림 3-11)

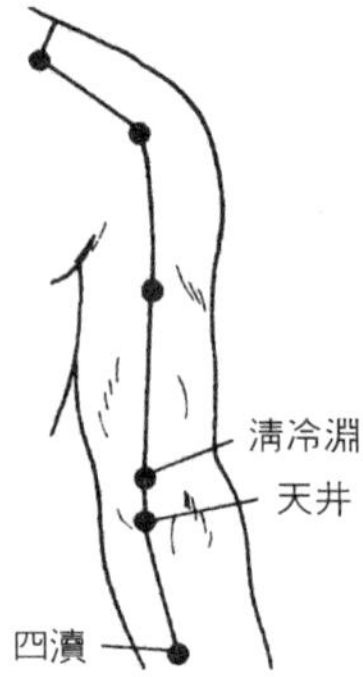

그림 3-11

② 天井(患側) : 팔의 외측, 肘尖(尺骨肘頭)에서 위로 1촌 오목한 곳, 팔꿈치를 굽혀 손으로 가슴을 감싸게 하고 取穴한다. 30호 1.5촌(40mm) 호침을 취한 다음 局部는 통상적인 소독을 한 후 上腕骨外上髁와 肘頭 사이의 틈을 향하여 약 1.4촌(38mm) 자침한다.

鍼感 : 局部 脹痛 또는 小指와 無名指 구역으로 放散한다. (그림 3-11)

③ 清冷淵(患側) : 팔의 背側面의 하부로 肘尖(尺骨肘頭)에서 위로 2촌, 天井 上 2촌에 있다. 30호 2촌(50mm) 호침을 취한 다음 局部는 통상적인 소독 후 위를 향하여 45° 각도로 약 1.8촌(45mm) 자침한다.

鍼感 : 위를 향해 肩部로 放散되거나 橈內側 腕部를 향하여 放散한다. (그림 3-11)

2) 體位와 手法 및 療程

환자에게 坐位를 취하도록 하고 먼저 天井에 瀉法으로 進鍼을 한다. 그리고 清冷淵과 四瀆에 平補平瀉法으로 進鍼을 한다. 40분간 유침하고 중간에 한 차례 침을 염전시킨다. 발침 후에는 火罐으로 1분 정도 부항을 한다(국부가 딱딱하고 명확한 주관절 기능 장애가 있으면 전침치료를 추가 할 수 있다). 매일 1회, 10회를 한 療程으로 하고 5일간 휴식 후 다시 시술한다. 효과는 있으나 아직 호전되지 않으면 다시 침을 놓고, 10회에도 무효하거나 이미 완치되었으면 치료를 종료한다.

附 封閉療法

- 약물 : Hydroprednisolone 25mg(혹 Triamcinolone acetonide 40㎎), 브로카인 20mg
- 방법 : 소독된 5ml 주사기 2개와 소독된 7 · 6호 筋肉 주사침 각 1개를 취한다. 먼저 그 가운데 하나의 6호 주사침을 끼워 위의 약을 흡입한다. 다른 하나의 주사기에 7호 주사침을 끼워 둔다. 肘關節 肘頭部에 분명히 나타나는 包塊處를 찾아 통상적인 국부 소독한 다음 包塊의 가장 높은 곳에 7호침 주사기를 進鍼하여 包塊 內의 액체를 완전히 빨아 낸 다음 발침한다. 다시 소독 후 약물이 든 주사기를 자침하여 실린더를 뒤로 당겨 혈액이 나오지 않으면 완만하게 약물을 注入한다. 주사 바늘을 뽑은 후 알코올솜으로 원래 융기하였던 부위를 압박한 다음 붕대로 단단하게 감아두었다가 이틀 후 제거한다. 3일에 한 번 시술한다. 치유되면 치료를 중지한다.

4. 임상례

① 王某某, 男, 30세

② 主訴 : 1개월 넘게 우측 肘尖의 腫脹疼痛

③ 현 병력 : 환자는 한 달 전에 외상으로 우측 주첨에 불편감을 느꼈고 처음에는 통증이 심하지 않았으나 점점 심해지더니 우측 주관절을 펴지 못하고 無名指와 小指에 마목이 생겨 지역의 병원에서 中藥 첩부, 고약, 약물 등의 치료를 받았으나 효과가 좋지 않아 지인의 소개로 내원하였다.

④ 검사 : 환자는 우측 肘尖(天井에 해당)에 腫脹疼痛이 명확하고 전형적으로 파동성 압통이 있었다. 우측 주관절은 굴곡된 자세(30° 정도)를 취하고 오른손의 무명지와 소지에 마목감이 있으며 피부 온도가 저하된 상태였다.

⑤ 변증 : 환자는 자동차 수리공으로 장시간 오른손으로 공구를 사용해 수리를 해야 하고, 寒 · 濕 · 冷邪의 장시간 침습과 한 달 전에

힘을 많이 써서 국부에 발병이 된 것이다. 우측 주두점액낭염으로 진단하였다. 舌絳苔膩, 脈弦하였다.

⑥ 治則 : 消腫鎭痛, 祛瘀生新

1診(2일) : 환자는 위와 같은 증상으로 내원하여 먼저 右側 肘頭부위에 명확한 파동성 압통을 찾고 包塊의 최고점에 進鍼을 해서 包塊 내의 액체를 흡입하였다. 위와 같은 封閉療法으로 약을 주사하고 淸冷淵·四瀆 二穴에 得氣 후 치료기로 통점을 자극하였다. 40분간 留鍼을 하고 발침 후 1분 정도 火罐으로 부항을 하여 1일 1회 치료하였다.

2診(3일) : 환자는 1회 치료 후 국부의 통증이 다소 경감되었고, 주관절을 서서히 펼 수 있으나 완전히 펴지지는 않았다. 같은 방법으로 天井을 추가해서 5회 치료하였다.

5診(7일) : 환자는 5회의 鍼치료로 통증이 기본적으로 소실되었고 주관절을 완전히 펼 수 있어서 이번으로 치료를 종료하였다.

⑦ 추적 관찰 : 환자는 반년 후 다시 재발하여 위의 방법으로 6회 치료 후 호전되었다. 후에 직업을 바꿔 다시 재발되지 않았고 2년 후에 다시 내원했는데 완전히 회복되었다.

5. 저자 견해

주두점액낭염의 자침치료는 주로 초기에 滲出液이 비교적 적은 환자 또는 만성 점액낭염 환자에 대하여 좋은 효과를 거둘 수 있다. 이미 유착이 형성되었거나 칼슘화가 형성되어 기능에 영향을 미치는 사람은 전침치료를 가하여 사용하면 역시 만족할 만한 효과를 거둘 수 있다. 한편 滲出液이 많을 때는 封閉療法을 응용하면 3번의 치료로 효과를 보거나 완치될 수 있다.

제9절 上腕骨外上髁炎

上腕骨外上髁炎(external humeral epicondylitis)은 상완골의 외측상과 부위에 위치하며, 각종 원인으로 발생하는 疼痛症候群으로 테니스엘보, 橈側伸腕筋(extensor carpi radialis muscle) 기시부 손상 등으로 불린다.

상완골외상과는 상완골의 下段 橈側에 위치하고, 橈側副靭帶가 상완골과 요골을 연결하며, 그 하방에 橈骨小頭環狀靭帶가 있어서 橈骨小頭의 활동 범위를 제약하며, 橈神經關節支의 神經支配를 받는다.

이 병의 病因病理는 명확하지 않은데 어떤 사람은 이 병이 팔꿈치와 손목을 반복해서, 지나치게, 또는 오랫동안 사용해서 생긴다고 하였다. 예를 들면 테니스를 치거나, 벽돌을 던지거나, 주관절 손상을 입거나, 손목을 비틀거나, 힘을 써서 물건을 잡아 구부리는 것 등이다. 병변 초기에는 前臂伸筋總腱이 상완골외상과 부착점에서 약간의 단열이 출현하고, 橈側伸腕筋 혹은 요측부인대가 서로 계속 누적된 손상이 나타나면 모세 혈관 또는 神經束에 협착이 발생해서 橈神經關節支의 神經炎이 생긴다. 이 病은 반복적으로 발작하고, 어떤 경우에는 국부 증상이 위·아래로 확대되어 나타나기 때문에 진단명이 매우 많다. 예를 들어 前臂伸筋總腱炎, 橈側伸腕短筋과 環狀인대섬유조직염, 상완골외상과염, 상완골과상골막염, 주관절의 노동으로 인한 손상, 테니스엘보 등이다. 어떤 이는 그 주요 병인을 급만성 염증이 오래되어 육아조직이 水腫에 이르며, 出血이 나타나고 비후 유착되어 형성된 組織變性病變으로 인식하고, 이로 인해 관절기능에 장애를 받고 뻣뻣한 疼痛 등이 생긴다고 여긴다.

1. 임상 증상

임상에서 대다수의 환자는 발병이 완만하고 힘을 잘못 썼을 때 돌연히 유발되다가 점차 심해져서 방향성 疼痛이 나타난다. 발병 초기에는 대부분 은은한 통증 혹은 지속성 통증이 나타나지만 심하고 뚜렷하지 않고, 만약 疼痛 유발요인을 피하면 2~3개월 안에 호전되거나 모두 치유된다. 다만 이 병을 유발하는 동작이나 운동을 항상 할 때는 이 병이 저절로 나을 수 없을 뿐만 아니라 가중된다. 대표적인 예로 천을 짤 때, 차를 들고 따를 때, 땅을 쓸거나, 두드리거나, 팔을 들고 內旋시킬 때 疼痛이 더 극렬해진다. 만성화 되면 上下 양쪽 방향을 향하여 疼痛이 확산되어 전비신근근건과 요측신완근건에까지 파급되어 肘關節이 뻣뻣하게 굳어 굴곡 기능 등에 장애를 받는다.

① 검사 : 상완골외상과부에 뚜렷한 압통과 종창이 있고, Cozen's test 양성, Mill's test 양성(즉 손을 반쯤 쥐고 팔꿈치를 굽힌 상태에서 손목 척골쪽으로 팔을 회전시키면서 주관절을 펼 때 통증이 있으면 양성)이다.

② X선 : 만기에는 주관절에 박편이 보이고, 경우에 따라서는 석회화 음영, 골막반응 혹은 상완골외상과가 거칠게 보인다.

2. 중의 변증 치료

상완골외측상과염은 중의에서 傷筋, 筋痹의 범주에 속한다. 몸이 본래 허약하거나, 氣血이 筋을 영양하지 못하거나, 骨에 영양을 공급하지 못한 상태에서 肘部의 급성 직접성 손상 혹은 만성 손상으로 발병한다. 직접적인 타박, 압박 혹은 낙상으로 외측 상과의 외측 인대 및 근건의 부착 부위에 손상을 입어 氣血이 응체하고 경락의 운행이 不暢하며, 근골에 영양을 공급하지 못하고, 血 역시 筋에 영양을 공급하지 못하면 이 병이 발생한다. 만성 손상은 대부분 급성 손상의 치료가 적절하지 않았거나 비정상적인 주관절의 과사용으로 筋脈과 經絡의 기혈이 손상받아 血이 筋을 영양하지 못하고, 骨 역시 영양을 공급받지 못하여 발병하는 것으로 급성과 만성 두 가지 유형으로 나눌 수 있다.

1) 急性 損傷型

환자는 명확한 외상과 급성 염좌의 병력이 있다. 예를 들어 肘尖의 직접적인 타박, 테니스, 팔씨름, 팔 비트는 동작 등이다. 대부분 급성 손상 후 3~5일 내에 발병하고 처음에는 외측 상과의 통증으로 국한되나 점점 아래팔 요측과 손의 요측으로 방산된다. 肘部에는 힘이 들어가거나 물건을 쥘 때 통증이 심해진다(예를 들어 청소하기, 물 긷기, 수건으로 닦기, 힘 있게 주먹 쥐기, 손목의 회전). 움직이지 않으면 통증이 감소되고 통증이 최고점에 도달했을 때는 무지·식지·중지의 기능에 영향을 미친다. 만약 우측이면 젓가락질이 힘들고 심지어 야간에 자세가 적절하지 않으면 통증으로 일어나기도 한다.

① 검사 : 일부의 환자는 명확한 종창이 있고 외측상과에 압통이 있으며 살짝만 눌러도 아래팔 외측과 완부의 요측로 방산된다. 발병 시 舌苔白膩, 患側脈緊, 健側脈平하였다.

② 治則 : 疏通大腸經穴, 活血去瘀鎭痛

③ 혈위 처방 : 痛點(患側)·手五里(患側)·手三里(患側)

④ 혈방 해석 : 手五里·手三里는 모두 手陽明大腸經의 穴이며, 여기에 국부의 痛點을 같이 刺鍼하면 모두 近端의 국부 取穴하는 것으로 大腸經穴을 疏通하고 活血祛瘀鎭痛하는 효과가 있다.

2) 慢性 勞損型

환자는 장기적인 肘部 혹은 腕部에 과사용 병력이 있으며 외측 상과는 장시간에 걸쳐 때때로 통증이 발생하며, 처음에는 통증이 명확하지 않고, 이 기간에는 유발요인(물 긷기, 과도한 회전, 테니스, 물 따르는 동작 등)만 제거한다면 2~3개월 안에 호전되어 스스로 치유가 된다. 그러나 肘部 혹은 腕部에 반복적이고 과도한 힘을 계속 쓴다면 점차 발병되어 처음에는 주관절의 외측 통증으로 국한되나 점점 심해진다. 심할 때는 수면 시 자세가 적절하지 않아 통증으로 깨기도 한다. 물건을 짚거나 환측 腕部의 힘있는 회전 혹은 청소로 통증이 심해진다. 장시간의 반복 발작은 외측상과의 융기 혹은 국부가 하얗게 변색(반복 발작으로 많은 봉폐요법 후에 출혈)되거나 뾰족해진다. 이 형의 특징은 반복 발작과 자연 치유이며 자연 치유 기간에는 때때로 은은통이 있고 대부분 주관절의 정상적인 운동 기능에 영향을 미친다.

① 검사 : 급성 손상형과 같이 외측상과에 명확한 압통이 있고 심할 때는 누를 때 아래팔 외측과 완부 요측으로 방사성 동통이 있다. 발병 시 舌苔白膩, 患側脈緊, 健側脈平하였다.

② 治則 : 疏通經絡, 祛瘀止痛

③ 혈위 처방 : 痛點(患側)・手五里(患側)・曲池(患側)・手三里(患側)

④ 혈방 해석 : 手五里・曲池・手三里는 모두 手陽明大腸經의 穴이고, 曲池는 手陽明大腸經의 合穴이다. 여기에 국부의 痛點을 같이 刺鍼하면 모두 近端의 국부 取穴하는 것으로 疏通經絡, 祛瘀止痛하는 효과가 있다.

3. 치료

1) 穴位와 鍼法

① 壓痛點(患側) : 상완골외상과부에서 제일 뚜렷한 壓痛點을 찾는다. 30호 1촌(25mm) 호침을 취한다. 局部는 통상적인 소독을 한 다음, 약간 橈側 下方으로 약 0.8촌(20mm) 자침한다.
鍼感 : 局部 脹痛 혹은 小臂橈側을 향하여 방산한다. (그림 3-12)

② 手五里(患側) : 臂部 외측면의 下段, 曲池에서 위로 3촌(75mm)지점에 있다. 30호 2촌(50mm)호침을 취한다. 局部는 통상적인 소독을 한 다음 약 1.8촌(45mm) 內側을 따라 자침한다.
鍼感 : 局部 脹痛 혹은 요측 腕部를 향해 방산된다. (그림 3-2)

③ 曲池(患側) : 팔꿈치의 橈側, 尺澤과 上腕骨 外上髁 사이의 중점(주관절을 굴곡하여 90°를 이룬다)에 있다. 30호 2촌(50mm) 호침을 취한 다음 국부에 통상적인 소독 후 약 1.8촌(45mm) 直刺한다.

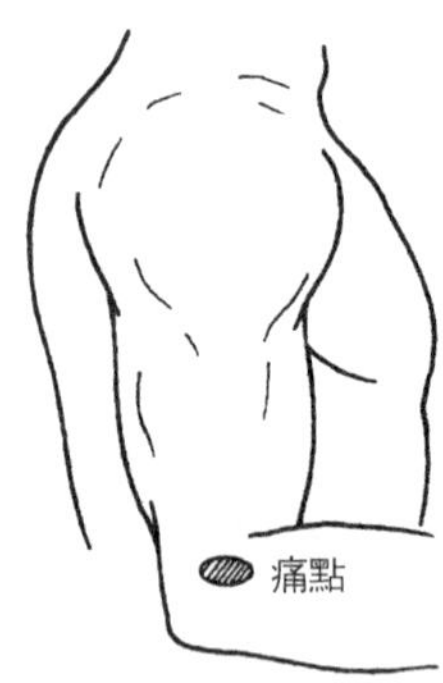

그림 3-12

鍼感 : 局部에 脹·麻感이 있으며 혹은 손목, 손 혹은 어깨로 방산한다. (그림 3-2)

④ 手三里(患側) : 前臂 背面 橈側의 上段, 曲池 아래 2촌 또는 陽谿에서 위로 10촌 지점에 있다. 30호 2촌(50mm) 호침을 취한다. 局部는 통상적인 소독을 한 다음 약 1.8촌(45mm) 直刺한다.
鍼感 : 局部 脹痛 혹은 中指를 향하여 방산된다. (그림 3-2)

2) 體位와 手法 및 療程

환자는 坐位를 취한 다음 환부를 노출시키고 나서 먼저 痛點에 瀉法으로 진침을 하고 手五里·手三里에 平補平瀉法으로 進鍼을 한다. 40분간 유침한다. 발침 후에는 火罐으로 1분 정도 시술한다. 매일 1회, 6회를 한 療程으로 하고 3일간 휴식 후 다시 시술한다. 효과는 있으나 아직 호전되지 않으면 다시 침을 놓고, 6회에 무효하거나 완치되면 치료를 종료한다.

附 封閉療法

- 약물 : Hydroprednisolone침(혹은 Triamcinolone acetonide침 40mg) 25mg, 리도카인(혹은 브로카인) 20mg
- 방법 : 소독한 5ml 주사기와 6호 근육주사침 1개를 취한 다음, 위의 약물을 흡입하여 상완골외상과에서 가장 뚜렷한 壓痛點을 찾는다. 局部는 통상적인 소독을 한 다음 痛點處에서 상완골을 향하여 뼈에 이르도록 자침한 후 다시 피스톤을 약간 뽑아 흡입시켰을 때 피가 나오지 않으면 천천히 위의 약물을 주입한다. 약물 주입이 다 끝난 후 局部는 소독한 솜으로 약간 눌러 출혈을 방지한다.

4. 임상례

① 王某某, 女, 35세

② 主訴 : 1주일 넘게 우측 肘部의 통증

③ 현 병력 : 환자는 1주일 전에 장시간 물건을 들고 있고 나서 우측 肘部에 불편감을 느꼈고 처음에는 통증이 심하지 않았으나 점점 심해지더니 힘을 주거나 물건을 잡을 때 통증이 생겼다(예를 들어 바닥 쓸기, 물 긷기, 수건으로 닦기, 주먹을 쥘 때, 손목 돌릴 때) 움직이지 않으면 통증은 감소되고 무지·식지·중지의 기능에 영향을 미쳐 젓가락 사용 시에도 통증이 심해졌다. 지역의 병원에서 中藥 첩부, 고약, 약물 등의 치료를 받았으나 효과가 좋지 않아 지인의 소개로 내원하였다.

④ 검사 : 환자는 우측 肘部에 腫脹이 명확하고 상완골 외측 상과에 압통이 명확하였다. 힘을 주어 누르면 아래팔 외측과 완부 요측으로 통증이 방산되었다.

⑤ 변증 : 환자는 主婦로 장시간 오른손을 많이 써서 우측 肘部에 만성 손상을 초래하고 여기에 1주일 전의 손상으로 肘部에 기혈이 응체되어 경락운행이 不暢하므로 근골에 영양공급이 부실하여 발병한 우측 상완골외상과염으로 진단하였다. 苔白膩, 患側脈緊, 健側脈平하였다.

⑥ 治則 : 疏通大腸經穴, 活血祛瘀鎭痛

1診(8일) : 환자는 위와 같은 증상으로 내원하여 먼저 상완골외상과에 명확한 압통을 찾고 압통점에 刺入한 다음 강한 이상한 느낌이 있으면 留鍼을 하였다. 그리고 手五里·手三里에 得氣 후 40분간 留鍼을 하였다. 발침 후 1분 정도 火罐으로 부항을 하여 1일 1회 치료하였다. 이번 치료를 마친 후 위의 봉폐요법을 1회 시술하였다.

2診(9일) : 환자는 1회의 치료 후 국부의 통증이 다소 경감되었고, 물건을 집거나, 수건으로 닦을 때, 젓가락질을 할 때 통증이 감소되었다. 같은 방법으로 5회 치료하였다.

6診(13일) : 환자는 5회의 鍼치료로 통증이 거의 소실되었고 오른손과 위팔의 활동이 자유로워졌다. 이번으로 치료를 종료

하였다.

⑦ 추적 관찰 : 환자가 2년 후에 다시 내원했는데 완전히 회복되었다.

5. 저자 견해

저자는 이 병증을 두 유형으로 나누었는데 하나는 급성 손상형으로 주로 肘部 혹은 腕部의 과도한 활동으로 인한 것이며 발병이 급하고 대부분 3~5일에 통증이 최고에 이른다. 초기에 아래팔과 무지・식지・중지의 통증으로 손의 운동 기능에 영향을 미치는 환자에게 침자치료로 진통작용을 얻을 수 있다. 그러나 시간이 지나면 침자치료만을 사용했을 때 효과가 좋지 않아 침자로 아래팔과 손의 통증의 완해시킨 다음에 봉폐법을 써야 치유할 수 있었다. 다음 하나는 만성 노손형으로 발병이 완만하여 장시간에 걸친 노손의 병력이 있다. 그리고 대부분 반복 발작되는데 초기에 침자치료로 좋은 효과를 얻을 수 있었다. 후기에 환자들은 지속성 통증을 호소하는데 치료는 쉽지 않아 먼저 봉폐요법을 쓰는 것이 좋고 만약 부분적으로 아래팔과 손에 후유증이 남아 있으면 침치료를 시행하면 좋은 결과를 얻을 수 있다.

상완골외상과염에 위와 같은 침자 및 봉폐요법으로 만족할 수 있는 효과를 얻을 수 있으나 재발이 쉬워 과도한 운동과 사용은 자제해야 재발을 막을 수 있다. 그리고 封閉療法 후 24~48시간 내에는 약물이 흡수될 때 疼痛이 비교적 극렬하므로 환자에게 미리 말을 해야 한다. 이러한 통증은 대부분 24~48시간 후에 저절로 완화된다.

제10절 上腕骨內上髁炎

상완골내상과염은 전완굴곡근들의 상완골척측 부착부위에 손상을 입어 나타나는 임상증후이다. 또 중국에서는 尺側屈腕筋 起始部 損傷이라고도 한다.

상완골내상과는 상완골하단 척측에 위치하고 척측부인대가 있어 상완골과 척골을 연결 고정하고 있고 그 전하방에는 요골소두환상인대가 있으며 그 상부에는 尺神經溝가 있으며, 이곳을 통하여 尺神經이 통과한다.

전완부 근육의 반복적 긴장, 수축·견인으로 인한 손상은 국부적인 만성 무균성 염증을 유발한다. 대흉근 손상이나 흉부 병변이 대흉근에 파급된 경우도 역시 전완 측부근육에 긴장수축을 유발하게 되고 장시간의 전완측부 근육의 긴장은 병리적 변화를 초래하여 이 병을 유발하게 된다.

1. 임상 증상

임상적인 주요 증상은 환측 주관절하방 척측(尺側) 국부 창통과 척골신경이 자극되면 손에 힘이 없고 무명지와 소지에 간헐적인 痲脹痛感이 있고, 일부 환자에서는 수면 부족과, 다몽, 쉽게 흥분함과 기억력 감퇴증이 있으며 만기 시의 환자에게는 상·하 척측에 파급성 脹痛이 나타난다.

① 검사 : 상완골내상과의 가장 높은 곳 하방에 뚜렷한 압통이 있으며, 손목 굴곡 저항 검사 시 양성, 주관절 旋前(pronation)검사 시 양성, 팔을 돌리면서 손목을 펴는 검사 시 양성, 주관절을 곧게 펴고 팔을 후방으로 돌리면서 손목을 背部로 최대 伸展시키는 검사 시 양성 반응이 나타난다.

② X선 : 후기에는 상완골내상과 주위에 골막 증식을 볼 수도 있다.

2. 중의 변증 치료

상완골내상과염은 中醫에서 手少陰經의 經筋 손상에 속한다. ≪靈樞·經筋≫에서 "手少陰之筋, 起于小指之內側, 結于銳骨, 上結肘內廉, 上入腋, 交太陰, 挾乳里, 結于胸中, 循臂, 下系于臍. 其病內急, 心承伏梁, 下爲肘網, 其病當所過者支轉筋, 筋痛"이라 하였다. 상지의 筋에

병이 있으면 肘部 내측이 당겨져 屈伸이 어려우며 순행부위에 따라 은은통과 불편감이 있다. 또 경련이 일어나고 당겨지며 疼痛이 있다.

이 병증의 발생은 肘部 내측에 장기적으로 차가운 물건에 접촉되어 寒・濕邪가 筋肉을 손상시켜 氣血運行에 영향을 미치고 더 나아가 經絡의 調節作用이 발휘되지 못하게 한다. 혹은 직접적인 손상으로 肘下部에 經氣가 逆亂하여 발병되는 것이다. 임상에서는 주로 肘部 내측의 산창 동통으로 나타나며 동통은 대부분 간헐적이거나 지속적이다. 일부 심한 환자는 소지・무명지 혹은 腋・胸部로 방산된다. 소수의 발병이 오래된 환자는 소지・무명지의 痙攣屈曲과 기능 제한이 있을 수 있다. 睡眠不足, 多夢, 쉽게 흥분, 기억력 감퇴, 胸肋部의 창만과 불편감을 수반하는 경우가 많다. 舌尖紅色, 苔薄白, 患側脈細數하였다.

① 治則 : 活血通經, 通絡鎭痛

② 혈위 처방 : 痛點(患側)・少海(患側)・青靈(患側)

③ 혈방 해석 : 青靈・少海는 모두 手少陰心經의 穴로 少海는 手少陰心經의 合穴이다. 여기에 국부의 痛點을 함께 刺鍼하면 活血通經, 通絡止痛하는 효과가 있다.

3. 치료

1) 穴位와 鍼法

① 痛點(환측) : 환측의 상완골 내상과에서 뚜렷한 압통점을 찾을 수 있다. 30호 2촌(50mm) 호침을 취한다. 통상적인 국부 소독 이후 척골 방향을 향하여 뼈에 이르게 자침한다.

鍼感 : 국부 창통 또는 小魚際筋을 향하여 방산한다. (그림 3-13)

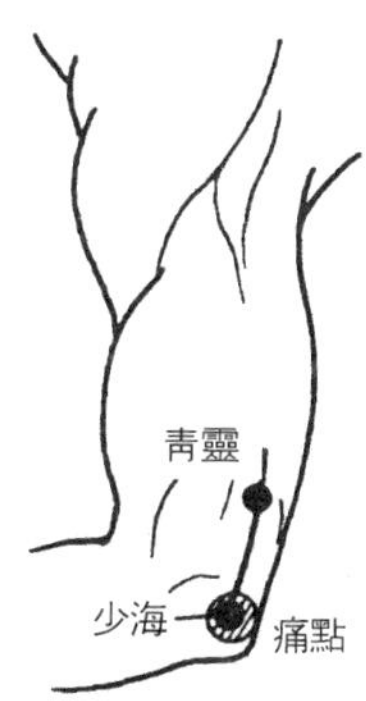

그림 3-13

② 少海(환측) : 주관절 전면부, 掌側 횡문의 척측단(주관절을 90° 굴곡하여), 즉 上腕骨內

上髁와 연결선 중점처에 있다. 30호 2촌(50mm) 호침을 취한다. 통상적인 국부 소독 후 곡지 방향을 향하여 약 1.8촌(45mm)을 자침한다.

鍼感 : 국부 창통 혹은 小指側을 향하여 방산된다. (그림 3-13)

③ 靑靈(환측) : 상완 내측, 極泉과 少海의 연결선상에서 주관절 횡문상 3촌으로 상완이두근의 內側溝 가운데 있다. 30호 2촌(50mm) 호침을 취한다. 통상적인 국부 소독 후 상완골 내측을 따라서 뼈에 붙여 약 1.5촌(40mm) 자침한다.

鍼感 : 국부 창통 혹은 臂上腋部를 향하거나 견갑골 구역으로 방산한다. (그림 3-13)

2) 體位와 手法 및 療程

환자는 坐位를 취하고 먼저 가장 분명한 압통점에 瀉法으로 進鍼을 한다. 그리고 少海와 靑靈에 平補平瀉法으로 進鍼을 한다(만약 소지·무명지의 기능 제한을 수반하면 神門·後谿와 함께 전침자극을 추가한다). 1일 1회, 40분간 유침하고, 발침 후에는 火罐으로 1분 정도 시술한다. 6회를 한 療程으로 하고 3일간 휴식 후 다시 시술한다. 효과는 있으나 아직 호전되지 않으면 다시 침을 놓고, 6회 치료에 무효하거나 완치되면 치료를 종료한다.

附 痛點封閉

- 약물 : Hydroprednisolone 25mg 혹은 Triamcinolone acetonide 40㎎, 리도카인침 25mg 혹은 브로카인침 20㎎
- 방법 : 5㎖ 소독주사기 1개와 소독된 6호 근육주사바늘 1개를 준비하여 위의 약물을 주사기에 흡입한 후 상완골 내상과 부위에 뚜렷한 압통점을 찾아서 통상적인 국부 소독 이후 직자한다. 뼈에 이르면 약간 뒤로 당긴 후 피스톤을 후퇴하여 출혈이 없을 경우 완만히 위의 약물을 주사한다. 발침 후 소독용 솜으로 눌러 출혈을 막는다.

4. 임상례

① 劉某某, 女, 32세

② 主訴 : 2개월 전부터 좌측 肘關節 내측의 酸脹疼痛

③ 현 병력 : 환자는 두 달 전에 좌측 주관절 내측의 불편감과 酸脹疼痛을 느꼈고 처음에는 통증이 심하지 않았고, 호전과 악화가 반복 되었다. 지역의 병원에서 中藥 첩부, 고약, 약물 등의 치료를 받았으나 효과가 좋지 않아 지인의 소개로 내원하였다.

④ 검사 : 환자는 좌측 주관절 내측에 압통이 명확하고 통증은 주로 상완골 내상과 부위에 있고 누르면 무명지와 소지에 마목감이 방사되며 수면부족과 淺眠多夢 등의 증상을 수반하였다.

⑤ 변증 : 환자는 봉제사로서 장시간 팔을 책상에 받쳐서 일을 많이 하고 寒·濕邪에의 장시간 노출로 근육을 傷하여 氣血 운행이 痺阻되어 經絡의 調節作用이 발휘하지 못하고, 주하부의 手少陰心經이 만성적으로 손상되어 經氣가 逆亂하고 運行 不暢하여 발병한 것이다. 좌측 상완골 내측상과염으로 진단하였다. 舌尖紅色, 苔薄白, 患側脈細數하였다.

⑥ 治則 : 活血通經, 通絡鎮痛

1診(8일) : 환자는 위와 같은 증상으로 내원하여 먼저 좌측 상완골 내상과에 명확한 압통을 찾고 압통점에 刺入하여 강한 이상한 느낌이 있거나 방사성 麻脹感이 있으면 留鍼을 하였다. 그리고 少海·淸冷淵에 得氣 후 40분 留鍼을 하고 발침 후 1분 정도 火罐으로 부항을 하였다. 1일 1회 치료하고, 이번의 鍼치료 후 封閉療法을 1회 시술하였다.

2診(9일) : 환자는 1회의 치료 후 국부의 통증이 다소 경감되었고, 왼손의 麻脹感이 감소되고 수면 시 통증이 다소 해소됐다. 같은 방법으로 天井을 추가해서 5회 치료하였으며 封閉는 사용하지 않았다.

6診(13일) : 환자는 5회의 鍼치료로 통증이 거의 소실되었으나 잠

을 자면 꿈이 많고, 煩躁不安 등의 증상이 여전히 있어 이번의 치료를 끝으로 內上髁의 치료를 종료하고, 대신에 風池·太陽·內關·神門으로 위의 증상을 치료하여 5회의 치료로 호전되어 치료를 종료하였다.

⑦ 추적 관찰 : 2년 후에 환자가 다시 내원했는데 완전히 회복되었다.

5. 저자 견해

상완골내상과염은 中醫에서 手少陰經筋의 손상에 속한다. 임상에서 많이 볼 수 있는 肘部 병변 중의 하나이다. 발병과 동시에 中醫에서 말하는 '心神'에 영향을 미쳐 心神紊亂의 증상인 不眠, 多夢, 煩燥, 기억력 감퇴, 주의력 결핍 등의 증상이 나타나고 이러한 증상의 출현은 手少陰經筋의 손상으로 手少陰心經과 手少陰經筋에 직접적인 영향을 미쳐 經脈의 기혈 운행이 不暢하여 일어나는 것이다.

상완골내상과염은 임상에서 두 가지로 나뉜다. 하나는 내상과에 국한되는 것이고 다른 하나는 내상과와 환측의 소지·무명지에 기능제한을 수반하는 것으로 전자의 초기 동통은 침자치료만으로 좋은 결과를 얻을 수 있고 시간이 지난 환자로 침자만으로 효과를 기대하지 못 할 때(6회 이상의 침자치료)는 봉폐치료로 전환한다면 만족한 결과를 얻을 수 있다. (봉폐는 內上髁 상방에 尺神經溝에 尺神經이 통과해 봉폐 바늘 삽입 후에 소지로 방산되거나 熱感·麻感이 소지·무명지로 방산되면 약을 주입해서는 안 되고 바늘을 약간 후퇴하거나 후퇴하면서 위의 증상이 있는지 물어보면서 증상이 없으면 약을 주입한다. 만약 소지·무명지와 아래팔 내측에 마목현상이 있으면 대부분 24시간 내에 소실된다.) 후자의 발병은 전자의 통증 양상과 유사하나 전자만큼 통증이 극렬하지 않고 대부분 15일 정도에 소지와 무명지에 약간의 기능장애가 생긴다. 통증은 점점 감소되나 기능장애는 점점 심해진다. 이런 환자는 침자를 위주로 하고 만약 기능장애가 심하면 전침치료를 추가한다. 전자보다 비교적 긴 시간이 필요하나 만족한 결과를 얻을 수 있다. 봉폐치료 후에 약물 흡수 과정에서의 통증은 1일 후 소실된다. 만일 장기간의 不眠이나 정신적으로 쇠약해져 있는 환자에게는 비타민 B_{12}침 500μg, 브로카인침 20㎎을 神門에 봉폐하면 역시 비교적 좋은 효과를 얻을 수 있다. 만약 재발된 경우에도 위의 방법을 응용하면 역시 효과가 있다.

제11절 上腕二頭筋筋腱炎

상완이두근근건염은 장기적인 활동, 노동으로 인한 손상, 외상 등의 원인으로 일어난 상완이두근장근건 기시부의 동통을 위주로 하는 임상 증후이다.

상완이두근의 장두는 견갑골의 관절와상결절(supraglenoic tubercle)에서 기시하며, 견관절결절활액초 내에서 상완골결절 사이 溝를 따라 관절강을 통과한다. 상완골이두근장근건 신전은 外科頸 평면에서 끝나며, 그 평균 너비는 0.9cm이다. 단두와 오구완근은 모두 견갑골의 오구돌기에서 기시하고, 장단이두근은 상완의 하부에서 합해져 筋腹을 이루며, 腱으로부터 요골결절로 올라가 상완과 전완을 굴곡시키는 작용을 하고, 전완부의 회내와 회외시에도 아울러 사용된다. 주로 피부신경의 지배를 받게 된다.

이 병증은 장기간의 반복적이고 과도한 체력을 요구하는 노동 시 다발하며, 그 다음으로 외상이나 염좌상으로 인한 국부의 장기적인 만성 염증, 충혈, 삼출액, 瘀腫이 해당 筋腱의 表面漿膜과 鞘內膜에 병리적인 변화를 일으켜 조직변성을 촉진시킨다.

그밖에 만약 극상근·극하근·소원근과 견갑하근이 노동으로 인한 손상이 발생하면 유착을 형성한다. 석회화, 만성 염증성 자극 역시 해당 근건에 염증성 부종과 충혈을 일으키며, 오래되면 조직 변성이 발생한다.

1. 임상 증상

이 병증은 중년인에 다발하며 급성기에는 삼각근에 보호성 경련이 나타나고, 국부에 종창과 동통이 있으며 견봉 전하방의 오구돌기 구역에 뚜렷한 압통점이 있거나 새끼줄 모양의 덩어리가 있다. 활동 시 가중되고 휴식 후 호전된다.

① 검사 : 견봉 전하방의 오구돌기 구역에 뚜렷한 압통점이 있고, 팔꿈치를 굽히게 하면서 저항을 주는 검사에서 양성의 통증이 있다. 상완이두근의 수축 시 통점 구역의 捻發感을 찾을 수 있으며, 견주위염 합병 시 관절의 강직 및 위축을 볼 수 있다.

② X선 : 견관절에 요오드화유 조영 시 해당 건초는 불완전 폐쇄와 충혈 · 염증 · 불완전 유착과 관련이 있음을 볼 수 있다.

2. 중의 변증 치료

상완이두근건염은 중의에서 傷筋, 筋痺 등의 범주에 속한다. 중의에서는 견부의 급성 손상 혹은 만성 노손과 유관하다고 여긴다. 견관절의 장기적 혹은 반복적인 큰 폭의 활동, 예를 들어 배구 · 역도 · 투포환 · 링과 같은 운동과 견관절의 장기적인 노동은 모두 상완이두근건이 결절 사이의 溝에서 부단히 종횡으로 滑動하면서 과도한 반복 마찰로 손상이 일어난다.

급성 손상은 견부의 맹렬한 회전, 과도한 견인으로 손상이 일어나 갑자기 발병되나. 만성 손상은 초기에 증상이 명확하지 않고 점차 발병된다. 임상에서는 다음 두 가지 유형으로 나눌 수 있다.

1) 慢性 勞損型

만성 노손 혹은 반복 발병하는 경과를 거치고, 손상 원인은 명확하지 않고 대부분 만성 지속성 통증이다. 처음에는 견부의 脹, 피곤, 불편 등의 증상이 있고 후에 통증으로 이어진다. 휴식 후 통증이 경감되거나 소실되고 활동 후 심해진다. 동통은 팔뚝, 삼각근과 흉부로 방산된다. 結節間溝에는 명확한 압통이 있고 일부의 환자에게는 굵어지고 딱딱해지는 띠모양의 경결물이 만져진다. 견관절의 외전, 거상, apley scratch test 시 통증이 있는 것 외에 다른 방향으로 운동 시 통증이 없다. 팔뚝과 위팔의 굴곡 저항 검사와 팔뚝 외선 저항 검사는 모두 양성이다. 일부의 환자는 90° 외전, 지체 縱軸活動 시에 소리가 나며 결절간구가 압박을 받으면 소리는 더 이상 나지 않는다. 이는 건초염의 전형적인 증상이다.

① 治則 : 舒筋活絡, 通經止痛
② 혈위 처방 : 痛點(患側)・天府(患側)・闌尾(健側)
③ 혈방 해석 : 天府는 手太陰肺經의 穴이다. 闌尾는 經外奇穴이며 임상에서 肩關節炎을 치료하는 經驗要穴이다. 여기에 국부의 痛點을 함께 刺鍼하면 通經止痛하는 효과가 있다.

2) 急性 損傷型

전형적인 급성 손상이 있는 것이 특징이며 손상 후에 견 전면부의 통증이 삼각근 하부로 방산된다. 상완이두근건에 운동 시 통증이 극렬해지고, 명확한 압통이 있으며, 손상 후 통증으로 견관절 운동 제한이 있고, 주관절 굴곡 저항 검사와 팔뚝 회전 저항 검사 시 통증이 심해진다.

① 治則 : 散瘀通絡, 活血鎭痛.
② 혈위 처방 : 痛點(患側)・天府(患側)・肩髃(患側)・臂臑(患側)・闌尾(健側)
③ 혈방 해석 : 天府는 手太陰肺經의 穴이다. 肩髃은 手陽明大腸經의 穴로 太陽・陽明・陽蹻脈이 만나는 곳이다. 臂臑는 手陽明大腸經의 穴로 手陽明絡이 되며, 手足太陽・陽維가 만나는 곳이다. 闌尾는 經外奇穴이며 임상에서 肩關節炎을 치료하는 經驗要穴이다. 여기에 국부의 痛點을 함께 刺鍼하면 活血鎭痛하는 효과가 있다.

3. 치료

1) 穴位와 鍼法

① 壓痛點 : 주관절을 굽히고 외선 시, 견봉 전하방의 오구돌기 부위에서 뚜렷한 압통점 혹은 염발감이 있는 부위의 2개 點이다. 30호 2촌(50mm)의 호침 2개를 취한다. 국부는 통상적인 소독을 하고 압통점 상하 두 점에서 피부와 수직으로 傍刺하는데 약 1.8촌(45mm) 자침한다.

鍼感 : 국부 창통이 있다. (그림 3-14)

② 天府(患側) : 臂內側面, 상완이두근의 橈側緣, 腋前紋頭의 아래 3촌에 있다. 30호 2촌(50mm) 호침을 취한다. 국부는 통상적인 소독을 하고, 상완이두근을 조금 들어올려 자침 시 견인감이 있을 정도로 하며, 상완이두근 아래의 장단근건과 건막을 뚫고 들어가면서 약 1.5~1.8촌(40~45mm) 자침한다.

鍼感 : 국부 창통 혹은 팔꿈치를 향하여 방산통이 있다. (그림 3-15)

③ 肩髃(患側) : 견봉과 상완골 대결절 간의 오목한 곳에 위치하며. 30호 2촌(50mm) 호침을 취한다. 국부에 통상적인 소독 후 주관절을 향해 약 1.8촌(45mm) 平刺入한다.

鍼感 : 局部 脹痛 혹은 주관절을 향한 방산통이 있다. (그림 3-14)

④ 臂臑(患側) : 臂의 후면 외측 상단에 曲池와 肩髃의 연결선상에서

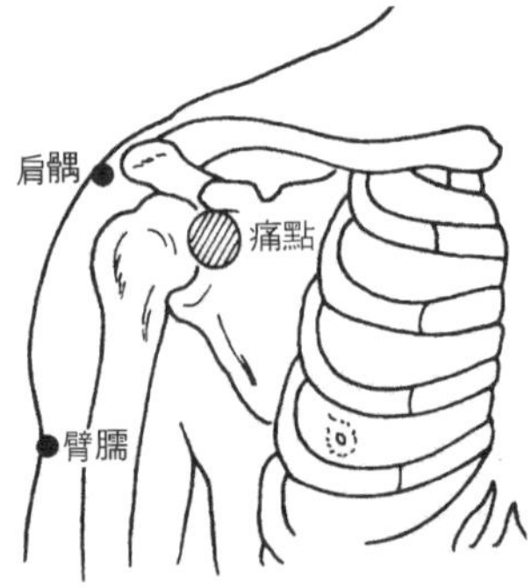

그림 3-14

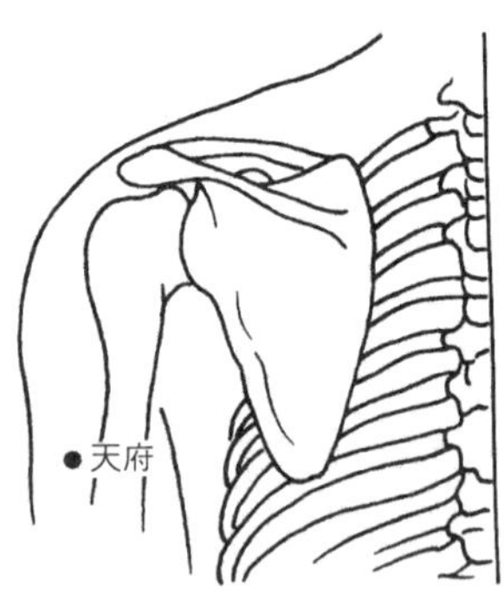

그림 3-15

曲池 상 7촌에 있고 삼각근 抵止部 후연에 위치한다. 30호 2촌(50mm) 호침을 취한다. 국부에 통상적인 소독 후 주관절을 향해 약 1.5촌(40mm) 직자한다.

鍼感 : 局部 脹痛 혹은 주관절 외측을 향해 방산된다. (그림 3-14)

⑤ **闌尾**(患側) : 膝 下 5촌 혹은 足三里 하 1촌, 경골과 비골 사이에 있다. 30호 2촌(50mm) 호침을 취한다. 국부는 통상적인 소독을 하고 약 1.8촌(45mm) 정도 직자한다.

鍼感 : 국부 창통 혹 족배부를 향하여 방산통이 있다. (그림 3-6)

2) 體位와 手法 및 療程

慢性 勞損型 환자는 坐位를 취하고 압통점과 天府을 찾는다. 먼저 闌尾에 진침하고, 진침 후에 瀉法으로 2분 정도 자극을 한다. 자극을 하는 동시에 견부를 움직이라고 하며 통증이 제일 명확한 방향으로 운동을 하게 한다. 견부의 통증이 감소되거나 소실이 되면 捻鍼 手法을 멈추고 견부 2穴에 강한 사법으로 자입하여, 40분간 유침하고, 발침 후에는 火罐으로 1분 정도 시술한다. 매일 1회, 6회를 한 療程으로 하고 3일간 휴식 후 다시 시술한다. 효과는 있으나 아직 호전되지 않으면 다시 침을 놓고, 6회 치료로 무효하거나 완치되면 치료를 종료한다.

急性 損傷型 환자는 坐位를 취하고 慢性 勞損型과 같이 먼저 闌尾에 진침을 하고, 강한 瀉法으로 염전을 한다. 환자에게 견부를 움직이라고 하며 통증이 감소되거나 소실되면 자극을 멈추고 통점에 平補平瀉法으로 자침을 한다. 그리고 나머지 3穴은 瀉法으로 진침을 하고, 40분간 유침하며, 발침 후에는 火罐으로 1분 정도 부항한다. 매일 1회, 6회를 한 療程으로 하고 3일간 휴식 후 다시 시술한다. 효과는 있으나 아직 호전되지 않으면 다시 침을 놓고, 6회에도 무효하거나 이미 완치되었다면 치료를 종료한다.

4. 임상례

① 周某某, 女, 48세

② 主訴 : 2개월 전부터 좌측 肩部의 외상 후 동통

③ 현 병력 : 환자는 두 달 전에 넘어져 좌측 肩部를 다쳐 바로 통증을 느껴 지역의 병원에서 中藥 첩부, 고약, 약물 등의 치료를 받았고 통증이 다소 완화되었으나 효과가 좋지 않아 지인의 소개로 내원하였다.

④ 검사 : 환자는 좌측 肩部에 압통이 명확하고 삼각근 하부로 방산이 되며 이두근 근건에 전형적으로 운동 시 극렬한 통증이 나타났다. 통증으로 견관절 운동에 제한이 있고, 주관절을 굽히고 아래팔 회전운동에 저항을 주면 통증이 심해졌다.

⑤ 변증 : 환자는 간호사로 좌측 견부를 다쳐 이두근 장두 근건에 손상을 입어 근건이 제 위치를 이탈하고 어혈이 脈外로 나와 발병된 것으로 急性 損傷型 상완이두근근건염으로 진단하였다. 舌紅苔白, 患側脈細弦하였다.

⑥ 治則 : 散瘀通絡, 活血鎭痛

1診(15일) : 환자는 위와 같은 증상으로 내원하여 먼저 健側 闌尾에 刺入하여 이상한 느낌이 강하게 있으면 강자극 수법으로 捻鍼을 하면서 환자에게 상지 거상, 외선, 내번 등의 동작을 시켰다. 동작 시 통증이 감소되면 그때 견부 痛點·天府·肩髃·臂臑에 자침하여 得氣 후 40분간 留鍼을 하고 出鍼 후 1분 정도 火罐으로 부항을 하여 1일 1회 치료하였다.

2診(16일) : 환자는 1회의 치료 후 국부의 통증이 다소 경감되었으나 견부 운동 시 통증이 여전히 극렬하여 같은 방법으로 5회 치료하였다.

6診(20일) : 환자는 5회의 鍼치료로 통증이 거의 소실되었으며, 이번으로 치료를 종료하였다.

⑦ 추적 관찰 : 1년 후에 환자가 다시 내원했는데 완전히 회복되었다.

5. 저자 견해

상완이두근건염은 中醫에서 傷筋, 筋痹의 범주에 속한다. 中醫에서는 인체 견부의 급성 손상 혹은 만성 노손과 유관하다고 여긴다. 상완이두근은 장두와 단두가 있으며 장두의 근건은 견관절의 관절와상결절(supraglenoic tubercle)에서 시작하여 表淺部에 있으며 팔뚝의 旋前, 旋後 시에 장력이 비교적 커서 쉽게 손상된다. 단두는 오구완근과 같이 견관절의 오구돌기에서 기시하며 부위가 깊어 회전 시 장두만큼 장력이 크지 않다. 그러므로 손상 초기는 대부분 이두근의 장두 근건이 손상이 되며 치료가 적절하지 않았거나 시간이 지나면 단두의 근건, 오구상완근 및 삼각근에 모두 파급되어 손상이 일어난다. 그리하여 임상에서는 이와 같은 종합 증후군이 나타나는 것이다.

저자는 이 병증을 두 가지 유형으로 나누는데, 하나는 만성 노손형으로 주로 장기적인 견부 노동으로 상완이두근의 반복적인 수축과 견인으로 이두근 근건이 만성 손상을 일으켜 발병한 것으로 위 분류로 치료를 하면 발병이 오래되지 않으면 효과가 좋다. 병정이 길면 대부분 유착이 되어 침자만으로 치료하는 데에는 어려움이 있으나 역시 효과가 상당히 좋다. 다른 하나는 급성 손상으로 초기에 침자치료로 치료 효과가 좋고 대부분의 환자는 闌尾 단독으로 사용해서 바로 효과를 볼 수 있다. 시간이 오래된 환자(1주일 이상)는 1주일 정도 됐을 때 闌尾과 함께 痛點・天府・肩髃・臂臑 4穴을 배합하면 역시 만족할 만한 효과를 얻을 수 있다. 1주일 이상 혹은 그 이상의 환자는 치료 시간이 길어지나 역시 만족할 만한 결과를 얻을 수 있다.

慢性 勞損型 혹은 急性 損傷型 환자의 후기에는 대부분 견부 주위 근육의 병변을 수반하고 국부의 염증이 견부 유착을 초래해 위의 穴位 조합으로 일정한 효과를 얻을 수 있지만 만족할 수준은 못 된다. 견관절 주위염의 침자치료 혹은 穴位 봉폐요법을 참고하기 바라며, 국부의 유착이 명확하면 위의 기본 穴位 조합에 전침치료를 추가하면 역시 치료 효과를 거둘 수 있다.

제12절 橈骨遠位部 骨端骨折

요골원위부 골단골절은 외력이 작용하여 완관절 상단을 구성하고 있는 요골원위부의 골단판에 골절을 일으키는 것을 말한다. 자침치료는 주로 선상으로 위치 이동이 되지 않은 골절에서 나타나는 동통에 대하여 비교적 효과적이다.

요골원위부 골단골절에 발생하는 골절은 주로 오락이나 극렬한 운동시 넘어지면서 지면과 충돌하기 전에 손등 혹은 손바닥으로 지면에 착지함으로써 지면과의 충돌을 통해 전해진 힘이 손의 기저부 완골에 곧바로 도달되는데 이곳은 바로 주상골 부위이며, 손목이 배측으로 신전되면 요골원위부 골단판에 꺾이는 점이 교차하여 모이게 되므로 골단 및 요골 원위부에 강력한 충돌이 일어남으로써 斷裂이 일어나게 된다. 충격이 크면 골절은 요골 상부를 향하여 脫位된다(이것은 자침치료의 범주가 아니다). 충격이 작은 경우는 단지 골단판의 선상 골절이 나타나고 腕上部에 통증을 일으킨다.

1. 임상 증상

臨床上 10세 이상 아동에서 많이 보이고, 손이 착지할 때 받은 외상이 분명히 있으며, 외상 후 즉시 완상부 동통이 나타나고 완배부 신전시 동통이 심해진다. 많은 예에서 외상 후 10분 정도에서 완상부 요측에 부종과 창통이 나타나기 시작한다. 종창의 범위는 대개 손상의 정도와 유관하다. 증상이 비교적 가벼운 환자에서는 단지 腕上橈側部의 腫脹이 나타나며, 엄지와 식지의 운동기능에 제한을 동반한다. 약간 심한 환자에서는 腕背 上部 및 手背 上部 尺橈側에서 모두 종창으로 융기가 분명하게 나타나며, 엄지・식・중・무명지의 운동기능에 제한을 동반한다. 골절로 탈위된 환자에서는 腕背側에 모두 종창 및 동통이 발생하며, 痛處가 고정되어 있고 조금만 움직여도 동통이 극렬하다.

① 검사 : 국부에 명확한 종창과 압통이 있으며, 완관절 신전・외

전・내전 시 모두 통증이 있으며 혹은 통증이 증가된다.

② X선 : 요골 하단의 골절, 골절로 인한 脫位 혹은 선상 골절의 상태 등을 알 수 있다.

2. 중의 변증 치료

요골원위부 골단골절은 임상에서 10세 이상의 아동에서 주로 보인다. 中醫에서 아동은 腎氣가 盛해지려 하고, 骨骼軟弱期에 외력에 의해 힘점이 요골 원위부에 교차 집중되어 요골원위부 골단골절이 일어난다고 본다.

골절의 초기는 손상 후 완부 요측에 통증이 바로 나타나고 그 후 종창이 일어나며 운동 시 통증이 심해지고, 고정하면 통증이 경감된다. 중・후기(10~30일 후)에는 환자의 완부 종창이 점점 소실되고, 국소적으로 瘀紅이 남아 있다. 운동 시 통증이 심해지며 완관절을 고정하고 있어 일부 환자에게 요측으로 국소적으로 딱딱한 물체가 있고 관절이 뻣뻣해지기도 하는데 일부의 환자는 적절한 치료로 국부의 증상이 점점 호전되고 완전 회복에 이른다.

① 治則 : 祛瘀通絡, 活血止痛

② 혈위 처방 : 痛點(患側)・養老(患側)・陽谿(患側)・中泉(患側)

③ 혈방 해석 : 養老는 手太陽小腸經의 穴로 手太陽經의 郄穴이다. 陽谿는 手陽明大腸經의 穴로 手陽明大腸經의 經(火)穴이다. 中泉은 經外奇穴이다. 여기에 국부의 痛點을 함께 刺鍼하면 祛瘀通絡, 活血止痛하는 효과가 있다.

3. 치료

1) 穴位와 鍼法

① 痛點 : 대부분 腕背橫紋 上 1촌 중점처에 통처가 있다. 30호 1.5촌(40mm) 호침을 취한다. 국부에 통상적인 소독 후 약간 상부로 약 1.2~1.4촌(30~35mm) 斜刺한다.

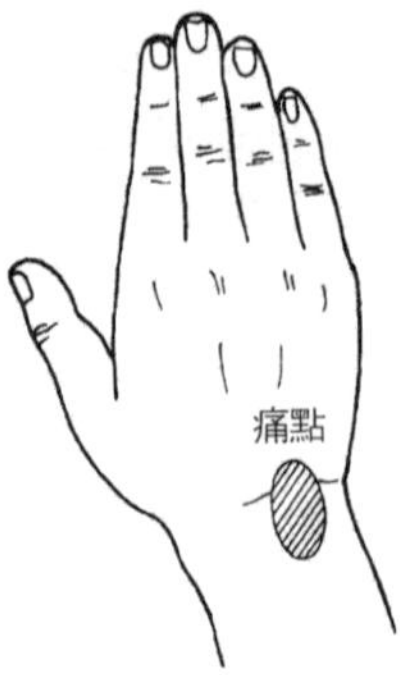

그림 3-16

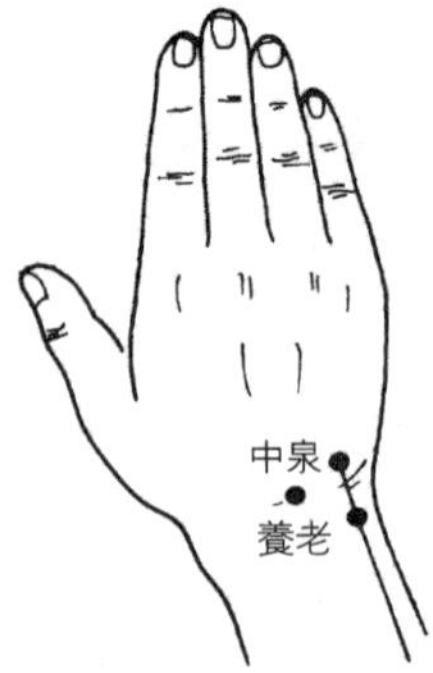

그림 3-17

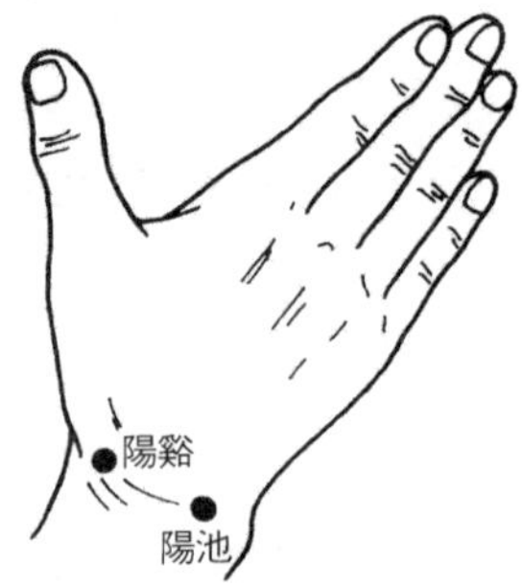

그림 3-18

鍼感 : 局部 脹痛이 있다. (그림 3-16)

② 養老 : 腕背尺側, 尺骨小頭近端橈側 오목한 곳에 있다. 30호 1촌(25mm) 호침을 취한다. 국부에 통상적인 소독 후 약 0.8寸(20mm) 자침한다.

鍼感 : 局部 脹痛이 있다. (그림 3-17)

③ 陽谿 : 腕背橈側橫紋 上, 拇指를 들어 올릴 때 단무지신전근건과 장무지신전근건 사이의 오목한 곳 중앙에 있다. 30호 2촌(50mm) 호침을 취한다. 국부에 통상적인 소독 후 陽谷 방향을 향해 약 1.5촌(40mm) 직자한다.

鍼感 : 局部 脹痛이 있다. (그림 3-18)

④ 中泉 : 腕背部 陽谷과 陽谿 사이, 총지신근건 요측의 오목한 곳에 있다. 30호 1촌(25mm) 호침을 취한다. 국부에 통상적인 소독 후 掌骨 사이를 향해 약 0.5~0.8촌(15~20mm) 직자한다.

鍼感 : 局部 脹痛이 있다. (그림 3-16)

2) 體位와 手法 및 療程

환자는 좌위를 취하고 환측의 완관절을 의자의 손 받침에 평행이 되도록 한다. 먼저 통점에 瀉法으로 進鍼하고 養老 · 陽谿 · 中泉에 平補平瀉法으로 進鍼을 한다. 40분간 유침하고, 발침 후 火罐으로 1분 정도 부항한다. 매일 1회, 6회를 한 療程으로 하며, 3일을 쉰 후에 다시 시술한다. 효과는 있으나 아직 호전되지 않으면 다시 침을 놓고, 6회치료에 무효하거나 완치되었다면 치료를 종료한다.

4. 임상례

① 馮某某, 女, 12세

② 主訴 : 20일 전부터 좌측 腕部의 외상 후 통증

③ 현 병력 : 환자는 20일 전에 넘어져 좌측 腕部를 다쳤는데 바로 통증을 느껴 지역의 병원에서 橈骨下端 골절로 진단되어 15일 석고 고정을 하여 정복은 잘 되었다. 그러나 석고 제거 후 완부의 腫脹疼痛이 지속되어 외용약으로 통증이 잠시 완화되나 효과가 좋지 않아 지인의 소개로 내원하였다.

④ 검사 : 환자는 좌측 腕部에 명확한 종창과 압통과 함께 腕關節 활동에 제한이 있고 伸展, 外展, 內收 시 통증이 모두 증가되었다. X 선상에 橈骨下端 골절이 나타나지만 가골 형성이 양호한 상태였다.

⑤ 변증 : 환자는 학생으로 좌측 腕部를 다쳐 골절이 經脈을 傷하게 하고 瘀血이 脈外로 나와 발병한 橈骨遠端骨骺端骨折로 진단하였다. 舌紅苔薄, 脈細弦하였다.

⑥ 治則 : 祛瘀通絡, 活血止痛

1診(15일) : 환자는 위와 같은 증상으로 내원하여 먼저 국부 통점에 刺入하고 養老·陽谿·中泉에 得氣 후 40분 留鍼을 하고 出鍼 후 1분 정도 火罐으로 부항을 하였다. 1일 1회 치료하였다.

2診(16일) : 환자는 1회의 치료 후 국부의 腫脹疼痛이 다소 경감되었고 腕部의 운동 범위가 증가되었다. 같은 방법으로 5회 치료하고 첩부방법도 지속하였다.

6診(20일) : 환자는 5회의 鍼刺 및 첩부요법으로 통증이 소실되었으며, 이번으로 치료를 종료하였다.

⑦ 추적 관찰 : 1년 후에 환자가 다시 내원했는데 X선상의 橈骨遠端

의 골절이 회복되고 모든 기능이 정상으로 회복되었다.

5. 저자 견해

이 절에서는 탈위나 분쇄골절이 아닌 선상골절에 대해 알아보았는데, 임상 특징은 완상부 요측에 종창, 동통, 완관절의 운동제한이 명확하다는 것이다.

이 병증에 대한 자침치료는 상당한 止痛과 消腫작용이 있다. 특히 골절은 되었으나 탈위가 되지 않은 환자에 대하여 위의 치료법을 응용하면 6회 치료 정도에서 동통을 緩解시킬 수 있다. 손가락 운동 기능은 10회 정도에서 회복된다. 치료기간 중 되도록 환자로 하여금 患肢를 아래로 오래 늘어뜨리지 말고, 가슴과 같은 높이를 유지하도록 하는 것이 가장 좋다. 동통이 緩解되고 기능도 회복된 후 1개월 이내에는 극렬한 손목 운동이나 무거운 물건을 들지 않도록 한다. 脫位 환자에 대해서는 정복이 양호하게 된 지 20일 후에, 만약 국부동통과 손의 기능 장애가 있다면 위의 치료법을 쓸 수 있고, 이 역시 만족할 만한 효과를 얻을 수 있다.

제13절 腱鞘囊腫

건초낭종은 각종 원인으로 관절낭과 건초가 손상을 받아 手・足背部에 작은 것에서부터 반원모양의 돌출물이 나타나는 임상종합증이다.

건초는 근건과 골을 싸고 있는 하나의 鞘性(sheath)조직이다. 그 주요 기능은 점액을 분비함으로써 관절을 윤활하게 하여 관절 운동 시 마찰을 감소시킨다. 손 背部 제3・4伸筋腱 사이에 있는 배측골간근(dorsal interossei muscle)과 족부 제2・3설상골(cuneiform bone)과 주상골(navicular bone) 사이의 장지굴근건(flexor digitorum longus)이 비교적 박약하므로 외력에 쉽게 손상을 입기 쉽다.

이 병증은 여성에서 다발하며, 대부분 염좌나 타박상으로 인하여 관절낭과 건초가 손상을 받아 內膜 內部가 파열되어 건초 내의 점액이 점차 흘러나와 발병 부위에 작은 것에서부터 큰 반원 모양의 돌출물이 나타난다. 초기에는 기저부가 비교적 협소하고, 포괴가 작으며, 그 점액은 점성의 투명물체이고 시간이 연장됨에 따라 그 기저부가 점차 넓어지고 囊壁이 두껍게 변하며, 포괴가 증대하고, 그 가운데 액체 역시 粘性 젤리형태로 변해가고, 국부에 운동 후 창통이 나타나며, 종창이 분명하고, 휴식 후 감소한다.

1. 임상 증상

발병 부위는 대부분 腕背部 중앙에 있으며, 대부분 주상골(navicular bone)과 월상골(lunate bone)에 나타나거나 주상골(navicular bone)과 다각골(trapezium bone) 사이에 나타난다. 족 배부에서는 대부분 足 제1·2·3설상골(cuneiform bone)과 주상골(navicular bone) 사이, 혹은 단지신근(extensor digitorum brevis)의 내하방에 多發한다. 발병 초기에는 국부에 하나의 반원 모양 포괴가 생겨 밀어도 이동하지 않고, 누르면 경미한 통증이 있으며, 還納手法을 운용하면 원상태로 돌아가 기능에 영향을 주지 않는다. 오래되면 포괴가 증대하고, 만지면 주머니와 같은 감이 있으며, 압력을 가하면 창통이 있고, 주변 부위는 맑고 깨끗하고, 벽은 두꺼우며 기저부는 넓고, 기능에 영향을 준다. 여러 차례 경과한 일부 환자는 원상태로 돌아가는 것이 불가능하며, 마찰하면 국부 조직 혹은 활액낭에 염증을 일으켜 국부가 붉고 부종이 있으며, 열감과 통증이 동반되고, 手指(足趾)의 운동 기능에 영향을 준다.

2. 중의 변증 치료

中醫에서는 이를 聚筋, 筋瘤라고 하여 筋膜이 外傷을 입어 邪氣가 鬱滯되어 운화가 不暢하므로 骨節과 經絡에 水液이 쌓인 것과 관련이 있는 것으로 본다. 筋은 肝氣의 浸淫과 氣血의 濡養을 받아 정상적인 생리기능을 한다. 肝氣가 충분하면 근이 강인하고, 肝氣가 부족하면 筋이 영양을 받지 못하여 연약하고 느슨해진다. 여기에 근막의 내막이 손상이 되면 관절 혹은 건부의 피하 근처에가 돌출되어 반원 모양의 융기가 생기고 이 병이 발현된다.

1) 손의 腱鞘囊腫

손의 건초낭종은 여성에 다발하고 주로 완관절 배부의 중앙에 발병되며 주상골(navicular bone)과 월상골(lunate bone)에 나타나거나 주상골(navicular bone)과 다각골(trapezium bone) 사이에 다발한다. 일부는 장측 2 · 3 혹은 3 · 4장골 간에 생기기도 한다. 처음에는 완관절 배부와 장골 간에 반원형의 융기물이 있고 딱딱하게 만져지며 움직이지 않고 눌러도 아프지 않다. 작고 딱딱한 특징이 있으나 발병 후 치료가 적절하지 못하거나 還納手法을 잘 하지 못해 점점 커져서 후기에는 반복적인 마찰로 국소적으로 붉게 부어오르며 유착이 생기기도 한다. 이는 손 배부의 지신근건 등에 직접적인 영향을 미쳐 손의 기능장애를 초래한다. 장골간의 건초낭종은 점점 커지고 딱딱해 손의 움직임에 위치이동은 하지 않고 후기에도 대부분은 통증, 홍종, 유착 등의 증상이 없다. 초기에는 骨瘤, 骨刺로 오인될 수 있고 X선검사로 확진을 한다. (그림 3-19, 20)

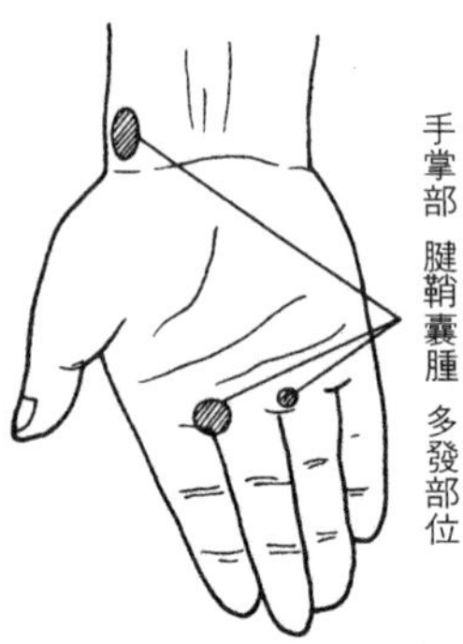

그림 3-19

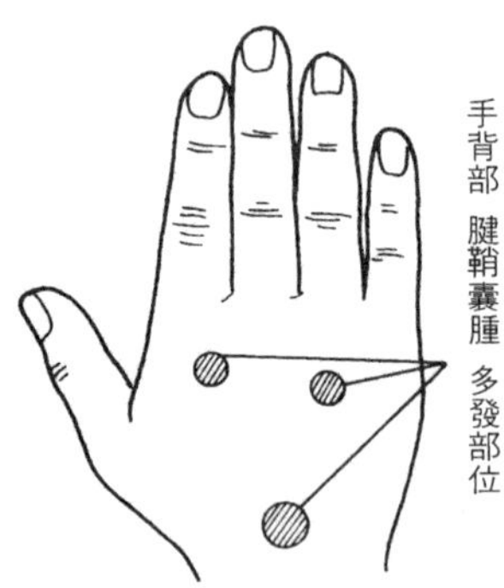

그림 3-20

2) 발의 腱鞘囊腫

발의 건초낭종은 남녀를 불구하고 쉽게 이환되며 여성이 약간 많다. 발병기전과 병인은 아직 명확하지 않고 근건과 발목관절의 장기적이고 과도한 활동과 만성 손상으로 일어난다고 여겨진다. 그러나 일부에서는 관절낭과 건초 결체조직의 점액 변성으로 발병된다고 한다. 일부 환자에게는 전형적인 외상력이 있다. 낭종은 單囊性 혹은 多囊性일 수 있으며 낭 내에는 무색 투명 혹은 교양질의 점액이 있다. 주로 발 배부의 舟楔關節과 족배동맥의 근처 혹은 발목에 호발한다. 발병은 완만하며 점점 종괴가 생기고 간헐적으로 약간의 통증이 있다.

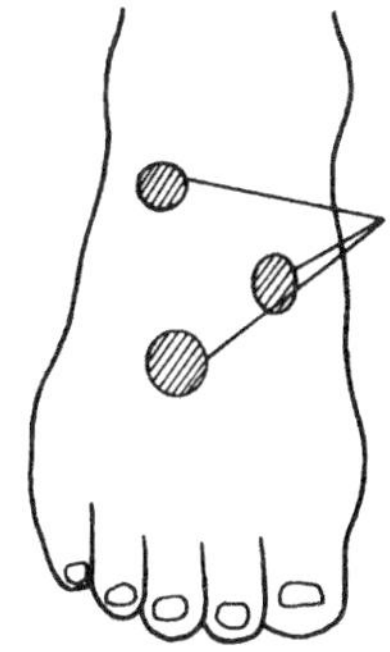

그림 3-21

- **검사** : 낭종은 피하에 있으며 타원형의 포괴로 표면은 매끈거리며 부드럽고 장력이 있으며 피부와 연결되지 않는데 약간의 압통이 있다. (그림 3-21)

3. 치료

1) 還納手法

초기에 包塊가 크지 않고 비교적 軟한 환자에 적용한다.

- **방법** : 시술자는 右手拇指로 돌출한 囊腫을 압박하고, 左手는 환자 손을 잡고 약간 힘을 주어 견인하며, 견인은 1분 정도한다. 右手拇指에 힘을 주어 압력을 가하거나 兩手 拇指를 동시에 囊腫에 대고 힘을 주어 압력을 가한다. 만약 還納 時 拇指下에 분명하게 包塊가 돌연 소실되는 감이 있거나 단지 일부분이 소실되면 계속 압력을 가하여 거의 소실되면 시술을 멈춘다. 足部 還納은 먼저 환자가 坐位를 취하는 것이 좋으며 환측의 발은 다른 하나의 의자 위에 수평하게 놓는다. 시술자는 兩手 拇指로 돌출된 囊腫上을 누를 때 완만한 힘으로 압력을 가하

는데 還納 시는 手部와 같이 한다.

2) 굵은 鍼 刺法(組鍼法)

晩期 혹은 包塊가 크며 벽이 두껍고, 還納이 어려운 환자에 적용한다.

- 방법 : 患部는 통상적인 소독을 한 후 굵은 침 혹은 소독된 7호 筋肉注射鍼을 취하여 그 包塊處에 삼각형을 정하고, 대칭으로 약 15mm 정도 깊이로 刺鍼하며, 留鍼은 하지 않는다. 발침 후 1호 火罐을 사용하여 10분 정도 빨아낸 다음 火罐을 제거 후 包塊 上部를 알코올솜으로 누른다. 붕대를 사용하여 24시간 정도 단단하게 감아두었다가 제거한다. 3일에 1회 시술하며, 치유되면 치료를 멈춘다.

附 封閉療法

- 약물 : Hydroprednisolone 15mg(혹 Triamcinolone acetonide 24mg, 0.6ml), 브로카인 혹은 리도카인 20mg
- 방법 : 소독된 5ml와 10ml 주사기 하나씩과 7·9호 주사침 하나씩을 준비한다. 7호 주사침은 5호 주사기에 끼워 위의 약을 흡입한다.
  손 혹은 발의 낭종이 있는 부위를 소독한 다음 10ml 주사기에 9호 주사침을 끼워 낭종의 최고점 혹은 파동이 명확한 부위에 진침을 하여 낭종에 자입하고 비어 있는 느낌이 들면 이미 낭벽을 뚫은 것으로 힘있게 흡입한다. 그 안의 점성이 있는 점액은 흡입하기 쉽지 않으므로 완만하게 흡입하고 천천히 인내심 있게 해야 한다. 그리고 동시에 포괴를 눌러 점액이 잘 빨려 올라갈 수 있도록 한다. 액체가 다 흡입되면 5ml에 흡입된 약물 주사기로 천천히 약을 주입하고 주입 후 알코올솜으로 압박하고 거즈로 고정한다. 1주일에 1회, 최대 2회 시술한다. 대부분 1회로 완치가 되며 만약 효과가 없으면 이 방법은 더 이상 쓰지 않는다. 이 방법은 통증이 있고 24시간 전후에 통증이 제일 심한데 이를 치료 전 환자에게 알려야 한다.

4. 임상례

① 候某某, 女, 36세

② 主訴 : 2년 전부터 우측 手背部의 包塊 통증

③ 현 병력 : 환자는 2년 전에 우측 手背에 包塊가 생겼는데 처음에는 크기가 작고 통증도 없어 주의를 기울이지 않았다. 지역에서 원상태로 되돌리는 수법이 성공했으나, 1년 전에 다시 包塊가 생기더니 크기가 커지고 원상태로 되돌리는 수법으로 해결되지 않고 包塊의 크기가 점점 커져 원상태로 되돌리기를 여러 번 받았으나 효과가 좋지 않아 수술을 권유 받았지만 환자가 거부하여 2년 후 지인의 소개로 내원하였다.

④ 검사 : 환자는 우측 手背部 식지 · 중지의 장골 간에 명확한 包塊가 있으며 밀어도 이동하지 않고 압통이 있으며 還拿手法으로 되지 않고 완부, 식지 및 중지에 힘이 들어가면 통증이 증가되었다. X선상에 오른손 장골과 골관절은 정상이다.

⑤ 치료 경과 : 환자는 右手背部 食 · 中指間의 腱鞘囊腫으로 진단되어 굵은 鍼으로 치료(방법은 위와 같다)하였다. 1회의 치료로 포괴는 소실되었다.

⑥ 추적 관찰 : 2년 후에 환자가 다시 내원했는데 모든 기능이 정상으로 회복되었다.

5. 저자 견해

이 증상의 초기에는 還納手法을 이용하면 좋은 효과를 거둘 수 있다. 만성기에 囊壁이 유착, 증식된 경우 굵은 침 刺法을 응용하면 역시 양호한 효과를 거둘 수 있다. 낭종이 크고 유착이 명확하면 위의 두 가지 방법으로는 치료 효과가 좋지 않아 봉폐요법을 써야 한다. 방법만 잘 선택하면 만족할 만한 결과를 얻을 수 있다. 단 囊腫에 紅, 腫, 熱, 痛의 반응이 있으면 위의 세 가지 방법 모두 좋지 못하다. 염증이 제거되고 나서 적당한 치료 방법을 선택하면 좋은 결과를 거둘 수 있다. 건초낭종이 요골 경상돌기 주위에 있으며 이상의 세 가지 방법도 바람직하지 못해 수술치료를 고려해야 한다.

제14절 尺骨肘頭骨折 後遺症

척골주두(olecranon)골절후유증은 척골주두골이 골절 후 회복되었지만 局部 疼痛, 유착, 肘關節 기능장애 등이 남아 있는 임상증후이다.

척골주두는 尺骨의 近端에 위치하고, 모양이 매의 부리와 유사하다. 上腕滑車(trochlea of humerus)와 더불어 上腕尺關節을 구성하고(즉, 肘關節 세 개 관절 중의 하나를 조성한다), 그 위는 상완삼두근의 부착점이며, 양측에는 측부 지지대와 내측 지지대가 있고, 모두 비교적 좋은 안정성이 있으므로 肘關節 굴신의 활차 중추가 된다.

그 주요 病因은 직접적인 外傷 또는 간접적인 外傷인데, 직접적인 外傷은 넘어지거나 외부의 충격이 주두부에 직접 작용한 것이고, 간접적인 外傷은 던지는 운동, 손바닥으로 착지할 때의 충격, 과도하게 肘關節을 비틀고 굽히면서 힘을 쓸 때 등이다. 임상에서는 간접적인 外傷이 많이 나타나는데, 골절의 종류는 분쇄성 골절, 박리골절(avulsion fracture), 부전골절(greenstick fracture[1]), willow fracture), 골절후유증이 있다. 골절후유증은 골절을 치료하여 회복한 후에 남아 있는 부분적인 局部의 증상으로 항상 두 가지 종류로 나타난다.

1) 屈伸機能의 제한

대부분 裂紋性 骨折(fissure fracture), 부전골절 후 비수술요법을 응용함으로 말미암아 생기는데, 예를 들어 석고고정 또는 부목고정을 3주

1) 골굴절(骨屈折), 부전골절(不全骨折). 뼈의 한쪽이 파괴되고 다른 쪽이 굴절된 골절. 불완전골절의 하나이다.

한 후 지지물을 제거하여도 남아 있는 증상이다. 주요 病因은 주두골 골절 시에 그 근방의 조직 인대 근건과 풍부한 肘關節 腔內의 혈관이 동시에 손상을 받아서 조직의 모세혈관이 파열되고, 섬유조직이 찢어지고, 관절강 내 또는 주위 조직에 피가 고이거나 삼출액이 증가하여 섬유조직이 막히고 고인 피가 흡수되는 과정 중에 나타나는 일련의 증상이다.

2) 屈曲機能의 제한

주요 病因은 주두골의 분쇄성 골절, 박리골절 후 수술을 통하여 復位를 하거나 깨진 조그만 뼈조각을 제거하는 수술을 하거나 골절 후 기형적인 유합이 이루어짐으로써 생긴 일련의 증상이다.

1. 임상 증상

증상은 肘部의 통증이며 통증은 주로 肘部 후면부에 있으며 일부에서는 肘部 후외측으로 부종 등이 있기도 하며 압통과 굴신불리가 전형적이다. 압통은 대부분 주관절 후하방에 있으며 주관절 기능의 제한이 있으면 국부의 유착, 반흔조직의 연축 등이 나타날 수 있다.

● X선 : 오래된 골절이 있다.

2. 중의 변증 치료

척골주두골절은 中醫에서 鵝鼻骨骨折이라고 한다. 淸代의 ≪醫宗金鑑·正骨心法要旨·肘骨≫에서는 "肘骨者 肱膊中節上, 下支骨交接處也, 俗名鵝鼻骨. 若跌傷其肘尖向上突出, 疼痛不止"라고 되어 있다.

골절 후 수복기 혹은 유합 후에 후유증을 쉽게 볼 수 있다. 中醫에서는 후유증의 발생은 골절 시 血液이 脈外로 나와 經脈의 氣血 운행에 영향을 미치고 瘀血은 막혀 經絡이 不通하므로 痛症이 발병한 것으로 여긴다. 기능제한의 정도에 따라 다음 유형으로 분류할 수 있다.

1) 屈伸機能의 제한

下腕과 上腕이 160°에서 130°의 굴곡 상태를 띠고, 상완이두근이 주두골에 부착하는 곳에서 뚜렷한 부종과 壓痛이 나타나고, 肘關節의 橈側 하방에 부종이 있다. 肘關節을 곧게 펴고 굽힐 때 제한을 받고 통증이 있으며 곧게 펼 때 상완이두근에 보호성 수축이 뚜렷하게 나타난다.

2) 屈曲機能의 제한

下腕과 上腕을 곧게 펼 때 뻣뻣하고, 上腕三頭筋肘頭角 부근에 수술 후 남아 있는 瘢痕이나 畸形癒合이 남아 있는 결절모양의 물질이 있고, 肘頭角骨 구역에는 한 개 또는 여러 개의 압통점이 있다.

① 治則 : 祛瘀通絡, 活血止痛

② 혈위 처방 : 曲池(患側)・少海(患側)・天井(患側), 四瀆과 天井 사이에서 취혈(患側)・상완이두근 下端 筋腱處에서 취혈(患側)・曲澤(患側)

③ 혈방 해석 : 曲池는 手陽明經의 合穴이다. 少海는 手少陰經의 合穴이고, 天井은 手少陽三焦經의 合土穴이다. 曲澤은 手厥陰心包經의 合水穴이다. 여기에 四瀆과 天井 사이에 取穴을 하고, 이두근 하단의 筋腱에 국부 取穴을 하면 祛瘀通絡, 活血止痛하는 효과가 있다.

3. 치료

1) 穴位와 鍼法

① 曲池(患側) : 팔꿈치의 橈側, 尺澤과 上腕骨 外側 上髁 사이의 중간(肘關節을 90°로 굴곡시켰을 때)에 있다. 30호 2촌(50mm) 호침을 취한다. 局部는 통상적인 소독을 한 다음 少海 방향을 향하여 약 1.8촌(45mm) 자침한다.

鍼感 : 局部 脹痛이 있다. (그림 3-2)

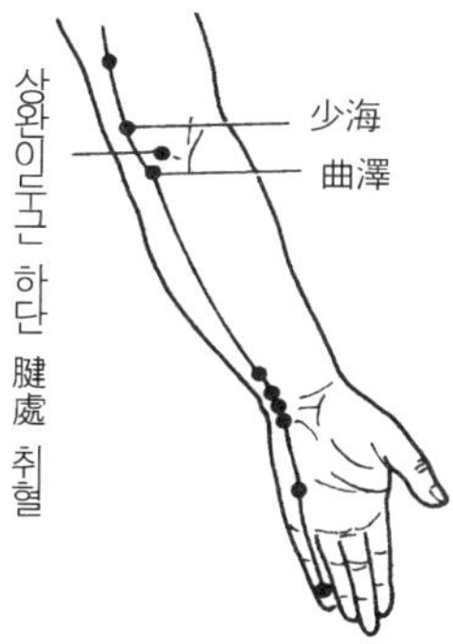

그림 3-22

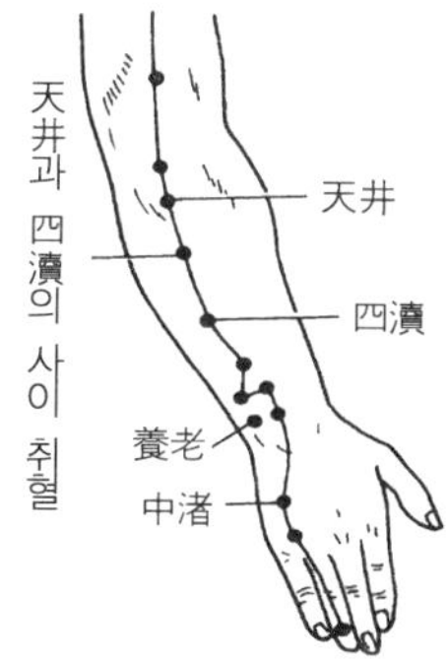

그림 3-23

② 少海(患側) : 팔꿈치 前面, 팔꿈치 掌側 횡문의 尺側 끝 지점(肘關節을 90°로 굴곡시켰을 때), 즉 上腕 內側 上髁 연결선의 중간 지점에 있다. 30호 2촌(50mm) 호침을 취한다. 局部는 통상적인 소독을 한 다음 曲池 방향을 향하여 약 1.8촌(45mm) 자침한다.

鍼感 : 局部 脹痛 또는 小指 外側을 향하여 방산된다. (그림 3-22)

③ 天井(患側) : 팔의 외측에 있으며 肘尖(尺骨肘頭)에서 위로 1촌 오목한 곳에 있다. 팔을 굽혀 손으로 對側 가슴을 감싼 자세에서 취혈한다. 30호 2촌(50mm) 호침을 취한다. 局部는 통상적인 소독을 한 다음 肘頭骨 방향을 향하여 약 1.5촌(45mm) 자침한다.

鍼感 : 局部 脹痛이 있다. (그림 3-23)

④ 四瀆과 天井의 사이에서 取穴(患側) : 肘關節을 굴곡할 때 天井과 四瀆의 사이, 尺橈骨의 사이로 눌렀을 때 壓痛이 제일 심한 곳이다. 30호 2촌 호침을 취한다. 局部는 통상적인 소독을 한 다음 曲澤 방향을 향하여 약 1.5촌(45mm) 자침한다.

鍼感 : 局部 脹痛 또는 中指를 향하여 방산된다. (그림 3-23)

⑤ 상완이두근의 下端 筋腱處에서 取穴(患側) : 肘關節을 굴곡할 때 상완이두근은 약간 수축되고 근육이 융기하는 下方의 筋腱處가 바로 이 穴이다. 30호 2촌(50mm) 호침을 취한다. 局部는 통상적인 소독을 한 다음 상완골 방향으로 뼈까지 이르면 약간 위로 올린다.

鍼感 : 局部 脹痛이 있다. (그림 3-22)

⑥ **曲澤(患側)** : 肘部, 팔꿈치 내측 횡문의 중점처, 즉 尺澤과 少海의 사이, 상완이두근건의 尺側緣에 해당하며 동맥의 박동을 찾을 수 있는 곳이다. 30호 2촌(50mm) 호침을 취한다. 局部는 통상적인 소독을 한 다음 肘動脈을 피하여 상완골을 향하여 뼈에 이르도록 자침한다.

鍼感 : 局部 脹痛이 있다. (그림 3-22)

2) 體位와 手法 및 療程

① **屈伸機能의 제한** : 환자를 坐位를 취하게 한 다음 少海를 위주로 取穴하고, 曲澤・天井・四瀆과 天井 사이에서 取穴한 穴들을 배합한다. 위의 穴들을 平補平瀉法으로 得氣 후 전침을 가하는데 참을 수 있을 정도까지 전침의 강도를 높여 40분 정도 유침한다. 발침 후 火罐으로 1분 정도 부항을 해준다.

② **屈曲機能의 제한** : 환자에게 坐位를 취하게 한 다음 四瀆과 天井 사이 혈을 위주로 取穴하고, 曲池・少海 및 상완이두건의 下端 筋腱處에서 取穴한 穴들을 배합한다. 위의 穴들을 平補平瀉法으로 得氣 후 전침을 가하고 참을 수 있을 정도까지 전침의 강도를 높여 40분간 유침한다. 발침 후 1분 정도 火罐으로 부항을 해준다.

매일 1회, 10회를 한 療程으로 하며, 5일을 쉰 후에 다시 시술한다. 효과는 있으나 아직 호전되지 않으면 다시 침을 놓고, 10회치료에도 무효하거나 완치되었다면 치료를 종료한다.

4. 임상례

① 黃某某, 女, 18세

② **主訴** : 20일 전부터 좌측 肘部 외상으로 인한 통증

③ **현 병력** : 환자는 20일 전에 넘어지면서 좌측 肘部에 타박상을 입었다. 바로 통증을 느꼈고 지역의 병원에서 尺骨肘頭骨線性 骨折

로 진단받고 골절선이 양호하여 15일 정도 석고 고정을 했다. 석고를 제거하고 나서도 肘部의 腫脹疼痛이 남아 있어 외용약을 사용하여 疼痛이 잠시 완화되지만 효과가 좋지 않아 지인의 소개로 내원하였다.

④ 검사 : 좌측 주관절은 160~130° 굴곡위에 있으며 이두근이 肘頭骨 돌기가 부착되는 부위에 명확한 부종 및 압통이 있고 肘關節 橈側 下方에 부종이 있으며, 肘關節 신전과 굴곡 운동에 제한과 통증이 있는데 신전 시 이두근에 보호성 수축이 명확하다.

⑤ 변증 : 환자는 넘어지면서 肘部에 손상을 입었고, 골절로 經脈이 손상되고, 瘀血이 脈外로 나오는 등의 원인으로 발병한 것으로 尺骨肘頭骨線性 骨折로 진단하였다. 舌紅苔薄, 患側脈細弦하였다.

⑥ 治則 : 祛瘀通絡, 活血止痛

1診(10일) : 환자는 위와 같은 증상으로 내원하여 먼저 少海를 刺鍼하고 曲澤·天井·四瀆과 天井 사이에 刺鍼을 하였다. 得氣 후 40분 留鍼을 하고 火罐으로 1분 정도 부항을 하였다. 1일 1회 치료하며 萬應膏를 같이 첩부하였다.

2診(16일) : 환자는 1회의 침자 후 국부의 腫脹疼痛이 다소 경감되었고 肘部의 운동 범위가 넓어졌다. 같은 방법으로 첩부요법과 함께 7회 치료하였다.

8診(17일) : 환자는 8회의 침 및 첩부치료 후 모든 통증이 소실되었으나, 운동범위는 아직 정상 범위에 이르지 못하였다. 이번으로 치료를 종료하였다.

⑦ 추적 관찰 : 1년 후에 환자가 다시 내원했는데 X선 左側尺骨肘頭骨折은 회복되었고 모든 기능이 정상으로 회복되었다.

5. 저자 견해

척골주두골절은 아동에게 다발하며 골절후유증은 임상에서 많이 볼 수 있는 증상이다. 특히 굴곡 혹은 굴신의 기능 제한이 있으며 주관절의 기능에 직접적인 영향을 미치고 약물치료로는 치유가 쉽지 않다. 저자는 이 병증의 후유증 20례 정도를 치료했는데 비록 긴 시간이 필요하나 대부분 5개 치료단위의 치료로 만족할 만한 결과를 얻었다.

전침치료를 응용하고 초기 치료가 관건이다. 특히 굴신기능에 제한을 받는 환자는 그 유착을 없애주면 상당히 좋은 효과가 있다. 굴곡기능에 제한을 받는 환자는 위와 같은 방법을 사용하면 굴신기능의 제한을 받는 환자만큼은 못하지만 기능을 단련하는 방법을 배합하면 어느 정도 효과가 있다. 예를 들어 肘部 안마로 주관절을 견인하는 것, 무거운 물건을 들어서 훈련하는 등, 꾸준하게 치료를 하면 역시 만족할 만한 효과를 거둘 수 있다.

제15절 小兒橈骨頭亞脫臼

소아요골두아탈구는 중국에서 小兒橈骨頭半脫位 혹은 小兒橈骨小頭錯縫이라고 부르는데, 이것은 과도한 견인에 의한 상완골 - 요골관절의 이완으로 나타나는 주관절 기능장애이다.

병인의 대부분은 소아의 전완부를 과도하게 견인하여 상완골 - 요골관절을 느슨하게 하여 관절 위치가 경미하게 이탈되므로 주관절의 동통을 유발하게 된다. 어떤 사람은 원인으로 소아의 요골소두는 발육이 완전하지 않아 요골두는 작고 頭頸은 크고 거칠어 관절이 탈구되는 과정에서 요골 윤상인대의 不全離脫을 유발하여 관절의 자발적인 復位를 막아 발병한다고 한다.

1. 임상 증상

대개 2~5세의 아동들에게서 많으며, 분명한 견인과 넘어진 외상력이 있다. 주관절에는 뚜렷한 종창이 없거나 경도의 종창이 있으며 전완을 내회전(pronation)시킬 때 주관절부에 뚜렷한 통증이 나타나며, 曲

池・天井 부위에 뚜렷한 압통이 있다. 외회전(supination) 검사 시 통증이 더욱 증가한다. 전완을 들거나 굴곡할 때 상지의 떨림과 무력이 보이기도 한다.

● X선 : 명확한 병변은 없다.

2. 중의 변증 치료

中醫에서는 아동과 손잡고 계단을 오르내리거나, 보폭이 같지 않아 유아의 팔을 갑작스럽게 견인하여 손상된다고 하며 다음 네 가지와 관련이 있다.

① 5세 이하의 소아는 요골소두의 발육부전으로 요골소두와 그 경(頸)부의 직경이 거의 같고 윤상인대가 느슨하다. 肘部가 견인될 때 일부의 윤상인대가 上腕橈關節 사이에 끼이게 된다.

② 5세 이하의 소아의 관절낭 전면부와 윤상인대가 느슨하여 갑작스런 견인으로 上腕關節의 간격이 벌어져 관절의 내의 압력이 갑자기 증가되어 관절낭과 윤상인대가 관절 내로 끼어들어가 발생한다.

③ 주관절이 신전위를 취할 때의 견인은 요골소두를 둘러싸는 윤상인대가 아래쪽으로 미끄러지고, 상완이두근의 수축은 요골소두는 앞으로 자리 이동되어 전형적으로 요골소두가 앞으로 아탈구된다.

④ 소아의 요골두는 골화가 되지 않아 탄력이 풍부한 연골로 되어 있다. 주관절 신전 시 갑자기 견인하게 되면 상완이두근의 수축, 요골 상단의 전내측으로의 자리 이동으로 요골소두는 척골의 요골 절흔 전연에 끼어들어가 저절로 제 위치에 돌아올 수 없어 일어난다.

다음과 같이 변증 처방하였다.

① 治則 : 通絡止痛

② **혈위 처방** : 曲池・外關

③ **혈방 해석** : 曲池는 手陽明經의 合穴이다. 外關은 手少陽三焦經

의 絡穴이며 八脈八穴 중의 하나이고 陽維脈과 통한다. 2개의 經絡과 2개의 穴을 배합하면 通絡止痛하는 효과가 있다.

임상에서는 전형적으로 견인의 외상력이 있으며 환아가 울고, 팔을 굽히지 않고, 팔이 올려져 있으며, 아래팔을 前旋 혹은 後旋을 하지 않으려고 한다. 요골소두는 명확한 압통이 있고 종창은 대부분 없으나 일부에서는 있을 수 있다.

3. 치료

1) 穴位와 鍼法

① 曲池(환측) : 주관절의 요측에서 尺澤과 上腕骨外上髁 사이의 중점으로 팔꿈치를 굽혀 취혈한다. 30호 2촌(50mm) 호침을 취한다. 통상적인 국부 소독 이후 약 1.8촌(45mm)을 쾌속 직자로 자침한다. 鍼感 : 국부 창통이 있으며 손목, 손, 어깨로 방산된다. (그림 3-2)

② 外關(환측) : 전완 배측으로 陽谿와 肘尖의 연결선상에 있으며 완관절 횡문(陽谿) 상 2촌, 척골과 요골 사이에서 취혈한다. 30호 2촌(50mm) 호침을 취한다. 통상적인 국부 소독 이후 내관을 향해 약 1.5촌(45mm) 자침한다.

鍼感 : 국부 창통 또는 손등 및 중지를 향하여 방산감이 있다. (그림 3-3)

2) 體位와 手法 및 療程

① 鍼刺 : 환아의 보호자로 하여금 꼭 안은 채 의자에 앉게 한 다음 환측 상지를 노출시킨 후 먼저 曲池에 중등도로 30초 捻轉 후 발침을 하고 外關에 같은 중등도로 30초 捻轉을 하고 발침한다. 발침 후 환아에게 주관절을 활동하게 한다. 만일 활동이 정상적이면 다시 도수정복을 할 필요가 없으나 만약 효과가 없을 시에는 도수정복을 시도해야 한다.

② 도수정복 : 환아의 보호자로 하여금 (뒤에서) 환아의 가슴과 허리

를 끌어안고 건측 상지를 꽉 쥐게 한 다음 좌위로 앉힌 후 환측 상지를 노출하게 하게 한다. 시술자는 환아의 앞에 위치하여 오른 손으론 환측 손목을 쥐고, 왼손으론 환아의 주관절부를 쥔 다음 완만히 위쪽(어깨쪽)으로 밀어 올리고 동시에 환측 손목을 잡고 있는 오른손으로 전완을 당겨 약 1분 정도 견인한다. 이후 상완을 외회전시키는데 이때 주관절 주위 조직 손상을 막기 위해 가볍게 완만히 시행한다. 외회전 시 밀어 올리고 있는 시술자의 왼손에서 요측의 움직이는 소리가 들릴 수도 있다(가벼운 상태일 경우는 느껴지지 않는다). 그 다음 시술자의 손을 늦추고 환아로 하여금 上腕을 활동하게 하여 움직임이 정상적이면 정복이 성공적으로 되었다고 볼 수 있다.

정복 후에는 일반적으로 고정이 필요하지 않고 다만 증상이 심하고 반복 정복을 한 환아에게 정복 후 三角巾으로 가슴 앞으로 2~3일 고정하면 된다.

4. 임상례

① 常某某, 男, 4세

② 主訴 : 2일 전에 우측 肘部 당김으로 인한 통증

③ 현 병력 : 환자는 2일 전에 아버지와 놀면서 아버지가 肘部를 힘주어 잡아당긴 후 통증이 생겨 지역의 병원에서 치료를 받았고 X선상 이상 소견은 없었다. 정복을 했으나 효과가 좋지 않아 지인의 소개로 내원하였다.

④ 검사 : 환자는 주관절을 굴곡한 자세로 있으며 內旋, 外旋, 擧上 시 통증이 있고 患兒가 고도로 주관절을 보호하는 체위를 취하고 있었다.

⑤ 변증 : 환자는 우측 肘部의 과도한 당김으로 橈骨頭의 아탈구를 초래해 骨이 제자리를 이탈해서 발병한 것이다. 환측 脈數하였다.

⑥ 治則 : 通絡止痛

⑦ 치료 : 患兒는 위와 같은 증상으로 내원하여 보호자에게 患兒를 껴안게 해서 먼저 內關에 刺鍼을 하고 천천히 주관절을 신전시키도록 했다. 신전시킬 때 의사의 오른손으로 患兒의 오른손을 당기고 왼손으로 患兒의 肘部를 주물러 주었다. 환측의 주부가 신전되면 曲池에 刺鍼하고 二穴을 30초 정도 捻轉 후 出鍼을 하였다. 出鍼 후 患兒가 內旋, 外旋, 擧上 등의 동작을 하도록 하였다. 동작이 가능하고 또한 높이 있는 물건을 잡을 수 있으면 三角巾으로 고정을 하고 3일 후 다시 검사를 하였다. 3일 후 患兒는 정상으로 회복되었다.

⑧ 추적 관찰 : 2개월 후에 환자가 다시 내원하였는데 기능이 정상으로 회복되었다.

5. 저자 견해

소아요골두아탈구는 비록 X선으로 구체적인 변화를 알 수 없지만 그 통증이 극렬해 환아는 환지를 고정하고 약간의 움직임에도 통증으로 울며 환측 상지의 기능에도 영향을 미친다. 임상에서 일부는 치료를 하지 않고 저절로 호전되는 경우가 있지만 대부분 침자 혹은 도수정복으로 치료해야 호전될 수 있다.

소아요골두아탈구는 임상에서 비교적 많이 볼 수 있는데 대개 원인은 부모가 아이들과 놀면서 부주의하게 상완을 끌어올려 발생한다. 위의 두 가지 치료 방법은 모두 비교적 좋은 효과를 보인다.

세 살 이하의 소아에게는 자침하기가 쉽지 않으므로 도수정복이 다용된다. 또한 정복 방법이 바르면 대개 일차에 정복이 성공된다. 3~5세의 소아에게는 침자법만 쓰거나 침자에 도수정복을 더하여 쓰는데 그 효과는 모두 높아서 대다수가 일차에 치유된다. 患兒와 보호자에게 치유 1주 내에는 患側 상지의 과용과 견인에 대해 주의를 주어 재발을 방지해야 한다.

제16절 肩關節亞脫臼

견관절아탈구는 아동에게서 많이 일어나는데, 이것은 外力에 의해 견관절이 끌어당겨져서 견관절의 기능에 장애가 생기는 것으로 중국에서는 '肩關節錯縫', '假性肩關節脫臼'라고도 부른다.

아동은 견관절의 완전한 형성이 이루어지지 않은 상태이므로 비교적 관절이 느슨하여 外力에 의한 손상을 쉽게 받는다. 아이들이 땅에 견관절이 닿은 상태로 넘어졌을 때, 어른들은 아이의 肘肩部를 당기거나 外旋한 상태로 강한 힘을 주면 이런 손상에 이를 수 있다.

병리 기전에 관해서는 두 종류의 해석이 가능하다.

첫 번째는 상지를 잡아당길 때, 순간적으로 상완골이 관절와에서 빠지면서 관절하방이 늘어져 관절의 활막이 관절간의 틈으로 흡입이 되고, 아울러 관절이 빠져나오지 못하므로 이 질환이 생긴다는 것이다.

두 번째는 상지를 끌어당길 때, 상완이두근이 긴장하면 장두근건이 심하지는 않은 정도로 결절간의 溝로 빠져나와 저절로 제자리를 찾지 못하므로 이 병이 생긴다는 것이다.

1. 임상 증상

임상에서 이 병증은 8세 이하의 아동에서 많이 보이는데, 2~5세 사이에서 특히 많고, 8세 이상의 경우는 드물다. 발병 전에는 명확하게 상지가 잡아당겨지는 외상이 있었고, 외상 후에 상지는 안으로 접은 상태로 있다.

동통은 肩後, 肩峰 혹은 肩前의 부위에 국한되어 만지는 부위의 통증이 명확하다. 팔을 들거나, 外旋·外展 시에 통증이 심해지며, 강제로 그런 운동을 시키면 통증이 극렬해진다. 손가락과 팔꿈치관절의 활동은 자유롭다.

2. 중의 변증 치료

中醫에서는 부모가 과도하거나 과격하게 환아의 肘臂를 당기는 것과 관련이 있어 '牽拉肩'이라고도 한다. 견관절은 中醫에서 '髃骨'라고도 하며, ≪傷科補要≫에서는 "髃骨者, 肩之骨也. 其臼含納臑骨上端, 其處名肩解, 卽肩膀骸與臑骨合縫處也, 俗名呑口, 一名肩頭, 其下附于脊骨成片如翅者. 其骱若脫, 手不能擧"라고 하였다.

患肢는 전형적으로 견인 혹은 외상의 병력이 있고 상지 거상, 외선・내선이 불가하다. 견관절의 전 외측 혹은 腋下의 후면에는 다른 정도의 압통이 있으며 견부의 홍종, 종창은 없고 다만 환아가 환측 상지를 거상하지 못해 '橈骨頭半脫位'의 임상 증상과 비슷해 감별이 필요하다.

3. 치료

1) 指鍼으로 하는 도수정복 1

患兒의 보호자에게 患兒의 허리를 감싸 안게 하고 患兒를 앉혀 의사는 患兒의 전방에 위치한다. 우측을 예로 들면 의사의 오른손은 患兒의 患側 手腕部를 잡고 있는 상태로, 왼손의 엄지・식지・중지로 각각 肩前部의 雲門(엄지), 肩峰部의 肩髃(식지), 肩後部의 肩貞(중지)을 누르고 三指에 완만하게 점점 힘을 주면서 누르고, 동시에 오른손은 앞을 향해 가볍게 당기는데 점점 힘을 가하면서 당긴다. 이 手法을 3분 정도 지속하고 왼손의 三指에 점점 힘을 주며, 왼손으로 患兒의 상지를 점점 위를 향해 들어올려, 어깨높이에 이르렀을 때, 外旋의 방향으로 조금 당긴다. 이때 일부 환자는 肩部에서 '딸각' 소리가 나는데 이것은 정복이 성공된 것이다. 오른손으로 患肢를 내리게 하고, 왼손 三指로 가볍게 肩部의 點을 1분 정도 누른다. 이렇게 시술이 끝나면 환자에게 팔을 擧上・內轉・外旋 동작을 시켜 활동이 자유로우면 정복은 성공한 것이다.

2) 도수정복 2

환아는 座位 혹은 臥位를 취하고 환측을 의사(시술자)가 있는 방향으로 한다. 시술자의 한손은 환자 어깨에 놓고 손바닥 魚際에 있는 근육으로 견관절 전면부에서 외측 상방으로 뒤로 밀면서 누른다. 다른 손은 환지의 腕部에 두고 肢體를 앞으로 늘이기, 지체 굴곡, 거상, 뒤로 내리기, 신전, 하수 등의 동작을 하도록 한다. 환지를 引導하는 동작을 할 때는 상지가 外旋의 위치에 있도록 하며 동시에 견부의 근육을 뒤로 민다. 1회 후 정상적으로 움직일 수 있으면 정복은 성공한 것이다.

4. 임상례

① 孫某某, 男, 5세

② 主訴 : 2일 전에 좌측 肩部 당김으로 인한 통증

③ 현 병력 : 환아는 2일 전에 아버지와 놀면서 아버지가 손을 힘주어 잡아당긴 후 肩部에 손상으로 통증이 생겨 지역의 병원에서 치료를 받았고 X선상 이상 소견은 없었다. 정복을 했으나 효과가 좋지 않아 지인의 소개로 내원하였다.

④ 검사 : 환아는 肩部를 만지지 못하게 했고, 擧上·內旋·外旋 등의 동작에서 통증이 증가되어 주관절을 굽혀 보호하는 체위를 취하고 있었다.

⑤ 변증 : 환아는 좌측 肩部의 과도한 당김으로 견관절의 아탈구가 발생한 것이다. 환측 脈數하였다.

⑥ 治則 : 通絡止痛

⑦ 치료 : 患兒는 위와 같은 증상으로 내원하여 보호자에게 患兒를 껴안게 해서 指鍼으로 도수정복하여 한 번에 복위에 성공하여 患兒에게 內旋·外旋·擧上 등의 동작을 하도록 하였다. 동작이 가능하고 또한 높이 있는 물건을 집을 수 있었다. 삼각건으로 고정을 하고 3일 후 다시 검사를 하였는데 患兒는 정상으로 회복되었다.

⑧ 추적 관찰 : 2개월 후에 환아가 다시 내원하였는데 기능이 정상으로 회복되었다.

5. 저자 견해

견관절아탈구는 '牽拉肩', '肩關節假性脫位'라고도 한다. 주요 발병 원인은 부모의 부주의로 아동의 肘部 혹은 肩部에 견인을 통해 견관절이 滑挫하여 발생한 것으로 위의 수법으로 치료 하면 만족할 만한 결과를 얻을 수 있다.

肩關節이 아탈구된 患兒에게 위의 두 가지 手法을 제대로 사용하면 대개 한 차례의 시술로 정복이 성공한다. 정복이 성공하면 그 기능(활동)도 곧 회복된다.

정복에는 성공하였지만 통증이 오래 남아 있거나, 환아가 엄살을 부려 정복 당시 관절 활동을 감히 하지 않으면 消炎止痛膏를 붙여 하룻밤 정도 휴식하면 낫는다. 만일 정복에 실패를 했다면 그 다음날 다시 정복을 시도한다.

정복 시에는 그 수법에 있어서 가볍고 유연함이 요구되는데, 첫 번째 복위법의 성공 관건은 後旋하는 그 순간 정확하고 정밀하게, 경쾌하고 가볍게, 신속하고 빠르게 해야 한다는 것이다. 두 번째 복위법의 관건은 환지를 견인과 외상방으로 뒤로 밀 때 그 힘은 시술자의 경험과 관련이 있고 견인과 누르는 것을 동시에 해서 환아의 통증을 줄여야 한다. 환지를 도인할 때는 완만하고 폭이 너무 크지 않아야 하며 과격하거나 빨라서는 안 된다.

정복이 되고도 발병이 오래되어 통증이 남아 있으면 삼각 붕대로 가슴에 약 3일 정도 고정을 하다가 활동이 자유로우면 삼각 붕대를 제거해도 된다. 그 후에 患兒에게 1주일 정도 다쳤던 팔을 무리하게 사용하지 못하도록 당부함으로써 재발을 방지한다.

제17절 腕尺側管症候群

완척측관증후군이란 주로 완부의 척신경이 압박을 받아 나타나는 일련의 증상이다.

완척측관은 하나의 섬유성 鞘管으로 완관척측에 있으며, 완횡인대 · 완장측인대 · 두상골과 鉤狀骨鉤部 등으로 이루어져 있다. 管內로 척신경과 척동맥이 주행한다. 척신경은 내측에 위치하며, 완장측인대에 의해 평면으로 나누어져 深淺 두 개의 분지를 이룬다. 淺支는 척동맥과 함께 주행하며, 鉤狀骨의 내측을 지나 手掌部로 진입하고, 分支는 小指掌側面, 環指尺側面緣의 감각 및 掌短筋을 지배한다. 深支는 나온 후 먼저 약간 척측을 향하여 주행하며, 豆鉤靭帶와 小指伸展筋을 넘어 小指伸展筋과 小指屈筋 사이를 지나 심층으로 들어가 掌心弓을 따라 요측을 향하여 주행하며, 分支는 小魚際筋, 제3 · 4蚓狀筋全部骨間筋, 拇指內收筋, 短拇指屈筋 深層을 지배한다.

주요 병인은 다음과 같이 3종이 있다.

① 국부 압박 : 완척신경부근의 건초낭종, 혈관류, 지방류 등이 직접 척신경을 압박하여 척신경 압박증상을 일으킨다.

② 腕掌側靭帶肥厚 : 創傷과 반복적인 손상, 특히 직업으로 오는 만성 손상으로 섬유 변성을 일으켜 인대의 비후와 반흔을 형성한다. 결국 管內의 용적을 감소시켜 척신경 압박을 일으킨다.

③ 長掌筋 변성 : 하나의 인대가 두상골에서 끝나는데 급성 혹은 만성 손상이 있을 때 이 역시 척신경을 압박할 수 있다.

1. 임상 증상

이 병증은 척신경의 압박 부위와 정도에 따라 다른 것을 볼 수 있다. 척신경의 深支가 압박 받으면 小魚際筋과 骨間筋의 힘이 감퇴, 위축 혹은 마비된다. 예를 들어 완척신경관의 압박이 뻗어나가 近側에 도달하면 척신경 淺支 역시 피로가 누적되어 척신경 분포 구역에 麻痛

과 무력이 나타난다. 완관절의 움직임에 의해 증상이 발현된다. 야간에 가중되고, 때로는 肘部를 향하여 방산통이 있으며, 일부 환자에서는 증상이 간헐적으로 발생한다. 검사 시 전형적인 수지 기형, 골간근·小魚際筋 위축, 4·5指 감각 감소가 있고, 어떤 때는 종괴가 만져지기도 한다. 두상골내측연 즉 척골 가까운 쪽을 압박하면 증상이 가중 된다. 척부의 척신경 타진 시 감각 과민이 있다.

2. 중의 변증 치료

이 병증은 中醫에서 萎症 중에서 筋萎의 범주에 속한다. 手掌의 손상 혹은 장기적인 노손으로 인해 발병되며 이러한 손상으로 經脈에서 瘀血이 발생하여 정체되면 經筋을 압박하고 手掌의 經脈氣血이 運行不暢을 초래하고 氣血不足, 津液虧耗하면 筋肉萎軟, 筋力下降, 動作无力과 遲緩이 발생한다. 만약 손상 후 적절한 치료를 받지 못하면 氣血不暢, 絡脈失充하고 이것이 오래되면 근육이 줄어들어 萎軟無力해진다.

발병의 초기에는 증상이 명확하지 않고 단지 소지·무명지 위주로 무력함이 있다. 腕部 운동 후에 腕部, 소지·무명지의 麻脹疼痛이 있고, 야간에 심해지며 少陰心經의 유주방향으로 방산되고 주관절 내측에 이르기도 한다. 시간이 지나면 근육의 위축, 근력 저하, 소지와 무명지의 무력과 遲緩으로 근육이 줄어들고 手掌部의 위약무력 등을 초래한다. 불면, 자주 깨고, 기억력 저하, 煩躁易怒, 주의력 결핍, 舌苔厚膩, 脈細數 등을 주로 수반한다.

① 治則 : 通絡止痛

② 혈위 처방 : 神門(患側)·後谿(患側)·中渚(患側)·少海(患側)

③ 혈방 해석 : 神門은 手少陰心經의 輸穴·原穴이다. 後谿는 手太陽小腸經의 輸穴·原穴이며, 督脈穴과 통한다. 中渚는 手少陽三焦經의 輸 木穴이다. 少海는 手少陰心經의 合穴이다. 이상의 穴을 조합하면 通絡止痛하는 효과가 있다.

3. 치료

1) 穴位와 鍼法

① 神門(患側) : 腕部, 腕掌측횡문에서 척측 1/3중점처, 즉 완골후부 척측완굴근건요측의 오목한 곳에 있다. 30호 1촌(25mm) 호침을 취한다. 국부에 통상적인 소독 후 陽谿穴 방향을 향하여 약 0.8촌(20mm) 자침한다.

鍼感 : 국부 창통 혹은 小指를 향하여 방산한다. (그림 3-24)

② 後谿(환측) : 手尺側 제5장골소두의 후하방, 주먹을 쥘 때 遠側 掌橫紋頭 상방의 오목한 곳, 적백육제 사이에 있다. 30호 2.5촌(65mm) 호침을 취한다. 국부에 통상적인 소독 후 합곡 방향을 향해 약 2.3촌(60mm) 자침한다.

鍼感 : 국부 창통이 있다. (그림 3-25)

③ 中渚(환측) : 수배부 第4掌骨間隙 前端, 第4掌指關節尺側 後 上方의 오목한 곳에 있다. 30호 2촌(50mm) 호침을 취한다. 국부에 통상적인 소독 후 曲池 방향을 향하여 약 1.8촌(45mm) 자침한다.

鍼感 : 국부 창통 혹은 小指 끝을 향하여 방산한다. (그림 3-23)

④ 少海(환측) : 肘部 전면, 肘掌側橫紋의 尺側端處(주관절을 굴곡히여 90°를 이룰 때), 즉 上腕骨內上髁 연결선의 중점처에 있다. 30호 2촌(50mm) 호침을 취한다. 국부에 통상적인 소독 후 曲池 방향을

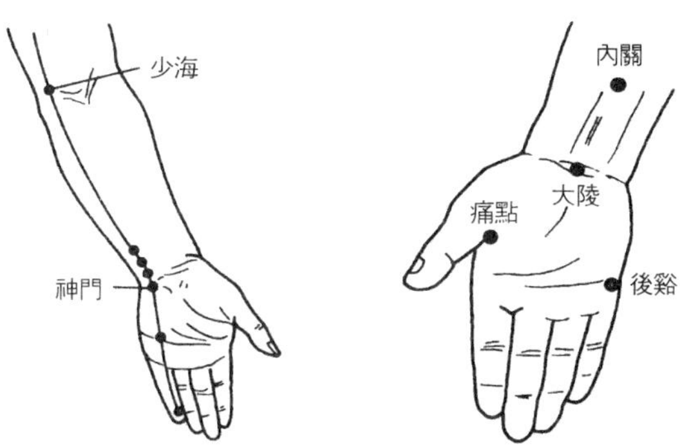

그림 3-24　　그림 3-25

향하여 약 1.8촌(45mm) 자침한다.

鍼感 : 국부 창통 혹은 小指 끝을 향하여 방산한다. (그림 3-24)

2) 體位와 手法 및 療程

환자에게 坐位를 취하도록 한 다음 환측의 상지를 노출시킨다. 상지를 의자의 팔걸이에 놓게 하고 手掌을 위로 향한다. 먼저 神門 · 後谿에 補法으로 進鍼하여 得氣하고 손을 천천히 돌려 中渚에 平補平瀉法으로 進鍼을 하여 得氣한다. 그리고 다시 手掌이 위로 향하도록 천천히 손을 뒤집고, 마지막으로 少海에 補法으로 進鍼을 하고 得氣한다. 모든 穴에 전침을 가하고 40분 정도 유침한다. 발침한 후 火罐으로 1분 정도 부항을 해준다. 매일 1회, 10회를 한 療程으로 하며, 5일을 쉰 후에 다시 시술한다. 효과는 있으나 아직 호전되지 않으면 다시 침을 놓고, 10회에도 무효하거나 완치되었다면 치료를 종료한다.

4. 임상례

① 周某某, 女, 28세

② 主訴 : 2개월 전부터 좌측 腕尺部의 痛麻

③ 현 병력 : 환자는 2개월 전에 좌측 腕尺部의 痛麻가 시작되어 처음에는 통증이 명확하지 않으나 후에 점점 심해져 지역의 병원에서 약물치료를 받고 통증과 마목감이 잠시 완화되었지만 효과가 좋지 않아 지인의 소개로 내원하였다.

④ 검사 : 좌측 腕尺部(神門에 해당)에 명확한 압통이 있고 누르면 상 · 하로 心經을 따라 방사되며 少海 부위에도 압통이 있었다. 소지와 무명지의 온도가 낮고 꿈이 많고 자주 깨며, 神情恍惚의 증상이 있었다.

⑤ 변증 : 환자는 봉직업에 종사하는 사람으로 재봉틀에서 장시간 일을 하고 왼손의 尺部가 기계의 차가운 곳에 닿는 경우가 많고 여기에 2개월 전에 流産으로 신체가 허약한데 風寒濕이 침습하여

掌部의 氣血이 응체되고 막혀 經脈이 通暢하지 못해 발병한 것으로 腕尺側管症候群으로 진단하였다. 舌苔白膩, 患側脈細하였다.

⑥ 治則 : 通絡止痛

1診(15일) : 환자는 위와 같은 증상으로 내원하여 먼저 神門에 刺鍼하고 소지와 무명지의 麻脹感이 있으면 留鍼을 하였다. 그런 다음 後谿・中渚・少海에 자침하여 得氣 후 40분간 留鍼하고, 발침 후 火罐으로 1분 정도 부항을 하였다. 1일 1회 치료하였다.

2診(16일) : 환자는 1회의 鍼刺 후 手少陰心經의 麻脹感이 다소 경감되었고, 수면 상태가 호전되었다. 같은 방법으로 8회 치료하였다.

9診(23일) : 환자는 8회의 치료 후 腕尺部 및 수면 등의 증상이 모두 소실되었다. 이번으로 치료를 종료하였다.

⑦ 추적 관찰 : 1년 후에 환자가 다시 내원했는데 모든 기능이 정상으로 회복되었다.

5. 저자 견해

中醫에서는 腕尺側管症候群을 手掌의 손상 혹은 장기적인 노손으로 인해 발병한다고 보며, 이로 인해 氣血이 응체되어 막히므로 經脈이 通暢하지 않으므로 筋骨, 筋肉이 영양공급을 받지 못하고 주로 手少陰心經의 유주노선에 발병을 하며, 手少陰心經 하단 手腕部의 經脈이 손상받은 것이다. 그러므로 손의 내측 증상이 주가 되며 내측 手腕部, 소지・무명지 등의 부위에서 증상이 발생한다. 후기에는 氣血의 막힘이 오래되고 筋脈筋肉이 충분한 영양을 받지 못해 手掌 내측의 근육이 마르고 위약무력이 발생한다. 心主血脈하고 主神志하는데 心經이 손상받으면 心經 위주의 증상이 발생한다.

완척측관증후군의 초기에는 전침을 응용하면 비교적 좋은 효과를 얻을 수 있다. 특히 초기의 脹麻疼痛에 대한 효과는 더욱 현저하다. 만성기에 手掌 내측 小魚際筋과 蚓狀筋의 위축이 일어나 치료에는 어려움이 있으나 위의 치법을 응용하면 비록 시간이 조금 오래 걸리나 효과는 상당히 만족스럽다. 치료 기간 동안 환자로 하여금 손을 적당히 단련토록 하고, 찬 물건을 만지지 않게 하여 치료에 영향을 주는 것을 제거한다.

제18절 橈骨莖狀突起部 狹窄性 腱鞘炎

이 병증은 장기간의 腕部 노동으로 만성적인 손상이 발생하여 나타나는 腕部 동통 증후이다. 이 腱鞘는 腕部 외측 橈骨莖狀突起 淺溝와 표층을 긴장 압박하는 腕橫靭帶로 형성되는 하나의 좁은 터널로서 外展拇長筋(abductor pollicis longus muscle : 尺橈骨中部 背側에서 시작하여 제1掌骨基底部에서 끝남)과 伸拇短筋(extensor pollicis brevis muscle : 外展拇長筋下에 있는 橈骨背側에서 시작하여 제1指骨基底部에서 끝남) 이 두 개의 筋腱은 이 鞘內를 통과한다.

이 병증은 대부분 장기간 과도하게 손목을 사용하는 노동자로서 예를 들면 포장하는 사람, 재봉, 어린애 안기, 하역부 등에서 발생한다. 장시간 반복적으로 과도한 힘으로 손목을 사용할 때 腕部의 筋腱과 그 안을 통과하는 外展拇長筋腱, 伸拇短筋腱處에 과도한 마찰과 노동으로 인한 손상 상태를 야기하여 오래되면 국부 筋腱에 급만성 무균성 염증이 나타나며, 부종, 腱鞘機化[2], 근벽이 두껍게 되고, 筋腱이 종창되어 굵게 되며, 管腔이 좁아지고, 염증성 자극으로 근벽 내 활액분비가 과다하여 국부 종창에 이르러 이 병이 나타난다.

---

2) 機化(organization) : 괴사물, 혈전, 농액 혹은 이물이 완전히 융해되어 흡수되거나 분리배출이 되지 않아 신생한 육아조직이 흡수하여 대체하는 과정이다. 최종적으로 형성한 반흔조직이 염증이나 손상으로 형성한 조직 내의 이물이 융해, 흡수 등의 과정을 거치는 것을 말한다.

1. 임상 증상

이 병증은 대부분 중·노년층 여성과 産後 약 2~3개월의 산모에서 다발한다. 발병 급성기에는 橈骨莖狀突起部와 舟狀骨 사이의 오목한 곳에서 분명한 국부 脹痛 혹은 壓痛, 국부 피부온도 상승, 拇·食指 운동 시 疼痛이 가중되며, 橈側을 향하여 伸展 시 疼痛이 가중된다. 심할 때는 肘臂部를 향하여 放散한다.

● 검사 : 橈骨莖狀突起部 下方에 분명한 壓痛이 있으며, 핀컬스탄 검사(Finkelstein test) 양성(즉 환자는 手拇指를 감싸쥐고 동시에 尺側을 향하여 굴곡하면 橈骨莖狀突起部에 동통이 가중되면 양성인데, 拇指를 四指와 떨어지게 하고 尺偏側으로 하면 통증이 없다) 이었다.

2. 중의 변증 치료

中醫에서 이 병증을 筋痹라 하며 腕部의 장기적인 압박, 손상, 찬 기운에 노출, 만성 손상과 관련이 있다고 본다. 연로하고 특히 손의 사용이 많은 부녀자에게 50세 이후에 다발한다. 이는 50세 이후에는 筋骨이 점점 衰弱, 肝腎이 虛해지며, 筋肉이 느슨해지고 여기에 만성적인 노손으로 국부의 經筋이 손상받아 발병한다. 출산 후에는 원기가 소모되고 腠理가 치밀하지 못하여 風·寒·濕邪의 침습을 쉽게 받고 여기에 육아(귀저기 빨기, 영아를 안는 동작 등)로 인해 증상이 심해져 발병한다.

명확한 노손의 병력이 있으며 발병 즉시 腕部의 통증이 있고, 요골의 경상돌기에 輕度의 종창이 있으며 활동 시 찌릿한 느낌이 있고 악력이 떨어지며 腕部 및 엄지 활동 시 증상이 심해진다. 통증은 엄지 혹은 아래팔로 방산될 수 있다. 병정이 길면 엄지 외전 및 신전 시 요골 경상돌기에 명확한 마찰감과 탄발음이 있으며 大魚際筋 부위에 경도의 위축이 있다. 경상돌기 검사상 초기에는 경도의 종창, 명확한 압통, 완관절 굴곡, 엄지 신전 시 통증이 증가된다. 후기에는 국부의 종창은 소실되고 압통은 명확하지 않으나 엄지의 신전에 제한이 있으며 심지어 고정되어 움직이지 못하고 大魚際筋橈側에 위축이 명확하다.

① 治則 : 通絡止痛

② 혈위 처방 : 陽谿(患側)·合谷·手三里(患側)

③ 혈방 해석 : 陽谿는 手陽明大腸經의 經 火穴이다. 合谷은 手陽明大腸經의 原穴이며, 手三里 역시 手陽明大腸經의 穴이다. 같은 經의 三穴을 조합하면 通絡止痛하는 효과가 있다.

3. 치료

1) 穴位와 鍼法

① 陽谿(患側) : 腕背側에서 橫紋橈側, 手拇指를 위를 향하여 들어올릴 때 拇長展筋腱, 拇短伸筋腱과 더불어 拇長伸筋腱과 橈骨下端으로 구성되는 오목한 곳에 있다. 30호 1.5촌(25mm) 호침을 취한다. 국부에 통상적인 소독 후 腕關節의 骨縫 內를 향하여 약 0.8촌(20mm) 자침한다.

鍼感 : 국부 脹痛 혹은 拇指背側을 향하여 放散한다. (그림 3-18)

② 合谷(患側) : 手背 第1·2掌骨 사이, 第2掌骨橈側緣 中點處에 있다. 30호 1.5촌(65mm) 호침을 취한다. 국부에 통상적인 소독 후 後谿 방향을 향하여 약 2.3촌(60mm) 斜刺한다.

鍼感 : 手掌部 脹痛이 있다. (그림 3-3)

③ 手三里(患側) : 前臂背面橈側의 上段, 曲池 下 2촌, 혹은 陽谿 上 10촌에 있다. 30호 2촌(50mm) 호침을 취한다. 국부는 통상적인 소독을 한 후 약 1.8촌(45mm) 직자한다.

鍼感 : 局部 脹痛 혹은 中指를 향하여 방산한다. (그림 3-2)

2) 體位와 手法 및 療程

환자에게 坐位를 취하게 한 다음 먼저 陽谿에 刺鍼하여 平補平瀉法으로 得氣하고 다시 合谷·手三里에 자침하여 瀉法으로 進鍼하고 得

氣 후 40분 정도 유침한다. 발침한 후 火罐으로 1분 정도 부항을 해준다. 매일 1회, 6회를 한 療程으로 하며, 3일을 쉰 후에 다시 시술한다. 효과는 있으나 아직 호전되지 않으면 다시 침을 놓고, 6회에 무효하거나 완치되면 치료를 종료하거나 封閉療法으로 바꾼다.

附 封閉療法

- 약물 : Prednisolone 25mg(혹은 Triamcinolone acetonide鹹劑 40mg), 리도카인 20mg(혹은 브로카인 20mg)
- 방법 : 소독된 2ml 주사기에 소독된 6호 주사침을 끼워 위의 약물을 흡입한다. 橈骨莖狀突起 下方 오목한 곳에서 분명한 壓痛點을 찾는다. 국부는 통상적인 소독을 한 후 腕骨骨縫을 향해 약 8mm 자입하거나 뼈에 이르면 실린더를 뒤로 당겨 혈액이 나오지 않으면 완만하게 약을 주사한다. 1주 1회, 3회를 한 療程으로 하며, 치유되지 않으면 치료를 멈춘다.

4. 임상례

① 周某某, 女, 28세

② 主訴 : 2주 전부터 좌측 腕橈側의 동통

③ 현 병력 : 환자는 2주 전에 腕橈側의 동통이 시작되어 처음에는 통증이 명확하지 않으나 후에 점점 심하더니 엄지를 움직이면 통증이 더욱 심해졌다. 지역의 병원에서 약물치료를 받고 통증이 잠시 완화되었지만 효과가 좋지 않아 지인의 소개로 내원하였다.

④ 검사 : 좌측 腕橈側(陽谿에 해당)에 명확한 압통이 있고 腫脹되었으며 엄지를 위로 올리면 통증이 심했다. 엄지 · 식지 · 중지에 힘이 들어가면 통증이 심해지고 때로는 밤에 통증으로 잠에서 깨었다.

⑤ 변증 : 환자는 출산 후 2개월이 되었으며 산후에 신체가 허약하여 風寒濕의 침습을 쉽게 받고 또한 장시간 嬰兒를 안아 嬰兒 臀部가 좌측 腕橈側을 압박해서 腕橈側의 기혈이 응체되어 막혀서 經

脈이 通暢하지 못해 발병한 것으로 요측 경상돌기협착성 건초염으로 진단하였다. 舌苔白膩, 患側脈數하였다.

⑥ 治則 : 通絡止痛

1診(13일) : 환자는 위와 같은 증상으로 내원하여 먼저 陽谿에 刺鍼하고 엄지와 식지의 麻脹感이 있으면 留鍼을 하였다. 그런 다음 合谷·手三里에 得氣 후 40분간 留鍼을 하고 발침 후 手三里에 火罐으로 1분 정도 부항을 하였다. 鍼刺 후 封閉療法을 1회 시술하였다. 1일 1회 치료하였다.

2診(14일) : 1회 침치료 후 국부의 동통은 조금 감소하였으며, 엄지·식지·중지를 움직일 때의 동통도 감소하였다. 이번 치료 후 봉폐요법을 사용하였으며, 동일한 방법으로 6회까지 치료하였다.

6診(18일) : 환자는 5회의 치료 후 腕橈側의 통증이 모두 소실되었다. 이번으로 치료를 종료하였다.

⑦ 추적 관찰 : 반년 후에 환자가 다시 내원했는데 모든 기능이 정상으로 회복되었다.

5. 저자 견해

요골 경상돌기협착성 건초염은 中醫에서 筋痺라 하며 腕部의 장기적인 압박, 손상, 찬기운에의 노출, 만성 손상과 유관하다고 본다. 건초내에 활액의 과다 분비는 없고 단지 조직의 비후와 통증이 있는 것이 특징이다.

이 병은 임상에서 흔히 볼 수 있는 腕部 통증 중의 하나이며 대부분 출산 후 2~3개월된 포유기의 여성에게 다발한다. 초기에는 단지 腕部의 통증이 있으며 위의 혈위 조합으로 일정한 치료 효과를 얻을 수 있다. 중·후기에는 엄지·식지의 기능에 직접적인 영향을 미쳐 팔의 통증이 있을 수 있는데 침자치료로 진통과 기능 회복을 할 수 있다. 그러나 경상돌기의 통증은 치료가 어려워 초기에 봉폐요법을 응용해야 더

나은 효과를 얻을 수 있다. 후기에 증상이 심하면 위의 치료를 기초로 해서 전침치료를 추가하거나 봉폐에 전침치료를 동시에 해야 만족한 결과를 얻을 수 있다. 이 병은 치료 후 비교적 재발이 잘 되어 치유 후 환자에게 손목 쓰는 일을 줄이거나 적게 쓰도록 해야만 재발되는 것을 막을 수 있다. 재발 후 위의 방법을 다시 사용해도 역시 같은 효과를 거둘 수 있다.

제19절 手根管症候群

수근관증후군(carpal tunnel syndrome)은 여러 가지 원인으로 발생하는 손목의 손상으로, 손목을 통과하는 정중신경이 압박을 받고, 압박을 받은 정중신경이 지배하는 범위 내에 증후가 나타나는 것을 말한다. 중국에서는 '腕管綜合徵'이라 부른다.

수근골(carpal bone) 8개는 손목에서 동일한 평면상에 위치하지 않고, 掌面의 內·外側緣은 비교적 튀어나와 掌面에 하나의 오목한 手根骨溝를 형성하고, 溝의 내측은 舟狀骨結節과 稜形骨(trapezium)結節로 구성된 腕橈側隆起이며, 내측 경계는 두상골(pisiform bone)과 有鉤骨(hamatum bone)로 구성된 腕尺側隆起이다. 이 두 융기 모두 피하에서 腕橫靭帶와 腕骨溝가 공동으로 이루는 수근관을 찾을 수 있다. 수근관 내에는 淺手指屈筋腱·深手指屈筋腱·長拇指屈筋腱 및 정중신경이 통과한다.

이 병증은 대부분 외상, 장기간 손의 사용으로 인한 손상, 손목에 무거운 부담, 腕骨이 골절된 후 부정유합, 월상골(Lunate) 탈위, 손목의 건초낭종, 지방류가 수근관 부위를 압박해서 생기고, 어떤 여자는 폐경기에도 역시 이 병이 나타날 수 있다. 주요 병리적인 증상은 각종 원인으로 수근관 주위 조직과 管壁 내외측에 무균성 염증, 부종으로 수근관이 협착되어 정중신경을 압박 자극해서 출현하는 병리 증후이다.

1. 임상 증상

주요 임상 증상은 정중신경 압박증상으로 엄지・식지와 중지의 내측 및 손가락 끝부분에 麻木이 나타나고, 손등 손가락 끝 이하는 정상이며, 무지구근(thenar)의 張力은 저하된다. 심할 경우에는 물건을 잡는데 영향을 미치고, 엄지・식지와 중지의 기능이 현저하게 저하되며, 수면 시에 疼痛이 더욱 심하고, 약간의 손목 운동으로 통증이 경감되고, 계속된 사용 이후에는 더 심해진다. 따뜻하게 해주면 증상이 완화되나 차가운 자극을 가할 때는 증상이 더욱 심해지고, 어떤 환자는 팔꿈치와 어깨부위를 향해 방산되는 麻痛이 나타날 수 있다.

① 검사 : 수근관 부위에 뚜렷한 압통이 있고, 무지구근이 이완되어 무력하거나 다른 정도로 위축이 되고, 엄지・식지와 중지의 손바닥 및 손가락 끝에는 감각이 둔해진다. 打診檢査(즉, 손목의 정중신경을 가볍게 두드리면 정중신경이 지배하는 구역에 방사성의 전기 통하는 듯한 刺痛感이 있다. Tinel's sign) 양성, 屈腕압박검사 양성(즉 손목을 90°로 굽히고 수근관을 40초에서 1분 동안 압박하면 麻痛이 심해지고 아울러 식지와 중지를 향해 방사된다. Phalen's test)이 나타난다.

② X선 : 골관절염 영상을 볼 수 있고, 橈腕關節 협착 혹은 오래된 골절과 월상골 탈위 등을 볼 수 있다.

2. 중의 변증 치료

中醫에서는 손목의 손상과 관련이 있는 것으로 보며, 이러한 손상은 수근관의 직경 협착으로 이어져서 탄력이 떨어지고 배열이 밀집되어 내압이 증가하고 筋脈의 氣血瘀滯가 일어나 經筋의 정상적인 기능에 영향을 미쳐 발병한다. 病因은 아래와 같다.

① 손목의 골절 脫位로 수근관의 형태 변화 혹은 원래의 용적 감소

② 수근관 주위의 건초낭종, 지방류, 요골 원위부의 골절 후 기형적인

융합, 혹은 잘못된 고정과 외상 후 혈종으로 정중신경을 압박

③ 완관절 관벽의 손상으로 淺手指屈筋과 蚓狀筋의 근복 이상이 와 수근관 안으로 진입

④ 건초염과 같은 다양한 원인의 국부 염증(외상·勞損 및 류마티스성 관절염 등)

⑤ 내분비계와 관련이 있으며 수근관 증후근의 발생은 폐경기·임신기 혹은 포유기에 주로 발생한다. 이는 내분비계의 변화로 수근관의 관절 활막과 조직이 증후되어 수근관 내의 압력 증가로 발생

이와 같이 다양한 원인으로 국부의 筋經·經脈 등이 협착, 압박, 자극 등을 받아 손목 이하의 氣血 운행이 不暢하여 발생하고 筋經·筋肉 등이 영양을 받지 못하여 발생한다.

전형적으로 손바닥의 노손, 외상력이 있으며 중년 여성들에게 다발한다. 처음에는 손바닥 횡문 정중 이하의 통증에 국한되며 엄지·식지의 통증과 痲脹感 등을 수반하나 근무에 영향을 미치지는 않는다. 발병이 오래되면 엄지·식지와 중지 혹은 무명지의 半(1/2)에 마목과 동통이 있으며, 동통은 刺痛 혹은 작열통이며 운동 후 심해진다. 초기에는 아침 혹은 수면 후 통증이 심해지며, 통증이 극렬한 때는 팔꿈치 혹은 어깨까지 방산된다. 일부의 환자는 엄지·식지·중지와 무명지의 요측부에 감각저하, 감각과민 혹은 寒氣의 자극으로 손가락의 활동 저하가 있을 수 있다. 후기에는 다른 정도의 大魚際筋 위축, 무지대립근과 무지외전근의 근력이 약해진다. 病程이 오래되면 피부건조, 손톱이 얇아지고 잘 부스러지는 등의 증상이 출현한다. (그림 3-26)

① 治則 : 通絡止痛

② 혈위 처방 : 大陵(患側)·合谷·內關

③ 혈방 해석 : 大陵은 手厥陰心包經의 原穴이며 寧神淸心하는 작용이 있다. 合谷은 手陽

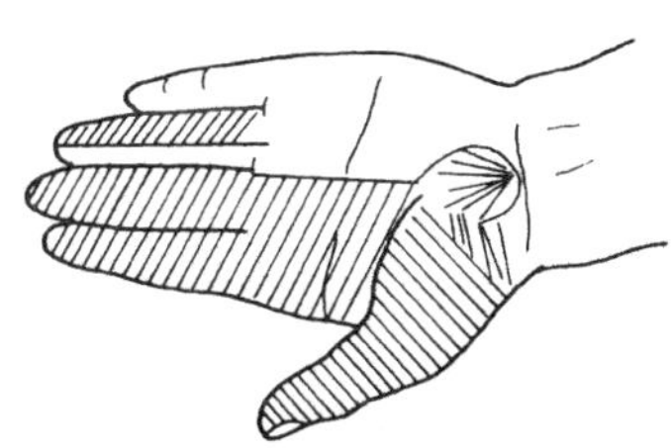
그림 3-26

明大腸經의 原穴이며, 疏散風邪 淸利關節하는 작용이 있다. 內關은 手厥陰心包經의 絡穴이며 八脈交會穴의 하나이고 陰維脈과 통한다. 위 三穴의 原・絡을 배합하면 通絡止痛하는 효과가 있다.

3. 치료

1) 穴位와 鍼法

① 大陵(患側) : 손목의 掌側 횡문의 중점처로 橈側腕屈筋腱과 掌長筋腱 사이 오목한 곳에서 손바닥을 위로 하여 손목을 느슨하게 하여 취혈한다. 30호 1.5촌(40mm) 호침을 취한 다음 局部는 통상적인 소독을 하고, 약 1.3촌(35mm) 直刺한다.

鍼感 : 局部 脹痛 또는 食指・中指를 향하여 방산성 脹痛이 있다. (그림 3-25)

② 合谷 : 손등의 第1・2掌骨 사이, 第2掌骨 중점처에서 橈側緣에 가깝게 있다. 30호 2.5촌(65mm) 호침을 취한다. 局部는 통상적인 소독을 한 다음 後谿 방향을 향하여 약 2.3촌(60mm) 자침한다.

鍼感 : 手掌部 脹痛이 있다. (그림 3-3)

③ 內關 : 前臂의 掌面, 腕橫紋에서 위로 2촌, 掌長筋腱과 橈側腕屈筋腱(flexor carpi radialis tendon)의 사이에 있다. 30호 1.5촌(40mm) 호침을 취한 다음 局部는 통상적인 소독을 하고, 外關을 향하여 약 1.3촌(35mm) 直刺한다.

鍼感 : 局部 脹痛 또는 手背 및 中指를 향하여 방산된다. (그림 3-25)

2) 體位와 手法 및 療程

환자에게 坐位를 취하게 한 다음 손바닥을 위로 향하도록 의자의 팔걸이에 놓게 한다. 먼저 大陵에 平補平瀉法으로 進鍼하여 得氣하고, 다시 合谷・內關에 瀉法으로 進鍼 후 得氣한다. 40분 정도 유침하고 발침 후 內關・大陵에 火罐으로 1분 정도 부항을 해준다. 매일 1회, 6

회를 한 療程으로 하며, 3일을 쉰 후에 다시 시술한다. 효과는 있으나 아직 호전되지 않으면 다시 침을 놓고, 6회에 무효하거나 완치되면 치료를 종료한다(만약 大魚際筋에 위축이 있으면 전침치료를 추가하는데 혈위는 위와 같다).

附 封閉療法

- 약물 : Prednisolone鹹劑 25mg 혹은 Triamcinolone acetonide 40mg (1ml), 브로카인 20mg 혹은 리도카인 20mg(1ml)
- 방법 : 소독된 5ml 주사기 1개를 소독된 6호 근육주사침을 끼워서 위의 약물을 흡입한다. 환자에게 坐位를 취하게 하여 大陵 주위에서 뚜렷한 압통점을 찾는다. 局部는 통상적인 소독을 한 다음 약 1~1.5cm 直刺한다. 만약 식지와 중지 끝에 방사성의 麻痛感이 있을 때는 침을 약간 뒤로 뽑고, 주사기의 피스톤을 뒤로 후퇴하여 흡입시켰을 때에 피가 나오지 않으면 천천히 약을 주입한다. 발침 후 소독솜으로 눌러 출혈을 막아준다. 1주일에 1회, 3회를 한 療程으로 하며, 효과가 없을 때는 중지한다.

4. 임상례

① 王某某, 女, 38세

② 主訴 : 2주 전부터 우측 腕掌部의 동통

③ 현 병력 : 환자는 2주 전에 腕掌部의 동통이 시작되어 처음에는 통증이 명확하지 않으나 후에 점점 심해지고 엄지와 식지를 움직이면 통증이 심해졌다. 지역의 병원에서 약물치료를 받고 통증이 잠시 완화되었지만 효과가 좋지 않아 지인의 소개로 내원하였다.

④ 검사 : 右측 腕掌部(大陵에 해당)에 명확한 압통이 있고 腫脹되었으며 엄지 · 식지 · 중지에 힘이 들어가면 통증이 심해지고 때로는 밤에 통증으로 잠에서 깨었다.

⑤ 변증 : 환자는 주방에서 일을 하는데 手掌에 힘이 많이 들어가고

장시간 반복적인 掌部 노손으로 腕掌部의 氣血이 응체되고 막혀 經脈이 通暢하지 못해 발병한 것으로 우측 수근관증후군으로 진단하였다. 舌苔白, 脈數하였다.

⑥ 治則 : 通絡止痛

1診(13일) : 환자는 위와 같은 증상으로 내원하여 먼저 大陵에 刺鍼하고 국부에 麻脹感이 있으면 留鍼을 하였다. 그런 다음 合谷·內關에 得氣 후 40분 留鍼을 하고 발침 후 大陵·內關에 火罐으로 1분 정도 부항을 하였다. 鍼刺 후 封閉療法을 1회 시술하였다. 1일 1회 치료하였다.

2診(14일) : 환자는 1회의 치료 후 국부의 통증이 다소 경감되었다. 엄지·식지에 힘이 들어갔을 때 통증이 경감되어 같은 방법으로 6회 침치료를 하고 封閉法은 쓰지 않았다.

6診(18일) : 환자는 5회의 치료로 腕掌部의 통증이 모두 소실되어 이번으로 치료를 종료하였다.

⑦ 추적 관찰 : 반년 후에 환자가 다시 내원했는데 모든 기능이 정상으로 회복되었다.

5. 저자 견해

中醫에서는 이 병이 筋脈의 勞傷, 經絡痹阻, 氣血凝滯와 관련이 있으며 鬱閉瘀結한 證에 속한 것으로 본다. 수근관증후군 초기에는 단지 국부에 脹痛이 나타나고, 엄지·식지와 중지에 경미한 麻脹感이 나타날 때 자침치료를 응용하면 효과가 양호하다. 만약 야간에 통증이 심하고, 손가락 끝이 麻脹·疼痛하여 손가락의 기능에 영향을 미친다면 자침으로 효과를 기대하기 어려우므로 疼痛을 없애는데 효과가 양호한 封閉療法을 사용하는 것이 마땅하다. 만약 근육위축이 있으면 疼痛을 완화시킨 후에 다시 전침을 사용하여 위축된 근육을 회복시킨다. 수근관증후군의 치료는 마땅히 病情을 살펴보고 정해야 하는데 일반적으로 모두 만족할 만한 효과를 거둘 수 있다.

제20절 腕部 三角纖維軟骨(TFCC)損傷

완부의 삼각섬유연골손상은 비틀림, 마찰, 견인, 요골원단부의 전위골절 등의 원인으로 완부의 삼각섬유연골손상으로 완부에 동통이 나타나는 것이다.

삼각연골은 완부에 위치하여 섬유연골로 구성되어 있고, 중앙부는 薄片狀을 띠며, 정점(頂點)은 완부의 척골경상돌기 내측면과 이어져 있으며(腕尺側副靭帶 역시 척골경상돌기상에 이어져 있다), 底邊은 橈骨遠端과 척골 가장자리 양측을 연결하고 掌側과 背側 關節 滑膜과 연결되어 있으며, 요골원단에 삼각섬유연골복합체가 부착되어 있고, 주상골・월상골(lunate bone)・삼각골(trifquetral bone)과 더불어 요완관절을 구성하게 된다. 삼각연골의 앞은 前腔이고 뒤는 後腔으로서 중・노년인에게 종종 해당 섬유연골복합체 파열이 일어난다.

주요 작용은 척골과 요골의 원단을 지지하게 하여 분리를 막아 요골이 척골상에서 회전운동을(150° 활동범위) 가능하게 한다. 전완이 중립위일 때, 이곳은 이완된 상태이나, 내회전 시 배측이 일부 긴장하고, 외회전 시 장측이 부분적으로 긴장된다.

이 병은 주로 완관절의 염전손상, 반복마찰, 견인, 요골원단부의 전위골절과 관련되는데 넘어지면서 손바닥으로 착지하여 요완관절이 배측으로 신전된 상태에서 전완이 극도로 내회전(즉 완관절이 약간 배측 신전된 상태에서 외력으로 손이 척측 방향으로 염전굴곡되면서 압박됨)되거나 완관절이 배측 신전된 상태에서 척측으로 회전되어 척골과 삼각골 및 월상골간을 누르게 되면 삼각섬유연골복합체를 긴장 파열하여 찢어져 발생한다.

1. 임상 증상

뚜렷한 외상력이 있으며 척골과 삼각골, 월상골간 접합부(陽池와 陽谷의 사이)에 뚜렷한 종창, 압통, 손으로 쥐는 힘이 현저하게 감소하여 들고 있는 물건을 떨어뜨리고, 배측으로 신전하는 자세 유지 및 척측으로 돌릴 때 동통이 심해진다. 오래된 경우 완관절의 탄발음이 나타난다.

- 검사 : 완관절 배측의 陽池와 陽谷 사이에 뚜렷한 압통이 있으며, 완관절 활동 시 여러 방향으로 상이한 회전 제한이 생기며 척골 하방의 오목한 부위가 소실되고, 삼각섬유연골복합체 압박검사 시 양성이다.

2. 중의 변증 치료

≪傷科補要·手腕骱≫에서는 "…若手掌著地, 只能傷腕. …腕縫必開, 壅腫疼痛"이라고 하였다. 이는 손바닥으로 착지하거나 외력으로 手腕이 직접적인 손상을 입거나 腕部 뼈에 틈새가 생겨 완부 경맥이 손상되어 血液이 脈外로 흘러나와 종창동통이 일어난 것이다. 또한 뼈에 틈새가 생겨 연골조직의 손상으로 발병한다.

초기에는 腕部의 은은통으로 인한 불편감이 있고 통증은 점점 심해져 손상이 심한 사람은 손등에 종창 융기가 있고 굴신 활동에 제한이 생긴다. 특히 신전 시 명확하며 압통이 뚜렷하다.

① 治則 : 通絡止痛

② 혈위 처방 : 養老(患側)·陽池(患側)·四瀆(患側)·中渚(患側)

③ 혈방 해석 : 養老는 手太陽經의 郄穴이다. 陽池는 手少陽三焦經의 原穴이며 三焦原氣를 조정하는 작용이 있다. 四瀆은 手少陽三焦經의 穴이다. 中渚는 手少陽三焦經의 輸木穴이다. 이상의 穴을 조합하면 通絡止痛하는 효과가 있다.

3. 치료

1) 穴位와 鍼法

① 養老(환측) : 前腕背面尺側, 尺骨小頭 近端橈側 오목한 곳에 있다. 30호 1.5촌(40mm) 호침을 취한다. 통상적인 국부 소독 후 약 1.3촌(35mm) 자침한다.

鍼感 : 국부 창통이 있다. (그림 3-23)

② 陽池(환측) : 手腕部의 尺側, 척골경상돌기와 삼각골 간의 오목한 곳에 있다. 30호 1촌(25mm) 호침을 취한다. 통상적인 국부 소독 이후 뼈 사이를 향해 약 0.8촌(20mm) 자침한다.

鍼感 : 국부 창통이 있다. (그림 3-18)

③ 四瀆(환측) : 전완배측에서 陽池와 肘尖 연결선상에서 肘尖 下 5촌으로 척골과 요골 사이에 있다. 30호 2촌(50mm) 호침을 취한다. 통상적인 국부 소독 이후 약 1.8촌(45mm) 자침한다.

鍼感 : 국부 창통이 있다. (그림 3-23)

④ 中渚(환측) : 수배부 第4掌骨間隙의 前端으로 第4掌指關節의 척측 後上方 오목한 곳에 있다. 30호 1.5촌(40mm) 호침을 취한다. 통상적인 국부 소독 이후 陽池 방향을 향하여 약 1.3촌(35mm) 자침한다.

鍼感 : 국부 창통이 있다. (그림 3-23)

2) 體位와 手法 및 療程

환자에게 坐位를 취하게 한 다음 손을 의자의 팔걸이에 놓게 한다. 먼저 陽谿[3]에 瀉法 得氣하고, 다시 養老에 平補平瀉法 得氣하고 나머지 四瀆・中渚에도 平補平瀉法으로 得氣한다. 매번 40분 정도 유침하고 중간에 각 穴에 1회씩 염전을 한다. 발침 후 陽谿를 제외하고 모두 火罐으로 1분 정도 부항을 한다. 매일 1회, 6회를 한 療程으로 하며, 3일을 쉰 후에 다시 시술한다. 효과는 있으나 아직 호전되지 않으면 다시 침을 놓고, 6회에도 무효하거나 완치되었다면 치료를 종료한다. 기능 제한이 있으면 전침치료를 추가한다.

3) 편역자 주 : 原文에는 陽谿로 되어 있으나 治療의 穴位가 陽池로 되어 있으므로 陽池일 것으로 생각된다.

4. 임상례

① 葉某某, 男, 21세

② 主訴 : 2주 전부터 우측 腕部 손상 후의 동통

③ 현 병력 : 환자는 2주 전에 넘어지면서 우측 腕部에 손상을 입어 처음에는 통증이 명확하지 않으나 2일 후에 점점 심해지고 물건을 잡을 때, 손을 뒤로 젖히고 버틸 때 혹은 尺側으로 앞으로 回旋할 때 통증이 심해졌다. 지역의 병원에서 약물치료를 받고 통증이 잠시 완화되었지만 효과가 좋지 않아 지인의 소개로 내원하였다.

④ 검사 : 右側 腕尺部(陽池에 해당)에 명확한 압통이 있고 腫脹되었으며 손을 뒤로 제껴 버틸 때 혹은 尺側으로 앞으로 回旋할 때 통증이 심해졌다. 완관절 활동 시 모든 방향에서 다른 정도의 활동 제한이 있으며, 尺骨下方의 凹陷이 消失되고 三角纖維軟骨盤擠壓검사는 양성이었다.

⑤ 변증 : 환자는 학생으로 2주 전에 공놀이를 하다가 넘어지면서 우측 완부의 손상을 입어 骨縫이 찢어지고, 右側腕部의 尺側三角軟骨에 직접적인 손상을 입었다. 손상 후 筋脈이 이탈하고 瘀血이 脈外로 나오고, 국부의 經脈이 通暢하지 못해 발병한 것으로 右側腕部 三角軟骨損傷(TFCC)으로 진단하였다. 舌紅苔白, 患側脈細數하였다.

⑥ 治則 : 通絡止痛

1診(10일) : 환자는 위와 같은 증상으로 내원하여 먼저 陽池에 刺鍼하고 국부에 痲脹感이 있으면 留鍼을 하였다. 그런 다음 養老·四瀆·中渚에 得氣 후 40분 留鍼을 하고 1일 1회 치료하였다.

2診(11일) : 환자는 1회의 치료 후 국부의 통증이 다소 경감되었으나 腕部 활동 시 腕尺側의 통증이 여전히 심해 같은 방법으로 6회까지 침치료를 하였다.

6診(15일) : 환자는 5회의 치료로 腕尺側의 통증이 모두 소실되었

고, 침을 무서워해 이번으로 치료를 종료하였다.

⑦ **추적 관찰** : 반년 후에 환자가 다시 내원했는데 모든 기능이 정상으로 회복되었다.

5. 저자 견해

삼각연골 주위는 특수한 구조로 되어 있어 일반적으로 손상을 잘 받지 않는다. 그러나 腕部는 인체에서 활동량이 제일 많은 부위로 활동범위가 가장 넓은 관절이다. 큰 폭의 회전, 반복적인 마찰, 견인 혹은 낙상 시 손바닥으로 착지를 하는 것 등으로 인해 손바닥 뼈의 틈새가 찢어지는 것이 이 병의 가장 흔한 원인 중 하나다. 이는 주상골 골절, 월상골 무균성 괴사와 혼동되기 쉬우며 위의 두 병증은 국부 압통의 위치가 다르며 X선을 통해 진단할 수 있다. 또한 완관절의 급성 염좌와 혼동되기 쉬우나 이는 化瘀藥物치료로 쉽게 회복된다.

급성기에 자침치료를 응용하면 비교적 좋은 지통 소종 작용 및 완관절 기능 회복 작용을 한다. 단 陽谿[4]에 자침 시 뼈 사이에 이르도록 직접 자침해야 하는데 자침하기가 어렵고, 동통이 있기 때문에 환자들은 맞기 힘들어 하지만 치료받은 환자들은 어느 정도 만족할 만한 효과를 거둘 수 있다. 만약 기능 장애가 동반될 때는 전침치료를 가할 수 있으며, 양호한 효과를 거둘 수 있다.

제21절 屈指筋腱腱鞘炎

굴지근건건초염은 중국에서 彈響指・扳機指・彈撥指 등으로 부르는데, 이는 手掌側 屈指筋腱의 염증으로 인해 손가락 관절운동의 장애

4) 편역자 주 : 原文에는 陽谿로 되어 있으나 治療의 穴位가 陽池로 되어 있으므로 陽池일 것으로 생각된다.

를 일으키는 임상병증을 말한다.

屈指筋腱(flexor digitorum muscle)은 수근관으로부터 손바닥에 진입하여 몇 組로 나누어지는데, 주로 다섯 손가락을 굴곡시키는 작용이 있다. 指淺屈筋腱 4조, 指深屈筋腱 4조 및 1조의 拇長屈筋腱(flexor pollicis longus muscle)으로 이루어져 있다. 각각의 근건은 모두 근위지골처에 있고, 상응하는 指淺屈筋腱이 교차한 가운데를 뚫고 지나 手指末節指骨底에서 끝난다. 指屈筋腱의 외측에는 腱滑液鞘가 있는데, 鞘의 밖에는 단단하고 탄성이 있는 골섬유의 초가 둘러싸고 있다. 이는 손가락의 정상 운동 시 건초 內의 활액이 손가락의 관절에 윤활 작용을 한다. 그 주요 작용은 遠位指節關節의 굴곡이지만 동시에 指淺屈筋腱을 近側指間 관절로 굽히는 데 도움을 준다.

1. 임상 증상

이 병증은 여성에서 많이 발생을 하는데, 직업(방직, 포장, 제도, 기계조립 등)으로 인한 과로와 유관하다. 선천적인 경우도 있는데, 출생 후 12~18개월 된 아이에게도 엄지의 동작이 부드럽지 못한 경우가 발견되는 수도 있다. 보통 엄지·중지 및 무명지에서 많이 발견된다. 주요 병인으로는 수지관절을 장시간 많이 쓰면 深淺屈指筋腱이 마찰 손상되어 腱鞘 外面을 싸고 있는 섬유초의 손상을 일으켜 만성적인 무균성 염증을 일으키고, 오래되면 부종, 연골의 변성과 석회화, 管腔의 유착과 협착, 근건이 팽대하여 굵어지면 굴신 활동 시에 深淺屈筋筋腱이 협착된 腱鞘를 억지로 지나게 될 때, 捻發音 및 동통이 나타난다.

발병의 초기에는 주로 掌指關節을 掌側으로 운동할 때 시큰한 감이 있고, 움직임이 원활하지 못하여 물건을 쥐는 힘이 약하며, 관절의 굴신이 힘들다가 계속해서 關節掌側 병변 부위에 腱鞘가 새끼줄 모양의 딱딱한 형태로 출현하여 점점 증대되면 손가락의 굽힘이 제한을 받는다. 증상이 비교적 가벼울 때는 그나마 힘을 주어 풀 수 있으나, 증상이 비교적 중한 경우에는 끼어들어 능동적으로 풀려고 할 때 통증이 심해져 屈指筋腱의 운동 기능에 영향을 주어 병변 부위의 관절이 더욱 뻣뻣하게 강직된다. 그 병변 부위의 손가락 관절에서 분명한 압통점과 새끼줄 모양의 물질이 만져진다.

● 검사 : 병이 생긴 국부의 장측굴근건(대부분 장지관절굴근건)처에 분명한 압통이 있는데, 대부분 손가락을 굽히거나 펼 때 捻發音이 나타난다.

2. 중의 변증 치료

中醫에서는 이 병이 손바닥의 氣血이 조화롭지 못하고, 經絡의 운행이 不暢하며, 經筋이 손상을 입고, 寒濕이 絡脈에 응체된 것 등과 관련이 있다고 본다. 그래서 ≪素問 · 五臟生成篇≫에는 "掌受血而能握, 指受血而能攝"이라는 말이 있다. 수지굴근건초는 근막이 增厚한 부분으로 지굴근건의 앞면과 양측을 포괄하고 指骨의 양측에 부착되어 指骨과 함께 하나의 골성 섬유관을 형성한다. 그러므로 과도한손가락의 굴신운동은 길고 좁은 골성 섬유관 내에서 반복적인 마찰을 하거나 指深, 淺屈筋腱이 서로 마찰하여 손상을 입게 된다. 혹은 힘 주어 물건을 잡을 때 섬유관 내의 掌骨頭가 압박을 받아 손상 후 건초의 유착으로 좁아지거나 근건 비후 등의 변화가 일어나는데 이처럼 손을 많이 쓰는 일을 하는 사람들에게 주로 발병된다.

발병은 엄지에서 제일 많고, 그 다음은 식지 · 중지 · 무명지이다. 발병은 완만하고 초기에는 단지 손가락 관절의 굴신불리와 손바닥의 통증이 있을 뿐이며 아침 기상 후 혹은 힘들 때 증상이 뚜렷해진다. 중 · 후기 환자의 장지관절장면에 경결이 명확하게 만져지며 특히 엄지에 더욱 뚜렷하다. 국부에 명확한 압통이 있고 건초관 입구의 협착으로 딱딱하게 변해 있으며, 손가락 굴신 시 팽대된 경결이 좁은 관을 통과하기 더욱 어려워 건측 손으로 손가락을 펼 때 장지관절의 염발음이 생길 수 있다. 그래서 '扳機指' 혹은 '彈撥指'라고도 한다. 환측의 손은 따뜻한 것을 좋아하고 찬 것을 싫어하며 열을 만나거나 약간의 움직임이 있을 때 통증이 경감된다.

① 治則 : 通絡止痛

② 혈위 처방 : 痛點(患側) · 大陵(患側)

③ 혈방 해석 : 大陵은 手厥陰心包經의 輸 · 土 · 原穴이며 掌指筋腱이 모이는 부위이다. 이 穴을 선택한 것은 掌筋脈의 氣血을 소통시키기 위함이고 여기에 국부의 痛點을 함께 刺鍼하면 通絡止痛하는 효과가 있다.

3. 치료

1) 穴位와 鍼法

① 壓痛點(患側) : 병이 있는 쪽의 掌側에서 가장 분명한 압통점이나 包塊가 있는 곳을 찾는다. 30호 1촌(25mm) 호침을 취한다. 국부에 통상적으로 소독한 후, 掌指關節을 향해 약 0.5촌(15mm) 정도 직자한다.

鍼感 : 국부 창통이 있다. (그림 3-25)

② 大陵(患側) : 掌側의 손목, 손목횡문선의 중점으로 요골완굴근건과 장장근건 사이의 오목한 곳에 있다. 30호 2~3촌(50~75mm) 호침을 취한다. 국부는 통상적인 소독을 한 다음 먼저 피하에 자침한 후 압통점을 향해 平刺로 조정하여 掌指關節處에 도달하면 멈춘다. 만일 여러 腱鞘에서 통증을 발한다면 여러 개의 호침을 사용하여 위와 같이 통점을 향해 자침한다.

鍼感 : 모두 국부의 脹刺痛이 있다.(그림 3-25)

2) 體位와 手法 및 療程

환자는 坐位를 취하게 하고, 먼저 통점 혹은 포괴의 압통이 제일 명확한 부위에 瀉法으로 進鍼을 하고 大陵에 위와 같은 방법으로 補法으로 進鍼을 한다. 만약 여러 개의 건초가 동시에 발병이 되었다면 이상의 刺法을 補法으로 進鍼을 한다. 40분 정도 유침하며 大陵 발침 후

火罐으로 1분 정도 부항을 한다. 매일 1회, 6회를 한 療程으로 한다. 효과가 없으면 사용을 중지하고 봉폐요법을 시술한다.

附 封閉療法

- 약물 : Prednisolone鹹劑 25mg 혹은 Triamcinolone acetonide鹹劑 40mg, 브로카인 20mg 혹은 리도카인 20mg
- 방법 : 5ml 소독된 주사기에 소독된 6호 근육주사침을 끼워 위의 약물을 흡입하여 준비한다. 병이 있는 쪽의 장측관절처에 명확히 느껴지는 압통점이나 새끼줄 모양의 물건이 만져지는 곳을 찾아 국부를 통상적인 소독 후, 통점에 직자를 하되 뼈에 닿으면 조금 빼고, 피스톤을 약간 후퇴하여 피가 흡입되지 않으면 약을 주입한다. 1주에 1회를 시술하고, 통점 한 개에 대해서 3회 시술을 한 療程으로 한다. 효과가 없으면 사용을 중지한다. 만약 여러 개의 통점이 동시에 나타나면 가장 아픈 점을 먼저 봉폐치료하고 매주에 1개의 통점을 봉폐한다. 단 봉폐의 횟수는 6회를 넘지 않는다.

4. 임상례

① 趙某某, 女, 45세

② 主訴 : 2개월 전부터 우측 엄지 掌側의 동통

③ 현 병력 : 환자는 2개월 전부터 우측 엄지 掌側의 동통이 시작되어 처음에는 통증이 명확하지 않았으나 점점 심해져 최근 1개월에는 엄지 굴곡 및 거상 시 탄발과 함께 통증이 있었다. 지역의 병원에서 약물치료를 받고 통증이 잠시 완화되었지만 효과가 좋지 않아 지인의 소개로 내원하였다.

④ 검사 : 右側 엄지 第一掌指關節의 屈筋腱 부위에 딱딱한 경결양의 포괴가 명확하게 만져지며 압통을 수반하고 국부에 종창이 있고 엄지 신전 시 탄발음과 동통이 있었다.

⑤ 변증 : 환자는 방직업에 종사하며 장시간 근무로 掌側의 근육, 근

건의 勞損이 있고, 또한 우측 엄지는 활동량이 제일 많은 곳이므로 장지근건의 손상이 제일 많았다. 右側拇指屈筋腱腱鞘炎으로 진단하였다. 舌苔白, 脈細數하였다.

⑥ 治則 : 通絡止痛

1診(10일) : 환자는 위와 같은 증상으로 내원하여 먼저 痛點에 刺鍼하고 痛點이 딱딱해 26호로 刺鍼하였다. 국부에 麻脹感이 있으면 留鍼을 하였다. 그런 다음 大陵에 得氣 후 留鍼을 하고, 발침 시 위의 봉폐요법을 1회 사용하였다. 1일 1회 치료하였다. 이번에만 封閉法을 썼다.

2診(11일) : 환자는 1회의 치료 후 국부의 통증이 다소 경감되었으나 엄지 신전 시 탄발음과 함께 통증이 남아 있어 같은 방법으로 6회 침치료를 하였다.

6診(15일) : 환자는 5회의 치료로 엄지 신전 시의 탄발음과 함께 통증이 거의 소실되어 치료 종료를 원해 치료를 종료하였다.

⑦ 추적 관찰 : 반년 후에 환자가 다시 내원했는데 모든 기능이 정상으로 회복되었다.

5. 저자 견해

이 병은 임상에서 자주 볼 수 있는 掌部 동통 질환으로 손을 많이 쓰는 사람에서 다발한다. 엄지가 제일 많고 그 다음은 식지·중지·무명지이다. 굴지근건건초염에 자침을 응용하면 일정한 지통 효과가 있다. 그러나 치료를 위해서는 봉폐요법을 써야 한다. 봉폐요법에서 약물을 투입한 후 2시간 전후에서 동통이 점차 가중됨을 느끼게 되나, 이는 약물의 흡수반응이 원래 그렇다고 환자에게 일러두어 환자가 겁내지 않도록 한다. 일반적으로 하루 정도면 통증은 점차 소실된다. 만일 봉폐요법 1~2회로 병이 치료되면 사용을 중지한다. 이 병은 쉽게 재발되며, 재발이 되더라도 위와 같이 치료하면 역시 효과가 있다.

제4장
下肢部 손상질환

제4장

下肢部 손상질환

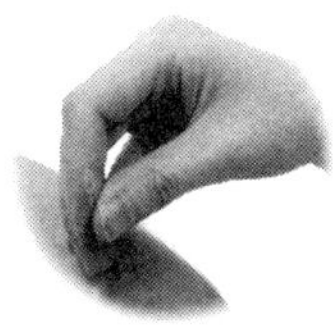

이 장에서는 주로 인체 하지부 손상으로 인한 통증을 위주로 하고 臀部, 股部前後, 膝關節部, 膕部, 小腿脛骨前部, 小腿後部, 踝關節部, 跟腱, 趾跖部 등의 筋肉, 筋腱, 骨質損傷病變의 진단과 임상 침자치료에 대해 서술하였다.

하지부 병증의 발병병인과 진단요점을 통해 결론을 도출하고 침자치료에 대해 소개를 하였다. 이 장은 모두 23절로 23종의 병증을 다루며 각 절의 앞부분은 현대의학에서의 발병, 병인과 진단요점에 대해 서술하고 뒷부분에는 중의학적 변증치료 원리와 유형별로 분류를 했으며 각 분류에 따른 주증, 治則, 혈위 처방, 자법 등을 자세하게 서술을 하고 삽화을 통해서 학습하기 쉽도록 하였다. 각 분류에의 치료穴의 조합은 精選한 것 혹은 저자가 임상에서 임상 경험에 따른 조합이다. 療程에서는 각 치료단위마다 치료를 쉬는 시간, 치료 중 주의해야 할 것을 자세하게 소개하였다.

마지막으로 저자 견해에서는 해당 병증에 대한 치료 효과에 대한 평가와 치료 및 치료 후 주의해야 할 사항에 대해서 구체적으로 설명하였다.

제1절 坐骨結節滑液囊炎

좌골결절활액낭염은 坐骨結節과 筋腱의 사이에 있는 일종의 무균성 염증으로서, 임상에서는 보통 坐骨의 동통 증후가 보인다.

좌골결절의 위치는 坐骨大空 前上方, 고관절 외측에 있다. 좌골결절활액낭은 좌골결절 외측의 坐骨突起와 근육 사이에 있다. 활액낭은 결체조직 중 낭 형태의 間隙으로서 그것의 내벽은 활막이 되며, 낭내에는 약간의 활액이 있어 운동 시 윤활작용을 한다.

이 병은 장기간 앉아서 작업하는 사람에게 다발하며, 비교적 마르고 체약한 중년노인에게 많다. 그 주요 병인은 장기간 앉아 있음으로써 좌골결절활액낭이 압박과 마찰을 받아 활액낭 내에 무균성 염증이 발생하고, 낭벽이 점점 비후되거나 섬유화 변성이 되는 것이다. 소수의 환자는 털썩 주저앉으면서 臀部에 손상을 입어 국부 종창이 발생하기도 한다.

1. 임상 증상

주요 임상 증상으로는 국부 종창 · 압통 · 앉을 때나 계단을 올라가려고 다리를 들 때 동통이 있다. 좌골결절 부위의 심층에서 주위가 분명한 타원형 腫物과 좌골결절 유착이 만져지며, 운동 후 심해지고, 휴식 후 감소된다. 심하면 좌골신경 분포 구역 내에 통증이 파급된다. 다만 통증이 비교적 가볍다.

2. 중의 변증 치료

中醫에서는 이 병의 발생이 氣滯血瘀와 관련이 있고 장시간 앉아 있거나 좌골결절에 인대가 반복적인 견인손상으로 좌골결절 내의 經絡이 장시간 압박을 받거나 손상을 입어 국부 經絡의 氣血이 막혀 運行이 不暢하고, 좌골 결절부에 오래된 어혈이 막혀 국부 經絡의 기혈이 통하지 않아 통증이 발생한 것으로 중의에서의 '着痹'와 부합이 된다.

급성은 발병이 급하고 2~3일 내에 염증이 최고에 달하며 국부에 종창, 동통, 압통, 파동성 포괴 등이 출현한다. 만성은 발병이 완만하나 점점 심해지며 초기에는 장시간 보행, 坐位 유지 후에 좌골결절 부위에 국소적으로 酸脹감이 있으며 통증은 심하지 않고 하지 활동에 영향을 미치지 않는다. 病情이 발전됨과 함께 좌골결절 부위에 파동성 포괴가 출현되거나 국부에 압통이 생기고 운동을 하거나 압박을 받으면 심해지며 휴식을 하거나 온열을 가하면 경감된다. 포괴가 커지거나 국부의 압박과 유착이 생기면 좌골공을 지나는 좌골신경에 영향을 미쳐 하지에 견인통이 생길 수 있으나 그 증상은 심하지 않다.

① 治則 : 活血祛瘀止痛

② 혈위 처방 : 壓痛點(患側)・秩邊(患側)・委中(患側)

③ 혈방 해석 : 秩邊은 足太陽膀胱經의 穴이며, 委中은 足太陽膀胱經의 合穴이다. 여기에 壓痛點을 함께 刺鍼하면 活血祛瘀止痛하는 효과가 있다.

3. 치료

1) 穴位와 鍼法

① 壓痛點(患側) : 좌골결절 구역 내 압통이 가장 분명하게 나타나는 곳이다. 30호 3촌(75mm) 호침 2개를 선택한다. 국부에 통상적인 소독 후 통증이 분명한 곳에 침 2개를 傍刺하여 모두 좌골결절 내의 腫塊를 향해 약 2.8촌(70mm) 자침한다.

鍼感 : 局部 脹痛 혹은 하지를 향한 방산통이 있다. (그림 4-1)

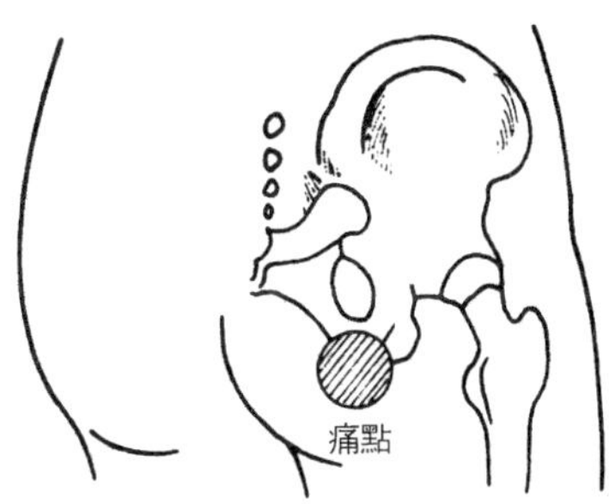

그림 4-1

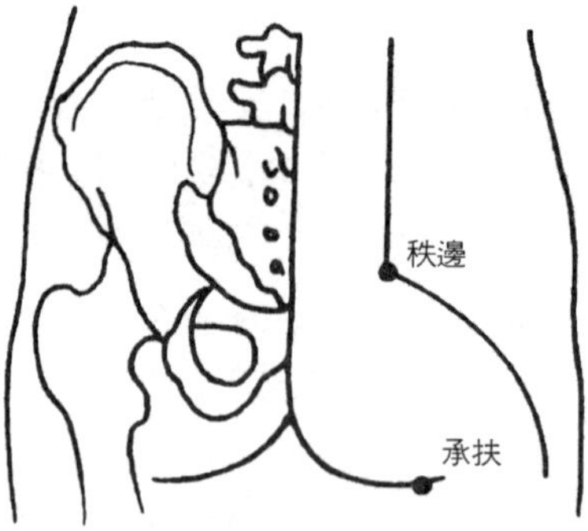

그림 4-2

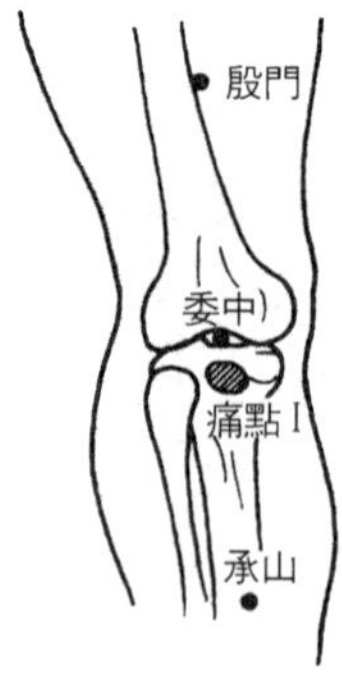

그림 4-3

② 秩邊(患側) : 둔부에서 제4천추후공과 수평하게 薦椎 정중선에서 양방 3촌, 즉 腰兪穴의 外側 3촌에 있다. 30호 3촌(75mm) 호침으 선택한다. 국부에 통상적인 소독 후 약 2.8촌(70mm) 直刺한다.
鍼感 : 局部 脹痛이 있다. (그림 4-2)

③ 委中(患側) : 오금 부위 횡문 중점인 대퇴이두근근건과 반건근근건의 중간에 있다. 30호 2촌(50mm) 호침을 취한다. 국부에 통상적인 소독 후 상방을 향하여 약 1.8촌(45mm) 斜刺한다.
鍼感 : 膕部 脹痛 혹은 소퇴 후면부로 방산된다. (그림 4-3)

2) 體位와 手法 및 療程

침자는 초기에 활액낭 내에 삼출액이 많지 않을 때 사용된다. 환자는 엎드린 자세를 취하고, 먼저 좌골결절에 압통이 명확한 부위를 찾고 2cm 간격으로 傍刺하며 모두 瀉法으로 進鍼하며 秩邊·委中에 平補平瀉法으로 進鍼을 한다. 40분간 유침한 후 발침을 하며 발침 후 火罐으로 1분 정도 부항을 한다. 매일 1회, 10회가 하나의 療程이 되며, 5일 휴식 후 다시 시술한다. 효과는 있으나 완치가 되지 않으면 다시 자침을 하고 10회 치료에도 효과가 없거나 완치가 되었다면 치료를 멈춘다. 만약 국부에 유착이 있어 다리를 들어 올리지 못하면 여기에 전침 자극을 추가한다.

附 封閉療法

이 요법은 좌골결절 활액낭 내에 삼출액이 많은 환자에게 적용된다.

- 약물 : Hydroprednisolone鹹 25mg(1ml) 혹은 아세토니드(Triamcinolone Acetonide) 40mg, 브로카인침 20mg 혹은 리도카인 20mg
- 방법 : 5ml와 10ml의 소독된 주사기와 7호 10cm 길이의 봉폐주사침, 7호의 근육주사침을 준비한다. 5ml에는 7호 주사침을 끼워 위의 약물을 흡입하여 준비한다. 좌골결절 내 파동성 포괴가 있는 부위에 10ml 주사기에 7호 봉폐 주사침이 있는 주사기로 포괴의 최고점에 진침을 하여 액체를 완전히 흡입하고 5ml주사기로 약을 천천히 주입한다. 약물을 주입하고 나서 마른 솜으로 국부를 압박해 출혈을 방지한다. 1주에 1회를 시술하고, 3회 시술을 하나의 療程으로 하며, 효과가 없거나 활액낭 내에 액체가 없으면 사용을 중지하거나 침자치료로 전환한다.

4. 임상례

① 柴某, 男, 28세

② 主訴 : 한 달 전부터 우측 둔부의 동통

③ 현 병력 : 환자는 한 달 전에 농구를 하다가 넘어졌다. 처음에는 통증이 명확하지 않으나 점점 심해져 반달 전에 통증이 극렬해지고 우측 둔부 하면에 파동성 포괴가 만져졌다. 지역의 병원에서 약물치료를 받고 통증이 잠시 완화되었지만 효과가 좋지 않아 지인의 소개로 내원하였다.

④ 검사 : 右측 둔부에 동통이 있고 파동성 포괴가 만져지며 명확한 압통이 있다. 움직임 시작 시 통증이 증가되나 움직이고 나서 통증이 감소되었고, 좌위 유지 시 통증이 심하였다.

⑤ 변증 : 환자는 농구를 좋아하는 사람으로 우측 둔부에 외상을 입어 국부의 기혈이 응체되어 막혀 經脈이 通暢하지 못해 발병한 것으로 우측 좌골결절활액낭염으로 진단하였다. 舌紅苔絳, 脈數하였다.

⑥ 治則 : 活血祛瘀止痛

1診(10일) : 환자는 위와 같은 증상으로 내원하여 먼저 우측 둔부에 압통성 포괴가 있는 부위를 찾아 봉폐법으로 액체를 흡출하고 秩邊·委中에 得氣 후 40분간 留鍼하고 발침 후 火罐으로 1분 정도 부항을 했다. 1일 1회 치료하였다.

2診(11일) : 환자는 1회의 치료 후 통증이 다소 경감되었고 움직임 시작 시 혹은 좌위 시 통증이 감소되었다. 같은 방법으로 6회 침치료하였으며 더 이상 봉폐법은 쓰지 않았다.

6診(15일) : 환자는 5회의 치료로 통증이 모두 소실되었고, 이번으로 치료를 종료하였다.

⑦ 추적 관찰 : 반년 후에 환자가 다시 내원했는데 모든 기능이 정상으로 회복되었다.

5. 저자 견해

중의에서는 이 병의 발생이 氣滯血瘀와 관련이 있다고 여긴다. 좌골결절활액낭염은 임상에서 흔히 볼 수 있는 질환은 아니다. 주로 장시간 좌위에 있거나 반복적인 좌골결절 활액낭의 견인, 압박, 마찰 등의 손상으로 활액낭의 급·만성 염증으로 일어나 급성 발작성 좌골결절활액낭 혹은 만성 활액낭염이 일어난다. 급성은 발병이 급박하고, 만성은 발병이 완만하며 病情이 점차 심해진다.

저자는 좌골결절활액낭염에 대한 침자치료를 함에 주로 만성의 초기 혹은 급성 활액낭염의 봉폐요법 사용 후에 국부에 부분적인 증상이 남아 있을 때 사용하였다. 침자치료를 응용하면 지통작용이 양호하며 또한 유착을 제거할 수 있다. 삼출액이 비교적 많을 때는 되도록 일찍 봉폐요법을 하는데 그 관건은 낭 내에 정확하게 자입을 해서 액체를 말끔하게 흡입하는 데에 있으며 여기에 약물을 주입하면 이상적인 치료 효과를 기대할 수 있다. 그렇지 않으면 일정한 효과를 얻기 힘들다. 낭 내 유착이 있으면 기본적인 침자치료에 전침치료를 더해야 하며 전침을 사용하는 것이 유착을 제거하는 가장 좋은 방법이다. 치료기간 중에는 환자가 너무 조급하게 생각하지 않도록 하며, 경미한 하지 운동을 하고, 극렬한 운동을 하거나 오래 앉아있지 않도록 한다. 평상시에 비교적 부드러운 좌석 혹은 타원형 공기 좌석을 사용하도록 한다. 이 증상은 치료 후에도 쉽게 재발되므로 만약 재발하였다면 조기에 치료를 하는데 위와 같은 방법으로 치료하면 좋은 효과를 거둘 수 있다.

제2절 梨狀筋(Piriformis m.)症候群

이 병증은 이상근이 外傷 혹은 노동으로 인한 손상 등으로 인하여 상처를 입으면 局部 坐骨神經幹 및 혈관이 자극을 받아 압박됨으로써 나타나는 일련의 임상 증후군으로 임상에서 많이 볼 수 있는 좌골신경통성의 병증 중의 하나이다.

이상근은 천추의 전면 측부에서 시작하여 좌골공을 경유하여 골반으로 나와 대전자의 후내측면에서 끝나며, 주요 기능은 대퇴를 외선하는 것이다. 이상근은 좌골공을 상하로 나누어 이상근상공과 이상근하공이 된다. 상공(상연은 坐骨大孔 切痕이 되고, 下緣은 梨狀筋 上緣이 된다)에는 臀上動脈, 臀上靜脈 및 臀上神經이 통과한다. 하공에는 陰神經, 股後皮神經, 坐骨神經, 臀部神經 및 臀下動・靜脈이 통과한다. 좌골신경과 이상근은 가장 밀접한 관계가 있다. 주로 坐骨神經幹은 梨狀筋下孔을 경유하여 골반으로 들어가 臀部에 이른다. 그러므로 이상근 자체의 병변은 좌골신경 분포 구역에 직접 영향을 준다.

이상근증후군은 이상근 자체의 손상이 그 부근의 조직 혹은 통과하는 혈관, 신경에 누적된 영향을 주어 나타나는 일련의 종합성 증후이다. 그 주요 원인은 하지염좌, 견부에 무거운 것을 지거나 오래 서 있거나 오래 쪼그리고 앉아 있음으로써 이상근의 만성적인 손상이 일어난 경우와 外力으로 인하여 이상근 근막과 부분적인 근섬유의 파열, 혹은 소골반의 염증이 이상근에 파급됨으로써 병리 변화가 나타난다.

1. 임상 증상

주로 臀部 증상이며 坐骨神經과 연관된 분포 구역 내의 동통, 患肢가 약간 짧다는 느낌, 걸을 때 경도의 跛行, 臀部酸脹, 沈重, 患肢의 대퇴 후측 및 소퇴의 외측에 방사통과 피부 감각 감소, 손상이나 피로도가 비교적 중하면 보행 시 환지의 跛行이 분명하고, 둔부 동통이 小腹部 및 大腿 후면과 小腿의 외측을 향하여 확산되고, 陰部는 편하지 못하거나 음낭 및 고환은 당겨지는 통증이 있다. 兩下肢가 지면과 수직되는 위치에서 통증이 있고, 患肢를 外旋, 굴곡 시 통증이 심해지며 內旋 시 감소하고, 복부에 힘을 줄 때(기침, 재채기) 放射痛이 나타나며, 운동 시 심해지고, 휴식 후 통증이 감소한다. 병이 오래되면 어떤 환자에서는 小腿 외측의 근육 위축이 나타난다.

● 검사 : 臀部 酸脹, 沈重痛, 坐骨神經 분포 구역 내에 放射痛 혹은 壓痛이 있고, 患肢 外旋時 통증이 심해지며, 內旋時 감소하고, 운동 후 심해지며, 휴식 후 감소한다.

2. 중의 변증 치료

중의에서는 이상근증후군이라는 병명이 없고 임상 특징을 근거로 보면 痺證 범주에 속한다. 이 병의 발생은 腠理가 空虛하고, 榮衛가 치밀하지 못하여 寒濕邪가 침입하면 經脈이 막혀 기혈의 운행이 不暢하여 寒濕痹証이 일어난다. 원래 陽盛之體로 체내 蘊熱한데 風·寒·濕邪가 침입하면 化熱되어 濕熱痹証이 일어난다. 하지의 염좌, 둔부의 외상, 견부에 무거운 물건을 짊어지거나, 오래 서거나, 오래 쪼그려 앉고 나서 염좌상 등으로 氣滯와 瘀血로 인하여 經脈이 막히면 통증이 일어난다. 후자가 이 병증의 주요 발병 원인이다. 시간이 오래 지나 病邪가 고착되어 잘 낫지 않으면 氣血이 부족하여 筋脈이 영양공급을 못하므로 둔부 근육 혹은 비복근의 위축이 일어나 筋痺의 임상 특징이 나타난다.

임상에서의 주요 증상은 臀腿部의 통증이며, 이 병의 주 원인은 이상근 자체의 병변으로 이상근 상·하공을 통과하는 신경, 혈관에 영향을 미쳐 발생한다. 그러므로 대부분 둔부에 괴로운 통증 혹은 酸脹 불편감이 있고 좌골신경이 분포하는 부위에 동통을 동반하기도 한다. 대부분 침대에 누워 휴식을 취하면 증상이 경감되고, 기침, 재체기 혹은 대변을 볼 때 통증이 증가된다. 일부 환자는 소복, 회음부로 방산되기도 하며, 일부는 血脈이 막혀 있는데, 風·寒·濕邪가 침범하여 둔부에 극렬한 통증이 나타나 일상생활에 영향을 미치고 야간통증으로 수면장애를 일으키기도 한다.

급성 외상으로 발병된 것은 발병이 급박하여 2~3일내 혹은 1주일내에 동통이 최고조에 이르고 일반적으로 요부에 명확한 동통이나 압통이 없고, 이상근의 심부에 명확한 압통이 있으며 좌골신경이 분포하는 부위에 따라 통증이 있고 이상근 부위에 근육의 종창, 혹은 띠 모양의 경결 조직을 촉지 할 수 있다. 만성은 대부분 風·寒·濕邪가 둔부에 침습되어 발병하는데 발병이 완만하고 초기에는 단지 이상근 국부의 산창 불편감만 있다. 중·후기에는 이상근 구역의 통증이 있거나 좌골신경 분포 부위에 따라 동통 혹은 麻脹感이 있으며 일부에서는 대둔근, 중둔근과 종아리의 근육 이완, 혹은 위축이 나타나기도 한다. 寒氣를 만나면 통증이 심해지고 따뜻하면 완화된다.

① 治則 : 驅寒除濕止痛

② 혈위 처방 : 環跳·承扶·殷門·委中·承山

③ 혈방 해석 : 環跳는 足少陽膽經의 穴이며, 足少陽·太陽 二脈이 만나는 곳이다. 承扶·殷門·委中·承山은 모두 足太陽膀胱經의 穴이다. 委中은 足太陽膀胱經의 合穴이다. 위 穴을 함께 刺鍼하면 驅寒除濕止痛하는 효과가 있다.

3. 치료

1) 穴位와 鍼法

① 環跳(患側) : 臀部 외측 하부에 있다. 股骨大轉子에서 가장 높은

지점과 천골열공 연결선의 외측 1/3과 중간 1/3의 교차점에 있다. 30호 4촌(100mm) 호침을 선택한다. 局部는 통상적인 소독을 하고 좌골공을 향하여 약 3.8촌(90mm) 자침한다.

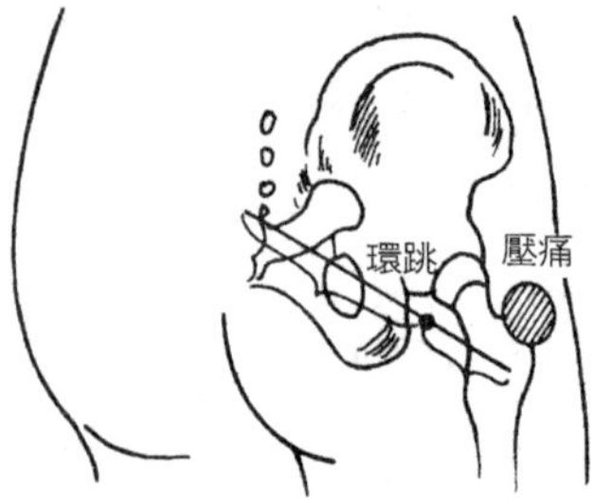

그림 4-4

鍼感 : 局部 脹痛 혹은 下肢 및 足部를 향하여 放散한다. (그림 4-4)

② 承扶(患側) : 大腿 후면의 上部, 臀部 아래 橫紋의 中點處에 있다. 30호 3촌(75mm) 호침을 선택한다. 국부에 통상적인 소독을 하고 약 2.8촌(70mm) 직자한다.

鍼感 : 局部 脹痛 혹은 同側 下肢 및 足部를 향하여 방산한다. (그림 4-2)

③ 殷門(患側) : 大腿 후면의 中部에 있다. 즉 承扶와 委中(오금 橫紋 중앙) 연결선상, 承扶 下 6촌에 있으며, 엎드려서 取穴한다. 30호 2.5촌(65mm) 호침을 선택한다. 국부에 통상적인 소독을 하고, 약 2.3촌(60mm) 直刺한다.

鍼感 : 局部 脹痛 혹은 同側 下肢 및 足部를 향하여 방산한다. (그림 4-3)

④ 委中(患側) : 오금 橫紋 中點處에 있으며, 大腿二頭筋筋腱과 半腱筋筋腱 사이에 있다. 30호 2.5촌(65mm) 호침을 취한다. 局部는 통상적인 소독을 하고, 2.3촌(60mm) 위로 斜刺한다.

鍼感 : 局部 脹痛이 있거나 소퇴 후면을 향해 방산된다. (그림 4-3)

⑤ 承山 : 소퇴 후면부 정중앙에 위치하며, 委中 下 8촌 혹은 족외과첨 上 8촌에 있으며 소퇴를 펴거나 踝관절 신전 시 비복근 근복에 오목한 부위이다. 30호 2촌(50mm) 호침을 취해 국부에 통상적인 소독을 하고 약 1.8촌(45mm) 직자한다.

鍼感 : 국부 창통이 있다. (그림 4-3)

2) 體位와 手法 및 療程

환자는 엎드린 자세를 취하고 먼저 環跳에 사법으로 進鍼 후 득기를 하고 承扶·殷門·委中에 平補平瀉法으로 進鍼 후 得氣를 한다. 약 40분간 留鍼하고 발침 후 火罐으로 1분 정도 시술한다. 매일 1회, 10회를 한 療程으로 하며 5일 휴식 후 다시 시술한다. 효과는 있으나 아직 호전되지 않으면 다시 치료를 하고 10회를 치료하여도 효과가 없거나 완치가 되었다면 치료를 종료한다.

4. 임상례

① 李某, 男, 28세

② 主訴 : 한 달 전부터 우측 둔부의 외상 후 동통

③ 현 병력 : 환자는 한 달 전에 넘어지면서 우측 둔부에 타박상을 입었다. 처음에는 통증이 명확하지 않으나 1주일 후에 점점 심해졌다. 처음에는 단지 둔부 통증만 있었으나 점점 하지로 방산되고 오금 및 소퇴 후면부까지 이어졌다. 지역의 병원에서 약물치료를 받고 통증이 잠시 완화되었지만 효과가 좋지 않아 지인의 소개로 내원하였다.

④ 검사 : 우측 둔부에 압통이 뚜렷하며 압진 시 우측 하지로 방산된다. 膀胱經 따라 통증이 있으며 委中과 承山에 명확한 압통이 있고, 腰大筋試驗(psoas major test)은 陽性이었다.

⑤ 변증 : 환자는 육체노동자로 우측 둔부에 외상을 입어 국부의 氣血이 응체되어 막혀 經脈이 通暢하지 못해 膀胱經의 精·氣·血의 운행에 직접적인 영향을 미쳐 발병한 것으로 우측 이상근증후군으로 진단하였다. 舌紅苔白, 脈弦數하였다.

⑥ 治則 : 驅寒除濕止痛

1診(10일) : 환자는 위와 같은 증상으로 내원하여 먼저 環跳에 자침하여 감전감과 같은 느낌이 동측의 하지에 방산되는 감이 있으면 유침을 하였다. 承扶·殷門·委中·承山에 자침하여 得

氣 후 40분간 留鍼하고 발침 후 火罐으로 1분 정도 부항을 했다. 1일 1회 치료하였다.

2診(11일) : 환자는 1회 치료 후 둔부의 통증이 다소 경감되었으나 하지 방사통은 아직 남아 있어 같은 방법으로 6회 침치료를 하였다.

6診(15일) : 환자는 5회의 치료로 통증이 모두 소실되었고, 이번으로 치료를 종료하였다.

⑦ 추적 관찰 : 반년 후에 다시 내원했는데 모든 기능이 정상으로 회복되었다.

5. 저자 견해

이상근증후군은 임상에서 흔히 볼 수 있는 질환이다. 발병은 인체의 좌골신경이 이상근을 통과해서 하행하는 부위에 병변이 있거나 혹은 外傷, 風・寒・濕邪의 침습과 관련이 있다. 일반적으로 급성과 만성으로 나눌 수 있고, 급성은 대부분 외상으로 일어나 발병이 급박하고 통증은 빠른 속도로 최고조에 이른다. 만성은 대부분 風・寒・濕邪의 침습으로 이상근의 기능이 떨어져 국부에 浮腫, 痙攣 등이 일어나 하행하는 좌골신경에 직접적인 압박을 가해 좌골신경통을 주 증상으로 나타나는 임상 증후이다.

저자는 1972년 7월(당시 16세) 중학교 졸업 후 중국의 정책에 따라 知靑下放으로 농촌에 있을 때 우측 둔부에 외상을 입었고, 1주일이 지나자 둔부 및 하지에 酸脹疼痛이 일어나고 처음에는 단지 둔부에서 膕部에 통증만 있어 약물치료(獨活寄生丸, 六味地黃丸, 完痹湯, B_1, B_{12}, 아스피린내복약, 인도메타신, 이부프로펜)을 받았고, 처음에는 약물을 투여할 때마다 통증이 잠시 완화되었지만 3일 후 통증이 다시 시작되고 점점 하지로 방산되어 한 달 뒤에는 족부에 이르렀다. 당시 통증은 호전과 악화가 반복되고 통증이 심할 때는 우하지를 10cm 거상할 때 바로 통증을 느낄 정도였다. 이렇게 통증 - 복약 - 완화 - 재발이 10월 달까지 이어졌고, 장기간 진통제 복용과 中藥의 자극으로 소화기계에 문제가 생기고 복약을 하면 좌골신경의 동통은 잠시 완화되나 위에 통증이 생기곤 했다. 하지 통증으로 일을 하지 못해 휴가를 내고 아버지(당시 지역의 유명한 의사)에게 진료를 받고 침구치료를 시작했다. 1회의 침치료와 부항치료로 하지의 동통은 기적처럼 호전되었으나 5일 후 다시 재발이 됐다. 그 뒤 10회의 치료로 하지부 통증은 완전히 소실되었고 다시 농촌에 돌아가 일을 하였는데, 노동 강도가 높으면 재발은 됐으나 증상이 예전처럼 극렬하지 않았다. 발병될 때마다 침치료를 받았고 1972년 12월에는 둔부 및 하지부의 통증이 완전히 호전되었다. 저자는 이러한 경험으로 침치료가 부작용이 없으며 효과가 빠른 데 비해 약물은 잠시 통증을 완화할 수는 있지만 부작용이 크며, 특히 위에 자극을 주어 후유증으로 남을 수 있음을 알게 되었다.

급성 외상으로 일어난 이상근증후군은 위와 같은 혈위 조합으로 좋은 효과를 얻을 수 있다. 만약 만성이거나 風·寒·濕邪가 직접적으로 이상근을 침습한 경우, 즉 이상근 자체의 병변(염증으로 인해 이상근을 자극해 경련이 일어나는 경우 등)위의 혈위 조합으로 치료를 하면 다시 시간이 많이 걸리나(20회 정도) 만족할 만한 효과를 얻을 수 있을 것이다. 만약 골반의 염증이 이상근에 파급되어 일어난 증상이라면 그 원인을 파악해 골반염(소염, 항균)에 대한 치료를 하는 동시에 위의 혈위 조합으로 치료하면 한 가지 치료만 하는 경우 보다 좋은 효과를 얻을 수 있을 것이다.

제3절 大腿骨大粗面滑液囊炎

대퇴골대조면활액낭은 일정하지 않거나 또는 부가된 활액낭이므로 개개인 모두에 대퇴골대조면활액낭이 있는 것은 아니다. 또한 대퇴골대조면활액낭염은 만성적인 손상으로 생긴다.

대퇴골대조면은 대퇴골 상단, 대퇴골 대전자 최고점 융기된 부위에 위치하고, 그 활액낭은 後下方에 일정하지 않는 곳에 있거나 부가된 활액낭이며, 점액을 분비하여 대전자와 대퇴골대조면의 마찰을 감소시키는 작용을 한다.

대퇴골대조면활액낭염은 대부분 만성 손상으로 인해 생기고, 신체가 쇠약한 환자에게 많이 발생한다. 장기간 측와위로 누워 있어 대둔근과 대퇴골대조면이 장기간 지속적으로 상호 마찰하거나, 국부의 결체조직이 압박을 받으면 활액낭에 만성 염증이 출현하는데, 이 염증은 무균성 염증이고 오래되면 염증성 삼출이 증가하고 병리 변화가 나타난다.

1. 임상 증상

주된 임상 증상은 대퇴골대조면 범위 내에 동통과 압통이 있다. 삼출물이 많을 때는 뚜렷한 통증과 가장자리에 비교적 분명한 포괴를 찾을 수 있고, 포괴는 고정되어 파동감이 있다. 환측 하지를 굴곡·내선시킬 때 통증이 있고 외전, 외선시킬 때는 동통이 감소된다.

2. 중의 변증 치료

中醫에서는 이 병이 인체 고관절과 대퇴골 조면에 장기적인 염좌와 반복적인 마찰과 관련이 있다고 여긴다. 활액낭은 대퇴골조면과 대둔근 사이에 있으며, 마른 사람의 대둔근근건과 대퇴골조면의 융기부와 마찰이 많아 국부의 만성 염증을 일으켜 脈氣의 氣血이 막혀 운행이 不暢하게 되며 여기에 風寒濕의 침습으로 발병된다.

초기에는 단지 국부에 酸脹 불편감만 있으며 측와위를 취할 때 대조면 부위에 명확한 압통이 있고 앙와위 시 사라지며 운동 후에 통증이 증가되고 휴식 시 소실된다. 病情이 발전됨에 따라 통증이 점점 심해지며 일부의 환자는 만성 발병하는 기간에 몸이 허약(예를 들어 감기, 출혈 등)해지고 여기에 風·寒·濕邪의 침습을 받으면 갑자기 발병할 수 있고 발병 후 대퇴골 조면에 창만과 후면에 오목함이 사라지고 통증이 일어난다. 환자는 굴곡, 외선, 외전된 자세를 취하며 수동적으로 내수, 내선 시 통증이 증가된다. 명확한 압통이 있으며 파동성 포괴가 있다. 시간이 오래 되면 삼출액은 흡수가 되어 국부에 유착이 생겨 환측 하지는 굴곡위를 취하게 되며 환측 하지가 짧아지는 느낌이 들고 절뚝거리며 대조면 국부에 위축이 나타난다.

① 治則 : 舒筋止痛

② 혈위 처방 : 局部 痛點(患側)·環跳·承扶·殷門·委中

③ 혈방 해석 : 環跳는 足少陽膽經의 穴로 足少陽·太陽 二脈이 만나는 곳이다. 承扶·殷門·委中은 모두 足太陽膀胱經의 穴이다. 委中은 足太陽膀胱經의 合穴이다. 여기에 국부의 痛點을 함께 刺鍼하면 舒筋止痛하는 효과가 있다.

3. 치료

1) 穴位와 鍼法

① 局部 痛點(患側) : 대퇴골대조면 범위 내에 壓痛이 가장 뚜렷한 곳을 찾는다. 30호 3촌(75mm) 호침을 선택하고 局部에 통상적인 소독을 한 다음 大腿骨頸部를 향해 약 2.8촌(70mm) 뼈에 이르도록 자침한다.

鍼感 : 局部 脹痛 (그림 4-4)

② 環跳(患側) : 臀部 외측 하부, 大腿骨大轉子의 가장 돌기된 점과 천골열공 연결선의 外 1/3과 중 1/3이 만나는 곳에 있다. 30호 4촌(100mm) 호침을 선택한다. 局部는 통상적인 소독을 한 다음 坐骨大孔 방향을 향하여 약 3.8촌(95mm) 자침한다.

鍼感 : 局部 脹痛 혹은 同側 下肢 및 足部를 향하여 방산된다. (그림 4-4)

③ 承扶(患側) : 대퇴 후면의 상부, 臀部 아래 횡문의 중점처에 있다. 30호 3촌(75mm) 호침을 선택하고 局部에 통상적인 소독을 한 다

음 약 2.8촌(70mm) 직자한다.

鍼感 : 局部 脹痛 혹은 同側 下肢 및 足部를 향하여 방산된다. (그림 4-2)

④ 殷門 : 大腿 후면 중앙부에서 承扶와 委中(오금 횡문 중점)의 연장 선상에서 承扶 아래 6촌처에 있다. 30호 3촌(75mm) 호침을 취한다. 국부는 통상적인 소독을 한 다음 약 2.8촌(70mm) 直刺한다.

鍼感 : 局部 脹痛 혹은 하지 및 足部를 향하여 방산한다. (그림 2-19)

⑤ 委中(患側) : 오금 횡문 중점에 있으며 大腿二頭筋筋腱과 半腱筋筋腱의 중간 지점이다. 30호 2촌(50mm) 호침을 선택하고 局部에 통상적인 소독을 한 다음 약간 상부를 향하여 약 1.8촌(45mm) 斜刺한다.

鍼感 : 局部 脹痛이 있거나 소퇴 후면부로 방산된다. (그림 4-3)

2) 體位와 手法 및 療程

환자는 엎드린 자세를 취하고 먼저 국부 통점에 瀉法으로 進鍼 후 득기를 하고, 다시 環跳・承扶에 平補平瀉法으로 進鍼 후 得氣를 한다. 委中에는 補法으로 진침 득기한다. 약 40분간 留鍼하고 발침 후 火罐으로 1분 정도 부항을 한다. 매일 1회, 10회를 한 療程으로 하며 5일 휴식 후 다시 시술한다. 효과는 있으나 아직 호전되지 않으면 다시 치료를 하고 10회를 치료하여도 효과가 없거나 완치가 되었다면 치료를 종료한다.

附 封閉療法

이 요법은 대퇴조면활액낭 내에 삼출액이 많은 환자에게 적용된다.

- 약물 : Hydroprednisolone鹼 25mg(1ml) 혹은 아세토니드(Triamcinolone Acetonide) 40mg, 브로카인침 20mg 혹은 리도카인 20mg
- 방법 : 5ml와 10ml의 소독된 주사기와 7호 10cm의 봉폐주사침, 7호의

근육주사침을 준비한다. 5ml 주사기에는 7호 주사침을 끼워 위의 약물을 흡입하여 준비한다. 좌골결절 내 파동성 포괴가 있는 부위에 10ml 주사기에 7호 봉폐 주사침이 있는 주사기로 포괴의 최고점에 진침을 하고 액체를 완전히 흡입을 하고 5ml 주사기로 약을 천천히 주입을 한다. 약물을 주입하고 나면 마른 솜으로 국부를 압박해 출혈을 방지한다. 1주에 1회를 시술하고, 3회 시술을 한 療程으로 하며, 효과가 없거나 활액낭 내에 액체가 없으면 사용을 중지하거나 침자치료로 전환한다.

4. 임상례

① 孫某, 女, 38세

② 主訴 : 두 달 전부터 좌측 둔부 외측의 동통

③ 현 병력 : 환자는 두 달 전에 좌측 둔부 외측 대퇴골 대전자조면부에 통증이 생겼다. 처음에는 통증이 단지 좌측 측와위 시에만 있었으나 점점 심해져 좌측 하지 오금부까지 방산통으로 이어졌고, 통증이 심할 때는 움직이거나, 좌측 측와위 시 통증이 가중됐다. 지역의 병원에서 약물치료를 받고 통증이 잠시 완화되었지만 효과가 좋지 않아 지인의 소개로 내원하였다.

④ 검사 : 좌측 둔부 대퇴골 대전자조면부에 명확한 압통이 있고 파동성 포괴가 만져지며 누르면 오금부까지 방산통이 이어졌다. 하지직거상 검사는 양성이었다.

⑤ 변증 : 환자는 육체노동자로 원래 신체가 허약하며 마른 체형이다. 측와위로 자주 누워 있으며 마른 체형으로 대퇴골 조면의 筋脈筋腱이 천부에 노출되어 있고 장시간 압박으로 인해 만성 손상으로 氣血이 응체하여 막혀 經脈이 통행하지 않아 발생한 것으로 좌측 대퇴골대조면활액낭염으로 진단하였다. 舌淡苔薄白, 脈弦細하였다.

⑥ 治則 : 舒筋止痛

1診(10일) : 환자가 위와 같은 증상으로 내원하여 먼저 대퇴골조면

에 파동성 포괴가 있는 부위를 찾고 위와 같은 봉폐요법을 썼다. 봉폐 후에 環跳·承扶·殷門·委中에 得氣 후 40분간 留鍼하고 발침 후 火罐으로 1분 정도 부항을 하여 1일 1회 치료하였다.

2診(11일) : 환자는 1회의 치료 후 둔부의 통증이 다소 경감되었으며 오금까지의 방사통이 다소 완화되었다. 봉폐는 사용하지 않고 같은 방법으로 8회 침치료하였다.

6診(17일) : 환자는 7회의 치료로 통증이 모두 소실되었고, 이번으로 치료를 종료하였다.

⑦ 추적 관찰 : 반년 후에 다시 내원했는데 모든 기능이 정상으로 회복되었다.

5. 저자 견해

대퇴골대조면활액낭은 대퇴골조면과 대둔근 사이에 있으며 일상생활에서 특히 하지 운동 시 대둔근근건과 대퇴골 대전자의 마찰이 일어나며 활액낭에서 분비한 활액으로 이러한 마찰을 줄일 수 있고, 또한 마찰로 일어난 손상을 방지할 수 있다. 그러나 마르거나 근육이 얇아 근건이 좁은 사람은 瘦弱한 대둔근근건과 정상적인 대퇴골 조면의 마찰로 활액낭이 반복적으로 손상되어 무균성 염증이 생겨 이 병증이 발생한다.

대퇴골대조면활액낭염 초기에는 측와위 시 국부에 압박을 받으면 증상이 심해지고 혹은 극렬한 운동 후 증상이 심해지는데 위와 같은 방법으로 치료하면 좋은 효과를 얻을 수 있다. 만약 염증성 삼출액이 많고 파동성 포괴가 명확하면 먼저 삼출액을 흡입하고 약물로 봉폐를 하면 이상적인 효과를 얻을 수 있으며 봉폐 후 국부에 통증이 남아 있는 경우 위와 같은 침자법을 써도 효과는 좋다.

제4절 大腿骨頸部 骨折 後遺症

대퇴골경부 골절은 노인 대퇴골골절에서 자주 볼 수 있으며, 후유증은 주로 골절 수복 후 남아 있는 국부 증상이다.

노인의 骨質은 성기고 대퇴골의 경부는 萎弱하여 경미한 직접 또는 간접적 외력, 즉 평지에서 넘어지거나 침상에서 떨어지거나 하지의 갑작스런 뒤틀림 등에 의하여 모두 골절을 일으킨다. 청장년에서도 교통사고나 높은 곳에서 떨어짐과 같이 심한 손상으로 대퇴골골절이 일어나기도 한다. 또한 과도하게 너무 오랫동안 중노동을 하거나 걸어서 골절이 발생할 수도 있는데 이를 피로성 골절이라 칭한다.

1. 임상 증상

임상적으로 중・노년에 다발하는데 분명한 골절 또는 골절 후 수술의 기왕력이 있다. 동통은 주로 둔부 및 하지 방산통으로 나타나는데 대개 운동 시 가중되고, 휴식 후 감소되며, 움직이지 않을 때는 통증이 거의 없고, 몸을 뒤집거나 옆으로 누워 수면 시 동통이 가중된다. 동작이 느리고 대부분 지팡이 보행이 필요하다. 일부 환자는 환측 다리의 기형 유합과 골두괴사로 인해 患側 하지가 짧다는 것을 자각하며 특히 환측 다리에 힘을 줄 때 통증이 증가하고 심할 때는 좌골신경 분포지역이나 前大腿皮神經을 따라 하지 방산통이 나타날 수 있다.

① 검사 : 대퇴골대조면 上端에 뚜렷한 압통 또는 새끼줄 모양의 압통물이 느껴진다. 오래된 환자의 경우 둔부에 뚜렷한 근육위축과 다리를 들거나 대퇴를 외전 및 다리에 힘을 줄 때 동통이 뚜렷하게 증가하고 심할 경우 둔부의 통점을 누를 경우 하지를 향하여 방사성 통증이 유발된다.

② X선 : 대퇴골경부의 오래된 골절 또는 대퇴골두 괴사, 변형, 기형유합 등을 볼 수 있다.

2. 중의 변증 치료

대퇴골경부 골절은 주로 골절 후 핀고정을 하고 수술 후에 대부분은 회복이 된다. 그러나 소수에서 골절 시 경부 주위의 조직 손상과 기형 유합으로 회복이 잘 되지 않고 후유증이 남게 된다,

후유증은 대퇴골경부 골절 단면에 혈액 삼출, 골절 당시 국부 조직의 손상과 經脈과 근육에 손상을 입고 瘀血이 脈外로 나오고 오래 되면 局部에 氣血이 통하지 않아 발병된다. 또한 골절 후 기형유합으로 골절선이 일정하지 않거나 회복 중의 가골조직, 수복 후 융기된 骨質 조직이 주위 조직을 자극해 증상이 발현된다.

대퇴골경부 골절후유증의 임상 증상은 고관절 동통, 파행, 야간 통증 등이다. 고관절 동통은 대부분 국부에 어혈로 인한 조직의 손상 자극, 활액의 자극 혹은 과도한 삼출물로 인한 자극으로 일어난다. 파행은 골절로 조직, 활액, 근육 근건의 유착 혹은 기형 유합으로 일어난다. 야간 통증은 국부 조직의 유착, 기형 유합 등으로 고관절부의 張力이 높아지고 견인으로 일어난다. 후기에 국부에 瘀血로 인하여 經絡의 운행이 不暢하여 經脈·經筋·筋肉 등에 영양공급을 못하여 국부 근육의 위축이 일어난다.

① 治則 : 舒筋活絡止痛

② 혈위 처방 : 痛點(患側)·殷門·委中

③ 혈방 해석 : 殷門·委中은 모두 足太陽膀胱經의 穴이다. 委中은 또한 足太陽膀胱經의 合穴이다. 여기에 국부의 痛點을 함께 刺鍼하면 舒筋活絡止痛하는 효과가 있다.

3. 치료

1) 穴位 및 鍼法

① 壓痛點(患側) : 대전자와 고관절 사이에서 뚜렷한 압통처 2개를 찾는다. 30호 3촌(75mm) 호침 두 개를 선택한다. 통상적인 국부 소독 이후 고관절 방향을 향해 두 개의 침을 뼈에 이를 때까지 傍刺

한다.

鍼感 : 局部 脹痛이 있다. (그림 4-5)

② 殷門(患側) : 대퇴의 후면에서 承扶와 委中(오금 횡문 중점)의 연결선상에서 承扶穴 아래 6촌에 있다. 30호 3촌(75mm) 호침을 선택하여 통상적으로 국부를 소독한 다음 약 2.8(70mm)촌 직자한다.

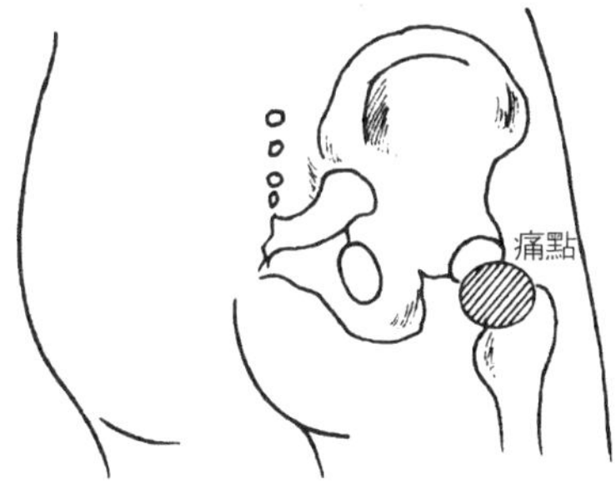

그림 4-5

鍼感 : 局部 脹痛 혹은 하지 및 足部를 향하여 방산한다. (그림 4-3)

③ 委中(患側) : 오금 횡문 중점으로 대퇴이두근건과 반건근근건 사이에 위치한다. 30호 2촌(50mm) 호침을 선택한다. 통상적인 국부 소독 후 약간 위로 약 1.8촌(45mm) 斜刺한다.

鍼感 : 膕部 脹痛이 있거나 소퇴 후면으로 방산한다. (그림 4-3)

2) 體位와 手法 및 療程

환자는 엎드린 자세를 취하고 먼저 통점에 2개의 침으로 瀉法으로 進鍼 후 득기를 하고 殷門·委中에 平補平瀉法으로 進鍼 후 得氣를 하고 전침 자극을 가한다. 약 40분간 留鍼하고 발침 후 火罐으로 1분 정도 시술한다. 매일 1회, 10회를 한 療程으로 하며 5일 휴식 후 다시 시술한다. 효과는 있으나 아직 호전되지 않으면 다시 치료를 하고 10회 치료를 하여도 효과가 없거나 완치가 되었다면 치료를 종료한다.

4. 임상례

① 吳某, 女, 62세

② 主訴 : 4개월 전부터 좌측 대퇴골경부 골절로 인한 동통

③ 현 병력 : 환자는 4개월 전에 외상으로 대퇴골경부의 골절이 있어

수술 후 고정을 하였고, 정복이 잘 되었다. 2개월 반 전부터 활동 시 통증이 일어나기 시작했고, 3개월이 지나자 활동량의 증가와 함께 통증도 점점 커졌다. 심할 때는 동측 하지 오금부까지 방산통이 이어졌다. 지역의 병원에서 약물치료, 첩부치료 등을 받을 때는 통증이 잠시 완화되었지만 효과가 좋지 않아 지인의 소개로 내원하였다.

④ 검사 : 환자는 좌측 둔부 대퇴골대조면에 명확한 압통이 있고 띠 모양의 경결물이 만져지며, 좌측 하지로 압박에 따른 방산통이 있고, 활동 시 통증이 증가되며 휴식을 취하면 통증이 경감됐다. 하지 직거상 검사는 양성이었다.

⑤ X선 : 좌측 고관절 경부에 오래된 골절이 있었다.

⑥ 辨證 : 환자는 휴직한 교사로 비만한 체형이며 4개월 전에 골절로 국부의 筋脈損傷으로 氣血이 응체되어 經脈이 통하지 않으므로 발생한 것으로 좌측 대퇴골경부 골절후유증으로 진단하였다. 舌淡紅苔白厚膩, 脈弦緊하였다.

⑦ 治則 : 舒筋活絡止痛

1診(2일) : 환자는 위와 같은 증상으로 내원하여 먼저 대퇴골조면에 압통이 명확한 부위에 3~5개의 침을 자입하여 得氣 후 다시 殷門·委中에 자침하여 得氣 후 40분간 留鍼을 하고 발침 후 火罐으로 1분 정도 부항을 하였다. 1일 1회 치료하였다.

2診(3일) : 환자는 1회의 치료로 둔부의 통증이 다소 경감되었으며 활동 시 통증이 다소 감소되었다. 같은 방법으로 10회 침치료하였다.

6診(11일) : 환자는 9회의 치료로 통증이 거의 소실되었고, 다만 장시간 활동을 하면 불편한 느낌이 있었다. 이번으로 치료를 종료하였다.

⑧ 추적 관찰 : 반년 후에 환자가 다시 내원했는데 모든 기능이 정상으로 회복되었다.

5. 저자 견해

대퇴골경부 골절은 임상에서 중·노년에 골절 중 흔하게 볼 수 있는 골절이며 다수의 환자에서 수술 후 핀고정을 통해 후유증 없이 회복될 수 있다. 그러나 일부의 환자는 골절 당시 국부의 활액과 연조직의 손상이 심하거나 골절 후 부정유합과 국부 조직, 근육, 근건, 활액의 손상, 부적절한 재활치료로 후기에 유착 등이 발생해 후유증이 남게 된다. 후유증이 생기면 증상은 점점 심해져 치료가 어렵다.

위와 같은 방법은 止痛 효과와 유착을 완해하는 효과를 거둘 수 있다. 통증에 대한 치료는 효과가 비교적 빨라 20회 치료로 완화되거나 소실될 수 있다. 그러나 유착이 분명하여 환측 하지가 짧아지고 파행이 있으며 수면 시 몸을 옆으로 돌릴 때 통증이 있거나 위축이 있으면 치료시간은 길어지고 대부분 30~60회 혹은 그 이상 치료를 해야 한다. 그러나 인내심을 갖고 치료하면 만족할 만한 효과를 거둘 수 있다. 동통이 완화되면 하지 운동을 시작하는데 처음에는 소폭으로 환측 하지를 굴곡, 근거리 보행에서 점점 범위를 넓혀가며 환자가 견딜 수 있는 만큼만 해야 하며 조급해 하면 안 된다. 운동이 과하면 통증이 재발할 수 있다. 이러한 재활 운동은 약 반년에서 1년 정도 필요하다.

제5절 大腿內轉筋損傷

대퇴내전근손상은 자주 볼 수 있는 일종의 대퇴부 내측 근육 손상이다.

대퇴내전근은 대퇴부 내측에 위치하며 5가지 근육 즉 치골근(pectineal muscle)·대퇴박근(gracilis muscle)·장내전근·단내전근과 대내전근으로 구성되고, 모두 치골과 좌골에서 기시하며 대퇴박근(gracilis muscle)이 경골상단내면에서 종지하는 것을 제외하고 기타 각 근육은 모두 대퇴골 조면에서 끝난다. 주요 작용은 대퇴의 내전이다.

대퇴내전근 손상은 대부분 간접적인 외력으로 인하는데, 예를 들면 체조, 대퇴 외상, 구보, 높이뛰기와 멀리뛰기를 할 때 염좌상 등으로 근육과 근건이 찢어지고, 국부 어혈 및 부종이 발생하게 된다. 또한 어떤 환자들은 자동차 사고, 고공 추락 등으로 직접적으로 대퇴내측근육군에 손상을 입어 손상받은 곳에 국부 어혈, 腫脹, 동통이 발생하며, 시간이 오래 지난 후에는 날씨가 변화할 때 손상받은 부위에 酸脹한 불편함이 나타나게 된다.

1. 임상 증상

대퇴내전근손상의 주요 증상에서 牽引으로 인한 급성 손상인 경우 대부분 근육 기시부(고관절 내측 치골의 하방에 해당)의 동통, 종창이 나타난다. 외력으로 직접 손상받으면 대부분 대퇴 내측 하 1/3처에 종창, 동통이 나타나고, 환측 하지의 슬관절 굴곡외선, 고관절 내전, 외전 시에 동통이 극렬하며 운동 시 가중된다. 오래된 환자는 국부에 명확한 종창은 없으며 동통도 역시 크게 명확하지는 않고 단지 고관절 내측의 상 1/3 혹은 하 1/3에 분명한 압통과 새끼줄 모양 결절이 만져진다.

2. 중의 변증 치료

中醫에서는 직접 혹은 간접적인 손상으로 인해 발병되며 큰 폭의 대퇴 운동, 즉 대퇴의 과도한 외전은 고관절 내전근의 經脈, 經筋, 經絡을 직접적으로 손상을 줄 수 있으며, 瘀血이 脈外로 나오거나 氣血의 손상으로 발병된다. 급성 손상자는 치료가 적절하지 않으며 만성으로 되고 장기적인 내전근의 반복 견인으로 筋肉, 經脈, 經筋의 만성 손상이 일어나고 여기에 風·寒·濕邪의 침습을 받아 발병하며 발병은 완만하나 증상은 점차 심해진다,

급성 발병자는 고관절 내전근의 직접 외상 혹은 견인상의 병력이 있는데 손상 후 바로 대퇴 내측의 통증이 있으며 대부분 지속성이며 국부의 종창(회음부 하방)이 있고, 심한 환자는 고관절과 슬관절을 굴곡,

외선된 자세를 취하고 파행을 한다.

만성 발병자는 호전과 악화가 반복되며 동통이 점점 심해져 처음에는 단지 고관절 내측 회음부 아래에만 酸脹 동통이 있으나 시간이 지나면 증상이 심해져 통증이 위로는 회음부, 아래로는 대퇴 내측 하부, 슬관절 상부 내측까지 이어진다. 통증은 대부분 고관절 내측에 국한되며 종창은 명확하지 않다. 그러나 시간이 오래 지난 환자는 회음부 아래에 경결물이 만져지거나 압통이 있다.

① 治則 : 舒筋止痛

② 혈위 처방 : 局部 痛點(患側)・股下部 痛點(患側)・血海

③ 혈방 해석 : 血海는 足太陰脾經의 穴이며 調血淸血, 宣通下焦하는 작용이 있다. 여기에 국부의 痛點을 함께 刺鍼하면 舒筋止痛하는 효과가 있다.

3. 치료

1) 穴位와 鍼法

① 壓痛點(患側) : 대퇴 내측 상 1/3처, 치골 하부에서 종창이 명확하거나 압통이 가장 분명한 부위를 찾는다(일반적으로 여러 개의 통점을 찾을 수 있다). 30호 2촌(50mm) 호침 3개를 선택한다. 국부에 통상적인 소독 후 3개 통점에 약 1.8촌(45mm)을 직자한다(자침 시 대퇴 동맥과 정맥을 찌르지 않게 주의한다).

鍼感 : 모두 局部 脹痛이 있다. (그림 4-6)

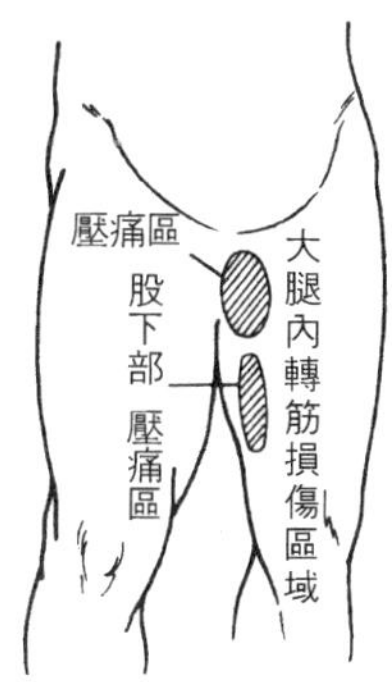

그림 4-6

② 股下部 壓痛點(患側) : 대퇴 내측 하 1/3처에 압통이 가장 분명한 3곳을 찾는다. 30호 2촌(50mm) 호침 3개를 선택한다. 국부에 통상적인 소독을 한 다음 모두 약 1.8촌(45mm) 정도 직자한다.

鍼感 : 모두 局部 脹痛이 있다. (그림 4-6)

③ 血海(患側) : 무릎을 굽히고 대퇴 내측에 슬개골 內側端 上 2촌에 있으며, 대퇴사두근 내측두의 융기처에 해당된다. 30호 2촌(50mm) 호침을 선택한다. 국부에 통상적인 소독을 한 다음 약 1.8촌(45mm) 직자한다.

鍼感 : 局部 脹痛이 있다. (그림 4-7)

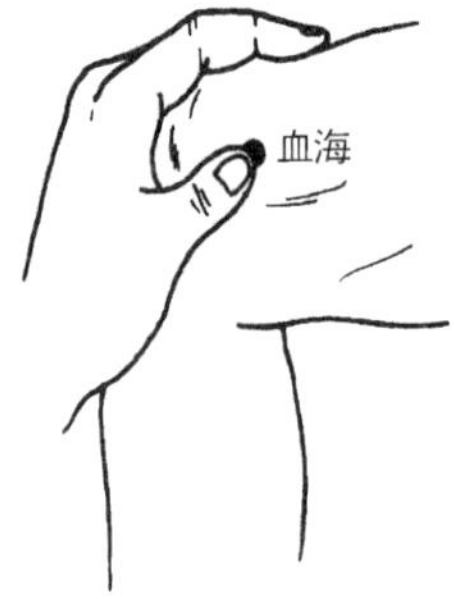

그림 4-7

2) 體位와 手法 및 療程

환자에게 바로 눕는 자세를 취하게 하고 먼저 회음부 하방 고관절 내측에 압통 혹은 종창이 명확한 부위를 찾는다. 압통점 3곳을 찾고 平補平瀉法으로 진침 득기하고 다시 고관절 내측 하단에서 분명한 압통점 3곳에 平補平瀉法으로 進鍼 후 得氣를 한다. 血海는 瀉法으로 진침을 한다. 약 40분간 留鍼하고 발침 후 火罐으로 1분 정도 시술한다. 매일 1회, 6회를 한 療程으로 하며 3일 휴식 후 다시 시술한다. 효과는 있으나 아직 호전되지 않으면 다시 치료를 하고 10회를 치료하여도 없거나 완치가 되었다면 치료를 종료한다.

4. 임상례

① 程某某, 女, 18세

② 主訴 : 1주일 전부터 손상 후 우측 고관절 내측의 통증

③ 현 병력 : 환자는 1주일 전에 외상으로 대퇴 내측에 통증이 있어서 지역의 병원에서 약물치료, 외용제, 첩부치료 등을 받고 통증이 잠시 완화되었지만 효과가 좋지 않아 지인의 소개로 내원하였다.

④ 검사 : 환자는 우측 대퇴 내측에 청자색의 멍이 든 흔적이 있고, 국부에 압통이 있으며 슬관절 굴곡 외선, 고관절 내선, 외전 시 통증이 극렬하며 운동 시 통증이 증가되고 휴식을 취하면 통증이 감소되었다. 통증으로 절룩거리면서 걸었다.

⑤ 변증 : 환자는 학생으로 급성 염좌로 우측 대퇴 고관절 내전근에 손상을 입어 筋脈損傷으로 氣血이 막혀 經脈이 잘 통하지 않아 발생한 것으로 우측 고관절 내전근손상으로 진단하였다. 舌紅苔白, 脈弦細하였다.

⑥ 治則 : 舒筋止痛

1診(2일) : 환자는 위와 같은 증상으로 내원하여 먼저 국부의 압통이 명확한 부위에 침을 자입을 하는데 통점의 면적에 따라 침의 숫자를 정해 得氣 후 유침을 하였다. 그리고 血海에 得氣 후 40분간 留鍼하고 발침 후 火罐으로 1분 정도 부항을 하여 1일 1회 치료하였다.

2診(3일) : 환자는 1회의 치료 후 통증이 다소 경감되었고 행동, 대퇴 외선 시 통증이 감소되었다. 같은 방법으로 6회 침치료하였다.

6診(7일) : 환자는 5회의 치료로 통증이 모두 소실되었고, 다만 장시간 활동을 하거나 외선 시 불편감이 남아 있었다. 이번으로 치료를 종료하였다.

⑦ 추적 관찰 : 반년 후에 다시 내원했는데 모든 기능이 정상으로 회복되었다.

5. 저자 견해

대퇴내전근손상은 임상에서 흔히 볼 수 있는 급성 손상으로 대부분 대퇴의 과도한 외선, 내측 근육의 과도한 견인, 승마 등으로 인한 직접적인 견인 손상 혹은 쪼그려 앉기 등으로 내측근의 筋肉, 筋脈, 經絡 등의 급성 손상으로 瘀血이 脈外로 나와 국부에 종창동통이 일어나 파행이 생기고 고관절이 내전위를 취하게 된다. 만성은 장시간 다리를 벌리는 체조를 하거나 승마 등으로 내전근이 장시간 견인되어 국부의 筋肉, 經筋의 만성 손상에 따른 瘀血로 막혀 筋肉・經筋・經絡에 영양을 공급하지 못하고, 氣血이 통하지 않아 발병된다.

대퇴내전근손상 초기에 자침치료를 응용하면 그 효과가 양호하다.

만약 국부 혈종이 동반되었다면 국부에 온열을 가하여 국부에 혈종이 흡수되기를 기다린 후 침자치료를 다시 시행한다. 만성 발병자는 발병이 완만하고 처음에는 동통이나 종창이 심하지 않아 잘 모르고 지나치는 경우가 있다. 그러나 고관절 내측에 근육이 뭉쳐 있고 대퇴 내측 상 1/3에 명확한 압통이 있으며 후기에 내측에 통증이 일어나고 점점 하지 기능에 영향을 미친다. 이런 유형은 단순한 침자치료로는 효과적이지 못해 전침치료를 추가해야 한다.

제6절 大腿四頭筋捻挫傷

대퇴사두근은 대퇴 전면부에 4개의 근육으로 조성되어 있으며, 각종 원인으로 손상을 받아 슬관절 신전과 고관절의 굴곡이 제한을 받는 임상종합증후군이다.

대퇴사두근 중 대퇴직근은 장골전상극에서 기시하며. 대퇴간근 · 대퇴내근 및 대퇴외근은 모두 대퇴골에서 기시한다. 4개의 근육이 합하여 1개의 근건을 조성하며 슬개골을 덮으면서 슬개골의 인대로 이어지며 脛骨 조면 융기부에 부착한다. 그 주요 작용은 슬관절의 신전이며, 대퇴직근은 또한 고관절의 굴곡작용도 한다.

이 병은 축구나 도약과 같은 운동과 함께 대퇴부 외상이 대퇴사두근 염좌상을 유발시켜서 발생한다. 그 주요 병인은 근육의 갑작스런 수축이 근육의 기시점 혹은 근육 부착점에서 과도하게 일어나 균열되거나 비틀리면서 굴곡이 일어나 筋肉 筋腱의 경련성 수축이 발생하여 이 질환이 발생한다.

1. 임상 증상

대퇴사두근 손상의 초 · 중기에는 장골전하, 대퇴골 상 1/3처에 동통 혹은 압통이 발생한다. 발병 3~5일 후에는 운동 시 통증과 슬관절 신전 시 동통이 발생하며, 동통의 면적은 대퇴사두근육이 분포하는 범주에서 발생하여, 만성기에 이르면 大腿內收筋, 슬관절 및 하지까지 파급된다. 단 그 주요 동통 부위는 대퇴사두근이 분포하는 구역 내에 있다.

● 검사 : 장골전하극, 대퇴직근기시부 혹은 大腿骨稜 부위에 분명한 압통이 있고, 슬관절을 신전하거나 고관절을 상방으로 굴곡 시 동통이 가중된다.

2. 중의 변증 치료

中醫에서 이 병은 직접적인 회전 혹은 간접적인 염좌가 대퇴 전면에 발생하여 대퇴사두근의 염좌상이 발병된다고 한다. 청년기에 주로 발병되며 과도한 대퇴 내선과 외선으로 대퇴사두근이 갑자기 수축되어 대퇴사두근의 기시부에 손상을 받은 것이다. 손상 부위에 筋脈이 파괴되어 瘀血이 脈外로 나와 經絡이 暢行하지 못해 經脈이 不通하여 통증이 발생한다.

대퇴부에 외상력이 있으며 대부분 대퇴사두근의 기시부에 염좌가 주로 발생되며, 후기에 장골전하극과 고관절의 내·외측연에 명확한 압통과 종창이 있으며, 환측 하지 활동에 불편이 생기고, 오래되면 위축이 나타나 정상적인 기능에 영향을 미칠 수 있다.

① 治則 : 舒筋止痛

② 혈위 처방 : 腸骨前下棘點(患側)·髀關·膝關節點(患側)·血海(患側)

③ 혈방 해석 : 髀關은 足陽明胃經으로 祛風·通絡·利腰膝하는 작용이 있고, 血海는 足太陰脾經의 穴로 調血淸血 宣通下焦하는 작용이 있다. 여기에 腸骨前下棘點과 슬관절의 국부 痛點을 함께 刺鍼하면 舒筋止痛하는 효과가 있다.

3. 치료

1) 穴位와 鍼法

① 腸骨前下棘點(患側) : 서혜부 인대의 중점(衝門) 아래 1촌되는 곳

에 있다. 30호 2촌(50mm) 호침을 선택하고, 국부에 통상적인 소독 후 장골을 향해 약 1.8촌(45mm) 자침한다.

鍼感 : 局部 脹痛이 있다. (그림 4-8)

② 髀關(患側) : 대퇴전면 腸骨前上棘과 腸骨底 외측단 연결선상, 고관절을 굽힐 때 會陰과 같은 높이의 봉공근 외측 오목한 곳, 슬개골외측단 상 12촌(同身寸)되는 곳에 있다. 30호 2촌(50mm) 호침을 선택한다. 국부에 통상적인 소독 후 대퇴골 내측을 향하여 약 1.8寸(45mm) 자침한다.

鍼感 : 局部 脹痛이 있다. (그림 4-8)

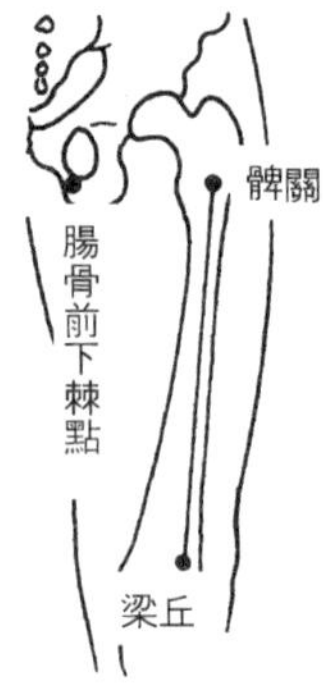

그림 4-8

③ 膝關節點(患側) : 슬개골 상연에서 바로 위 2橫指 되는 곳에 있다. 30호 3촌(50mm) 호침을 선택한다. 국부에 통상적인 소독을 한 후 피부와 25° 각도로 약 1.8촌(45mm) 자침한다.

鍼感 : 局部 脹痛 혹은 슬관절 內를 향하여 방산한다. (그림 4-9)

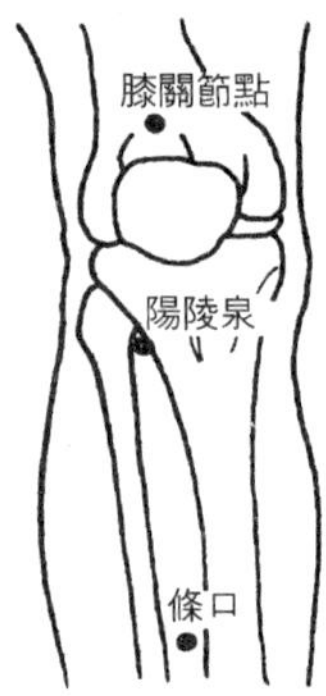

그림 4-9

④ 血海(患側) : 대퇴내측 슬관절을 굴곡하여 슬개골 내측단에서 위로 2촌, 대퇴사두근내측두의 융기에 있다. 30호 2촌(50mm) 호침을 선택한다. 국부에 통상적인 소독 후 약 1.8촌(45mm) 직자한다.

鍼感 : 局部 脹痛이 있다. (그림 4-7)

2) 體位와 手法 및 療程

환자는 좌위를 취하고 먼저 腸骨前下棘點에 平補平瀉法으로 進鍼 후 得氣를 하고, 다시 髀關·膝關節點·血海에 補法으로 進鍼하고 약 40분간 留鍼한다. 발침 후 火罐으로 2분 정도 부항한다(국부에 유착이 있으면 전침을 가한다). 매일 1회, 10회를 한 療程으로 하며 5일 휴식 후 다시 시술한다. 효과는 있으나 아직 호전되지 않으면 다시 치료를 하고 10회를 치료하여도 효과가 없거나 완치가 되었다면 치료를 종료한다.

4. 임상례

① 陳某某, 男, 16세

② 主訴 : 1주일 전부터 우측 대퇴 전면에 염좌로 인한 통증

③ 현 병력 : 환자는 1주일 전에 대퇴부의 염좌상을 입어 지역의 병원에서 약물치료, 외용제, 첩부치료 등을 받고 통증이 잠시 완화되었지만 효과가 좋지 않아 지인의 소개로 내원하였다.

④ 검사 : 환자는 우측 대퇴 전면부인 대퇴사두근 부위의 상부와 하부에 명확한 종창과 압통이 있고, 하지 직거상 검사 시 통증이 심해지고 휴식 시 통증이 경감되었다. 통증으로 절룩거리면서 걸었다.

⑤ 변증 : 환자는 학생으로 1주일 전에 높이뛰기를 하면서 대퇴사두근의 염좌로 氣血이 응체되고 막혀 經脈이 잘 통하지 않아 발생한 것으로 대퇴사누근염죄로 진단하였다. 紅苔薄, 脈弦數하였다.

⑥ 治則 : 舒筋止痛

1診(2일) : 환자는 위와 같은 증상으로 내원하여 먼저 腸骨前下棘과 슬관절 상연에 압통점을 찾아 침을 자입하고 득기 후 유침을 하였다. 그리고 髀關·血海에 得氣 후 40분 동안 留鍼하고 발침 후 火罐으로 1분 정도 부항을 하여 1일 1회 치료하였다.

2診(3일) : 환자는 1회의 치료 후 움직일 때 대퇴 전면부 통증이 다소 경감되었고, 같은 방법으로 5회 침치료하였다.

6診(7일) : 환자는 5회의 치료로 통증이 거의 소실되었고, 다만 대퇴에 힘이 들어갈 때 불편감이 남아 있었다. 이번으로 치료를 종료하였다.

⑦ 추적 관찰 : 반년 후에 다시 내원했는데 모든 기능이 정상으로 회

복되었다.

5. 저자 견해

대퇴사두근 염좌는 임상에서 많이 보는 질환은 아니며 대부분 과도한 대퇴 외선, 외전 혹은 내선으로 일어난다. 환지의 강력한 捻轉으로 收縮力과 捻轉力이 근육, 근건에 교차하여 筋肉, 經筋, 經脈에 염좌 손상으로 발병된다.

초기에는 국부의 經脈이 손상을 입어 瘀血이 脈外로 나와 血瘀 腫脹이 있어 침자치료는 부적절하며 24시간 이후에 침자치료를 시행하며 24시간 내에는 얼음찜질을 한다. 만약 국부에 종창이 명확하면 압박붕대를 하고 하지를 위로 올려놓으면 혈액의 삼출을 감소시킬 수 있으며 혈종의 형성을 최소화할 수 있다. 24시간 후에 침치료를 하는데 대퇴동・정맥을 피해야 한다. 부항을 할 때는 피부가 견딜 수 있는 정도로 해야 하며, 약간 붉어지는 정도가 적당하다. 후기에 국부의 근육 유착, 위축이 나타나면 전침치료를 추가하고, 이 역시 좋은 효과를 얻을 수 있다.

제7절 大腿二頭筋損傷

대퇴이두근손상은 임상에서 흔히 볼 수 있는 운동 상해이다. 이는 간접적인 외력으로 인하며 근위부 부착점의 손상이 흔하고, 그 다음은 筋腹, 원위 근건의 부착점 손상이다.

대퇴이두근은 대퇴골의 외측의 장・단두를 말하며, 장두는 좌골결절 후외측(반건양근의 기시점 외측)에서 기시한다. 단두는 대퇴골 粗線外側脣 중간 1/3처에서 기시한다. 중간에서 장두와 단두가 합쳐져 하나의 납작한 건을 이루고 비골두에서 끝난다. 주 기능은 슬관절을 굴곡하는 것으로 굴곡된 슬관절은 旋外(슬관절은 선외할 수 있는 유일한 관절이다)하고, 장두는 고관절을 곧게 펴는 작용을 한다.

1. 병인병기

대퇴이두근은 주로 운동으로 일어난 상해로 대부분 운동선수에게 다발되며 명확한 손상의 병력을 가지고 있다. 손상기전은 아래와 같다.

① 수동 견인 손상 : 대퇴이두근이 당겨지는 상태에서 직접적인 견인으로 인하여 발생한다. 예를 들어 '壓腿(앞가슴을 최대한 다리에 붙이면서 아래로 내리누름)', '劈叉(체조에서 다리 벌리는 동작)' 혹은 허들 넘을 때처럼 대퇴부를 신전시키는 상태에서 갑자기 허리를 굽힐 때 또는 단거리 달리기에서 무릎을 굽히면서 앞으로 달릴 때 손상이 자주 일어난다. 손상 부위는 주로 좌골결절이 있는 기시부 혹은 종지부인 비골소두에 흔히 일어난다.

② 능동 견인 손상 : 달릴 때, 뛸 때 혹은 뒤로 발을 뻗을 때 일어나며 슬관절이 굴곡위에서 신전될 때 굴곡근이 수축할 때 바닥의 반작용으로 근육이 과도하게 긴장된 상태에 놓이게 된다. 여기에 대퇴사두근이 갑자기 슬관절을 신전시키고, 이 근육을 당기면 손상이 일어난다. 주로 100m 달리기 시작 후 15~30m 혹은 60~70m 달리고 가속기에 접어들 때, 멀리뛰기할 때 힘이 들어가 발생한다. 주로 대퇴이두근 筋腹에 손상을 입는다.

2. 임상 증상

주 임상 증상은 대퇴 후면부의 통증이다.

① 급성 손상 시 통증과 기능 장애 : 처음에는 대퇴 후면(대부분 일측)에 통증이 있고 점차 심해져 요통과 소퇴통으로 이어진다. 앉아 있거나 누울 때 혹은 서 있을 때 증상이 심해지며, 특히 앉을 때, 쪼그려 앉으려고 할 때 심해져 신을 신기가 힘들다. 옆으로 눕거나 슬관절 굴곡, 고관절 굴곡 시 통증이 심하지만 기침이나 재채

기할 때 진동성 방사통은 없고, 척추 옆으로 방사성 압통이 있다. 후기에 증상이 심해지면 기침이나 재채기할 때 진동성 방사통이 나타나나 척추 옆으로 압통 혹은 방사성 압통은 없다. 요부의 기능장애로는 腰前屈 제한이 주가 된다. 심하면 보행 시 통증으로 절뚝거리며 걷는다. 하지직거상검사는 양성이다.

노손으로 인한 것은 가벼운 운동에는 제한이 없고 다만 반복적으로 손상받을 때 동작을 하거나 수동으로 견인이 될 때 통증이 있고 뛸 때 통증이 심해진다.

② 중증 : 근육이 단열되며 그 순간에 단열되는 소리가 나고 심할 때는 마치 활의 현이 끊어진 것과 같다. 하지는 대부분 굴곡위를 취하며 보행하기 힘들고 과다 출혈로 혈종이 생기며 대퇴부에 순식간에 종창이 일어나며 피하에 瘀斑이 생긴다. 근육은 기형으로 수축되고 만약 근복이 완전히 끊어지면 '낙타봉' 같은 기형이 나타난다. 한쪽 끝이 완전히 단열되면 근육 수축 시 球形이 되고 부분단열이 되면 단지 손상부가 오목해진다. 손상된 근건의 장력을 촉진하고 양측을 비교한다. 만약 환측의 장력이 감소되거나 소실되면 완전 단열이 되거나 대부분이 단열되었음을 나타난다. 손상 후 압통은 국한되며, 종창이 일어나고 나서의 압통은 광범위하다(급성기에는 침자치료의 범주에 속하지 않는다).

③ 검사 : 하지 직거상검사에서 양성이며, 근육저항검사도 양성이다.

3. 중의 변증 치료

중의에서는 이 병이 주로 손상으로 일어난다고 보는데 처음 손상된 것과 오래된 손상 두 종류가 있다.

① 처음 손상 : 손상 후 파행. 손상 부위는 瘀血로 經絡이 막혀 腫脹, 疼痛이 있으며 壓痛이 명확하다. 고관절과 슬관절의 굴신기능에 제한이 생기며 근육저항검사는 양성이다.

② 오래된 손상 : 손상 후 적절한 치료를 받지 못해 氣血이 응결

하여 筋攣과 筋縮이 일어나 경결을 촉지할 수 있고, 보행 시 통증이 있다.

4. 침구치료

① 治則 : 活血化瘀, 通經鎭痛

② 혈위 처방 : 環跳(患側) · 承扶(患側) · 殷門(患側) · 委中(患側)

③ 가감 : 기시점 손상자는 좌골결절에 명확한 압통점을 찾을 수 있고, 종지점 손상자는 오금부 외측 비골두에 압통점이 있다. 기시점의 압통점은 적절하게 가감할 수 있다.

④ 혈방 해석 : 環跳는 足少陽膽經의 穴로 足少陽 · 太陽 二脈이 만나는 곳이다. 承扶 · 殷門 · 委中은 모두 足太陽膀胱의 穴이며, 委中은 足太陽膀胱經의 合穴이다. 이상의 혈위 조합은 活血化瘀, 通經鎭痛하는 작용이 있다.

5. 치료

1) 穴位와 鍼法

① 環跳(患側) : 臀部 외측 하부에 있다. 大腿骨大轉子에서 가장 높은 지점과 천골열공 연결선의 외측 1/3과 중간 1/3의 교차점에 있다. 옆으로 누워 下腿를 펴고, 上腿를 굽혀 취혈한다. 30호 4촌(100mm) 호침을 선택한다. 局部는 통상적인 소독을 하고 좌골공을 향하여 약 3.8촌(90mm) 자침한다.

鍼感 : 局部 脹痛 혹은 同側 下肢 및 足部를 향하여 방산한다. (그림 4-4)

② 承扶(患側) : 大腿 후면의 上部, 臀部 아래 橫紋의 中點處에 있다. 30호 3촌(75mm) 호침을 선택한다. 局部는 통상적인 소독을 한다. 약 2.8촌(70mm) 직자한다.

鍼感 : 局部 脹痛 혹은 同側 下肢 및 足部를 향하여 방산한다. (그림 4-2)

③ 殷門(患側) : 大腿 후면의 中部에 있다. 즉 承扶와 委中(오금 橫紋 중앙) 연결선상, 承扶 下 6촌에 있으며, 엎드려서 取穴한다. 30호 2.5촌(65mm) 호침을 선택한다. 局部는 통상적인 소독을 하고, 약 2.3촌(60mm) 直刺한다.

鍼感 : 局部 脹痛 혹은 동측 下肢 및 足部를 향하여 방산한다. (그림 4-3)

④ 委中(患側) : 오금 橫紋 中點處에 있으며, 大腿二頭筋筋腱과 半腱筋筋腱 사이에 있다. 30호 2.5촌(65mm) 호침을 취한다. 局部는 통상적인 소독을 하고, 2.3촌(60mm) 위로 斜刺한다.

鍼感 : 膕部 脹痛이 있거나 소퇴 후면을 향해 방산한다. (그림 4-3)

2) 體位와 手法 및 療程

환자는 엎드린 자세를 취하고 먼저 環跳에 사법으로 進鍼 후 득기를 하고, 承扶・殷門・委中에 平補平瀉法으로 進鍼 후 得氣를 한다. 약 40분간 留鍼하고 발침 후 火罐으로 1분 정도 시술한다. 매일 1회, 10회를 한 療程으로 하며 5일 휴식 후 다시 시술한다. 효과는 있으나 아직 호전되지 않으면 다시 치료를 하고 10회를 치료하여도 효과가 없거나 완치가 되었다면 치료를 종료한다.

6. 저자 견해

대퇴이두근은 대퇴 후외측에 위치하며 장두는 좌골결절에서 기시를 하고 단두는 대퇴골 粗線外側脣에서 기시한다. 근속은 각 기시점에서 시작하여 아래로 내려가 근건으로 이어지고 비골소두에서 끝난다.

급성으로 손상이 비교적 심한 환자, 즉 근육 파열, 단열이 심한 환자는 빠른 시일 안에 수술치료를 받는 것이 좋고, 수복 후 후유증으로 인한 통증을 침자치료하는 것이 이상적인 선택이다.

손상이 심하지 않거나 노손으로 일어난 환자는 근육 손상으로 해부 위치에 미세한 변화가 생기고 이로 인해 국부에 무균성 염증 반응 혹은 만성 조직 변성으로 증식, 유착 등의 형태적 변화가 생겨 기능장애를 일으킨다. 예를 들어 슬관절·고관절의 굴곡 제한, 하지 직거상 제한, 요부 굴곡 제한 등 대퇴 후부 통증으로 인한 일련의 증상에 위의 침자치료로 좋은 효과를 얻을 수 있다.

제8절 膝蓋骨下 脂肪패드손상

슬개골하 지방패드손상은 슬부에서 많이 보이는 병증의 하나다. 주로 극렬한 운동 혹은 장기간 무릎으로 하는 일을 하다가 발생한다.

슬개골하 지방패드는 슬개골하 인대의 양측(內·外膝眼 부위에 해당)에 위치하는 하나의 결합조직으로서 슬관절에 대하여 윤활, 완충과 에너지를 흡수하는 기능이 있어서 슬관절의 굴신운동에 따라 전후로 이동한다. 슬관절은 인체에서 가장 큰 관절이며 또한 운동량이 많은 관절인데, 다양한 원인으로 급·만성 손상이 일어난다.

이 병증은 대부분 중·노년의 체질이 비만한 여성 환자에서 다발한다. 대부분 반복되는 슬관절염좌, 타박, 장기간 슬관절에 무하를 주는 것 등으로 인한 손상으로 부종, 변성이 일어나고, 오래되면 퇴행성 변화와 조직 비후, 종창과 동통이 나타난다.

1. 임상 증상

환자는 일어서고, 쪼그려 앉고, 슬관절을 과도하게 신전할 때 酸痛과 활동 시 슬관절 무력, 슬개골하 인대 및 양측 膝眼部의 종창동통, 膨隆과 명확한 압통이 있다. 일부 환자에서 찬 것을 싫어하고, 선풍기 바람 쐬기를 싫어하는 膝關節 畏寒 증상이 나타난다.

① 검사 : 膝關節隆起(內·外膝眼)處에 분명한 압통이 있다.
膝部 과신전 검사에서 양성, 즉 환자가 平臥位를 하고 슬관

절을 곧게 수평으로 펴게 하고 의사는 한손으로 손상받은 다리의 발목을 잡고, 다른 한손으로 슬관절을 눌러 슬관절을 과신전되게 하여 슬개골하지방이 있는 곳에 疼痛이 있으면 양성, 없으면 음성이다.

슬개골인대를 느슨하게 하는 壓痛검사에서 양성이다. 즉 환자를 바로 눕게 한 상태에서 무릎을 곧게 펴게 하고 의사는 한손의 拇指를 內膝眼 혹은 外膝眼處에 대고, 다른 한손의 손바닥을 拇指 指背上에 댄다. 환자는 대퇴사두근을 느슨하게(슬개골인대를 느슨하게)하고, 의사는 점점 엄지에 힘을 가한다. 누르는 곳은 분명한 동통감이 있다. 만약 환자가 대퇴사두근을 수축(슬개골인대 緊張)한 상태에서 다시 중복하여 위의 방법으로 같은 압력에 동통이 경감되었다면 양성이다.

② X선 : 슬관절 측위 사진에서 지방세포체질무늬가 증강된 것이 슬개골하로부터 股脛關節을 향하여 아래로 방사상으로 배열되어 있는 것을 볼 수 있다.

2. 중의 변증 치료

髕骨은 中醫에서 膝蓋骨라고 하며 ≪傷科補要≫에서는 "…膝蓋骨…, 又名臏骨, 形圓而扁, 覆于楗䯒上下兩骨之端, 本活動物也. 內面之筋, 上過大腿至兩脅, 下過胻骨至足背"라고 하여 이 병증은 슬개골병 범주에 속한다.

급성 손상은 대부분 노동 혹은 운동 중에 갑자기 무릎을 신전시키거나 전면부에 직접적인 타박을 받아 손상이 되고, 또한 슬관절의 과도한 부하, 하지의 극렬한 운동으로 열이 과도하게 발생 하는 것, 슬개하 지방패드가 인대의 견인과 압박을 받아서 급성 손상이 일어난다. 만성 손상은 중·노년에 비만인 여성에게 나타나며 무릎에 무게가 많이 실려 발생한다. 급성 손상은 슬관절에 급성 타박, 염좌로 氣血壅滯, 부종이 생기기도 하고 아프기도 하며, 만성자는 슬관절 국부에 장기적인 氣

血凝滯로 지방패드 및 슬인대의 허혈성 염증 병변이 일어나 조직의 섬유화, 유착, 비후 등의 변화가 생겨 일어난 슬개골 하방의 만성 손상이다.

① 治則 : 舒筋止痛

② 혈위 처방 : 內·外膝眼(患側)·鶴頂(患側)·足三里(患側)

③ 혈방 해석 : 外膝眼(犢鼻)은 足陽明胃經의 穴이며, 內膝眼과 鶴頂은 經外奇穴이다. 足三里는 足陽明胃經의 合土穴이다. 위의 穴을 함께 刺鍼하면 舒筋止痛하는 효과가 있다.

3. 치료

1) 穴位와 鍼法

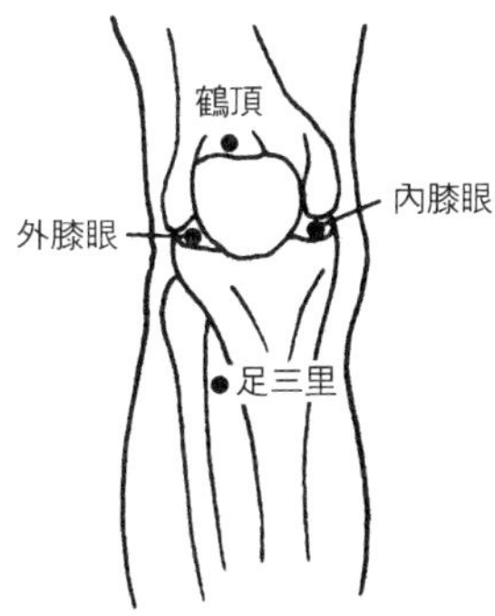

그림 4-10

① 內·外膝眼(患側) : 슬개골하, 內膝眼은 슬개골첨 내측의 오목한 곳, 外膝眼(즉 犢鼻)은 슬개골첨 外側의 오목한 곳에 있다. 30호 2촌(50mm) 호침 2개를 선택한다. 局部는 통상적인 소독을 하고 모두 오금 정중선을 향하여 약 1.8촌(45mm) 자침한다.

鍼感 : 局部 脹痛, 外膝眼은 足背部를 향한 放射性 脹感이 있다. (그림 4-10)

② 鶴頂(患側) : 膝部 前面, 膝蓋骨底의 中點 上方 오목한 곳에 있다. 30호 2촌(50mm) 호침을 선택한다. 局部는 통상적인 소독을 한 다음 위를 향하여 약 1.8촌(45mm) 자침한다.

鍼感 : 局部 脹痛 혹은 대퇴 상부를 향하여 放散한다. (그림 4-10)

③ 足三里(患側) : 小腿前外側面의 상부, 犢鼻 아래 3촌, 脛骨前緣에서 1橫指(中指) 거리에 있다. 30호 2촌(50mm) 호침을 선택한다. 局部는 통상적인 소독을 한 다음 약 1.8촌(45mm) 직자한다.

鍼感 : 局部 脹痛 혹은 足背를 향하여 放散한다. (그림 4-10)

2) 體位와 手法 및 療程

환자에게 좌위를 취하고 슬관절을 노출시키게 하여, 內·外膝眼에 補法으로 進鍼 후 득기를 하고, 다시 鶴頂에 瀉法으로 進鍼 후 得氣를 하며, 足三里는 補法으로 進鍼하고 득기한다. 매번 약 40분간 留鍼하고 발침 후 火罐으로 2분 정도 부항을 한다. 매일 1회, 10회를 1療程으로 하며 5일 휴식 후 다시 시술한다. 효과는 있으나 아직 호전되지 않았다면 다시 치료를 하고 10회 치료 후에도 효과가 없거나 완치가 되었다면 치료를 종료한다.

4. 임상례

① 白某某, 女, 56세

② 主訴 : 2년 전부터 양측 슬관절의 종창동통

③ 현 병력 : 환자는 2년 전 양측 슬관절에 酸脹 동통이 생겼는데, 처음에는 활동을 많이 하고 나면 통증이 있고 휴식을 취하면 경감되는 양상이었으나 최근 반년 전부터 통증이 점점 심해져 슬개골 부위의 종창동통이 생겼다. 지역의 병원에서 약물치료, 외용제, 첩부치료 등을 받고 통증이 잠시 완화되었지만 효과가 좋지 않아 지인의 소개로 내원하였다.

④ 검사 : 환자는 양측 슬개골 부위의 종창이 있고 양측 슬안 부위에 타원형의 포괴가 있으며 압통이 있었다. 계단을 오르내리거나 쪼그려 앉을 때 슬개골 앞의 통증이 심하고 슬부과신전검사상 양성이었다(슬부과신전검사 : 환자는 앙와위를 취하고 환측의 무릎을 신전한 상태에서 검사자는 한손의 손바닥으로 슬개골을 누르고 다른 한손으로 발꿈치를 잡고 발목을 위로 신전시켜 슬관절이 과신전 되도록 한다. 만약 슬개골 양측에 통증이 있으면 양성이다).

⑤ 변증 : 환자는 출납원으로 현재는 이미 퇴직한 상태였다. 비만한 체형으로 장시간 서 있는 시간이 많아 양측 슬관절 내의 지방패드(fat pad)가 손상되어 슬관절 국부의 지방대사문란으로 지방이 축적

되어 氣血이 응체되고 막혀 經脈이 잘 통하지 않아 발생한 양측 슬개골하 지방패드의 손상으로 진단하였다. 舌白苔黃, 脈沈하였다.

⑥ 治則 : 舒筋止痛

1診(1일) : 환자는 위와 같은 증상으로 내원하여 먼저 양측 膝眼에 침자 득기 후 유침을 하고, 다시 鶴頂·足三里에 자침하여 得氣 후 40분간 留鍼을 하고 발침 후 火罐으로 1분 정도 부항을 하여 1일 1회 치료하였다.

2診(2일) : 환자는 1회의 치료 후 슬관절 국부의 통증이 다소 경감되어 움직일 때, 계단을 오르내릴 때, 쪼그려 앉을 때 통증이 감소되었다. 같은 방법으로 10회 침치료하였다.

10診(10일) : 환자는 9회의 치료로 통증이 모두 소실되었고, 다만 장시간 활동 시 약간의 통증이 남아 있었다. 이번으로 치료를 종료하였다.

⑦ 추적 관찰 : 반년 후에 다시 내원하여 통증이 있어 위의 처방으로 10회 치료하였고, 1년 후 다시 내원해서 검사를 했는데 모든 기능이 정상으로 회복되었다.

5. 저자 견해

슬개골하 지방패드손상은 중·노년에게서 흔히 볼 수 있으며 각종 급성 손상, 혹은 만성 노손으로 일어난다. 임상에서는 만성 손상이 오면 슬개하 지방 증식이 비교적 많다. 급성기의 부적절한 치료는 만성으로 이어질 수 있고 만성과 같은 증상이 나타난다.

슬개골하 지방패드손상에 刺鍼治療를 응용하면 비교적 좋은 효과를 거둘 수 있다. 특히 급성기와 초기에 치료를 받으면 대부분 10회 치료로 종창이 제거되고 통증이 완해된다. 만성은 시간이 비교적 오래 걸리나 10회 이상의 치료로 효과를 볼 수 있고 20회 정도에 이상적인 결과를 얻을 수 있다. 치료 기간 동안 환자에게 극렬한 운동과 슬관절에 과도한 힘을 주는 일, 즉 무거운 것을 드는 것, 차를 당기는 것, 장시간

꿇어앉아 있는 것 등을 피하도록 한다. 인내심을 가지고 치료하면 만족할 만한 효과를 거둘 수 있다. 치유 후 극렬한 운동, 슬관절에 과도한 힘을 주는 것을 피하고 산보와 같은 가벼운 운동을 해 재발을 막는다.

제9절 膝蓋骨前方 滑液囊炎

슬개골전방 활액낭은 슬관절의 슬개골 외측의 피하에 위치하는데, 비교적 쉽게 외상을 받고 국부 염증이 파급되어 발생한다.

슬개골전방 활액낭은 대퇴사두근근건이 슬개골의 비교적 얇은 활막낭까지 이어져 있으며, 슬개골의 아래 1/2을 덮고 있으며, 정상인의 90% 이상이 모두 이 囊을 가지고 있다. 그 주요 기능은 체액을 분비하고, 근건과 근건 사이의 마찰과 熱을 발산시키는 작용을 한다.

급·만성 손상 또는 局部의 감염으로 유발되며, 급성 슬개골전방 활액낭염은 급성 외상으로 인해 생기는 활액낭 및 활액낭 조직 주위의 손상으로 국부의 홍종, 활액의 삼출이 증가된다. 만성 염증은 직업과 관계가 있는데 예를 들면 장기간 슬관절의 극렬한 운동, 마찰 또는 압박자극, 혹은 비교적 경미한 創傷 등이 있는데 신체의 기능이 저하되고 기후의 비정상, 기압의 변화가 동반되면 원래 있던 병을 유발하여 滑液囊을 손상시켜 무균성 분비물이 증가된다. 국부 감염은 주위 조직의 癰腫 혹은 개방성 조직외상으로 감염이 활막낭까지 파급되어 감염성 滑液囊炎症이 나타난다.

1. 임상 증상

급성 슬개골전방 활액낭염은 뚜렷한 외상력이 있고, 외상 후 국부는 종창으로 융기되고 압통이 뚜렷하며, 후기에는 국부 홍종이 없어지고 슬개골전방 활액낭 부위에 종창이 뚜렷하며, 누르면 동통이 있다. 만성 환자는 점차적으로 발병하는데 뚜렷한 외상력이 없고, 동통은 단지 슬개골전방 활액낭 구역에 국한되며, 후기에 분비물이 많을 때는 종창통이 나타난다. 감염으로 생긴 환자는 먼저 감염병소가 있고 나중에 슬개골전방 활액낭의 파급성 염증 종창이 나타난다.

● 검사 : 손상된 무릎에 종창부를 촉진하면 파동감이 있고 압통이 뚜렷하며, SLR 검사를 해도 슬부 종창의 위치는 변화가 없다.

2. 중의 변증 치료

中醫에서는 이 병의 발생이 슬관절 전면부의 급·만성 손상, 風·寒·濕邪의 滯留와 국부의 기혈 운행이 좋지 못한 것 등과 유관하다고 본다. 이 병은 그 증상을 급·만성으로 나눌 수 있다. 급성 손상은 대부분 슬관절의 전면부 손상으로 經脈이 斷裂되어 瘀血이 脈外로 나와 經脈의 기혈 운행에 영향을 미치고 經絡이 不通하므로 통증이 발생한다. 만성 손상은 슬부의 과도한 피로와 장시간의 부하로 인해 氣血이 응체하여 經絡의 운행이 좋지 못하므로 經絡이 通하지 않아 통증이 발생한다.

급성 손상은 손상 당시 혹은 손상 후 2시간 안에 바로 국부의 종창동통이 일어나고 동통은 슬관절 전면부 슬개골 하 1/3의 종창동통이 주가 된다. 처음에는 단지 국부의 종창동통만 있고 1주일 내에 소실이 되거나 혹은 종창과 동통이 완해되면서 만성 통증이 남아 있어 만성화 된다.

만성자는 급성 시 부적절한 치료 혹은 비만 등으로 하지에 과도한 부하를 주므로 슬관절의 만성 손상이 일어나며 발병 시 통증이 극렬하지 않고 단지 슬관절 전면부의 산창감이 있다. 활동 시 심해지고 휴식을 취하면 통증이 경감되며 점차 슬개골 혹은 슬개인대의 양측에 융기가 일어나 조직이 증식되고 통증의 호전과 악화가 반복되는 증상이 나타난다. 寒濕을 만나면 증상이 심해지고 직립 검사 시 슬개골 전면부와 슬개인대 양측에 명확한 융기를 볼 수 있으나 압통이 심하진 않다.

시간이 오래 지난 환자는 슬관절 굴곡 혹은 무릎을 꿇고 앉을 때 통증이 심해진다.

① 治則 : 活血溫經止痛

② 혈위 처방 : 內·外膝眼(患側)·鶴頂(患側)·足三里(患側)

③ 혈방 해석 : 外膝眼(犢鼻)은 足陽明胃經의 穴이며, 內膝眼과 鶴頂은 經外奇穴이다. 足三里는 足陽明胃經의 合土穴이다. 위의 穴을 함께 刺鍼하면 活血溫經止痛하는 효과가 있다.

3. 치료

1) 穴位와 鍼法

① 內·外膝眼(患側) : 슬개골 아래, 內膝眼은 膝蓋骨尖의 내측 오목한 곳, 外膝眼(즉 犢鼻)은 膝蓋骨尖의 外側 오목한 곳에 있다. 30호 2촌(50mm) 호침 2개를 선택한다. 局部는 통상적인 소독을 한 다음 후방을 향해 약 1.8촌(45mm) 자침한다.

鍼感 : 모두 局部 脹痛이 있다. (그림 4-10)

② 鶴頂(患側) : 무릎 前面의 膝蓋骨底의 중점에서 上方 오목한 곳에 있다. 30호 2촌(50mm) 호침을 선택한다. 局部는 통상적인 소독 을 한 다음 膝蓋骨 아래 방향을 향하여 약 1.5촌(40mm) 자침한다.

鍼感 : 局部 脹刺痛 혹은 슬관절 내부를 향하여 방산한다. (그림 4-10)

③ 足三里(患側) : 犢鼻 아래 3촌, 脛骨 前緣에서 외측으로 1橫指(中指) 떨어져 있다. 30호 2촌(45mm) 호침을 선택한다. 局部는 통상적인 소독을 한 다음 약 1.8촌(45mm) 直刺한다.

鍼感 : 局部 脹痛 혹은 발등을 향하여 방산한다. (그림 4-10)

2) 體位와 手法 및 療程

환자는 좌위를 취하고 먼저 內·外膝眼에 瀉法으로 進鍼 후 득기를 하고, 鶴頂에 平補平瀉法으로 進鍼 후 得氣를 하며, 足三里는 補法으로 進鍼을 한다. 매번 약 40분간 留鍼하고 발침 후 火罐으로 1분 정도 부항한다. 매일 1회, 6회를 1療程으로 하며 3일 휴식 후 다시 시술한다. 효과는 있으나 아직 호전되지 않으면 다시 치료를 하고 6회 치료 후에도 효과가 없거나 완치가 되었다면 치료를 종료한다.

4. 임상례

① 任某某, 女, 60세

② 主訴 : 2개월 전부터 좌측 슬관절 외측의 동통

③ 현 병력 : 환자는 2개월 전에 좌측 슬관절의 종창동통이 생겼고, 처음에는 활동을 많이 하고 나면 통증이 있고 휴식을 취하면 경감되는 양상이었으나 최근 1주일 전부터 통증이 점점 심해졌다. 지역의 병원에서 약물치료, 외용제, 첩부치료 등을 받고 통증이 잠시 완화되었지만 효과가 좋지 않아 지인의 소개로 내원하였다.

④ 검사 : 환자는 좌측 슬관절 외측에 압통이 명확하나 종창은 심하지 않았다. 운동 후, 쪼그려 앉을 때 통증이 심하고 하지 직거상 검사는 양성이다.

⑤ 변증 : 환자는 간호사로 현재는 이미 퇴임하였다. 보통 체형으로 10년 전 좌측 슬관절에 염좌상이 있었고, 2개월 전에 해외여행으로 장시간 걷고, 등산을 해서 증상이 심해졌다. 氣血이 응체되어 經脈이 잘 통하지 않아 발생한 것으로 슬개골 전방 활액낭염으로 진단하였다. 舌紅苔膩, 脈沈하였다.

⑥ 治則 : 活血溫經止痛

1診(1일) : 환자는 위와 같은 증상으로 내원하여 양측 膝眼(外膝眼에 傍鍼, 즉 침을 하나 더 놓는다)에 침자 得氣 후 留鍼을 하고, 鶴頂·足三里에 得氣 후 40분간 留鍼을 하고 발침 후 火罐으로 1분 정도 부항을 하여 1일 1회 치료하였다.

2診(2일) : 환자는 1회의 치료 후 슬관절 국부의 통증이 다소 경감

되었고, 운동 후, 쪼그려 앉을 때 통증이 감소되었다. 같은 방법으로 6회 침치료하였다.

6診(6일) : 환자는 5회의 치료로 통증이 모두 소실되었고, 다만 가끔 많이 걷고 나서 불편감이 있다. 이번으로 치료를 종료하였다.

⑦ 추적 관찰 : 1년 후 다시 내원해서 검사를 했는데 모든 기능이 정상으로 회복되었다.

5. 저자 견해

슬개골전방 활액낭은 슬관절 활액낭 중 비교적 작은 활낭조직으로 일반적인 상황에서는 손상이 잘 일어나지 않는다. 그러나 슬관절 전면의 타박상으로 급성 손상이 일어날 수 있고, 만성은 주로 비만 혹은 장시간 무릎을 쓰는 중년 부녀자에게 나타난다. 中醫에서는 슬관절의 氣血瘀滯와 관련 있다고 한다.

임상에서 슬개골전방 활액낭염을 많이 보지는 못하는데 대부분 외상으로 일어나는 경우가 많다. 초기에 삼출액이 많을 때에는 자침치료가 마땅하지 않고, 먼저 삼출액을 흡입하고 약물주입 후 압박붕대로 압박(방법 : 滑液囊 최고점에 파동이 가장 뚜렷한 곳에서 액체를 추출하고, 액체를 거의 완전히 추출한 후 아세토니드 40mg, 브로카인 20mg을 주입한 후 局部에 솜으로 압박을 하고 솜뭉치로 국부를 받치고 붕대를 감아서 膝關節을 72시간 동안 고정시킨다)하는 것이 효과가 좋다. 급성 감염성일 때는 항균, 항염치료를 응용해서 염증이 가라앉기를 기다릴 필요가 있다. 만약 滑液囊 안에 삼출액이 남아 있으면 삼출액을 추출 흡입한 후 약물을 주입하고 압박을 하면 좋은 효과를 얻을 수 있다. 만약 삼출액이 없고 단지 국부에 동통이 있거나 활동 후에 동통이 있다면 위의 자침치료를 응용하면 만족할 만한 효과를 거둘 수 있다.

제10절 膝窩部 囊腫

슬와부 낭종은 기타 부위의 낭종과 같은 종류로 결절성 낭종이다. 이는 또한 베이커낭종(Baker's Cyst)이라고도 부른다. 슬와는 슬관절 후부의 오금근육(Popiteal muscle)의 深面에 위치하며, 마름모형을 띠고 외상방은 대퇴 이두근이, 내상방은 반건양근이, 반건양근 외하방은 비복근 외측두가, 내하방은 비복근 내측두가 위치하며 슬와부 저면은 오금평면, 관절낭 및 오금근육으로 구성되어 있다. 그 안쪽에 있는 脛神經(tibial n.)은 제일 천부의 중앙선에 위치한다. 비총신경은(fibular n.)은 대퇴이두근건 내측에 위치하고, 슬와정맥은 脛神經 전방에서 조금 내측으로 치우쳐 있으며, 동맥은 정맥의 전방에서 약간 내측으로 치우쳐 있고 여기에 오금 림프절이 있다.

이 병증의 발병 원인은 아직 정확히 밝혀지지 않았는데 손상이나 만성적인 노동이 이 병증의 주요한 유발 소인이다. 대다수의 학자들은 이것을 膝關節疝으로 인식한다. 囊室은 섬유조직으로 구성되며 내막과 관절활액낭은 서로 유사하고 낭의 내부는 교질성 점액으로 차 있으며 부위가 비교적 깊고 슬관절과 서로 연접해 있으며 대개 단발성이다.

1. 임상 증상

환자는 뚜렷한 급성 외상력 없이 대개 만성적 노동으로 인한 손상력이 있으며 낭종의 증식은 완만하여 발병초기에는 무증상이거나 경미한 무릎의 불쾌감 정도로 쉽게 증상이 나타나지 않다가 발전하여 뚜렷한 종괴가 형성되면 은은통과 불쾌감, 하지무력, 슬관절 굴곡 제한, 멀리 여행하거나 계단 오를 때 슬부에 시큰한 느낌과 힘이 없는 증상이 나타나고 뚜렷한 극렬한 동통은 나타나지 않으며 날씨가 저기압일 때 종창과 불쾌감이 있으며 腫塊가 커지면 하지의 정맥 回流를 압박하여 오래 서 있으면 하퇴부의 종창을 일으키게 된다.

① 검사 : 환측 오금부에 뚜렷하게 비교적 유연한 낭성종물을 보거나

촉지 할 수 있으며 일부 초기 환자에게서는 누르면 다시 들어갈 수 있고, 낭종에 뚜렷한 압통이 없으며 슬관절을 곧게 신전시킬 땐 낭종이 커지고 딱딱하나 굴곡 시에는 작고 말랑하게 변한다. 대다수의 환자는 관절낭조직과 유착이 없으나, 소수의 환자에서는 관절강과 낭종 사이에 일종의 판막성 연접이 있다. 느리게 압력을 가하면 작게 변하거나 소실되지만 다시 나타난다.

② X선 : 대개 정상이며, 간혹 석회화 음영이 있다.

2. 중의 변증 치료

中醫에서는 급・만성 손상 등과 관련해서 발병된다고 하며, 급・만성 손상 후에 기혈이 막혀 血이 근육에 공급되지 못하고, 痰과 瘀血이 뭉쳐져 발병하는 두 가지 유형으로 분류할 수 있다.

1) 원발성

관절 활액낭이 슬와부에 낭종을 형성하고 관절낭 자체에는 다른 병증이 없다. 대부분 소아에게 발생하며 대부분 양측이나 반드시 같이 발병하지는 않는다.

2) 속발성

성인에서 흔하게 발병되며 관절의 다른 질병에 속발되어 나타나며, 예를 들어 슬관절의 만성 손상, 슬관절염, 반월판의 손상 후 관절의 문란, 특히 내측 판월판 후각 손상 후에 나타난다. 또 rheumatoid arthritis 역시 이 병을 일으킬 수 있다.

슬와부 낭종의 주요 진단 수단은 촉진이며 환자는 슬와부에 명확한 종창 포괴가 있고 부드럽고 표면은 매끌거리며 압통이 명확하지 않다. 국부 조직에는 유착이 분명하지 않고 약간의 酸痛이 있다. 체위의 변화로 낭종의 체적 변화가 있을 수 있다.

① 治則 : 消腫止痛

② 혈위 처방 : 囊腫點

③ 혈방 해석 : 囊腫點은 저자가 임상 경험에서 얻은 방법으로 '鍼'은 膕窩囊腫에 대하여 消腫止痛하는 작용이 있다.

3. 치료

1) 穴位와 鍼法

환측 오금부에서 낭종의 최고점을 찾아 상하 내외 방향으로 낭벽의 가장자리를 찾는다. 28호 2촌(50mm) 호침 5개를 선택한다. 통상적인 국부 소독 이후 낭종의 최고점을 약 1촌 정도 직자하고 나머지 4개를 囊壁의 상하내외에서 중심부를 향하게 약 1.8촌(45mm) 자침한다.

鍼感 : 局部 脹痛이 있다. (그림 4-11)

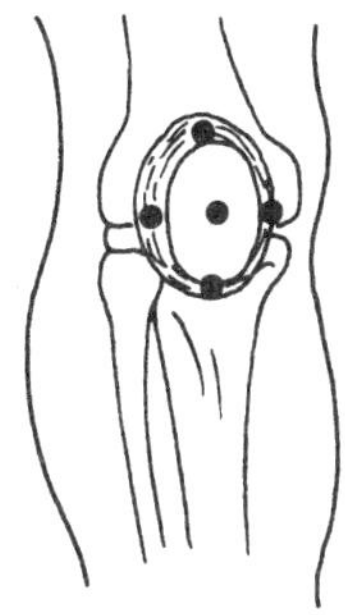

그림 4-11

2) 體位와 手法 및 療程

환자에게 엎드린 자세를 취하게 하고 민지 囊腫의 최고점에 瀉法으로 진침을 하고 다시 상・하, 좌・우 4點에 瀉法으로 진침을 한다. 40분간 유침을 하고 발침 후 3호 火罐으로 약 2분간 부항을 한다. 격일 1회, 6회를 1療程으로 하며 효과가 없으면 치료를 중단한다.

4. 임상례

① 黃某某, 女, 60세

② 主訴 : 1년 전부터 좌측 오금의 포괴 동통

③ 현 병력 : 환자는 1년 전에 좌측 오금부에 포괴가 있고, 처음에는 있다 없다 했으며 통증은 없었다. 최근 반년 전부터 포괴가 커지고 은은통이 생겨 지역의 병원에서 외용제, 첩부치료 등을 받았고 수술치료를 권유 받았지만 거부감이 있어 지인의 소개로 내원하

였다.

④ 검사 : 좌측 오금부에 명확한 포괴가 만져지며 유연하며 표면은 매끄러웠다. 저부는 유착되지 않고 운동 후 혹은 쪼그려 앉을 때 통증이 있었다.

⑤ 변증 : 환자는 방직업에 종사했던 사람으로 보통 체형이며 뚜렷한 외상력이 없었다. 장시간 서 있는 자세로 있어 기혈이 응체되고 血이 근육에 공급되지 않으며, 痰과 瘀血이 모여 발생한 것으로 좌측 슬와부 낭종으로 진단하였다. 舌紅苔膩, 脈細하였다.

⑥ 治則 : 消腫止痛

1診(1일) : 환자는 위와 같은 증상으로 내원하였고, 囊腫點에 위와 같은 방법으로 침자 후 유침을 하고 발침 후 火罐으로 1분 정도 부항(당시에는 약 2cc의 백색 점액이 흡출되었다)을 하여 격일 1회 치료하였다.

2診(3일) : 환자는 1회의 치료 후 포괴가 작아졌다. 같은 방법으로 4회 침치료하였다.

4診(7일) : 환자는 5회의 치료로 포괴가 거의 소실되었고, 다만 조금 오래 움직일 때 오금부에 불편감이 있었다. 이번으로 치료를 종료하였다.

⑦ 추적 관찰 : 1년 후 다시 내원해서 검사를 했는데 모든 기능이 정상으로 회복되었다(이 증례는 비교적 치료가 잘 된 것으로 이와 같은 병증은 수술치료가 제일 적당하다).

5. 저자 견해

슬와부 낭종은 주로 슬관절 후 슬와부에 囊性 腫物이 나타난 것으로 그 원인은 아직 명확하지 않다. 中醫에서는 급・만성의 손상과 관련이 깊고, 氣血이 막혀 血이 근육에 공급되지 못하고, 痰과 瘀血이 모여 발병된다고 한다.

슬와부 낭종의 치료는 초기에 손으로 눌러 밀어내는 방법을 쓸 수 있다(환자는 바로 누운 상태에서 슬와부를 노출시킨 채 낭종을 고정하고 시술자는 엄지로 낭종을 한쪽으로 밀어놓는다. 낭벽을 터뜨려 액체가 피하 혹은 조직에 흘러내리고, 낭종이 소실되면 다시 압박을 가해 천천히 문지르면서 남아 있는 액체를 전부 흘러나오도록 한다. 그 후에 국부에 솜으로 약 72시간 압박을 해서 재발을 방지한다). 이러한 방법이 효과가 없거나 낭종이 작은 환자는 위의 침자치료를 선택할 수 있고 대부분 좋은 효과를 얻을 수 있다. 그러나 일부에서 치료 후 재발이 되는데 위의 방법을 다시 사용하면 같은 효과를 얻을 수 있다. 재발이 빈번하고 낭벽이 두꺼우면서 관절낭과 유착이 있으면 수술로 낭종을 제거해야 하며, 수술 후 후유증이 남았을 경우 다시 침치료를 받으면 역시 만족할 만한 효과를 거둘 수 있다.

제11절 膝關節外傷性 滑液膜炎

슬관절외상성 활액막염은 슬관절에 혈액이나 액체가 축적되는 것을 主症으로 하는 질환이다. 급성 외상으로 인한 것과 만성적인 노동과 과로로 인한 염증으로 나누어지며, 임상에서 만성 활액막염은 남성보다 여성 환자가 많으며, 비만한 사람에게 더욱 많이 나타난다.

슬관절은 인체에서 가장 복잡한 관절구조이고, 이 관절의 활액막층은 복잡하며, 밖을 향하여 돌출되어 있고, 근건 아래에서 활액낭을 형성한다. 그 가운데 가장 큰 것이 膝蓋骨上囊이다. 이 낭은 대퇴사두근건 아래의 활액낭으로부터 슬관절강과 서로 통하여 형성되며, 낭의 상부 경계는 膝蓋骨 上緣의 3~4cm를 지난다. 활액낭 내에는 풍부한 혈관이 있고, 활액막세포가 활액을 분비하여 혈관이 없는 관절 연골을 영양하여 관절면을 윤활하게 한다. 이로써 마찰을 줄이고, 관절 활동 때 발생하는 열을 발산시킨다. 활액은 염기성 과립단백액체로 산성 대사산물의 유해작용을 방지할 수 있다. 이외 오금근육, 반건근 및 비복근내측두의 심층에는 비교적 작은 점액낭이 있다. 슬개골인대의 심층에 슬개골하

심낭이 있고, 슬개골의 전면에 슬개골전낭이 있다.

슬관절활액막염은 급성 손상, 만성 염증성 자극 후의 반응으로 인한 것으로 활막분비액이 실조되어 활막강에 액체가 고인다. 그 주요한 병인에는 급성 외상성 활액막관절낭혈종, 만성 슬관절염, 증식성 관절염, 풍습성 관절염(rheumatic arthritis), 유풍습성 관절염(rheumatoid arthritis), 통풍, 화농성 관절염, 결핵성 관절염, 색소융모결절성 활막염 등이 있다. 슬관절낭이 이상의 각종 요인의 자극을 받게 되면, 내벽활액막 분비액의 증가 혹은 그 내부의 혈관 손상이 일어나 슬관절에 혈액이 축적되거나 액체가 축적되어 관절 종창이 나타나 슬관절의 屈伸不利를 일으킨다. 슬관절활액낭염은 관절의 기능에 영향을 줄 뿐만 아니라 관절의 진행성 기질적 손상을 일으킬 수도 있다. 증상이 매우 중한 환자는 활액막의 유착이 발생하여 관절의 기능이 상실된다.

1. 임상 증상

1) 급성 손상

일반적으로 손상 당시나 1~2시간 후에 슬관절에 혈종이 나타나고, 주요한 임상 증상은 슬관절의 종창통, 관절낭의 뚜렷한 융기, 슬개골 상부 대퇴사두근의 내외측, 관절 내측 및 슬개골 아래 내외측에서 뚜렷한 파동성의 包塊를 만질 수 있고, 浮臏試驗(Patellar grinding test)에서 양성을 나타낸다. 운동 시 관절의 종창동통, 굴신불리가 나타나고, 특히 쪼그리고 앉는 자세가 제한된다. 급성 손상 1주일 후, 관절의 혈종은 선홍색에서 暗紅色으로 변하고, 점차 橙黃色의 혼탁한 액체로 바뀌어 간다.

2) 만성 손상

대부분 급성 활액낭염의 처치가 부적절하여 전변된 것이다. 임상에서 노년이면서 몸이 비만한 사람에게 많이 나타난다. 발병 초기 환자는 슬관절부에 風寒이 닿는 것을 싫어하고, 시림, 무거움, 창통을 많이 느낀다. 오래되면 관절의 활동 불리와 쪼그리고 앉을 때 통증이 심해지고, 슬관절골질이 증식한 환자는 슬내반·외반 혹은 기타 슬부위의 기형을 수반하기도 한다. 일부 만성 환자는 허약해 질 때(예를 들어 발열, 복통 설사, 감모 등) 관절강 활액막 액체 분비물이 증가되어 급성으로 관절강에 액체(액체가 많을 때는 50ml 이상)가 축적된다. 슬개골 상부 대퇴사두근내·외측, 슬개골 하부 내·외측에서 뚜렷한 파동성의 包塊가 만져지며 patellar grinding test에서 양성 등의 증상이 나타난다.

2. 중의 변증 치료

中醫에서는 이 병을 痺證의 범주에 속하는 것으로 보았다. 이 병의 발생은 正氣가 허약하여 外邪가 침입하였거나 넘어져 손상을 입으면 瘀血로 氣血이 막혀 血의 운행이 좋지 못하므로 발생하거나 음식에 절도가 없어 비위가 손상되면 안에서 濕이 발생하여 근육관절로 유주되어 관절의 종창동통이 일어난다는 것이다. 혹은 寒이 응체되어 經絡을 막아 시간이 오래지나 반복 발작되면 기혈이 損耗되어 氣血兩虧의 虛証으로 발병된다.

주 임상 증상은 슬부의 종창동통이다. 급성 외상자는 대부분 슬관절의 외상 후 바로 국부의 종창동통을 느끼고, 그 후에 점차 융기되어 활동 시 통증이 증가되고 특히 계단을 오르내릴 때 통증이 심해지고 굴신이 어렵고 야간 통증이 일어난다. 이런 환자는 손상 후 바로 슬관절에 혈종이 일어나는데 출혈이 적으면 1주일 내에 슬관절의 종창은 점차 소실되고 출혈량이 많으면 종창이 계속 이어져 1주일 후에 혈성 분비물이 점점 주황색으로 변하고 통증은 점점 완해되나 슬관절 굴곡과 활동 시 여전히 극렬한 통증이 있고, 휴식 시에 통증이 경감된다.

만성 슬관절 활액염은 가벼운 손상 혹은 손상 없이 특별한 병인 없이 발병된다. 이런 환자는 초기에 통증이 없거나 약간의 통증만 있어서 대부분의 환자는 치료를 받지 않는다. 이렇게 수개월 동안 유지되고 활동 시 통증이 생기거나 계단 오르내릴 때 통증이 생기면 그때가 되어서야 병원에 방문하게 된다. 일부 급성기에 적절한 치료를 받지 않아 만성으로 전변한 이런 환자는 증상이 명확하고 치료 기간이 길어진다.

① 治則 : 消腫止痛

② 혈위 처방 : 內・外膝眼穴(患側)・血海(患側)・膝關節點(患側)・足三里(患側)

③ 혈방 해석 : 外膝眼(犢鼻)은 足陽明胃經의 穴이며, 內膝眼은 經外奇穴이다. 血海는 足太陰脾經의 穴이며 膝關節點은 經外奇穴이다. 足三里는 足陽明胃經의 合土穴이다. 위 穴을 조합하면 消腫止痛하는 효과가 있다.

3. 치료

1) 穴位와 鍼法

① 內・外膝眼(患側) : 슬하, 內膝眼은 슬개골첨하의 내측 오목한 곳에 있고, 外膝眼(卽 犢鼻)은 슬개골하의 외측 오목한 곳에 있다. 30호 2.5촌(65mm) 호침 2개를 선택한다. 국부는 통상적인 소독을 하고, 2개의 침을 모두 오금 正中을 향해 약 2~3촌(60mm) 자침한다.

鍼感 : 국부 창통 또는 外膝眼에서 발등을 향하는 방사성의 脹痛感이 있다. (그림 4-10)

② 血海(患側) : 대퇴 내측, 무릎을 굴곡하여 슬개골 기저부의 내측단에서 위로 2촌, 대퇴사두근내측두의 융기처에 있다. 30호 2촌(50mm)을 호침을 선택한다. 국부에 통상적인 소독 후 약 1.8촌(45mm) 직자한다.

鍼感 : 국부 창통이 있다. (그림 4-7)

③ 膝關節點(患側) : 슬개골 상연 정중의 상 2횡지에 있다. 30호 2촌(50mm) 호침을 선택한다. 국부는 통상적인 소독을 하고 대퇴골에 이르도록 위를 향해 斜刺한다.

鍼感 : 국부의 창통 혹은 관절 내를 향하는 방산감이 있다. (그림 4-9)

④ 足三里(患側) : 독비 하 3촌, 경골전연에서 옆으로 1횡지(中指) 떨어진 곳에 있다. 30호 2촌(50mm) 호침을 선택한다. 국부는 통상적인 소독을 하고 약 1.8촌(45mm) 직자한다.
鍼感 : 국부 창통 혹은 족배를 향하는 방산감이 있다. (그림 4-10)

2) 體位와 手法 및 療程

환자에게 좌위를 취하게 하고 먼저 內·外膝眼에 瀉法으로 進鍼 후 득기를 하고, 膝關節點과 足三里에 平補平瀉法으로 進鍼 후 得氣를 하며 血海는 補法으로 進鍼을 하여 得氣한다. 약 40분간 留鍼하고 20분에 1회 염전한다. 발침 후 火罐으로 1분 정도 부항을 한다. 매일 1회, 10회를 1療程으로 하며 5일 휴식 후 다시 시술한다. 효과는 있으나 아직 호전되지 않으면 다시 치료를 하고 10회 치료 후에도 효과가 없거나 완치가 되었다면 치료를 종료한다.

4. 임상례

① 姚某某, 女, 61세
② 主訴 : 1개월 전부터 우측 슬관절의 종창동통
③ 현 병력 : 환자는 1개월 전에 우측 슬관절의 종창동통이 생겼고, 계단을 오르내릴 때 통증이 있었다. 그 후에 종창동통이 점점 심해져 쪼그려 앉을 때 통증이 심했다. 지역의 병원에서 약물치료, 외용제, 첩부치료 등을 받고 통증이 잠시 완화되었지만 효과가 좋지 않아 지인의 소개로 내원하였다.
④ 검사 : 환자의 우측 슬관절에 종창이 있으며 슬개골상낭 외측이 융기되고 명확한 압통과 파동감이 있었다. 또 內·外膝眼에 명확한 압통이 있었다. 운동 후 및 쪼그려 앉을 때 통증이 심해지고 pattella grinding test는 양성이며, X선상 우측 슬관절에 퇴행성 변화가 있었다.
⑤ 변증 : 환자는 퇴직한 육체노동자로 약간 통통한 체형으로 명확한

외상력이 없었다. 퇴직 후 과도한 운동을 한 데다가 원래 퇴행성 슬관절염이 있어 슬관절의 만성 손상이 일어나 氣血이 응체하고 막혀 經脈이 잘 통하지 않아 발병된 것이다. 슬관절 활막염으로 진단하였다. 舌紅苔膩, 脈沈하였다.

⑥ 治則 : 消腫止痛

1診(1일) : 환자는 위와 같은 증상으로 내원하여 슬개골 상낭 외측 파동성 포괴가 있는 부위에 봉폐요법으로 낭 내의 액체를 흡출하였다. 그 후 膝關節點·血海·足三里에 자침하여 得氣 후 40분간 留鍼하고 발침 후 火罐으로 1분 정도 부항을 하여 1일 1회 치료하였다.

2診(2일) : 환자는 1회의 치료 후 포괴가 작아졌고 통증이 감소되었다. 같은 방법으로 10회 침치료하였다. 첫 번째 치료에서만 봉폐요법을 사용하였다.

10診(10일) : 환자는 9회의 치료로 통증이 모두 소실되었고, 다만 장시간 활동 시 약간의 통증이 남아 있었다. 이번으로 치료를 종료하였다.

⑦ 추적 관찰 : 1년 후 다시 내원해서 검사를 했는데 모든 기능이 정상으로 회복되었다.

5. 저자 견해

주로 외상, 노손, 한습으로 발병하고 주 임상 증상은 슬관절의 종창 동통, 기능제한과 계단 오르내릴 때 통증이다. 슬관절에 액체가 고여 있으면 pattella grinding test를 해야 한다. 급성 손상자는 대부분 손상 직후 바로 종창동통이 있는데 이는 瘀血로 인한 것이다. 瘀血이 많으면 pattella grinding test 시 양성으로 나타나고 어혈 후기(1주일 후)에 혈성 분비물이 점점 주황색으로 변한다. 만성 손상자는 초기에 증상이 명확하지 않고 단지 운동 할 때만 슬관절에 불편감을 느끼고 계단 오르내릴 때, 쪼그려 앉을 때 심해진다. 病情이 발전됨에 따라 종창이 갑자기 생겼다가 없어지기도 하며 통증이 가벼워졌다 심해졌다 한다. 슬관절의 종창이 비교적 명확하면 pattella grinding test가 양성 혹은 약양성으로 나타난다. 그러나 노손, 체내에 한습이 많아 활액낭 내에 액체가 점점 증가되어 일어난 경우는 슬관절 기능에 직접적인 영향을 미칠 수 있고 임상에서 寒・濕痺證의 주요 변별점은 슬부 종창이 명확하고 액체가 많으면 濕痺, 슬부에 沈重, 畏寒이 있으면 寒痺로 변증한다.

자침치료는 축적된 액체가 많지 않고, 화농이 없는 만성 환자에게 사용한다. 만성 슬관절 활액막염에 침자치료를 운용하면 효과가 좋지만 응용하는 치료 시간이 비교적 길어서 치료를 받는 환자의 인내심이 요구된다. 슬관절강에 혈액이 고인 환자는 손상 후 1주일 내에 자침은 적절하지 않으며, 먼저 액체를 뽑아내고 주사치료를 받아야 한다(Hydroprednisolone 25mg 혹은 아세토니드 40mg에 브로카인 혹은 리도카인 20mg을 가한다). 혈액 혹은 액체가 적으면 대부분 1~2회의 시술로 제거되며, 많으면 3~6번의 봉폐를 해야 한다. 액체가 전부 제거가 되었는데 슬관절의 동통과 기능장애가 남아 있으면 그때 침자치료를 하면 좋은 효과가 있다.

화농성 슬관절염은 이 절의 치료범위에 속하지 않으며 초기 증상이 슬관절 활막염과 비슷하다. 감별점은 화농성 슬관절염 초기에는 슬부의 紅, 腫, 熱, 痛이 명확하며 발열 등의 전신증상이 있다. 이런 경우 초기에 항염, 항균치료를 해야 하며 농이 많이 있는 경우 외과적인 절개를 통해 배농을 해야 한다. 염증이 완전히 소실되고 슬관절의 동통, 강직감 등이 남아 있을 때 침자치료를 하면 대퇴사두근과 슬관절강의 유착 제거에 효과가 좋을 뿐만 아니라 지통작용이 있다.

후기에 슬관절에 유착이 있으면 슬관절의 기능 훈련이 무엇보다 중요하다. 일반적으로 통증이 완화되면 곧 재활을 시작해야 한다. 주로 대퇴사두근를 안마하거나 수축을 시켜서 근육, 근건의 위축을 방지하는 것이다. 슬관절을 굴신시켜 슬관절강 내 인대 유착・관절강직을 방지하며, 슬관절의 기능 상실을 예방해야 한다.

제12절 膝內側副靭帶損傷

슬내측부인대 손상은 임상에서 흔히 볼 수 있는 일종의 외상으로서 육체노동을 하거나 운동선수에게 다발한다. 그 주요 증상은 손상 후 슬내측, 대퇴부와 경골 사이의 통증이다.

내측부인대 즉 脛側副靭帶는 슬관절 내측에 위치한다. 인대는 길고 넓으며, 강하게 부착되어 있으며 삼각형으로 전·후 양단으로 나누어져 있다. 大腿內上髁 내측에서 起始하여, 脛骨內髁 내측에서 끝난다. 前大腿의 深部 섬유와 내측 반월판은 긴밀하게 서로 연결되어 있고, 대퇴후부도 상·하로 양분되어 있으며, 그 섬유는 경사지게 가로질러 가서 前大腿와 삼각형을 이룬다. 슬관절을 완전히 신전시키면, 脛側副靭帶도 가장 긴장되어 슬관절의 어떤 외전 혹은 경골의 回旋 운동도 방지한다. 굴곡 시 인대 가운데 섬유가 부분적으로 이완되며, 150~100°로 굴곡될 때 경측부인대의 지지력이 가장 약해져서 脛骨을 약간 외전·내선할 수 있고, 슬관절을 고정 유지하는 중요한 인대가 된다.

내측부인대 손상은 임상에서 비교적 자주 볼 수 있으며, 운동 시 대퇴골 內旋과 경골 外旋이 협조를 이루지 않아 발생한다. 가벼운 손상이 있는 사람은 일반적으로 단지 부분적인 인대 파열 혹은 위치의 변화만이 나타난다. 만약 큰 염좌상을 당하면 내측반월판 손상과 십자인대(collateral ligament)손상이 나타난다. 단 손상이 심한 환자는 그리 많지 않다.

일부에서 내측부인대가 대퇴골내과에 부착되는 부위에 손상을 받는데 손상 시 단지 국부적으로 동통이 있을 뿐이며, 손상 후 2개월 정도가 되면 국부에 칼슘화 혹은 골화 현상이 나타나 내측인대의 후방 미끄러짐 운동과 슬관절 굴신 기능에 영향을 준다.

1. 임상 증상

이 병증은 슬관절에 분명한 外翻의 염좌 손상 병력이 있다. 손상이 비교적 가벼운 사람은 슬내측통으로 나타나며, 운동 시와 국부를 누를 때 동통이 있고, 휴식 시 緩解된다. 손상이 심한 사람은 국부에 종창동통이 심하고, 인대 파열과 내측 반월판 손상이 있으면 국부 피하 혈종이 나타나고, 운동 시에 동통이 극심하다. 특히 층계를 오를 때 통증이 심하다. 만성기에 국부 紅腫은 없으나, 압통이 분명하고, 계단을 오르내릴 때 통증이 심하고, 슬외번을 동반한다.

- X선 : 내측 슬관절의 간격이 비정상적으로 넓어져 있고 심한 환자는 경골극의 avulsion fracture를 동반하거나 국부에 칼슘화 혹은 골화의 음영이 보인다.

2. 중의 변증 치료

슬관절 내측부인대염은 中醫에서 (虎眼)裏縫傷筋이라고 한다. 슬관절부인대의 손상은 급·만성으로 나눌 수 있다.

1) 급성 손상

슬관절이 반 굴곡위를 취할 때 외번 염좌의 외력을 받으면(즉 소퇴의 갑자스런 외전, 외선, 혹은 소퇴가 고정된 상태에서 대퇴의 갑작스런 내선) 먼저 내측부인대 심층에 손상을 받거나 단열이 생긴다. 만약 외력이 크면 내측부인대의 천층, 내측 반월판, 전십자인대의 손상까지 이어진다. 심한 환자는 슬개골 혹은 대퇴 관절면의 연골 선상 골절 혹은 경골 외과의 압박성 골절이 병발될 수 있다.

이 유형의 임상 증상은 극렬하여 대부분 손상 직후 혹은 손상 후 24시간 내에 바로 증상이 나타난다. 통증은 환측 슬관절 내측부인대를 주로 하고 손상이 심한 환자는 손상 후 24시간 전후로 슬관절의 종창동통이 일어나며 압통점은 슬관절 내측에 있다. 슬관절은 굴곡위를 취하며 보행이 어렵고 활동 시 통증이 증가되고 휴식 시 감소된다. 종창이 점차 완해, 소실됨에 따라 통증 역시 완화되거나 만성으로 이어진다.

2) 만성 노손형

장기적인 슬관절의 부하, 내측부인대의 반복적인 손상 혹은 퇴행성 병변(슬관절의 골 증식)으로 나타나고 임상 증상은 처음에는 명확하지 않고 단지 슬관절 내측의 은은한 통증이 있고 통증은 때때로 가볍고 때때로 심하다. 통증이 심할 때는 슬관절의 운동 기능에 직접적인 영향을 미칠 수 있으나 이 유형에서는 슬관절 활막염과 같은 급성적인 극렬한 반응은 흔하지 않다.

① 治則 : 舒筋止痛

② 혈위 처방 : 壓痛點 · 血海(患側) · 陰陵泉(患側)

③ 혈방 해석 : 血海는 足太陰脾經의 穴이며 陰陵泉은 足太陰脾經의 合土穴이다. 여기에 국부의 압통점을 조합하면 舒筋止痛하는 효과가 있다.

3. 치료

1) 穴位와 鍼法

① 壓痛點 : 환측 내측부인대 구역에서 압통이 분명한 곳이다. 28호 2촌 호침 3개를 선택한다. 국부는 통상적인 소독한 후 痛點을 중심으로 하여 대퇴사두근 방향으로 부채꼴 모양으로 약 1.8촌(45mm) 자침한다.

鍼感 : 局部 脹痛이 있다. (그림 4-12)

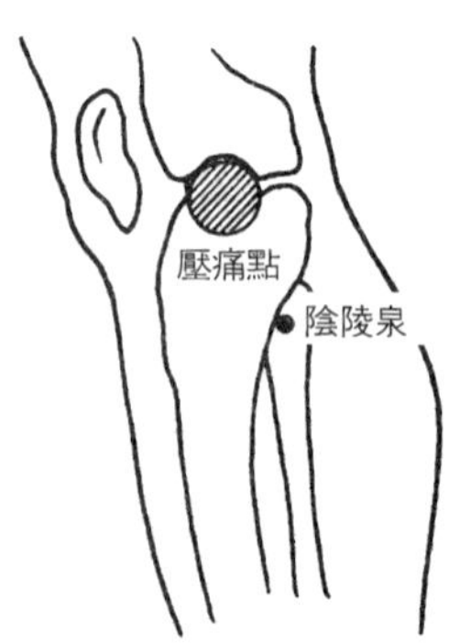

그림 4-12

② 血海(患側) : 대퇴내측, 슬관절을 굴곡하고 슬개골 내측단 상부 2촌처, 대퇴사두근내측두의 융기처에 있다. 30호 2촌(50mm) 호침을 선택한다. 국부는 통상적인 소독을 하고, 약 1.8촌(45mm) 자침한다.

鍼感 : 局部 脹痛이 있다. (그림 4-7)

③ 陰陵泉(患側) : 小腿內側面의 상부 腓

骨內側緣과 內踝移行部와 腓腸筋內側頭 사이의 오목한 곳, 일반적으로 內膝眼 아래 2촌처에 있다. 28호 2촌 호침을 취한다. 국부는 통상적인 소독한 후 脛骨 방향을 향하여 약 1.8촌(45mm) 직자한다.

鍼感 : 局部 脹痛이 있다. (그림 4-12)

2) 體位와 手法 및 療程

환자에게 좌위를 취하게 하고 먼저 통점을 중심으로 대퇴사두근 방향으로 부채꼴 모양으로 자입을 하며, 3개의 침을 모두 瀉法으로 進鍼한다. 그리고 나서 血海·陰陵泉에 平補平瀉法으로 進鍼을 한다. 약 40분간 留鍼하고 발침 후 火罐으로 1분 정도 부항한다. 매일 1회, 6회를 1療程으로 하며 3일 휴식 후 다시 시술한다. 효과는 있으나 아직 호전되지 않으면 다시 치료를 하고 6회 치료 후에도 효과가 없거나 완치가 되었다면 치료를 종료한다.

附 痛點封閉

- 약물 : Hydroprednisolone 25mg 혹은 아세토니드 40mg, 브로카인 20mg 혹은 리도카인 20mg
- 방법 : 환자는 좌위를 취한다. 슬부 내측의 분명한 압통점을 찾는다. 5ml 소독된 주사기에 소독된 6호 근육주사침을 끼워 위의 약물을 흡입한다. 국부 소독 후 대퇴골 하단과 경골이 접한 위치에 1cm 정도 자침하여 뼈에 닿으면 약간 위를 향하여 들었다가 천천히 약물을 주입한다. 발침 후 면봉으로 침공을 눌러 지혈시킨다. 매주 1회 시술, 3회를 1療程으로 한다. 1療程 후에 효과가 없으면 치료를 중단한다.

4. 임상례

① 趙某, 女, 42세

② 主訴 : 1주일 전부터 우측 슬관절의 염좌 후 통증

③ 현 병력 : 환자는 1주일 전에 계단을 오를 때 우측 슬관절의 염좌상을 입었다. 관절 내측의 통증이 있었는데 점점 심해져 지역의 병원에서 약물치료, 외용제, 첩부치료 등을 받았다. 치료를 받고 통증이 잠시 완화되었지만 효과가 좋지 않아 지인의 소개로 내원하였다.

④ 검사 : 환자의 우측 슬관절 내측에 압통이 명확하며 우측 하지로 착지할 때, 혹은 쪼그려 앉을 때 통증이 심했다. X선상 슬관절의 변화는 없었다.

⑤ 변증 : 환자는 외상력이 있고 우측 슬관절 내측부인대의 손상으로 국부의 筋脈이 자리를 이탈하고, 슬관절 내측의 기혈이 막혀 經脈이 잘 통하지 않아 발병된 것이다. 급성 손상형 우측 슬관절 내측부인대염으로 진단하였다. 舌紅苔薄, 脈細하였다.

⑥ 治則 : 舒筋止痛

1診(1일) : 환자는 위와 같은 증상으로 내원하여 슬개골 내측 압통점에 3개의 침을 자입하고 血海·陰陵泉에 자침하여 得氣 후 40분간 留鍼하고 발침 후 火罐으로 1분 정도 부항을 하여 1일 1회 치료하였다. 침치료 후 위와 같은 방법으로 봉폐요법을 1회 시술하였다.

2診(2일) : 환자는 1회의 치료 후 슬관절 내측의 압통이 경감되었으나 운동 및 쪼그려 앉을 때 통증은 남아 있었다. 같은 방법으로 6회 침치료하였다. 첫 번째 치료에서만 봉폐요법을 사용하였다.

6診(6일) : 환자는 5회의 치료로 통증이 모두 소실되었고, 다만 장시간 활동 시 약간의 불편감이 남아 있었다. 이번으로 치료를 종료하였다.

⑦ 추적 관찰 : 반년 후 다시 재발이 되어 위와 같은 방법으로 6회 치료 후 호전되었다. 1년 후 환자가 다시 내원해서 검사를 했는데 모든 기능이 정상으로 회복되었다.

5. 저자 견해

슬내측부인대염은 中醫에서 (虎眼)裏縫傷筋이라고 한다. 이 병은 외번의 염전 손상력이 분명히 있거나 만성적인 슬내측부의 손상력이 있다. 임상에서는 주로 급성, 만성 슬내측 동통, 종창, 피하어혈과 슬관절 기능 장애 등이 나타나 진단이 어렵지 않다.

급·만성의 구분도 명확하여 급성은 급성 손상으로 인하고 그 증상은 대부분 손상 직후 혹은 손상 후 24시간 내에 발생한다. 만성은 장기간에 걸친 슬내측의 노손으로 인하고 처음에는 통증이 심하지 않고 호전과 악화가 반복된다. 그러나 통증은 명확하지 않아도 슬관절의 기능에 영향을 미칠 수 있다.

침치료의 적용은 대개 손상 정도가 비교적 가볍거나 손상 초기의 환자에게 한다. 일반적으로 손상 1주 내에 치료를 하는 것이 효과가 가장 좋다. 보름 이상 지난 환자에게는 치료 효과가 비교적 떨어진다. 만약 가벼운 인대 균열이나 반월판 손상이 있어 국부 어혈이 심한 환자는 48시간 후 다시 자침치료를 하면 국부의 종창과 통증 제거에 효과가 좋다. 인대 파열 혹은 반월판 손상이 심한 사람에게 자침을 해선 안 되고 초기 수술이나 고정치료를 할 수 있게 해야 한다.

후기에 국부 동통이 남아 있는 환자에게 위의 자침치료를 사용하면 좋은 효과를 볼 수 있다. 위의 치료로 별다른 효과를 볼 수 없었다면 痛點封閉로 바꾸어 사용하면 대개 2회 정도의 치료로 동통이 완해될 수 있다.

제13절 膝關節外側副靭帶損傷

슬관절외측부인대손상은 많지 않다. 손상은 주로 외측부인대 국부의 종창과 동통이 나타난다.

슬관절외측부인대, 즉 비측부인대는 슬관절 외측에 위치하며, 묶음 형태를 하고, 비교적 견고한 인대로 大腿骨外髁 외측에서 起始하여 腓骨頭頂端에서 끝난다. 성긴 조직이 있어 관절낭은 서로 격리되어 있으며, 외측 반월판과는 연접되어 있지 않다. 슬관절 신전 시 인대는 긴장하며, 腸脛靭帶(tractus iliotibialis)와 협동하여 관절의 內收와 腓骨의 旋轉 활동을 제한할 수 있다. 그 외측에는 장경인대와 大腿二頭筋(m. biceps femoris)이 보호하고 있으며, 관절 內翻의 작용을 방지한다. 外力으로 인하여 슬내측에 힘이 작용하여 슬관절 內翻을 일으켜 손상을 주기는 어렵다. 그러므로 슬관절외측부인대손상은 비교적 적다.

이 병은 슬관절을 半屈한 자세, 小腿를 갑자기 內收 內旋 혹은 대퇴를 갑자기 外展 外旋 시 슬관절이 內翻·뒤틀림을 당하여 손상을 받을 때 많이 볼 수 있다. 증상이 가벼운 사람은 외측부인대손상 혹은 무릎대퇴관절의 선상 골연골골절에 이를 수 있다. 또한 증상이 중한 사람은 외측부인대 단열 외 흔히 외측관절낭, 궁형인대, 십자인대, 대퇴이두근과 膝窩筋(m. popliteus) 등 슬외측이 움직일 때와 가만히 있을 때 힘의 안정성 결합 구조 파괴 및 비총신경 손상이 합병된다. 일반적으로 외측부인대 손상은 대부분 腓骨이 부착하는 부위의 파열 혹은 골절에서 많이 보인다.

1. 임상 증상

임상에서 외측부인대손상이 비교적 가벼운 사람은 국부 종창과 계단을 오를 때 동통이 있고, 휴식 시 경감된다. 매우 심한 사람은 국부 혈종과 腓骨 앞 부분에 종창이 나타나고, 관절낭 손상을 동반할 때는 관절강에 혈액 축적이 나타난다. 외측부인대손상은 일반적으로 반월판 연골 손상을 동반하지 않지만 흔히 비총신경이 압박을 받거나 손상을 받아 足下 및 小腿外側下 1/3 및 足背外側面의 감각장애 등이 나타난다.

● X선 : 손상받은 슬관절의 외측 關節間 틈이 넓어져 있거나 腓骨

小頭의 파열성 골절(avulsion fracture)을 나타낸다.

2. 중의 변증 치료

슬관절외측부인대손상은 中醫에서 (虎眼)外縫傷筋이라 하고 피로로 인해 筋脈의 氣血이 조화롭지 못하여 일어난다고 여긴다. 슬관절은 半屈位를 취하고, 소퇴가 갑자기 내선 혹은 대퇴가 갑자기 외선·외전되어 슬관절이 내번·염전 손상이 일어나 발생된다. 대부분은 슬관절의 장기적인 부하로 인한 만성 노손 혹은 중·노년기에 슬관절의 퇴행성 병변으로 골질이 증식되어 발생한다.

슬관절외측부인대손상의 임상 증상은 급·만성으로 나눌 수 있다. 급성자는 명확한 손상력이 있고, 그 증상은 갑자기, 극렬하게 나타나며, 대부분 염좌상 직후에 급성 통증이 일어난다. 단지 인대의 손상이라면 동통은 슬관절 외측에 있다. 만약 반월판, 십자인대의 손상을 동반하면 그 증상은 슬관절 외측 혹은 슬부 전체에 국한되고 국부의 종창, 기능제한, 장애 등이 나타난다. 만성은 발병이 완만하고 통증은 슬관절 외측에 국한되며 때때로 통증이 나타났다가 없어지기도 하고, 통증이 심하면 슬관절의 운동 기능에 직접적인 영향을 미칠 수 있다.

① 治則 : 舒筋止痛

② 혈위 처방 : 壓痛點(患側)·陽陵泉·條口(患側)·陷谷(患側)

③ 혈방 해석 : 陽陵泉은 足少陽膽經의 合土穴이며 八脈交會穴 중 筋會이다. 條口는 足陽明胃經의 穴이며, 陷谷은 足陽明胃經의 輸穴로 行水, 理氣한다. 여기에 국부의 痛點을 조합하면 舒筋止痛하는 효과가 있다.

3. 치료

1) 穴位와 鍼法

① 壓通點(患側) : 외측부인대 구역에 분명한 압통점을 찾을 수 있다. 30호 2촌(50mm) 호침을 선택한다. 국부는 통상적인 소독을 하고

大腿骨外側下端과 腓骨이 교차하는 지점을 따라 오금을 향하여 약 1.8촌(45mm) 자침한다.

鍼感 : 局部 脹痛이 있다.(그림 4-13)

② 陽陵泉(患側) : 小腿前外面의 상부, 腓骨小頭 前下方의 오목한 곳에 있다. 30호 2촌(50mm) 호침을 선택한다. 국부는 통상적인 소독을 하고 脛腓骨 사이를 향하여 약 1.8촌(45mm) 直刺한다.

鍼感 : 局部 脹痛 혹은 脛 內側을 따라 足背部를 향하여 방산한다. (그림 4-9)

③ 條口(患側) : 小腿前外側, 犢鼻 아래 9촌, 脛骨 前緣에서 1橫指(中指) 떨어져 있다. 30호 2촌(50mm) 호침을 선택한다. 국부는 통상적인 소독을 하고 약 1.8촌(45mm) 직자한다.

鍼感 : 局部 脹痛 혹은 足背를 향하여 방산한다. (그림4-9)

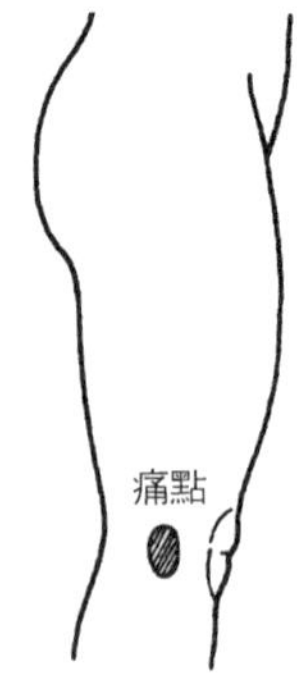

그림 4-13

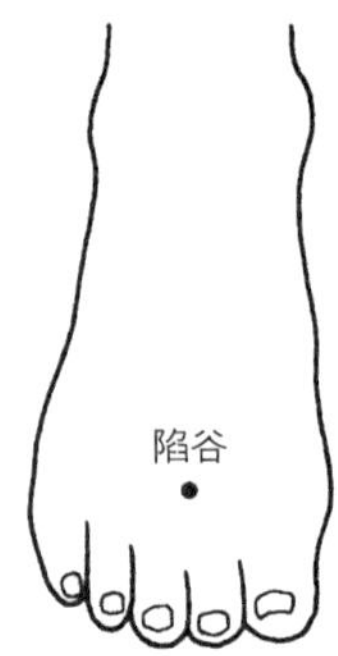

그림 4-14

④ 陷谷(患側) : 족배부, 제2・3跖骨 결합 부분 전방 오목한 곳에 있다. 30호 2촌(50mm) 호침을 선택한다. 국부는 통상적인 소독을 하고 약간 상부를 향하여 약 1.8촌(45mm) 斜刺한다.

鍼感 : 局部 脹痛이 있다. (그림 4-14)

2) 體位와 手法 및 療程

환자는 좌위를 취하고 먼저 슬관절 외측의 압통이 명확한 부위에 사법으로 자입하고 득기한다. 그리고 나서 陽陵泉・條口・陷谷에 平補平瀉法으로 進鍼 후 得氣를 하고 위의 혈에 전침을 가해 자극을 한다. 약 40분간 留鍼하고 발침 후 火罐으로 1분 정도 부항한다. 매일 1회, 10회를 1療程으로 하며 5일 휴식 후 다시 시술한다. 효과는 있으나 아직 호전되지 않으면 다시 치료를 하고 10회 치료 후에도 효과가 없거나 완치가 되었다면 치료를 종료한다.

4. 임상례

① 潘某某, 男, 40세

② 主訴 : 1주일 전부터 우측 슬관절의 염좌 후 통증

③ 현 병력 : 환자는 1주일 전에 무거운 물건을 들고 가다가 우측 슬관절의 염좌상을 입어, 관절 외측에 통증이 있었고 점점 심해져 지역의 병원에서 약물치료, 외용제, 첩부치료 등을 받고 통증이 잠시 완화되었지만 효과가 좋지 않아 지인의 소개로 내원하였다.

④ 검사 : 환자의 우측 슬관절 외측에 압통이 명확하며 우측 하지로 착지할 때, 혹은 쪼그려 앉을 때 통증이 심해졌다. X선상 슬관절의 변화는 없었다.

⑤ 변증 : 환자는 외상력이 있고 우측 슬관절 외측부인대의 손상으로 국부의 筋脈이 자리를 이탈하고, 슬관절 외측의 氣血이 막혀 經脈이 잘 통하지 않으므로 발병된 것이다. 급성 손상형 우측슬관절외측부인대염으로 진단하였다. 舌紅苔薄, 脈沈하였다.

⑥ 治則 : 舒筋止痛

1診(1일) : 환자는 위와 같은 증상으로 내원하여 압통점을 찾고 痛點에 자침을 하고 陽陵泉・條口・陷谷에 자침하여 得氣 후 40분간 留鍼하고 발침 후 火罐으로 1분 정도 부항을 하였다. 1일 1회 치료하였다. 침치료 후 위와 같은 방법으로 봉폐요법을 1회 시술하였다.

2診(2일) : 환자는 1회의 치료 후 슬관절 외측의 압통이 경감되었으나 운동 및 쪼그려 앉을 때 통증은 남아 있었다. 같은 방법으로 6회 침치료하였다. 첫 번째 치료에서만 봉폐요법을 사용하였다.

6診(6일) : 환자는 5회의 치료로 통증이 모두 소실되었고, 다만 장

시간 활동 시 약간의 불편감이 남아 있었다. 이번으로 치료를 종료하였다.

⑦ 추적 관찰 : 1년 후 다시 내원해서 검사를 했는데 모든 기능이 정상으로 회복되었다.

5. 저자 견해

슬관절외측부 인대손상은 임상에서 주로 급성으로 오고 만성은 많지 않다. 대부분 증상이 심하며, 가벼운 경우는 많지 않다. 손상 시 대부분 반월판손상, 인대손상 혹은 십자인대손상을 동반하고, 증상이 비교적 중하며 관절 내 혈액 축적이 있고 슬관절의 종창동통이 있다. 초기에는 침자치료가 부적절하며, 관절 내 혈액이 흡수되기를 기다렸다가 외측부 인대 부위의 동통이 남아 있거나 비총신경의 손상이 있으면 위의 방법을 응용하면 비교적 좋은 효과를 거둘 수 있다. 만약 위의 방법으로 효과가 만족스럽지 못하면 내측부인대손상 시 사용하는 痛點封閉의 방법을 참조하여 외측부인대 통점봉폐를 시행하면 역시 만족할 만한 효과를 거둘 수 있다.

제14절 膝關節半月板損傷

슬관절반월판손상은 반월판과 반상연골이 찢어지고 관절낭 및 주위 조직의 손상 등을 포괄하는 것으로 임상에서 비교적 자주 볼 수 있는 일종의 損傷 病症이다.

반월판은 슬관절 내에 있는 한 쌍의 섬유연골판이고, 각각 경골의 편평한 내·외과 관절면상에 위치한다. 반월판의 바깥 부위는 두껍고 안쪽은 얇으며, 윗면은 움푹 들어가 있고 아랫면은 편평하며, 윗면은 大腿骨髁에 적합한 형상이다. 내측 반월판은 비교적 크지만 좁고, 외측 반월판은 비교적 작고 넓다. 양측 반월판의 前端 및 後端은 경골의 髁 사이 前窩와 髁 사이 後窩에 따로 부착되어 있고, 양측 반월판의 전연은 슬횡인대를 빌어 서로 연결되어 있다. 내·외측 반월판은 관절에 깊이 붙어 있어 그 안정성과 접촉면의 작용을 증가시킨다. 또한 관절 내에 깊이 들어가 관절면을 나누어 관절의 충격을 완화하고, 관절이 서로 마모되고 손상받는 것을 경감시키며 관절액을 모두 고르게 분포하는 작용이 있다.

슬관절반월판손상은 주로 갑자기 주어지는 강한 힘에 의해 손상을 받아서 생긴다. 강력한 내선 혹은 외선으로 半月板 윗면 점착부가 大腿骨髁를 따라 움직이게 되어 경골의 편평한 윗면 사이와 더불어 旋轉 마찰을 형성하거나, 슬관절이 갑자기 힘을 쓰거나 관절면의 반월판이 감당하기 힘든 정도의 힘을 받거나 해서 반월판이 능히 받을 수 있는 압력을 넘어서면 으스러지는 손상이 나타난다. 반월판의 손상은 대부분 농구를 하거나, 높이뛰기를 하거나, 원반던지기 선수가 회전할 때 손상을 입어서 발생한다. 또한 장기간 쪼그리고 앉아서 일하는 사람에게서 자주 발생하는데 대부분 만성적인 노동으로 인한 손상이 나타난다.

1. 임상 증상

임상에서의 증상은 움직이려고 힘을 쓸 때 통증이 오고, 국부에 종창동통, 염발음 등이 있으며, 슬관절낭의 손상을 동반하기도 한다.

① 운동 시 힘이 들어갈 때의 통증은 주로 운동 시 나타나는 疼痛으로 계단이나 비탈길을 오르내릴 때 무릎에 힘이 들어가면 통증이 나타난다.

② 반월판의 손상 후에는 반월판 자체와 슬관절 주위 조직에 다른 정도의 부종이 생겨 관절조직을 자극하여 局部의 腫脹痛이 나타난다.

③ 반월판의 손상이 비교적 가벼운 경우 슬관절 내 조직의 유착이 심하지 않으면 슬관절의 굴신에는 영향을 받지 않는다. 다만 굴신 시에 나타나는 彈拔響과 동통이 동반하면 損傷은 비교적 심하다. 슬

관절 내 조직의 유착이 심할 때는 슬관절 잠김 현상(즉, 슬관절 운동 시에 갑자기 움직이지 않다가, 다시 슬관절을 움직이려고 할 때 痠脹疼痛이 나타나고 슬관절이 일정한 위치에 고정되는 현상)과 잠김 풀림 현상(즉, 자유롭게 펴고 굽히는 운동을 하여 잠김이 저절로 풀리게 하는 것으로, 자물쇠를 풀 때처럼 소리가 난 후 슬관절의 疼痛 증상이 경감 또는 회복되는 현상)이 나타나는데 그 소리와 함께 疼痛이 수반되면 중한 상태다.

④ 슬관절낭의 손상이 수반되었을 때는 대부분 관절낭의 활액 분비기능이 失調하게 되고 관절낭에 액체가 고이게 되며, 슬관절의 종창과 융기가 보이고 浮髕試驗(Patella Grinding test)은 양성이며 액체는 대부분 맑은 황색을 띤다. 그 양은 활액낭의 손상 정도에 따라 다르다.

2. 중의 변증 치료

≪黃帝內經≫에서는 "膝乃筋之府"라고 되어 있어 인체에서 슬관절의 중요성을 말하고 있고, 또한 "若傷之, 上連腰屈疼痛, 下移胻骨㾬腫, 或足腹冷痛"이라고 되어 있다. 반월판은 슬관절의 안정성에 중요한 작용을 하는데 무게를 받치고, 부하를 전달하며, 열량을 흡수하고, 활액을 분포하며, 관절 연골면을 보호하고 震蕩을 감소시키며, 마찰을 줄이는 기능이 있다.

임상 자료에서 볼 수 있듯이 내측 반월판손상은 대부분 膝半屈, 小腿固定位에 있을 때 갑자기 무릎을 신전시키면서 비틀어지고, 대퇴골이 외력으로 갑자기 내선 혹은 소퇴 외선, 외전으로 내측 반월반이 슬관절 중간 혹은 후면부로 이동하고 압박, 마찰이 일어나 발생한다. 같은 이치로, 외측 반월판손상은 대퇴골이 외력으로 인해 갑자기 외선하면서 신전되어 발생한다. 만약 반월판이 파열되거나 혹은 장기간에 걸친 압박과 마찰로 만성 손상이 일어나면 반월판에 변성이 일어나거나 반월판주위염이 발생한다. 또한 반월판 가장자리 혹은 전후각의 부착

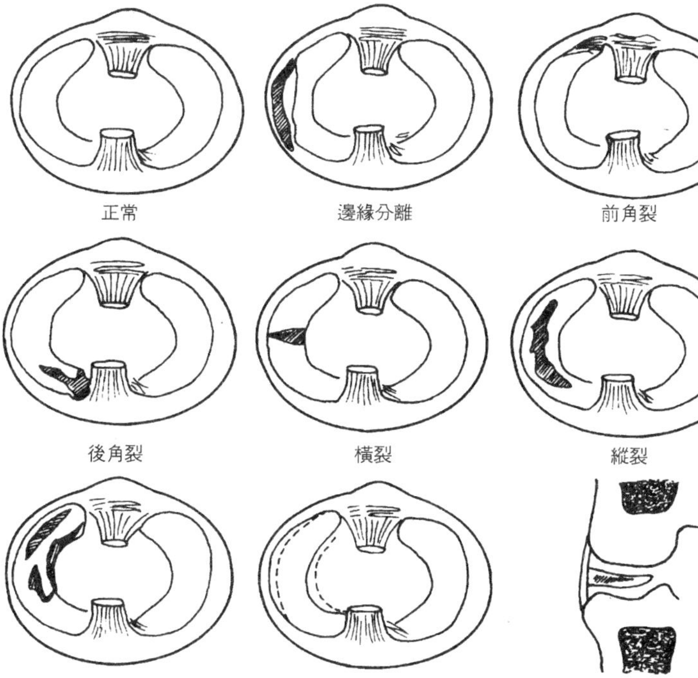

그림 4-15 半月板損傷의 類型

부가 느슨해져 과도한 활동으로 손상이 일어날 수 있다.

임상에서 반월판손상은 주로 내측 혹은 외측에 단독적으로 발병이 된다. 물론 동시 발병되는 경우가 있고, 대부분 슬관절측부 인대, 십자인대, 연골손상 등을 수반한다. 그러므로 진단 시 주의가 필요하다. 반월판 파열은 체부 혹은 전후각에서 발생할 수 있으며 손상 유형으로는 邊緣分離, 縱裂, 橫裂, 水平裂, 邊緣裂과 多處裂, 半月板 느슨함 등이 있다. (그림 4-15)

임상에서 반월판손상은 주로 병력, 증상, 병증, 관절경 검사에 근거한다. 반월판손상은 대부분 다른 손상과 병발이 되며 자세하게 진단해야 한다. 아래와 같은 상황을 근거하면 보다 정확한 진단을 내릴 수 있다.

1) 증상

대부분의 환자는 슬관절의 급성 손상 병력이 있다. 손상 시, 슬관절 내측 혹은 외측에 찢어지는 느낌과 통증이 명확하다. 그 후에 슬관절의 운동 제한이 생기며, 국한성 활막염 혹은 액체가 고이는 증상이 있다. 만약 단순한 손상이면 종창이 서서히 나타나고 창통이 비교적 가볍다.

측부인대, 십자인대의 손상과 동반되면 종창이 바로 일어나고, 동통이 극렬하며, 관절의 혈액 쌓임이 심하고 관절의 불안정성이 보인다. 반월판 변성 혹은 반월판 낭종과 헐거워지는 느낌은 대부분 슬관절의 만성 손상이나 노손으로 인한 것이며 발병이 완만하고 통증이 극렬하지 않다.

2) 대퇴사두근의 위축

대퇴 내측에 위축이 명확하고 대부분 쓰지 않아서 혹은 통증으로 인한 것이다. 근력 훈련을 통해서도 위축은 정상으로 회복되기 힘들다.

3) 관절 간격의 압통

이 병의 진단과 위치를 파악하는 데에 중요하다. 검사 시, 엄지 끝으로 관절 사이를 누르고 동시에 관절의 굴신과 소퇴의 회전 등 운동과 동시에 검사를 하면, 압통 혹은 느슨해지는 느낌과 통증이 있다. 만약 반월판 낭종인 경우 관절 사이에 융기된 낭종을 볼 수 있고 촉지가 가능하며 압통을 수반한다. 슬관절 굴곡 시 종괴는 활동에 따라 소실되기도 한다.

4) 關節이 잠기는 현상과 염발음

중요한 진단적 의의가 있다. 대부분 縱形破裂 혹은 반월판이 느슨해진 사람에게 나타나며 슬관절이 굴신운동 중 통증과 잠김현상과 염좌음이 나타난다. 발생 후, 어떤 환자는 잠김이 스스로 풀어진다. 반상연골의 손상은 슬관절 굴신활동 시 잠김현상은 없으나 염발음이 크고 관절의 跳動 현상이 있다. 반월판 낭종에도 염발음이 있다. 반월판 변성 혹은 주위염은 일반적으로 잠김과 염발음이 없다.

5) 관절 불안정

계단을 오르내리거나 울퉁불퉁한 길을 걸으면 관절이 불안정한 느낌이 있고 軟弱 혹은 미끄러져 떨어지는 감이 있다.

6) 특정 병증 검사

관절이 腫大되면 쌓인 혈액을 추출하고 검사를 진행해야 한다.

① Apley compression test : 환자가 복와위를 취하고 슬관절을 90° 굴곡한 상태에서 시술자는 양손을 환자의 족근부를 잡고 아래로 누르면서 외·내선 회전을 시킨다. 또한 충분히 슬관절을 굴곡, 신전시키는데 이때 통증이 있으면 양성이다. 이는 내측 혹은 외측 반월판의 파열을 의미하며 슬관절의 통증 부위와 각도에 따라 손상 부위를 판정할 수 있다. 그 후 시술자는 붕대로 환자의 슬부 혹은 대퇴 후면부를 고정하고 양손으로 발목을 잡고 위로 올리면서 내·외 회전을 시킨다. 이때 통증이 있으면 인대의 손상을 의미한다.

② 오리걸음 검사 : 이는 청소년의 반월판 후각 손상 여부를 검사하는 것으로 환자에게 쪼그려 앉아 오리걸음을 하게 하거나 갑자기 방향을 바꾸게 한다. 통증이 심해 쪼그려 앉지 못하거나 오리걸음을 할 때 통증과 염발음이 있으면 양성이다.

7) X선 검사

이 병증에 대한 진단적 의의는 없으나 골절과 관절 불안정, 반월판의 칼슘화 등의 감별에 진단적 근거를 제시할 수 있다. 공기 조영 검사는 진단적 가치가 있다.

8) 관절경 검사

관절경을 통해 반월판의 손상 위치, 손상 유형 등을 확정하는데에 중요한 진단적 의의가 있다.

① 治則 : 舒筋止痛

② 혈위 처방 : 內・外膝眼(患側)・血海(患側)・鶴頂(患側)・足三里(患側)

③ 혈방 해석 : 外膝眼(犢鼻)은 足陽明胃經의 穴이며, 內膝眼과 鶴頂은 經外奇穴이다. 血海는 足太陰脾經의 穴이며, 足三里는 足陽明胃經의 合土穴이다. 위의 穴을 조합하면 舒筋止痛하는 효과가 있다.

3. 치료

1) 穴位와 鍼法

① 內・外膝眼(患側) : 內膝眼은 膝蓋骨 아래, 슬관절내측의 오목한 곳에 있고, 外膝眼(즉 犢鼻)은 슬 외측의 오목한 곳에 있다. 30호 2촌(50mm) 호침 2개를 선택한다. 局部는 통상적인 소독을 한 다음 모두 膝關節 내측을 향해 약 1.8촌(45mm) 자침한다.

鍼感 : 모두 局部 脹痛이 있다. (그림 4-10)

② 血海(患側) : 대퇴내측, 무릎을 굽혔을 때 膝蓋骨 아래 내측 끝에서 위로 2촌처, 대퇴사두근 內側頭의 융기처에 있다. 30호 2촌(50mm) 호침을 선택한다. 局部는 통상적인 소독을 한 다음 약 1.8촌(45mm) 直刺한다.

鍼感 : 局部 脹痛이 있다. (그림 4-7)

③ 鶴頂(患側) : 슬관절 전상방, 膝蓋骨 아래의 중점 上方 오목한 곳에 있다. 30호 2촌(50mm) 호침을 선택한다. 局部는 통상적인 소독을 한 다음 伏兎 방향을 향하여 뼈에 이르도록 약 1.8촌(45mm) 斜刺한다.

鍼感 : 局部 脹痛이 있다. (그림 4-10)

④ 足三里(患側) : 소퇴전외측면의 상부, 犢鼻 아래 3촌, 脛骨 前緣에서 外傍으로 1橫指(中指) 떨어져 있다. 30호 2촌(50mm) 호침을 선택한다. 局部는 통상적인 소독을 한 다음 약 1.8촌(45mm) 直刺한다. 鍼感 : 局部 脹痛 또는 足背로 방산된다. (그림 4-10)

2) 體位와 手法 및 療程

환자는 좌위를 취하고 먼저 外膝眼에 瀉法으로 進鍼 후 득기를 하고 血海 · 鶴頂 · 足三里에 平補平瀉法으로 進鍼 후 得氣를 한다. 약 40분간 留鍼하고 발침 후 火罐으로 1분 정도 부항하여 매일 1회, 10회를 1療程으로 하며 5일 휴식 후 다시 시술한다. 효과는 있으나 아직 호전되지 않으면 다시 치료를 하고 10회 치료 후에도 효과가 없거나 완치가 되었다면 치료를 종료한다.

4. 임상례

① 王某某, 女, 16세

② 主訴 : 2개월 전부터 좌측 슬관절의 통증

③ 현 병력 : 환자는 2개월 전에 농구를 하다가 좌측 슬관절의 염좌상을 입었고, 당시 염좌가 심하지 않았으나 1주일 후 통증이 시작되어 통증이 심할 때는 계단 오르내릴 때, 쪼그려 앉을 때 통증이 심해지고 슬관절이 불안정한 현상이 있어 지역의 병원에서 약물치료, 외용제, 첩부치료 등을 받고 통증이 잠시 완화되었지만 효과가 좋지 않아 지인의 소개로 내원하였다.

④ 검사 : 환자의 좌측 슬관절 내측에 종창, 압통이 명확하며 좌측 하지로 착지할 때, 혹은 쪼그려 앉을 때 통증이 심해졌다. 걸을 때 절뚝거리며 슬관절이 유주되고, 염발음이 있는 등 관절이 불안정한 현상이 있었다. 무릎 관절경 검사에서 좌측 슬관절의 반월판 손상을 확인하였다.

⑤ 변증 : 환자는 외상력이 있고 관절 내의 반월판이 찢어져 筋脈이 위치를 이탈하여 슬관절 氣血이 막히고 經脈이 잘 통하지 못하여 발병된 것이다. 좌측 슬관절내측 반월판 손상으로 진단하였다. 舌紅苔薄, 脈細하였다.

⑥ 治則 : 舒筋止痛

1診(1일) : 환자는 위와 같은 증상으로 내원하여 內·外膝眼에 득기 후 유침을 하고 血海·鶴頂·足三里에 得氣 후 40분간 留鍼을 하고 발침 후 火罐으로 1분 정도 부항을 하여 1일 1회 치료하였다.

2診(2일) : 환자는 1회의 치료 후 슬관절의 통증이 경감되었으나 슬관절의 유주 및 염발음이 있는 등 관절이 불안정한 현상이 있었다. 같은 방법으로 10회 침치료하였다.

10診(10일) : 환자는 9회의 치료로 통증이 모두 소실되었고, 다만 장시간 활동 후에 약간의 불편감이 있었다. 관절이 불안정한 현상은 없었다. 이번으로 치료를 종료하였다.

⑦ 추적 관찰 : 2개월 후 재발되어 위와 같은 방법으로 증상이 호전되었으나 그 후 3개월에 다시 재발되고, 반복적인 재발로 수술을 했으며 수술 후 통증이 남아 있어 위와 같은 방법으로 10회 치료 후 다시 재발되지 않았다. 1년 후 다시 내원해서 검사를 했는데 모든 기능이 정상으로 회복되었다.

5. 저자 견해

일반적으로 외측 반월판손상이 내측 손상보다 심하다. 임상에서 반월판손상이 심하지 않으면 초기에 단지 슬관절의 종창동통이 있는데 동통은 손상부위에 더 심하고 치료를 통해 좋은 결과를 얻을 수 있다. 심한 사람은 내·외측부인대와 십자인대 혹은 관절낭의 손상을 동반할 수 있는데 증상이 심하고 치료 역시 복잡하다. 예를 들어 슬관절 활액낭의 손상을 동반하고 관절에 액체가 고였다면 초기에 침자치료는 적절하지 않고 먼저 액체를 흡입하고 약물을 주입하는 시술이 필요하다(슬관절활액막염을 참고).

刺鍼治療는 주로 초기의 局部 脹痛, 疼痛의 제거에 비교적 좋은 효과가 있고, 중·후기에 관절 유착, 강직 등의 제거와 회복에 도움을 줄 수 있다. 半月板 損傷이 비교적 심한 환자는 수술적 치료를 하고 수술 후의 회복 치료에 위의 자침법을 사용할 수 있는데, 유착의 감소와 止痛 등의 작용이 있다.

제15절 膝關節十字靭帶損傷

슬관절십자인대손상은 슬관절에 각종 외력으로 인해 손상을 받아 슬관절 내의 십자인대가 다른 정도로 손상을 받아 나타나는 하나의 증후군이다. 침구치료는 손상이 비교적 가벼운 환자를 대상을 하거나 수술과 고정 후의 후유증에 대한 치료를 한다.

십자인대는 슬관절에 위치하며, 전·후로 나누어 십자로 이루어져 십자인대라고 한다. 이는 中醫에서 골관절 '內連筋'에 해당된다. 이는 슬관절의 내·외번과 회전 제한을 한다. 전십자인대는 경골 과간융기(intercondylar eminence) 전방에서 후외방 대퇴골 외측과(femur lateral condyle) 내면에 부착하고, 경골의 전방 이동을 제한한다. 후십자인대는 경골 과간융기(intercondylar eminence)의 후면에서 전상방으로 대퇴골 내측과(femur medial condyle)에 부착되며 경골의 후방 이동을 제한한다. 슬관절은 굴곡과 신전을 막론하고 전·후방십자인대는 긴장된 상태에 놓여 있으며 전십자인대는 경골의 전방 이동, 후십자인대는 경골의 후방 이동을 제한한다. 그러므로 십자인대는 슬관절의 안정성에 중요한 작용을 한다.

1. 병인병기

십자인대는 슬관절의 깊숙한 곳에 위치하고 주위의 다른 인대와 근육의 보호를 받으며 큰 외력으로도 인대의 손상과 파열을 일으키기는 쉽지 않다. 단순한 십자인대 손상은 드물고 대부분 측부인대와 반월판의 손상을 동반한다.

소퇴 상단 후방에 충돌이 있어 경골이 전방으로 이동을 해서 일어난 전십자인대손상은 때로 경골 융기의 박리골절(avulsion fracture)을 동반할 수 있다.

소퇴 상단 전방에 충돌이 있어 경골이 후방으로 이동을 해서 일어난 후십자인대손상이 심한 사람은 관절낭 파열, 경골 융기의 박리골절과 외측 반월판의 손상을 동반할 수 있다.

2. 임상 증상

1) 병력

강력한 외상 병력

2) 증상

① 슬관절 손상 후 찢어지는 느낌이 있고, 관절이 느슨해져 안정성을 잃는다.

② 슬관절에 종창이 명확하며 혈액 고임이 있고 동통, 운동 기능을 상실한다.

3) 검사

① Drawer test 양성 : 슬관절 drawer test를 할 때 먼저 관절 내의 혈액 고임 혹은 액체 고임을 먼저 흡출하고 나서 국부 마취된 상태에서 검사를 진행한다. 환자는 앙와위를 취하고 90°로 슬관절이 굴곡된 상태에서 검사는 발꿈치로 환자의 족배부를 고정하고 양손으로 소퇴 상단을 잡고 앞으로 혹은 뒤로 미는 동작을 한다. 만약 전십자인대의 단열 혹은 이완이 있으면 경골이 큰 폭으로 앞으로 이동될 것이며, 후십자인대의 이완이면 경골이 뒤로 이동되는 것

을 명확하게 볼 수 있다.

② 라크만검사(Lachman's test) : 전십자인대의 단열 후 불안정성을 검사하기 위한 방법이다. 환자는 앙와위를 취하고 검사자는 한쪽에서 환자의 踝關節을 잡고 슬관절을 90°까지 굴곡시킨다. 다른 한손으로는 슬부 외측에서 힘을 가하여 외번이 되도록 하고 나서 천천히 슬관절을 신전시킨다. 30° 굴곡 시 疼痛과 彈跳가 있으면 양성이다. 이는 주로 슬관절을 굴곡하고 외번된 자세에서 경골 외측이 전방이동되고 대퇴골 외과가 경골의 후방으로 이동되어 슬관절이 신전되는 과정에서 대퇴골 외과가 제자리로 이동되며 발생한 통증이다.

③ 관절경검사 : 관절강 내에 쌓인 혈액을 제거하고 나서 전십자인대 단열부에 출혈 혹은 혈괴가 쌓여 뭉쳐진 것을 볼 수 있다. 활막하인대 손상은 관절경을 통해서 거의 정상으로 보이지만 길이와 장력 이상은 손상의 가능성을 시사한다.

④ CT, MRI검사 : 손상의 여부를 진단할 수 있지만, 손상의 정도에 대해서는 큰 의의가 없다.

⑤ X선 : 환자는 무릎을 90° 굴곡된 상태에서 손으로 당기는 자세에서 촬영을 하여 건측과 비교해야 한다. 슬관절 정방향에서 脛骨棘의 박리골절을 볼 수 있고, 측면에서는 십자인대로 경골의 이동이 보인다.

3. 중의 변증 치료

슬관절 십자인대는 中醫에서 골관절 '內連接'에 해당되며, 즉 관절 상·하를 연결하는 筋이라는 것이다. 슬관절 십자인대 손상은 각종 극렬한 운동과 관련이 있다. 예를 들어 체육활동, 교통사고로 인한 경우가 많고 축구에서 '헛발질'을 하거나 농구를 할 때 갑자기 멈추고 몸을 틀 때, 전방을 향해 슬관절에 외력을 가할 때 등에서 손상이 일어난다.

전·후십자인대손상 후에 초기에는 관절의 동통, 종창, 關節에 혈액이 고이거나, 체액이 고이며, 운동제한이 나타나고 만약 초기에 적절한 치료를 받지 않으면 관절 불안정성, 錯動感이 다른 정도로 나타날 수 있고, 증상이 심한 환자는 슬관절골성 관절염 등 기타 병변이 속발된다.

저자에게 찾아온 환자는 모두 서양의학을 통해 보존적인 혹은 수술적인 치료를 받고 나서 후유증이 남아 있는 경우로 임상에서는 관절의 강직감, 힘을 주고 나서의 통증, 관절 전, 내 혹은 상부의 종창을 볼 수 있고, 슬안, 내측부인대에 명확한 압통점을 찾을 수 있었다.

4. 침구치료

① 治則 : 通經活絡, 解痙鎭痛

② 혈위 처방 : 鶴頂(患側)・內・外膝眼(患側)・血海(患側)・陰凌泉(患側)・足三里(患側)

③ 가감 : 내측부인대 손상을 동반하면 여기에 압통점을 찾아 鍼刺를 할 수 있다.

④ 혈방 해석 : 鶴頂은 經外奇穴이다. 外膝眼(犢鼻)은 足陽明胃經의 穴이며, 內膝眼은 經外奇穴이다. 血海는 足太陰脾經의 穴이며, 陰陵泉은 足太陰脾經의 合土穴이다. 足三里는 足陽明胃經의 合土穴이다. 여기에 국부의 痛點을 같이 刺鍼하면 通經活絡, 解痙鎭痛하는 효과가 있다.

5. 치료

1) 穴位와 鍼法

① 鶴頂(患側) : 슬관절 전상방, 膝蓋骨 아랫부분의 중점 上方 오목한 곳에 있다. 30호 2촌(50mm) 호침을 선택한다. 局部는 통상적인 소독을 한 다음 伏兎 방향을 향하여 뼈에 이르도록 약 1.8촌(45mm) 斜刺한다.

鍼感 : 局部 脹痛이 있다.

② 內・外膝眼(患側) : 內膝眼은 膝蓋骨 아래, 슬관절내측의 오목한

곳에 있고, 外膝眼(즉 犢鼻)은 슬외측의 오목한 곳에 있다. 30호 2촌(50mm) 호침 2개를 선택한다. 局部는 통상적인 소독을 한 다음 모두 膝關節 내측을 향해 약 1.8촌(45mm) 자침한다.

鍼感 : 모두 局部 脹痛이 있다.

③ 血海(患側) : 대퇴내측, 무릎을 굽혔을 때 膝蓋骨 아랫부분의 내측 끝에서 위로 2촌 지점, 대퇴사두근 內側頭의 융기처에 있다. 30호 2촌(50mm) 호침을 선택한다. 局部는 통상적인 소독을 한 다음 약 1.8촌(45mm) 直刺한다.

鍼感 : 局部 脹痛이 있다.

④ 陰陵泉(患側) : 小腿內側面의 상부 腓骨內側緣과 內踝移行部와 腓腸筋內側頭 사이의 오목한 곳, 일반적으로 內膝眼 아래 2촌처에 있다. 28호 2촌 호침을 취한다. 국부는 통상적인 소독한 후 脛骨 방향을 향하여 약 1.8촌(45mm) 직자한다.

鍼感 : 局部 脹痛이 있다.

⑤ 足三里(患側) : 소퇴전외측면의 상부, 犢鼻 아래 3촌, 脛骨 前緣에서 外傍으로 1橫指(中指) 떨어져 있다. 30호 2촌(50mm) 호침을 선택한다. 局部는 통상적인 소독을 한 다음 약 1.8촌(45mm) 直刺한다.

鍼感 : 局部 脹痛 또는 足背로 방산된다.

2) 體位와 手法 및 療程

환자는 좌위를 취하고 먼저 內・外膝眼에 瀉法으로 進鍼을 하고 血海・鶴頂・陰凌泉・足三里에 平補平瀉法으로 進鍼 후 得氣를 한다. 약 40분간 留鍼하고 발침 후 火罐으로 1분 정도 부항한다. 매일 1회, 10회를 1療程으로 하며 5일 휴식 후 다시 시술한다. 효과는 있으나 아직 호전되지 않으면 다시 치료를 하고 10회 치료 후에도 효과가 없거나 완치가 되었다면 치료를 종료한다.

6. 저자 견해

슬관절십자인대는 슬관절에 위치하며, 전 · 후 2개가 있으며 슬관절의 전 · 후 이동, 내 · 외번, 회전을 제한한다. 큰 외력이 아니면 손상 혹은 단열이 일어나기 어려우며 손상 후 관절 내의 찢어지는 느낌, 관절 이완, 안정성 상실의 증상이 나타난다. Drawer test에서 양성이다.

초기에 침구치료를 받는 환자는 적고 손상이 심하여 수술 혹은 관절 재건이 요구되는 사람은 후기에 보조적으로 침자치료를 하고 여기에 재활을 더하면 빠른 회복을 도모할 수 있다. 가벼운 환자는 관절강 내의 쌓인 체액과 혈액이 흡수되고 빠른 시일에 침자치료를 하면 만족할 만한 치료 효과를 얻을 수 있다. 그러나 이 병증은 모두 비교적 긴 치료시간이 필요하다. 결론적으로 슬관절십자인대손상은 비교적 긴 시간이 필요하나 침자치료로써 꽤 괜찮은 효과를 얻을 수 있다.

제16절 腓腹筋損傷

비복근은 하퇴의 후면에 위치하는데 대퇴골 내 · 외측과에서 기시하여 오금의 아래 내측 경계와 오금 아래 외측을 경계로 하며, 아랫부분에서 가자미근과 유합되어 小腿三頭筋을 이루어 아래로 내려가 아킬레스건으로 연결되어 종골의 후면에서 끝난다. 주요한 작용은 小腿를 굴곡하고 종골을 드는 것이다. 기립 시 족관절과 슬관절을 고정하여 신체가 전방으로 기울어지는 것을 막으며 신경지배는 주로 경골신경이 한다.

비복근손상은 대부분 극렬한 운동 시 비복근의 강력한 수축으로 이루어지는데 이를테면 구보하거나, 도약하거나, 테니스 경기 등 과관절의 과도한 배측 신전 또는 장기간 만성적 노동 손상으로 완만히 발병하기도 한다. 손상은 3개 부위로 나눈다. 즉 비복근의 기시점 손상(노동으로 인한 손상이 비교적 많다)과 근육 및 근건이 만나는 부위의 손상으로 이 세 부분은 下部 跟踺部가 된다. 대부분 아킬레스건 부위의 파열이거나 부분적인 파열상이 많다(이는 이 절의 치료범위에 속하지 않는다).

1. 임상 증상

1) 급성 손상

급성의 외상력이 있고 손상 후 국부 홍종, 종창, 압통이 나타나고, 운동 시 통증이 증가하고, 대부분 근건이 만나는 곳에서 발생하며 광범위한 피하 어혈이 나타나고, 아울러 파열되어 연결이 끊어진 틈을 촉지할 수 있다. 즉 兩端에는 결절이 있고, 중간에는 공허감이 있어 근건 고유의 동아줄 같은 탄성이 소실된다. 발끝으로 걸어가거나 손상을 입은 발에 하중을 주는 행동을 할 수 없다. 동통이 비교적 심한 사람은 운동기능을 상실한다.

2) 만성적인 노동으로 인한 손상

대부분 大腿骨髁의 부착부나 아킬레스건 부위에서 발생하며 국부 동통이 있으나 종창은 크게 뚜렷하지 않고 비복근 수축 시 손상부위에 동통이 나타나고, 아킬레스건 손상부위에는 강직감이 촉진되는데 시간이 비교적 오래된 환자는 근육위축 현상이 나타난다.

2. 중의 변증 치료

비복근손상은 中醫의 痺證, 小腿傷筋 등의 범주에 속한다. 비복근 경련은 민간에서 '小腿肚子轉筋'이라 하며 이 역시 이 절의 치료 범위에 속한다. 이 병증의 발생은 대부분 소퇴부의 직・간접적인 외상과 관련이 있고 또한 하지의 과로 혹은 갑작스런 한랭 자극으로 일어난다. 예를 들어 자전거를 오래 타거나 운동 전 준비 운동을 하지 않아 발생한다. 또한 일부에서는 체내의 칼슘 결핍으로 인해 비복근의 손상이 잦고 경련이 나타나기도 한다.

진단은 어렵지 않으며 환자는 전형적으로 염좌 혹은 만성 손상의 경력이 있다. 主訴는 소퇴 후면부의 통증으로 노동 후 심해지며 휴식을 취하면 경감이 되고 활동을 많이 하거나 혹은 소퇴의 위치에 변화를 주면 증상이 경감되거나 완해 될 수 있고, 통증이 있을 때 소퇴 후면부 혹은 오금부를 가볍게 마사지하면 증상이 경감된다.

비복근 손상은 비복근 부위의 광범위한 압통이 주 임상 표현이며 통증의 경중은 일정치 않다. 대부분 비골소두 후면부에 명확한 압통점이 있다. 초기에는 대부분 경도의 종창을 동반한다. 비복근 저항 검사 시 통증이 증가된다.

① 治則 : 舒筋止痛

② 혈위 처방 : 痛點 Ⅰ(患側)·痛點 Ⅱ(患側)·委中(患側)·承筋(患側)·承山(患側)

③ 혈방 해석 : 委中은 足太陽膀胱經의 合穴이다. 承筋·承山은 모두 足太陽膀胱經의 穴이다. 여기에 통점 Ⅰ·Ⅱ의 국부 痛點을 취한다. 위의 穴을 함께 刺鍼하면 舒筋止痛하는 효과가 있다.

3. 치료

1) 穴位와 鍼法

① 痛點 Ⅰ(患側) : 委陽 하 1.5촌처에서 뚜렷한 압통점을 찾는다. 30호 2촌(50mm) 호침을 선택한다. 국부는 통상적인 소독을 하고, 脛骨 방향을 향하여 약 1.8촌(45mm) 자침한다.

鍼感 : 局部 脹痛 또는 足背를 향하여 放散感이 있다. (그림 4-3)

② 痛點 Ⅱ(患側) : 陰谷 하 1촌 가량에서 뚜렷한 압통점을 찾는다. 30호 2촌(50mm) 호침을 선택한다. 국부는 통상적인 소독을 하고 腓骨 방향을 향하여 약 1.8촌(45mm) 자침한다.

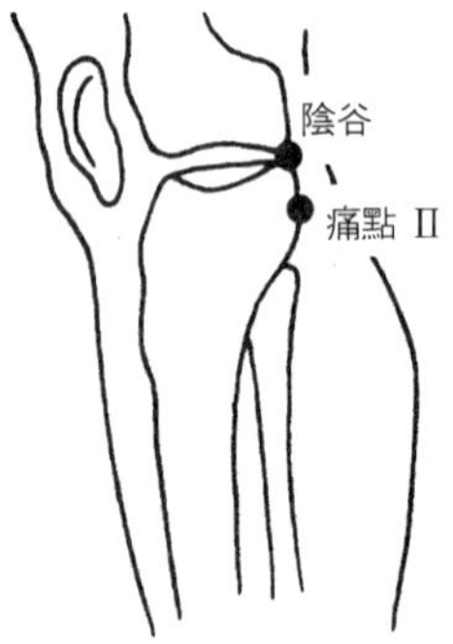

그림 4-16

鍼感 : 局部 脹痛이 있다. (그림 4-16)

③ 委中(患側) : 오금 횡문 중점으로 대퇴이두근건과 반막양근건의 중간에 있다. 30호 2촌(50mm) 호침을 선택한다. 국부는 통상적인 소독을 하고, 피부에 직각으로 약 1.8촌(45mm) 자침한다.

鍼感 : 局部 脹痛이 있다. (그림 4-3)

④ 承筋(患側) : 소퇴 후면 상부, 위중과 승산의 연결선상에서 비복근의 筋腹 중앙으로 위중 직하 5촌처에 있다. 30호 2촌(50mm) 호침을 선택한다. 국부는 통상적인 소독을 하고 약 1.8촌(45mm) 직자한다.

鍼感 : 局部 脹痛이 있다. (그림 4-3)

⑤ 承山(患側) : 소퇴 후면의 정중앙으로 소퇴를 신전한 상태에서 비복근에 나타나는 '人'자 모양의 중점 오목한 곳에 있다. 30호 2촌(50mm) 호침을 선택한다. 국부는 통상적인 소독 후 약 1.8촌(45mm) 직자한다.

鍼感 : 局部 脹痛이 있다. (그림 4-3)

2) 體位와 手法 및 療程

환자는 엎드린 자세를 취하고 먼저 委陽 아래에 痛點 Ⅰ과 陰谷 아래에 痛點 Ⅱ를 찾고 30호 2촌 호침을 사용하여 瀉法으로 進鍼 후 득기를 하고, 委中・承筋・承山에 平補平瀉法으로 進鍼 후 得氣를 한다. 매일 1회, 매회 약 40분간 留鍼하고 발침 후 火罐으로 1분 정도 부항한다. 6회를 1療程으로 하며 3일 휴식 후 다시 시술한다. 효과는 있으나 아직 호전되지 않으면 다시 치료를 하고 6회 치료 후에도 효과가 없거나 완치가 되었다면 치료를 종료한다.

4. 임상례

① 王某某, 女, 55세

② 主訴 : 2개월 전부터 양측 종아리 근육의 경련 疼痛

③ 현 병력 : 환자는 2개월 전부터 야간에 양측 종아리의 경련과 疼痛이 일어나기 시작했고, 처음에는 보름에 한 번 정도 발생하였으나 횟수가 점점 늘어나 심할 때는 이틀, 혹은 매일 경련이 일어났다. 지역의 병원에서 칼슘제 처방을 받았으나 효과가 좋지 않아 지인의 소개로 내원하였다.

④ 검사 : 환자의 양측 비복근 부위에 압통이 있으며, 통점 Ⅰ·Ⅱ구역이 제일 명확하였다. 활동을 오래하면 양측 종아리에 緊縮疼痛感이 있으며 차가운 곳에 가면 더욱 심해지며 따뜻하면 경감되었다.

⑤ 변증 : 환자는 평소에 종아리를 이불 밖에 내놓고 자는 습관이 있어 종아리가 장시간 風·寒·濕邪의 침습을 받아 筋脈攣急抽搐이 일어나고 氣血이 막혀 經絡의 정상운행에 영향을 미쳐 발병한 것이다. 양측 비복근 만성 손상으로 진단하였다. 舌淡苔膩, 脈細하였다.

⑥ 治則 : 舒筋止痛

1診(1일) : 환자는 위와 같은 증상으로 내원하여 먼저 2개의 통점에 침자 득기 후 유침을 하고 委中·承筋·承山에 得氣 후 40분간 留鍼을 하였다. 발침 후 火罐으로 1분 정도 부항을 하여 1일 1회 치료하였다.

2診(2일) : 환자는 1회의 치료 후 당일 밤에는 경련 증상이 나타나지 않았고 다만 활동을 오래하면 종아리부위에 통증이 있었다. 같은 방법으로 6회 침치료하였다.

6診(6일) : 환자는 5회의 치료로 통증이 모두 소실되었고, 다만 장시간 활동 시 약간의 불편감이 남아 있었다. 이번으로 치료를 종료하였다.

⑦ 추적 관찰 : 환자는 침자치료를 받지 않은 기간에도 꾸준히 칼슘제를 복용하였다. 1년 후에 환자가 다시 내원해서 검사를 했는데 모든 기능이 정상으로 회복되었다.

5. 저자 견해

비복근손상은 임상에서 흔히 볼 수 있는 소퇴부 동통 병증으로 中醫에서 痺症의 범주에 속하며 속칭 '小腿肚子轉筋'이다. 이는 소퇴부의 급・만성 손상, 한랭, 피로 누적, 정신 긴장, 칼슘 결핍과 전신 탈수, 염분 소실 등과 관련이 있다.

이 병은 위의 침치료를 응용하면 비교적 좋은 효과를 얻을 수 있다. 특히 비복근 경련에 위의 치료는 특효라 할 수 있으며 3회 치료로 완해 혹은 통증을 제거할 수 있다. 또 비복근 기시점의 손상과 근건이 만나는 부위의 손상에도 효과가 양호하다. 단 아킬레스건의 파열이 합병되거나 아킬레스건의 단독 손상일 경우 치료시간이 비교적 길게 요구되는데 인내심을 가지고 치료하면 역시 좋은 효과를 거둘 수 있다. 비복근 손상치료 기간이나 치유 후에는 小腿가 찬 것을 싫어하고 쉽게 경련을 일으키므로 환자에게 보온에 주의하게 한다.

제17절 踝關節靭帶損傷

발목관절인대손상은 발목관절의 내측 혹은 외측에 갑자기 과도한 內翻이나 外翻이 발생함으로써 발목의 외측 혹은 내측부인대의 강한 비틀림으로 인한 견인장력의 작용에 의해 손상이 발생하는 것이다.

발목관절은 脛腓骨下端과 距骨(talus)로 구성되어 있으며, 이것은 足背部의 신전, 앞으로 굴곡하는 것을 주로 하는 관절이다. 발목관절은 관절낭이 얇으며 그 양측이 다소 긴장되어 있고, 강한 인대로 더욱 강화되어 있다. 내측에는 삼각인대가 있고{內踝에서 기시하여 부채 모양을 갖추고 아래로 방사하여 舟狀骨(navicular)과 距骨 및 踵骨(calcaneus)에 이른다}, 외측에는 전・중・후 3개의 인대{앞쪽 가지는 距腓前靭帶(talofibular ant. ligament)로 묶음을 이루어 발목 前緣에서 기시하여 距骨頸(neck of talus)에 이르고, 가운데 가지는 踵腓靭帶(calcanofibular ligament)로 역시 묶음을 이루며, 外

踝의 尖端에서 기시하여 踵骨의 외측면 융기처에 이른다. 뒷가지는 距腓後韌帶로 外踝의 內後面에서 기시하여 距骨 外側後結節 및 그 부근에서 끝난다)가 있다. 外踝韌帶는 내측에 비해 길고 내측인대는 외측인대에 비해 견고하고 강하다. 그러므로 距骨의 外翻을 막는데 유효하다. 距骨은 몸통 앞쪽은 넓고 뒤쪽은 협소하여 발목을 背部로 굴곡할 때 그 넓은 부위가 발목관절로 들어가면 관절이 안정되고, 발바닥 쪽으로 굴곡할 때 협소한 부위가 발목관절로 들어가게 되면 관절이 불안정하여 쉽게 내측방으로 활동하게 된다. 이로 인하여 발목관절을 발바닥 쪽으로 굴곡하는 동작을 할 때 염좌상이 잘 발생한다.

발목관절의 인대손상은 대부분 걸을 때 갑자기 편평하지 못한 지면을 밟거나, 계단을 내려올 때 잘못 딛거나 높이 뛰어 오른 후 발가락을 굽히고 땅에 떨어질 때 발이 받는 힘이 안정되지 못하여 발목관절이 과도하게 內翻되거나 혹은 外翻되어 발목관절의 내측 혹은 외측인대의 염좌상이 생긴다.

內翻으로 인한 損傷은 주로 외측인대의 腓距前韌帶(talofibular ant. ligament)와 腓踵韌帶(calcanofibular ligament)이고, 外翻으로 인한 손상은 내측의 삼각인대이다. 단지 삼각인대는 견고한 인대이기 때문에 쉽게 찢어지지 않고 항상 內踝의 破裂性 탈구가 나타난다.

발목관절의 비틀리는 활동이 과도하여 발목관절의 정상적인 활동범위와 인대의 유지능력을 초과하면 우선 인대의 찢어지는 손상과 인대부착부위의 파열로 인한 이탈성 골절이 발생한다. 만약 관절낭이 찢어지면, 관절 부근의 지방조직과 斷裂된 인대가 관절 사이 틈으로 함몰되어 들어가 관절강 내 및 피하에 瘀血이 발생하며, 인대의 전부가 斷裂되면 발목관절의 脫位가 竝發한다.

1. 임상 증상

임상에서 뚜렷한 발목관절의 염전 손상 병력이 있고, 염전 손상의 疼痛, 腫脹部位와 內·外翻 염좌 손상의 정도는 관계가 있다. 만약 경도의 內翻 손상이라면 단지 外踝 하방의 종창동통으로 나타나며, 활동시 加重되고, 손상 부위를 눌렀을 때 疼痛이 뚜렷하게 나타난다. 비교적 중한 內翻 손상이라면 국부에 瘀血, 疼痛이 나타나며, 힘을 쓸 때 통증이 심해지고, 足外側面上 1/3처에 腫脹이 있다.

外翻 損傷은 비교적 적게 나타나며, 대부분 外翻으로 염좌 손상된 환자에서 나타나는 증상은 비교적 중하며, 대부분이 內·外踝의 인대가 동시에 손상받은 종합증상으로 주로 內外踝의 하방 및 전방에 종창, 瘀血疼痛, 발등 부위의 종창과 瘀血로 땅을 짚지 못하고, 손상받은 인대구역을 누르면 참을 수 없는 동통이 나타난다. 일부 환자에서 파열로 인한 離脫性 골절 혹은 발목관절의 탈구를 수반하면 야간에 통증이 심하고, 瘀血은 2~3일 후까지 더욱 뚜렷하게 나타난다.

① 검사 : 염좌 손상을 받은 인대부위에 뚜렷한 腫脹과 壓痛이 있다. 인대에 斷裂이 있거나 완전 단열 시에는 국부 동통, 종창이 뚜렷한 외에 국부에 브로카인 봉폐 후에 강제로 足內翻 혹은 外翻하게 해서 반대측의 같은 위치와 비교하면 활동도가 뚜렷하게 증대되어 있고, 인대의 단열처에 움푹 들어간 곳을 만질 수 있으며, 어떤 때는 이동되는 관절면을 만질 수 있다.

② X선 : 발목관절의 파열로 인한 이탈성 골절, 距骨의 경사 각도가 증대 혹은 위치 이동 현상이 나타난다.

2. 중의 변증 치료

中醫에서는 足部에 肝·胆·胃 三經이 속하며, 踝部는 이 三經이 순행하는 부위이며 손상으로 脈傷하면 血瘀가 생기며, 骨傷하면 足跛, 筋傷하면 足扭하는 것으로 본다. 그러므로 이 병증의 발생은 傷脈, 傷筋, 傷骨하게 된다. 病情은 손상의 정도와 유관하며, 만약 經脈이 손상되면 발목관절의 종창동통이 주가 되며, 骨傷하면 족부 혹은 손상부위의 통증이 나타나 파행을 하게 되며, 筋傷하면 국부에 동통, 종창과 筋이 손상되어 보호성으로 족부가 틀어지는 것을 주로 한다.

발목관절의 염좌는 도보, 도약, 보행 시 갑자기 노면이 고르지 못한 길이나 계단을 오르내릴 때 발목에 힘의 전달이 불안정하여 갑자기 과도한 내번 혹은 외번으로 발목관절 외측 혹은 내측부인대에 강한 염전, 견인, 장력의 작용으로 손상이 일어나는 것이다.

발목 손상의 위치에 따라 내번・내선위와 외번・외선위손상으로 나눌 수 있다. 그 중 내번・내선위손상이 제일 많다. 내번・내선위손상은 일반적으로 전거비인대가 먼저 손상을 받는데 만약 외력이 계속 커지면 종비인대에 손상이 생기고 때로는 외과첨의 박리골절이 일어날 수 있다. 전거비인대손상은 내과와 주골의 타박상을 합병할 수 있다. 후거비인대는 단단하여 손상이 잘 일어나지 않고 관절이 극도로 배굴된 상태에서 내번력에 의해서만 손상이 일어날 수 있다. 외번 혹은 외선상태에서 외력을 가하면 내측 삼각인대의 손상이 일어날 수 있는데 대부분 前束의 단열이다. 삼각인대가 완전 단열되면 외과 혹은 비골하단의 골절, 하경비인대의 손상 혹은 단열, 경비 하 연합부의 분리, 거골의 외측 탈구를 동반한다.

발목관절인대의 손상에서 가벼운 사람은 인대의 부분 파열 혹은 인대 부착부 골막의 찢어짐, 골막하 출혈, 손상 후 국부 종창, 손상된 내측 혹은 외측의 동통과 활동 제한이 생긴다. 증상이 심한 사람은 인대가 완전 단열되어 박리골절 혹은 거골의 아탈구를 주로 수반한다. 만약 전거비인대가 부분 파열되면 주로 관절낭과 관절활막의 열상을 수반하고 관절 내에 혈액이 쌓인다. 내측인대 심층의 파열은 파열된 인대와 관절 근처의 지방조직이 관절 틈으로 끼어들어가 발목 전체에 종창이 생기고 내측 혹은 외측에 극렬한 통증이 생기며 파행으로 걷지 못하며 관절 운동 제한이 생긴다.

① 治則 : 舒筋止痛

② 혈위 처방 : 申脈(患側)・崑崙(患側)・地五會(患側)・照海(患側)

③ 혈방 해석 : 申脈은 足太陽膀胱經의 穴이며, 八脈交會穴이고 陽蹻脈과 통한다. 崑崙은 足太陽膀胱經의 經穴이다. 地五會는 足少

陽膽經의 穴이다. 照海는 足少陰腎經의 穴이며 八脈交會穴이고 陰蹻脈과 통하고 陰蹻脈이 시작되는 곳이다. 위의 穴을 함께 刺鍼하면 舒筋止痛하는 효과가 있다.

3. 치료

1) 穴位와 鍼法

① 申脈(患側) : 발등 외측 부위 外踝直下方의 오목한 곳에 있다. 28호 2촌(50mm) 호침을 선택한다. 국부에 통상적인 소독 후 關節縫틈을 따라 관절 내를 향해 약 1.6촌(43mm) 자침한다.

鍼感 : 局部 脹痛이 있다. (그림 4-17)

② 崑崙(患側) : 足部 外踝 後方의 外踝尖과 踵腱 사이의 오목한 곳에 있다. 30호 1.5촌(40mm) 호침을 선택한다. 국부에 통상적인 소독 후 약 1.4촌(38mm) 直刺한다.

鍼感 : 局部 脹痛 혹은 발바닥으로 放散된다. (그림 4-17)

③ 地五會(患側) : 足背 外側 제4중족골의 관절 후방, 즉 제4중족골 사이 오목한 前端, 小趾伸展筋肉의 내측연에 있다. 30호 1.5촌(40mm) 호침을 선택한다. 국부에 통상적인 소독 후 약간 위를 향해 약 1.3촌(35mm) 斜刺한다.

鍼感 : 局部 脹痛이 있다. (그림 4-17)

④ 照海(患側) : 족내측면, 內踝尖 下方의 오목한 곳에 있다. 30호 1.5촌(40mm) 호침을 선택한다. 국부에 통상적인 소독 후 骨縫을 따라 약 1.3촌(35mm) 정도 자침한다.

鍼感 : 局部 脹痛이 있다. (그림 4-18)

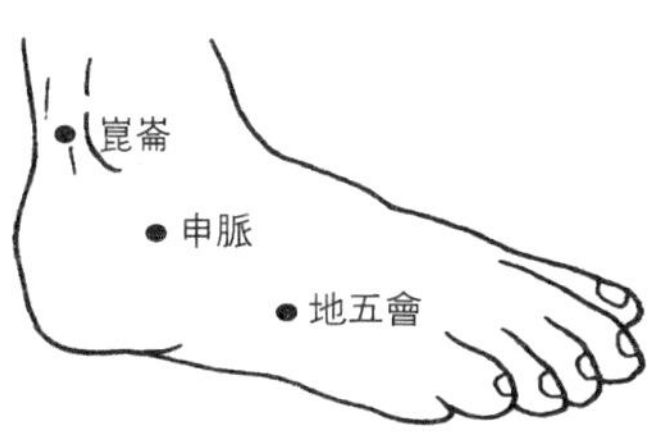

그림 4-17

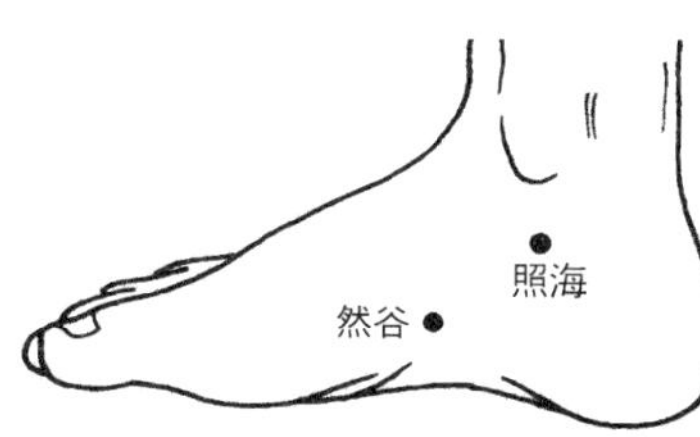

그림 4-18

2) 體位와 手法 및 療程

환자는 좌위를 취하고 먼저 申脈(대부분 踝下에 종창이 있다)에 刺하고, 이때 먼저 국부를 눌러 종창된 부위 아래 踝下의 틈을 확인하고 나서 그 틈 사이에 정확하게 瀉法으로 進鍼을 한다. 崑崙에 자침을 하면 때론 痲脹感이 족저부로 방산되기도 하므로 이를 알려 환자를 안심시켜야 한다.

심한 환자는 地五會와 照海 부위에 다른 정도의 종창이 있고 申脈과 같은 방법으로 進鍼을 해도 되나 이 두 혈은 비교적 아파 平補平瀉法으로 進鍼을 하는 것이 좋다. 약 40분간 留鍼하고 발침 후 火罐으로 5분 정도 부항한다. 매일 1회, 6회를 1療程으로 하며 완치가 되었다면 침치료를 종료한다.

4. 임상례

① 李某某, 男, 16세

② 主訴 : 2일 전부터 좌측 발목의 외상 후 통증

③ 현 병력 : 환자는 2일 전에 좌측 족외과에 염좌상을 입었다. 바로 통증을 느꼈고 다음날 족배부가 종창으로 융기되었고 통증이 극렬했다. 지역의 병원에서 紅花油 등의 치료를 받았으나 효과가 좋지 않아 지인의 소개로 내원하였다.

④ 검사 : 환자의 좌측 족외과에 명확한 융기 종창이 있고, 申脈・崑崙・地五會・照海 등의 부위에 명확한 압통이 있고 걸을 때 절뚝거렸다.

⑤ 변증 : 환자는 학생으로 하교길에 헛디뎌서 좌측 족외과에 염좌상을 입은 것이다. 강력한 염좌로 筋脈이 제 위치를 이탈하고 瘀血이 脈外로 나와 발병된 것으로 좌측 과관절인대의 손상으로 진단하였다. 舌淡苔紅, 脈細하였다.

⑥ 治則 : 舒筋止痛

1診(1일) : 환자는 위와 같은 증상으로 내원하여 먼저 申脈에 자침

하여 득기 후 유침하고 崑崙·地五會·照海에 得氣 후 40분간 留鍼하였다. 발침 후 火罐으로 1분 정도 부항을 하여 1일 1회 치료하였다.

2診(2일) : 환자는 1회의 치료 후 족부의 종창동통이 경감되었으나 활동하거나 힘이 들어가면 통증이 아직 남아 있어 같은 방법으로 4회 침치료하였다.

4診(4일) : 환자는 3회의 치료로 통증이 모두 소실되었고, 다만 장시간 활동 시 약간의 불편감이 남아 있었다. 이번으로 치료를 종료하였다.

⑦ 추적 관찰 : 2개월 후에 환자가 다시 내원해서 검사를 했는데 모든 기능이 정상으로 회복되었다.

5. 저자 견해

발목관절의 손상은 임상에서 흔히 볼 수 있는 족부 염좌상으로 中醫에서 인체 족부 손상 후 傷脈, 傷筋, 傷骨하게 된다고 하였다. 더불어 족부는 肝·胆·胃 三經에 속하며 三經이 순행하는 곳이다. 손상이 되면 脈傷血瘀, 骨傷足跛, 筋傷足扭하게 된다.

급성 손상의 초기(염좌 후 6시간 내)에는 침자치료가 적절하지 않고 이때는 냉습포를 하고 운동을 중단하고 침대에서 다리를 높게 올려 쉬는 것이 좋다. 6시간 이후에는 침자치료를 하며, 가벼운 환자는 위의 혈위 조합으로 좋은 치료 결과를 얻을 수 있고 대부분 3~5회의 치료로 만족할 만한 결과를 얻을 수 있다.

치료 중에는 활동을 줄이고, 휴식 시에는 다리를 올려놓아야 한다. 심한 환자로 박리골절을 수반하면 먼저 정형외과적인 처치를 하고 나서 침자치료를 하면 역시 좋은 효과를 기대할 수 있다.

제18절 踝管症候群

踝管症候群(tarsal tunnel syndrome)은 중국에서 跖管綜合徵이라고도 칭하는 것으로서, 이것은 외상 등의 원인으로 踝管이 상대적으로 협착되어 管內의 脛後神經이 압박을 받아 足跟 내측과 足底 마목 등의 증상이 나타나는 것이다. 踝管은 內踝後下方 屈筋腱 지지대가 足跟骨後內側과 연결되어 하나의 骨性纖維管道를 형성한다. 管內에는 脛後筋腱, 拇指屈腱·趾長筋腱, 脛後神經(post tibial nerve), 脛後動脈(post. tibial artery) 등이 통과하므로 踝管을 또 趾管이라고도 부른다.

踝管 내의 통과 조직은 비교적 많고, 그 병의 원인도 비교적 복잡하다. 주요 원인은 과도한 발목 굴신 활동, 과관절의 반복적인 염좌상, 장기간의 기립으로 인한 하지정맥 回流 불량, 건초염증·낭종·족외번 畸形, 내과부의 骨瘤 등으로 인하여 管內筋腱·신경·혈관 등이 협착되어 脛後神經이 압박받아 踝管 內의 압력이 갑자기 상승하면 가장 먼저 영향을 받는 곳은 脛後神經外膜上의 소동맥 혹은 소정맥이다. 이로 인하여 모세혈관의 혈액이 감소하고, 신경에 산소가 결핍되고, 나아가 모세혈관내피세포손상과 단백 누출로 부종이 나타나 踝管 內 압력이 증가하며, 한층 더 나아가 神經外膜血管을 압박한다. 초기에는 압박받는 신경의 근위부가 종창되고, 원위부는 색택이 창백해지고 점차 단단해진다. 신경의 연속 유지가 완전하기 때문에 神經節段은 현미경상에서 부종, 세포증식 및 섬유화가 나타나지만 축삭에는 변성이 없으므로 바로 감압시키면 신경의 병적 손상은 회복될 수 있다. 그러나 만약 압박이 계속된다면, 축삭 등의 손상이 동시에 발생할 수 있으며 신경변성으로 발전된다.

1. 임상 증상

이 병증은 청장년에서 많이 보이고, 남성이 비교적 많다. 대부분 달리기, 뜀뛰기가 과도한 운동선수와 육체노동자 및 장기간 서서 일을 하는 교사, 여성비만자에서 다발한다.

발병은 완만하여 초기에는 반드시 달리기, 오래 서 있기, 도약, 뜀뛰기 혹은 과로 후에 內踝部에 불편한 감각이 나타나며, 휴식 후 경감된다. 오래된 환자는 족근 내측, 족저에서 족지에 이르기까지 마목감 혹은 燒灼性 동통이 있으며, 야간에 비교적 분명하다. 증상이 중한 환자는 족지 피부 건조, 광택, 미세한 털의 탈락 및 족부내재근의 위축이 있다.

- 검사 : 內踝 후방에는 경도의 종창과 국부압통이 있다. 내과 후방에 딱딱한 베틀의 북모양 종창물이 만져지고, 족부 脛後神經의 根支와 그 주요 分支인 跖內側神經과 跖外側神經 분포구역에 감각의 저하가 있다. 內踝管部를 타진하면 足底 足內側 麻痛感이 가중되고, 방사성 동통이 나타나며, 족부를 피동적으로 신전, 외번 혹은 굴곡 시 저항 활동이 나타나고, 足底의 동통과 마목 증상이 가중된다. 근전도에서 발바닥 작은 근육에 미세한 진전이 나타난다.

2. 중의 변증 치료

中醫에서는 이 병이 인체가 과도하게 피로하거나 외상으로 인해 발병된다고 한다. 이로 인해 국부 經脈에 氣血이 瘀滯되어 잘 통하지 않으므로 통증이 나타나는 것이다.

발목관절이 반복적인 염좌 손상 혹은 과도한 족부의 신전 굴곡, 건초낭종, 족외번 기형, 내과의 骨瘤 등은 管內의 근건, 특히 拇趾屈筋腱의 반복적인 견인, 마찰을 일으켜 건초염이 발생되어 두 가지 병리 변화가 생긴다. 하나는 국부의 허혈로 후경골신경은 정중신경과 마찬가지로 풍부한 혈액의 공급을 받는데, 신경섬유는 이러한 허혈에 매우 민감하다. 다른 하나는 踝管 내·외의 각종 압박으로 인한 후경골신경의 운동, 감각과 영양의 일련의 변화이다. 실제로 후경골신경의 국부 허혈과 踝管 협착으로 후경골신경을 압박하는 악순환이 반복된다.

초기에는 증상이 분명하지 않고 운동 후 혹은 피로 후에 환측 내과에 불편한 느낌이 든다. 일반적으로 이때는 치료를 소홀히 하다가 증상이 심해져야 병원에 가는 경우가 많다. 주로 족저면의 작열성 통증 혹은 찌르는 듯한 통증을 호소하며 통증은 대부분 내과의 후하방에 위치한다. 때로는 소퇴부 내측까지 방산되기도 하나 슬관절을 넘지는 않는다.

① 治則 : 舒筋祛瘀止痛

② 혈위 처방 : 照海(患側)・太冲(患側)・三陰交(患側)・然谷(患側)

③ 혈방 해석 : 照海는 足少陰腎經의 穴로 八脈交會穴이고 陰蹻脈과 통하고 陰蹻脈이 시작되는 곳이다. 太衝은 足厥陰肝經의 穴이며 肝經의 腧穴・原穴이다. 三陰交는 足太陰脾經의 穴이며 足太陰・厥陰・少陰의 會穴이다. 然谷은 足少陰腎經의 滎火穴이다. 위의 穴을 함께 刺鍼하면 舒筋祛瘀止痛하는 효과가 있다.

3. 치료

1) 穴位와 鍼法

① 照海(患側) : 족내측면, 內踝尖 하방의 오목한 곳에 있다. 30호 1.5촌(40mm)호침을 선택한다. 국부는 통상적인 소독을 하고, 뼈 사이 틈을 향해 1.2촌(36mm) 자침한다.

鍼感 : 局部 脹痛이 있다. (그림 4-18)

② 太衝(患側) : 족배부, 第1趾骨 사이의 후방 오목한 곳에 있다. 30호 2촌(50mm) 호침을 선택한다. 국부는 통상적인 소독을 하고, 약 1.5촌(40mm) 斜刺한다.

鍼感 : 局部 脹痛이 있다. (그림 4-19)

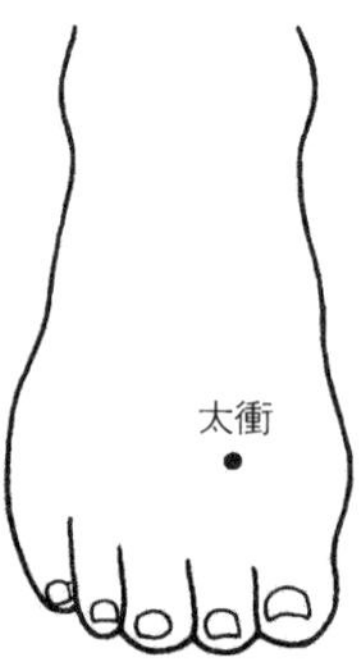

그림 4-19

③ 三陰交(患側) : 小腿 내측, 足內踝尖 上 3촌, 脛骨內側緣 후방 오목한 곳에 있다. 30호 2촌(50mm) 호침을 선택한다. 국부는 통상적인

소독을 한 후 懸鍾穴을 향해 약 1.8촌(45mm) 직자한다.

鍼感 : 局部 脹痛이 있다. (그림 4-20)

④ 然谷(患側) : 족내측연, 舟狀骨粗隆 하방, 적백육제에 있다. 30호 2촌(50mm) 호침을 선택한다. 국부는 통상적인 소독을 하고, 약간 위를 향해 약 1.5촌(40mm) 斜刺한다.

鍼感 : 局部 脹痛이 있다. (그림 4-18)

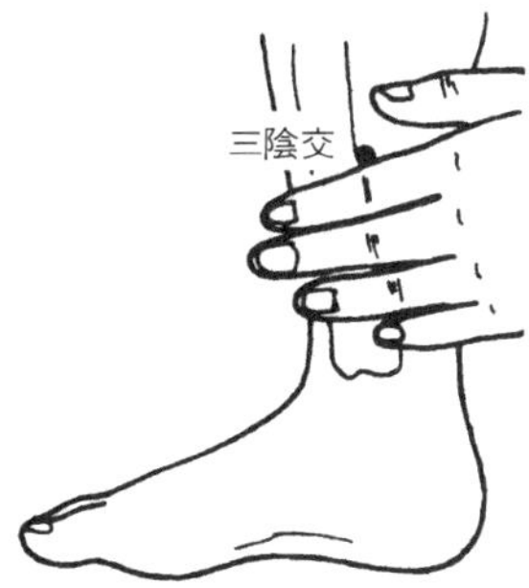

그림 4-20

2) 體位와 手法 및 療程

환자는 좌위를 취하고 먼저 照海에 平補平瀉法으로 進鍼 후 득기를 하고, 然谷에 補法으로 進鍼 후 得氣를 한다. 三陰交와 太沖은 모두 平補平瀉法으로 進鍼 得氣한다. 약 40분간 留鍼하고 발침 후 火罐으로 1분 정도 부항한다. 매일 1회, 6회를 1療程으로 하며 3일 휴식 후 다시 시술한다. 효과는 있으나 아직 호전되지 않으면 다시 치료를 하고 6회 치료 후에도 효과가 없거나 완치가 되었다면 치료를 종료한다.

4. 임상례

① 肖某某, 女, 53세

② 主訴 : 반년 전부터 좌측 족부의 통증

③ 현 병력 : 환자는 반년 전에 좌측 족내과 후면부에 통증이 있었고, 처음에는 심하지 않았으나 점점 심해져 지역의 병원에서 약물치료를 받았으나 효과가 좋지 않아 지인의 소개로 내원하였다.

④ 검사 : 환자의 좌측 족내과 후부에 명확한 융기 종창이 있고, 오래 움직이면 통증이 심하고, 휴식 후 감소하였다.

⑤ 변증 : 환자는 판매원으로 몸은 좀 비만형이며, 장시간 서 있으므

로 足跟部의 경맥·근육·근건 등에 만성적인 勞損이 일어나 국부의 筋脈에 기혈 운행이 좋지 못하여 병이 발생한 것이다. 좌측 踝管症候群(tarsal tunnel syndrome)으로 진단하였다. 舌淡苔膩, 脈細하였다.

⑥ 治則 : 舒筋祛瘀止痛

1診(1일) : 환자는 위와 같은 증상으로 내원하여 먼저 照海에 자침하여 득기 후 유침을 하고, 다시 太衝·三陰交·然谷에 자침하여 得氣 후 40분간 留鍼을 하였다. 발침 후 火罐으로 1분 정도 부항을 하여 1일 1회 치료하였다.

2診(2일) : 환자는 1회의 치료 후 족부의 종창동통이 경감되었으나 활동하거나 힘이 들어가면 통증이 아직 남아 있어 같은 방법으로 10회 침치료하였다.

10診(10일) : 환자는 9회의 치료로 통증이 모두 소실되었고, 다만 장시간 활동 시 약간의 불편감이 남아 있었다. 이번으로 치료를 종료하였다.

⑦ 추적 관찰 : 2개월 후에 환자가 다시 내원해서 검사를 했는데 모든 기능이 정상으로 회복되었다.

5. 저자 견해

踝管症候群(tarsal tunnel syndrome)은 주의를 하지 않으면 오진하기가 쉽다. 좌골신경병증으로 인한 족근 내·외측통(요·둔부에서 좌골신경 분포하는 부위를 따라 통증이 있는 것이 전형적인 특징이다), 말초혈관 병변(하지정맥류, 혈전성 혈관염), 족근부의 굳은살(calluses), 급성 족궁염좌 혹은 족저근막염과 국부의 rheumatoid arthritis 병변과 감별해야 한다.

踝管症候群에 대해서 위의 자침치료를 응용하면 단기간에 좋은 효과를 기대할 수 있으며, 일반적으로 3~5회 치료로 국부의 종창과 동통을 제거할 수 있다. 다만 시간이 비교적 오래되고, 病情이 중하고 족저부 마목감이 비교적 심하게 나타나는 환자는 긴 시간의 치료를 필요로 한다. 환자에게 坐位나 睡眠 시에 아픈 다리를 높이 올려놓고, 평소에 휴식을 많이 하고, 극렬한 운동 등을 하지 않도록 한다. 대부분 만족할 만한 효과를 얻을 수 있으나 일부 치료가 미흡할 때는 통점 봉폐치료(프레드니솔론에 브로카인을 가함)를 추가하면 효과가 있을 것이다.

제19절 中足骨痛症

中足骨痛症은 中足骨頭部가 만성적인 노동으로 인하여 손상을 받거나 趾神經이 눌려서 일어나는 동통 증후를 말한다.

중족골은 足掌部 골로서 모두 5개이며, 매 중족골은 底部(足跟骨과 서로 인접)·體部 및 小頭(趾骨과 서로 인접) 3개 부분으로 나눌 수 있다.

이 병증은 주로 족부 내재근의 약화, 인대 이완, 横弓이 내려앉거나 만성적인 노동으로 인하여 손상을 받거나 발육 불량으로 이루어진 갈퀴발로, 제1중족골 발육이 짧거나 무지 외번 등 증상에서 볼 수 있으며, 걷기와 서 있을 때 1개 혹은 여러 개의 中足骨頭底部에 동통이 나타난다. 운동선수가 운동화는 좁고, 양말은 짧고, 트랙이 너무 딱딱하거나 뛸 때 발의 착지자세가 부정확하면 손상을 받아 第2·3·4中足骨頭가 아래로 눌려 신경이 압박 받아 中足骨底 동통이 나타난다. 혹은 第3·4趾의 總神經(common plantar digital nerve)상에 趾神經瘤가 발생하면 보행 시 第3·4中足骨間에 방사성 동통이 나타난다.

1. 임상 증상

임상에서 대부분 장시간 보행, 피로 누적, 무거운 것을 들고 나서 中足骨頭下에 동통을 느끼며, 대부분 第3·4中足骨頭部에서 다발하며, 동통은 침으로 찌르는 듯한 작열감 형태로 족지 끝으로 방산되고, 심할 때는 동통이 小腿 부위까지 도달한다. 발등은 종창, 걸을 때 혹은 서 있을 때 앞발로 착지할 수 없으며, 때로는 착지점을 바꾸면 동통을 경감할 수 있다.

① 검사 : 환측 중족골 사이에 분명한 압통이 있고, 방사통 혹은 包塊가 있다.

② X선 : 일부에서 중족골두가 거칠어지고 관절면이 파괴되어 보인다.

2. 중의 변증 치료

이 병증은 과로하고 장시간 보행 혹은 울퉁불퉁한 노면에서 걷고 나서 발병된다. 다양한 원인으로 손상을 받아 족부에 氣血이 瘀滯하여 經脈의 운행이 좋지 못하며, 經筋이 영양을 받지 못하고, 血脈이 通하지 않아 통증이 발생하는 것이다.

환자는 대부분 장시간 보행 혹은 피로 후 증상이 심해지거나 통증이 명확해진다. 동통은 족배 혹은 족저부 3~4지간에 발생하거나 중족골두부에서 족지 끝까지 침으로 찌르는 듯한 작열통이 일어난다. 통증으로 신발을 벗고 환측을 안마해주거나 족지를 당기고 나서야 비로소 걸을 수 있다. 심한 경우 통증은 소퇴로 파급되거나 종창 등이 있을 수 있다.

① 治則 : 祛瘀止痛

② 혈위 처방 : 痛點(患側) · 八風(患側)

③ 혈방 해석 : 八風은 經外奇穴이며 祛風能通하는 작용이 있다. 여기에 국부의 痛點을 함께 刺鍼하면 祛瘀止痛하는 효과가 있다.

3. 치료

1) 穴位와 鍼法

① 痛點(환측) : 주로 第3 · 4中足骨間隙 혹은 그 이외의 中足骨間에서 분명한 압통점을 찾을 수 있다. 몇 개 압통점은 30호 1.5촌(40mm) 호침을 선택한다. 局部는 통상적인 소독을 한 후 足底를 향하여 약 1.2촌(36mm) 刺鍼한다.

鍼感 : 足背 및 足底部 脹痛이 있다. (그림 4-21)

② 八風(환측) : 第1~5趾間 발가락 사이에 생긴 작은 물갈퀴 모양 후방 적백육제에 있으며, 한쪽에 4개 穴이 있다. 만약 환측에 압통이 있으면 2촌(50mm)호침으로 통점과 대응하는 혈위를 취한다. 통상적인 소독을 한 다음 모두 壓痛點 방향을 향하여 痛點區에 이르도록 斜刺한다.

鍼感 : 局部 脹痛이 있다. (그림 4-21)

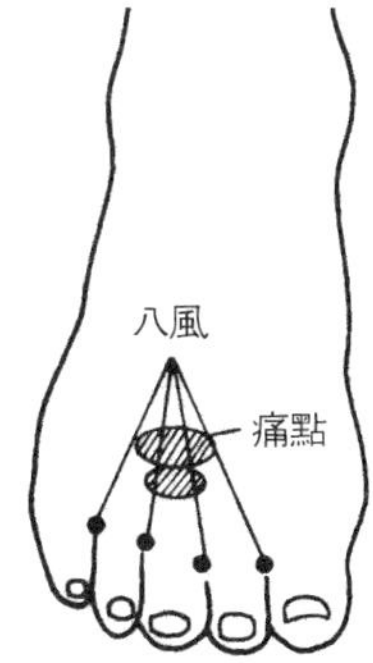

그림 4-21

2) 體位와 手法 및 療程

환자는 좌위를 취하고 먼저 3~4중족골 혹은 중족골 사이 압통점이 제일 명확한 부위에 瀉法으로 直刺하면서 進鍼한다. 그리고 나서 八風에 자침을 하는데, 통점이 제일 명확한 부위가 取穴의 지표가 되며 15~25°로 斜刺한다. 刺鍼 시 통증이 있어 빨리 進鍼을 해야 하며 平補平瀉法을 사용하고, 약 40분간 留鍼하고 발침 후 火罐으로 1분 정도 시술한다. 매일 1회, 6회를 1療程으로 하며 3일 휴식 후 다시 시술한다. 효과는 있으나 아직 호전되지 않으면 다시 치료를 하고 6회 치료 후에도 효과가 없거나 완치가 되었다면 치료를 종료한다.

4. 임상례

① 劉某某, 女, 63세

② 主訴 : 2개월 전부터 우측 족배부의 통증

③ 현 병력 : 환자는 2개월 전 아침에 자갈밭에서 운동하다가 우측 족배부에 손상을 입었다. 처음에는 통통이 명확하지 않았으나 점점 심해져 최근에는 족배부의 종창동통이 심해져 지역의 병원에서 약물치료를 받았으나 효과가 좋지 않아 지인의 소개로 내원하

였다.

④ 검사 : 환자의 우측 제3, 4중족골 부위에 명확한 압통과 종창 융기가 있다. 활동 시 통증이 심하고 휴식 시 통증이 경감된다. 걸을 때 절뚝거렸다.

⑤ 변증 : 환자는 퇴직한 근로자로 보통 체형으로 자갈밭에서 걸으면 몸에 좋다는 얘기에 2개월 정도 걸었다. 그러나 족저면이 울퉁불퉁한 노면에 자극을 받아 족지관절에 만성적인 다발성 염좌 손상을 입어 筋脈의 氣血 운행에 영향을 미쳐 발병된 것으로 우측 중족골통증으로 진단하였다. 舌淡苔膩, 脈細하였다.

⑥ 治則 : 祛瘀止痛

1診(1일) : 환자는 위와 같은 증상으로 내원하여 먼저 痛點에 자침하여 득기 후 유침을 하고 八風과 통점에 대응하는 穴에 자침하여 得氣 후 40분간 留鍼하였다. 발침 후 火罐으로 1분 정도 부항을 하여 1일 1회 치료하였다.

2診(2일) : 환자는 1회의 치료 후 족배부의 종창동통이 경감되었으나 활동하거나 힘이 들어가면 통증이 아직 남아 있어 같은 방법으로 6회 침치료하였다.

6診(6일) : 환자는 5회의 치료로 통증이 모두 소실되었고, 다만 장시간 활동 시 족배부 및 족저부에 약간의 불편감이 남아 있었다. 이번으로 치료를 종료하였다.

⑦ 추적 관찰 : 2개월 후에 환자가 다시 내원해서 검사를 했는데 모든 기능이 정상으로 회복되었다.

5. 저자 견해

중족골통증은 족저부의 통증을 위주로 하는 병증으로 초기에는 통증이 심하지 않고 통증이 간헐적으로 있어 소홀히 하는 경우가 많다. 대부분의 환자는 病情이 심해지고 나서야 병원에 오게 되며 저자가 경험한 이 병증은 다음 세 가지 특징이 있다.

① 전형적으로 족지저부에 통증이 있다. 통증은 활동 후 심해지며 휴식 시 감소된다. 수면 시 처음에는 불편감을 느끼나 잠이 든 후에는 느낌이 없고 기상 후 다시 불편감을 느낀다.

② 족지 배면의 동통 종창이 있다. 종창은 대부분 족배부 외측, 제3~4 혹은 제5지 골두의 내측 가장자리에 있으며 주로 早輕暮重한다. 휴식 후 종창이 다소 감소되지만 완전히 소실되지는 않는다. 종창 부위에 압통점이 있다.

③ 보행 혹은 운동 후 심해진다. 운동량이 적으면 일반적으로 통증이 없으나 보행을 많이 하거나 과도한 운동 후에는 통증이 심해지며 족저 및 족지간에 전형적인 작열성 통증이 있다.

이상 刺鍼 방법을 응용하면 증상이 심하지 않거나 초기인 환자에게 좋은 효과가 있다. 일반적으로 정확한 取穴과 방법으로 4~5회 정도 치료하면 消腫止痛이 된다. 단 증상이 심하거나 오래 경과된 환자로 국부의 종창은 심하지 않으나 작열성 통증이 명확한 사람은 침치료 후 호전이 분명하지 않을 경우 봉폐법(프레드니솔론 25mg에 브로카인 20mg을 가해 통점봉폐)을 써야 하고 대부분 2회 정도에 좋은 효과가 나타난다.

치료 중 혹은 완치 후 환자에게 활동 시 조심해야 하며, 보행 중 염좌상, 족저 추락상, 무거운 것 들고 장시간 걷기, 먼 길 걷기 등을 조심하고, 작은 신발을 신는 습관을 바꾸고 적절하지 않는 족부 착지 방법의 개선 등을 조언해주어야 재발을 방지할 수 있다. 만약 재발하여도 위와 같은 치료를 하면 효과를 거둘 수 있다.

제20절 足跟痛

족근통은 足跟에 부하가 걸릴 때 동통이 생겨서 명명된 병증이다. 족근통을 일으키는 원인은 많고, 주로 踵骨滑液囊炎, 踵骨骨棘 및 踵

骨骨病 등이다.

족근의 피부는 인체에서 가장 두꺼운 부위이고 그 피하 지방은 치밀하여 지방패드라고도 한다. 지방과 종골 사이에 활액낭이 존재하고 발바닥근막 및 단지굴근이 종골결절 전방에 부착되어 있다. 그리고 踵腱은 片狀으로 종골결절 후상방에 부착하고 내측 상방은 삼각인대, 전하방은 장족저인대가 부착된다. 足跟은 몸에서 몸무게를 부담하는 제일 중요한 부분이다.

이 병증은 청장년 여성에게 다발하는데 그 원인은 하이힐을 신기 때문에 신발의 후면과 종골결절 사이에서 반복적으로 마찰이 생겨 활액낭에 만성 무균성 염증을 일으키고, 오래되면 낭벽이 더 두껍게 된다. 활액낭은 염증 자극 때문에 분비가 증가되어 족근 바닥 부위에 창통이 나타나게 된다.

노년의 비만한 사람에게도 다발되는데 그 원인은 체중이 정상인보다 초과하여 족근에 장시간 무거운 부담을 주어 족근 부위에 활액낭염을 일으키고, 지방패드 및 踵骨底部 골막에 손상을 일으켜 만성 활액낭염, 지방패드염 혹은 踵骨骨棘, 骨嵴(crista) 등의 임상 증상이 나타난다.

1. 임상 증상

초기에는 족저부의 酸脹이 있고 활동 후 산창이 가중되며, 오래되면 족근저부의 중점 또는 편측에 종창과 압통이 나타난다. 하이힐 또는 딱딱한 신발을 신고 걸을 수 없으며, 족근 중점에서 약간 내측 또는 종골 골단 상방에 연골 같은 융기가 있고 낭내에 액체가 많이 고여 있을 경우에는 탄성이 있는 주머니 같은 것을 뚜렷하게 만질 수 있다. 壓痛은 전형적인 양성 증후다.

2. 중의 변증 치료

족근통은 中醫에서 足痺의 범주에 속하며 과로, 腎氣不足 등과 일정한 관계가 있다. ≪諸病源候論≫에서는 "夫勞傷之人, 腎氣虛損, 而腎主腰脚"이라고 하여 과로, 腎氣不足는 腰脚痛을 일으킬 수 있음을 충분히 설명하였다. 족근통은 임상 소견으로 다음과 같은 유형으로 분류할 수 있다.

1) 後跟痛

(1) 종골 점액낭염

① 증상

이는 청장년층의 여성에게 다발된다. 하이힐을 신어 신발의 후면과 종골 결절이 반복적인 마찰로 활액낭의 만성 염증을 초래해 낭벽이 두꺼워지고, 만성 염증으로 활액이 증가된다. 염증반응으로 인해 임상 증상이 나타나게 된다.

환자는 주로 아킬레스건의 부착부에 종창, 압통이 있고 장시간 보행 혹은 딱딱한 신발을 신고 나면 통증이 심해진다. 날씨가 추우면 증상이 심해지고 후기에 발뒤꿈치 후면부 상방에 연골과 같은 융기가 생길 수 있고 표면의 피부가 두꺼워지고 약간 붉어지며 국부에 종창이 있다. 만지면 주머니 모양의 탄성이 있고 압통이 명확하다.

② 치료

이 유형은 침자치료를 할 때 효과가 낮은데다가 족근부의 피부가 두꺼워 침자가 어렵고 아프다. 그러므로 침자보다는 봉폐요법이 더 좋은 효과를 기대할 수 있다.

가. 治則 : 祛瘀止痛

나. 혈위 처방 : 崑崙・足太陽・太谿・足太陰

다. 혈방 해석 : 崑崙은 足太陽膀胱經의 穴로 疏通經絡, 消腫止痛하는 작용이 있다. 太谿는 足少陰腎經의 穴로 調補腎氣, 通利三焦하는 작용이 있다. 足太陽・足太陰 二穴은 모두 經外奇穴인 동시에 국부에 취혈하는 것으로 위의 穴을 조합하면 祛瘀止痛하는 작용이 있다.

③ 體位와 手法 및 療程

환자는 좌위를 취하고 먼저 외측에 있는 崑崙·足太陽에 자침하여 補法으로 득기 후, 내측의 太谿·足太陰에 補法으로 進鍼 후 得氣를 한다. 약 40분간 留鍼하고 발침 후 火罐으로 1분 정도 부항한다. 매일 1회, 6회를 1療程으로 하며 3일 휴식 후 다시 시술한다. 효과는 있으나 아직 호전되지 않으면 다시 치료를 하고 6회 치료 후에도 효과가 없거나 완치되었다면 치료를 종료한다.

附 封閉療法

- 약물 : 프레드니솔론 25mg 혹은 아세토니드 40mg, 브로카인침 20mg 혹은 리도카인 20mg
- 방법 : 환자는 坐位 혹은 복와위를 취하고, 소독된 5ml 주사기에 6호 주사침을 꽂아 위의 약을 흡입하여 사용할 준비를 한다. 환측 족근 후방에 아킬레스건이 부착된 부위에 압통이 제일 명확한 부위를 찾는다. 局部는 통상적인 소독을 한 다음 5ml 소독된 주사기에 7호 주사침을 꽂아 뼈에 이르도록 자입을 한다. 만약 국부 포괴가 명확한 환자는 포괴가 융기되어 제일 높은 지점에 進鍼을 한다. 실린더를 후퇴시켜 혈액 혹은 액체가 나오지 않으면(만약 혈역 혹은 삼출액이 있으면 모두 흡입시켜야 한다.) 약물주사기로 약물을 천천히 주입을 한다. 침을 뽑을 때 소독된 솜으로 2분 정도 압박하거나 솜 붕대로 약 24시간 동안 압박해둔다. 매주 1회, 3회를 한 療程으로 하는데 만약 효과가 없거나 완전히 치료되었다면 사용을 중지한다.

(2) 痹痛性 跟痛症

① 증상

이 병은 청소년에게 주로 나타나며 외상력이 없고 특별한 발병원인이 있지 않거나 과관절통 혹은 전신관절통, 체온이 상승되는 경향이 있다. 환자는 주로 종골 주위의 통증을 호소하나 아킬레스건 부착부의 통증을 주로 하며, 종창이 명확하고 국부의 피부온도가 다소 상승되고 붉은색을 띈다. 아킬레스건 부착부와 그 주위에 紅腫熱痛이 있다.

- X선 : 초기에는 특별한 변화가 없고 후기에 아킬레스건 부착부에 증식이 있다. 통증이 있을 때는 혈액침강속도가 빨라지고, 체온은 높아지며, rheumatoid arthritis 검사상 양성으로 나오는 등의 현상이 있다.

② 치료

이 병증의 치료는 祛風利濕을 주로 하고 침자치료를 응용할 수 있다.

가. 太谿(患側) : 족부 내측, 內踝 후방에 있으며 내과첨과 아킬레스건 사이 오목한 곳에 있다. 30호 1.5촌(40mm) 호침을 선택한다. 국부에 통상적인 소독 후 약 1.4촌(38mm) 直刺한다.
鍼感 : 局部 脹痛 혹은 발바닥으로 放散된다. (그림 4-22)

나. 崑崙(患側) : 足部 外踝 後方에서 외과첨과 아킬레스건 사이의 오목한 곳에 있다. 30호 1.5촌(40mm) 호침을 선택한다. 국부에 통상적인 소독 후 종골 중점 아킬레스건 부착점을 향하여 약 1.4촌(38mm) 直刺한다.
鍼感 : 局部 脹痛 혹은 발바닥으로 放散된다. (그림 4-23)

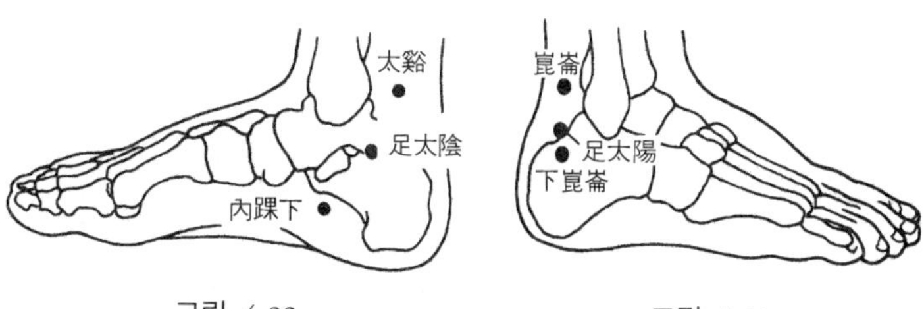

그림 4-22　　그림 4-23

다. 足太陽(患側) : 족부 외과 하연에서 후방 약 1촌의 오목한 부위에 있다. 崑崙의 하방, 下崑崙의 상방에 있다. 30호 1.5촌(40mm) 호침을 선택한다. 국부에 통상적인 소독 후 종골 중점, 아킬레스건 부착부를 향해 약 1.4촌(38mm) 자침한다.

鍼感 : 족근 후면부의 창통 (그림 4-23)

라. 足太陰(患側) : 족부 내과 하연에서 후방 약 1촌의 오목한 부위에 있다. 太谿의 하방에서 약간 앞쪽에 있다. 30호 1.5촌(40mm) 호침을 선택한다. 국부에 통상적인 소독 후 종골 중점, 아킬레스건 부착부를 향해 약 1.4촌(38mm) 자침한다.

鍼感 : 족근 후면부의 창통 (그림 4-22)

③ 體位와 手法 및 療程

환자는 좌위를 취하고 먼저 太谿에 瀉法으로 進鍼 후 득기를 하고 崑崙·足太陽·足太陰에 平補平瀉法으로 進鍼 후 得氣를 한다. 약 40분간 留鍼하고 매일 1회, 6회를 한 療程으로 하며 3일 휴식 후 다시 시술한다. 효과는 있으나 아직 호전되지 않았다면 다시 치료를 하고 6회 치료 후에도 효과가 없거나 완치가 되었다면 치료를 종료한다.

(3) 종골골단염(calcaneal apophysitis)

① 증상

발육 유합기에 종골골단에 이환이 잘 되는 병증이다. 종골은 6~7세에 제2골화점이 처음 나타나 13~14세에 점점 닫힌다. 그러므로 이 병증은 성장기의 아동에게 발생된다. 그러나 어떤 이는 아킬레스건의 견인으로 일어나거나 종골의 돌기와 아킬레스건 연결부의 만성 손상으로 일어나며 골단염과 관계가 없다고 한다. 또한 어떤 이는 골단의 염증과 밀접한 관계가 있다고 한다. 결론적으로 이는 아동 종골 골단의 출현 및 폐합과 밀접한 관계가 있다. 대부분 6~14세 아동에게 나타나며 족근 후부의 통증을 主訴로 한다. 운동 후 심해지며 종골후하부 압통,

종창이 명확하다. X선상 종골의 골화핵이 압편화(壓扁化)되고 골편으로 나뉘어지고 가장자리가 불규칙하다.

② 치료

아동의 족근부 피부는 두껍지 않아 침자치료를 사용해도 되는데 쉽게 자침을 할 수 있고 효과 역시 좋다.

③ 穴位와 鍼法

가. 太谿(患側) : 족부 내측, 內踝 후방에 있으며 내과첨과 아킬레스건 사이 오목한 곳에 있다. 30호 1.5촌(40mm) 호침을 선택한다. 국부에 통상적인 소독 후 약 1.4촌(38mm) 直刺한다.
鍼感 : 局部 脹痛 혹은 발바닥으로 放散된다. (그림 4-22)

나. 崑崙(患側) : 足部 外踝 後方에서 외과첨과 아킬레스건 사이의 오목한 곳에 있다. 30호 1.5촌(40mm) 호침을 선택한다. 국부에 통상적인 소독 후 종골 중점 아킬레스건 부착점을 향해 약 1.4촌(38mm) 자침한다.
鍼感 : 局部 脹痛 혹은 발바닥으로 放散된다. (그림 4-23)

다. 內踝下(患側) : 足骨 內側, 내과첨에서 직하 2촌에 있다. 30호 2촌(50mm) 호침을 선택한다. 국부에 통상적인 소독 후 약 1.8촌(45mm) 종골 중점을 향해 자입한다.
鍼感 : 局部 脹刺痛 (그림 4-22)

④ 體位와 手法 및 療程

환자는 좌위를 취하고 먼저 太谿에 瀉法으로 進鍼 후 득기를 하고 崑崙・內踝下(內踝下에는 자입할 때 통증이 있어 進鍼을 빨리해야 하며 방향이 정확해야 한다)에 平補平瀉法으로 進鍼 후 得氣를 한다. 약 40분간 留鍼하고 매일 1회, 6회를 1療程으로 하며 3일 휴식 후 다시 시술한다. 효과는 있으나 아직 호진되지 않았다면 다시 치료를 하고 6회 치료 후에도 효과가 없거나 완치가 되었다면 치료를 종료한다.

2) 跟下痛

(1) 족저근막염

① 증상

족저근막은 종골결절의 전방에서 시작하여 앞으로 향하면서 5갈래의 섬유속으로 나뉘어져 각각 족저근막을 굴곡시키는 섬유초에 참여를 한다. 즉 이 근건은 종족궁을 유지시키는 작용을 한다. 이 병증의 발생은 직업과 관련이 있다. 예를 들어 장시간 딱딱한 바닥에 서 있는 일을 하거나 扁平足인 사람은 족저근막이 장시간 긴장된 상태에 있어서 종골 부착부에 장시간 견인으로 혈액이 삼출되고 오래되면 骨質이 增生되어 骨棘이 생긴다.

환자는 주로 장시간 서 있거나 걸을 때 발뒤꿈치 바닥에 통증이 있는데 통증은 종골 내측에서 족저부에 확산이 된다. 특히 아침 기상 후 혹은 휴식 후 처음 발을 디딜 때 통증이 명확하며, 걷다보면 통증이 오히려 감소된다. 종골결절 전방에 명확한 압통이 있다.

● X선 : 일부에서는 종골결절 전방에 날카로운 골극이 발견되며, 골극의 첨부가 근막의 방향과 일치한다. 그러나 임상에서 골극이 없어도 통증이 있어 골극 자체가 통증을 일으키지는 않고 만성 염증의 자극으로 통증이 발생된다는 의견이 있다.

② 치료

초기에는 단지 발뒤꿈치 바닥면에 통증이 있고 영상의학적 검사상 骨質의 변화는 없다. 발병이 오래되지 않았다면 침자치료로 일정한 효과가 있으나 후기의 침자치료는 그 효과가 낮으므로 봉폐법을 써야 한다.

③ 穴位와 鍼法

가. 太谿(患側) : 족부 내측, 內踝 후방에 있으며 내과첨과 아킬레스

건 사이 오목한 곳에 있다. 30호 1.5촌(40mm) 호침을 선택한다. 국부에 통상적인 소독 후 약 1.4寸(38mm) 直刺한다.

鍼感 : 局部 脹痛 혹은 발바닥으로 放散된다. (그림 4-22)

나. 崑崙(患側) : 足部 外踝 後方의 외과첨과 아킬레스건 사이의 오목한 곳에 있다. 30호 1.5촌(40mm) 호침을 선택한다. 국부에 통상적인 소독 후 종골 중점 아킬레스건 부착점을 향해 약 1.4촌(38mm) 直刺한다.

鍼感 : 局部 脹痛 혹은 발바닥으로 放散된다. (그림 4-23)

다. 內踝下(患側) : 足骨 內側, 내과첨에서 직하 2촌에 있다. 30호 2촌(50mm) 호침을 선택한다. 국부에 통상적인 소독 후 약 1.8촌(45mm) 종골 중점을 향해 자입한다.

鍼感 : 局部 脹刺痛 (그림 4-22)

④ 體位와 手法 및 療程

환자는 좌위를 취하고 먼저 太谿에 瀉法으로 進鍼 후 득기를 하고 崑崙·內踝下(內踝下에는 자입할 때 통증이 있어 進鍼을 빨리해야 하며 방향이 정확해야 한다)에 平補平瀉法으로 進鍼 후 得氣를 한다. 약 40분간 留鍼하고 매일 1회, 6회를 한 療程으로 하며 3일 휴식 후 다시 시술한다. 효과는 있으나 아직 호전되지 않았다면 다시 치료를 하고 6회 치료 후에도 효과가 없거나 완치가 되었다면 치료를 종료한다.

附 痛點封閉

- 약물 : 프레드니솔론(25mg) 혹은 아세토니드(40mg), 브로카인침(20mg) 혹은 리도카인(20mg)
- 방법 : 환자는 坐位 혹은 복와위를 취하고, 소독된 5ml 주사기에 6호 주사침을 꽂아 위의 약을 흡입하여 사용할 준비를 한다. 환측 족근 전방에 압통이 제일 명확한 부위를 찾는다. 局部는 통상적인 소독 후 5ml 소독된 주사기에 7호 주사침을 꽂아 內踝下에 종골결절의

전방 뼈 주위에 이르도록 자입을 한다. 실린더를 후퇴시켜 혈액 혹은 액체가 나오지 않으면(만약 혈액 혹은 삼출액이 있으면 모두 흡입시켜야 한다) 약물주사기로 약물을 천천히 주입을 한다. 침을 뽑을 때 소독된 솜으로 2분 정도 압박하거나 솜 붕대로 약 24시간 동안 압박해둔다. 매주 1회, 3회를 하나의 療程으로 하는데, 만약 3회 치료에 효과가 없거나 완전히 치료되었다면 사용을 중지한다.

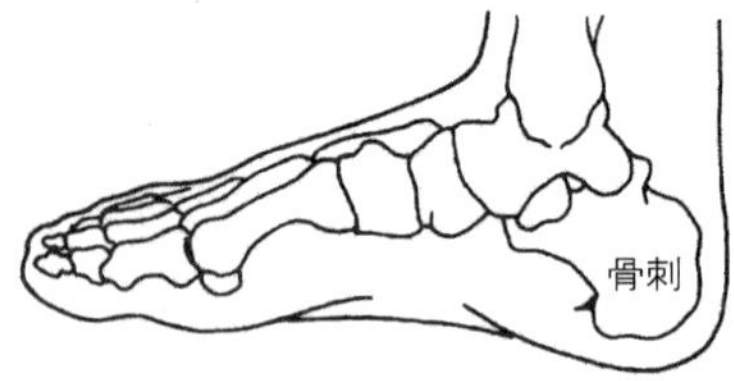

그림 4-24

(2) 종골하점액낭염

① 증상

환자는 대부분 딱딱한 바닥에서 서서 일을 해서 종골과 조직의 장시간 마찰로 활액성 間隙이 생기고, 족저는 만성 손상으로 만성 무균성 염증이 생겨 발병한다. 초기에는 많이 걷거나 오래 서 있으면 통증이 일어나고, 처음에는 증상이 명확하지 않다. 중·후기에는 종골 하방에 종창동통이 있고 명확한 압통이 있으며 일부에서 만지면 낭성 파동감이 느껴진다.

② 治療

이 병에 침자치료는 효과적이지 못하며 통점봉폐가 최고의 치료 방안이라 할 수 있다.

附 痛點封閉

- 약물 : 프레드니솔론(25mg) 혹은 아세토니드(40mg), 브로카인침(20mg) 혹은 리도카인(20mg)
- 방법 : 환자는 坐位 혹은 복와위를 취하고, 소독된 5ml 주사기에 6호 주사

침을 꽂아 위의 약을 흡입하여 사용할 준비를 한다. 환측 족근 전방에 압통이 제일 명확한 부위를 찾는다. 局部는 통상적인 소독을 한 다음 5ml 소독된 주사기에 7호 주사침을 꽂아 內踝下穴에 종골결절의 전방 뼈 주위에 이르도록 자입을 한다(그림 4-25). 실린더를 후퇴시켜 혈액 혹은 액체가 나오지 않으면(만약 혈액 혹은 삼출액이 있으면 모두 흡입시켜야 한다)약물주사기로 약물을 천천히 주입을 한다. 침을 뽑을 때 소독된 솜으로 2분 정도 압박하거나 솜 붕대로 약 24시간 동안 압박해둔다. 매주 1회, 3회를 하나의 療程으로 하는데, 만약 3회 치료에 효과가 없거나 완전히 치료되었다면 사용을 중지한다.

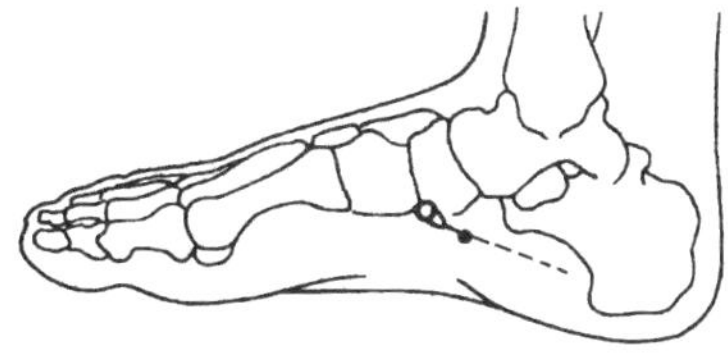

그림 4-25

(3) 종골지방패드염

① 증상

외상의 병력이 있으며 걷다가 혹은 고르지 못한 노면, 돌에 의해 손상이 일어나 지방조직에 손상을 입어 발꿈치 아래 조직의 充血, 水腫 증식 등으로 발병한다. 환자는 서 있거나 걸을 때 종골 하방에 명확한 통증이 있으며, 종골 하방에 종창, 압통이 있으나 활액낭염과 같은 囊性感은 없다.

② 치료

초기의 침자치료는 어느 정도 효과를 얻을 수 있다. 후기에는 국부에 종창, 수종이 명확하지 않고 단지 손상 부위에 骨質 증식이 있는데 침자로 효과가 좋지 않으면 통점 봉폐치료로 좋은 효과를 얻을 수 있다.

③ 穴位와 鍼法

가. 太谿(患側) : 족부 내측, 內踝 후방에 있으며 내과첨과 아킬레스

건 사이 오목한 곳에 있다. 30호 1.5촌(40mm) 호침을 선택한다. 국부에 통상적인 소독 후 약 1.4촌(38mm) 直刺한다.

鍼感 : 局部 脹痛 혹은 발바닥으로 放散된다. (그림 4-22)

나. 崑崙(患側) : 足部 外踝 後方의 외과첨과 아킬레스건 사이의 오목한 곳에 있다. 30호 1.5촌(40mm) 호침을 선택한다. 국부에 통상적인 소독 후 중골 중점 아킬레스건 부착점을 향하여 약 1.4촌(38mm) 자침한다.

鍼感 : 局部 脹痛 혹은 발바닥으로 放散된다. (그림 4-23)

다. 內踝下(患側) : 足骨 內側, 내과첨에서 직하 2촌에 있다. 30호 2촌(50mm) 호침을 선택한다. 국부에 통상적인 소독 후 약 1.8촌(45mm) 종골 중점을 향해 자입한다.

鍼感 : 局部 脹刺痛 (그림 4-22)

④ 體位와 手法 및 療程

환자는 좌위를 취하고 먼저 太谿에 瀉法으로 進鍼 후 득기를 하고 崑崙·內踝下(內踝下에는 자입할 때 통증이 있어 進鍼을 빨리해야 하며 방향이 정확해야 한다)에 平補平瀉法으로 進鍼 후 得氣를 한다. 약 40분간 留鍼하고 매일 1회, 6회를 한 療程으로 하며 3일 휴식 후 다시 시술한다. 효과는 있으나 아직 호전되지 않았다면 다시 치료를 하고 6회 치료 후에도 효과가 없거나 완치가 되었다면 치료를 종료한다.

附 痛點封閉

- 약물 : 프레드니솔론(25mg) 혹은 아세토니드(40mg), 브로카인침(20mg) 혹은 리도카인(20mg)
- 방법 : 환자는 坐位 혹은 복와위를 취하고, 소독된 5ml 주사기에 6호 주사침을 꽂아 위의 약을 흡입하여 사용할 준비를 한다. 환측 족근 전방에 압통이 제일 명확한 부위를 찾는다. 局部는 통상적인 소독을 한 다음 5ml 소독된 주사기에 7호 주사침을 꽂아 內踝下 종골

결절의 전방 뼈 주위에 이르도록 자입을 한다. 실린더를 후퇴시켜 혈액 혹은 액체가 나오지 않으면(만약 혈액 혹은 삼출액이 있으면 모두 흡입시켜야 한다) 약물주사기로 약물을 천천히 주입을 한다. 침을 뽑을 때 소독된 솜으로 2분 정도 압박하거나 솜 붕대로 약 24시간 동안 압박해둔다. 매주 1회, 3회를 하나의 療程으로 하는데 만약 3회 치료해도 효과가 없거나 완전히 치료되면 사용을 중지한다.

(4) 腎虛性 跟痛症

① 증상

이 유형의 환자는 주로 장기간 침대에 누워 있거나 연로하여 體弱한 사람에게 발병되며 肝腎不足하면 筋骨이 위축되고 이완된다. 현대의학에서는 장기간 침대에 누운 상태로 족근부에 무게를 싣지 않아 발생하는 퇴행성 변화로 피부가 얇아지고 족근 하부에 지방 섬유 패드 부위가 위축되고, 뼈에 칼슘이 빠지는 변화가 일어나 이 병증이 발생한다고 한다.

이 병증은 연로하거나 久病으로 體虛한 사람에게 나타나며, 환자는 서 있거나 걸을 때 兩足에 酸脹軟弱無力하는 느낌 외에 양측 족근부에도 酸痛이 있으며 걸으면 걸을수록 酸痛이 더 심해진다. 또한 전신증상을 수반하며 족근부에는 압통점이 없다.

● X선 : 종골에 칼슘이 빠지는 것 외에 명확한 변화는 없다.

② 치료

이 유형의 환자는 주로 침자치료를 위주로 한다.

③ 穴位와 鍼法

가. 足三里(兩側) : 小腿前外側面의 상부, 犢鼻 아래 3촌, 脛骨前緣에서 1橫指(中指) 거리에 있다. 30호 2촌(50mm) 호침을 선택한

다. 局部는 통상적인 소독을 한 다음 약 1.8촌(45mm) 직자한다.

鍼感 : 局部 脹痛 혹은 足背를 향하여 放散한다. (그림 4-26)

나. 懸鍾(兩側) : 소퇴 외측 하부에 있으며 外踝尖 上 4촌에 있고 비골 전연에서 약간 앞쪽에 위치한다. 즉 光明 下 1촌에 있다. 30호 1.5촌(40mm) 호침을 선택한다. 局部는 통상적인 소독을 한 다음 약 1촌(35mm) 직자한다.

鍼感 : 局部 脹痛이 있다. (그림 4-27)

다. 八風(兩側) : 第1~5趾間 발가락 사이에 생긴 작은 물갈퀴 모양 후방 적백육제에 있으며, 한쪽에 4개 穴이 있다. 만약 환측에 압통이 있으면 2촌(50mm)호침으로 통점과 대응하는 혈위를 취한다. 局部는 통상적인 소독을 한 다음 위를 향하여 35°로 약 1.8촌(45mm) 斜刺한다.

鍼感 : 局部 脹痛이 있다. (그림 4-21)

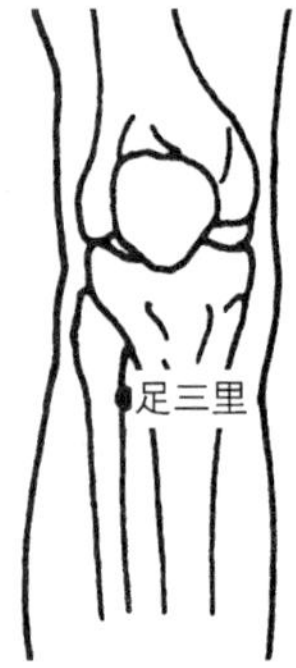

그림 4-26

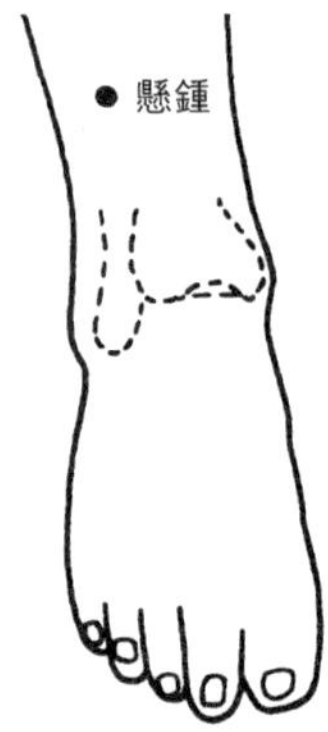

그림 4-27

④ 體位와 手法 및 療程

환자는 좌위를 취하고 먼저 足三里에 瀉法으로 進鍼 후 득기를 하고 懸鍾에는 補法으로 進鍼 후 得氣를 한다. 八風은 平補平瀉法으로 進鍼을 하고, 약 40분간 留鍼하고 매일 1회, 10회를 1療程으로 하며 5일 휴식 후 다시 시술한다. 효과는 있으나 아직 호전되지 않았다면 다시 치료를 하고 10회 치료 후에도 효과가 없거나 완치가 되었다면 치료를 종료한다.

3. 임상례

① 劉某, 女, 63세

② 主訴 : 반년 전부터 우측 족근부 바닥의 통증

③ 현 병력 : 환자는 반년 전부터 족근부 바닥에 통증이 있었다. 처음에는 심하지 않았으나 점점 심해져서 최근에는 운동 후에 바로 통증을 느꼈고 지역의 병원에서 약물치료를 받았으나 효과가 좋지 않아 지인의 소개로 내원하였다.

④ 검사 : 환자의 우측 족근부 바닥에 명확한 압통이 있으며 활동 시 심해지고 쉬면 통증이 경감되었고 특히 발을 디딜 때 통증이 심했다. X선상 우측 족근에 骨刺(spur)가 있었다.

⑤ 변증 : 환자는 퇴직한 근로자로 다소 비만한 체형인데 현직에 있을 때 장시간 서서 일을 하다보니 족근부에 만성 손상을 받아 국부 筋脈의 氣血 운행에 영향을 미쳐 발병된 것으로 右側 跟下痛型 跟痛症으로 진단하였다. 舌淡苔膩, 脈細하였다.

⑥ 治則 : 祛瘀止痛

1診(1일) : 환자는 위와 같은 증상으로 내원하여 먼저 太谿 · 崑崙 · 內踝下에 득기 후 유침을 하고 발침 후 火罐으로 1분 정도 부항을 하여 1일 1회 치료하였다. 침치료가 끝나면 骨刺가 있는 부위에 봉폐법으로 1회 봉폐를 하였다.

2診(2일) : 환자는 1회 치료 후 족근부의 동통이 경감되었으나 활동하거나 힘이 들어가면 통증이 아직 남아 있어 같은 방법으로 6회 침치료하였다.

6診(6일) : 환자는 5회의 치료로 통증이 모두 소실되었고, 다만 장시간 활동 시 족근부에 약간의 불편감이 남아 있었다. 이번으로 모든 치료를 종료하였다.

⑦ 추적 관찰 : 2개월 후에 환자가 다시 내원해서 검사를 했는데 모든 기능이 정상으로 회복되었다.

4. 저자 견해

족근통은 中醫에서 足痺의 범주에 속한다. 中醫에서는 이 병의 발병이 인체가 과도하게 피로하거나 腎氣不足 등과 어느 정도 관계가 있다고 여긴다. 족근부는 인체에서 무게가 실리는 주요 부위로 발병이 되면 통증 위주로 나타나고 발병이 많이 된다. 개괄하여 다음 2가지로 구분할 수 있다.

① 跟後痛 : 주로 종골활액낭염, 痹痛性 跟痛症, 종골골단염 등이 있다.

② 跟下痛 : 주로 족저근막염, 종골하점액낭염, 종골지방패드염, 腎虛性 跟痛症 등이 있다.

위와 같은 방법으로 치료를 진행하면 치유 혹은 통증 제거의 목적을 달성할 수 있다. 다만 腎虛性 跟痛症은 발병 원인이 복잡하고 中醫에서는 연로하여 腎虛體弱, 肝腎不足이 원인이라고 하며, 현대의학에서는 장기간 와병으로 족근부에 힘을 싣지 못해서 발생한 퇴행성 변화와 관련이 있다고 한다. 그 중 久病者는 병인이 복잡하고 대부분이 뇌혈관 질환에서 병발된 것으로 이 병증을 치료하는 동시에 기타 치료를 동시에 해야 더 좋은 효과를 기대할 수 있다.

제21절 아킬레스腱付着部의 破裂

아킬레스건부착부의 파열은 급성 또는 만성적 손상으로 인하여 나타나는 아킬레스건 부위의 임상 증상이다.

아킬레스건은 小腿 중간에서 시작하는데 小腿三頭筋筋腱(soleus m. gastrocnemius m.의 tendon)이 모여서 이루어지고 길이는 약 15㎝이다. 견고한 片狀을 형성하여 踵骨結節의 후상방에서 끝나며, 발바닥을 足底屈曲 시키고, 달리거나 도약 동작 시 근력을 전달하는 주요한 조직이다.

주요한 병인은 小腿三頭筋에 여러 차례에 걸쳐 과도한 힘이 들어가서 발생한다. 예를 들면 산 넘고 물 건너 먼길을 걷거나 수차례 도약하거나, 반복된 족저굴곡 및 여러 차례에 걸쳐 발뒤꿈치를 견인하는 동작 등의 원인으로 아킬레스건에 과도한 피로를 누적시키거나 건의 섬유가 찢어져 국부 충혈과 부종, 조직 증식 및 변성 등의 염증 변화를 일으킨다.

1. 임상 증상

임상에서는 대부분 장시간의 보행, 반복된 발뒤꿈치 견인, 장시간의 기립, 도약 등으로 아킬레스건의 급성 또는 만성 손상력이 있다. 초기에는 일반적으로 동통은 뚜렷하지 않다. 후기에는 주로 踵骨의 후하방 운동 시 동통이 나타나고, 踵骨 하방 손상 부위에 뚜렷한 융기와 압통을 느낄 수 있다.

- X선 : 소수의 환자에게서 骨嵴(crista)과 骨刺(spur)가 나타난다.

2. 중의 변증 치료

아킬레스건부착부 파열은 족근통의 하나이며 足痺의 범주에 속한다. 小腿에 과도하게 힘이 들어가거나 급·만성 손상과 관련이 있으며 노년층의 발병은 腎虛와 관련이 있다. 임상 증상은 前後跟痛이다.

① 治則 : 逐痹止痛

② 혈위 처방 : 痛點

3. 치료

침자치료가 제일의 선택은 아니고 통점봉폐를 해야 비교적 좋은 효과를 얻을 수 있다.

附 痛點封閉

- 약물 : Hydroprednisolone 25㎎ 혹은 프레드니솔론 40mg, 브로카인 20㎎

혹은 리도카인 20mg

● 방법 : 환자는 坐位 혹은 복와위를 취하고, 소독된 5ml 주사기에 6호 주사침을 꽂아 위의 약을 흡입하여 사용할 준비를 한다. 환측 족근 전방에 압통이 제일 명확한 부위를 찾는다. 局部는 통상적인 소독을 한 다음 5ml 소독된 주사기에 7호 주사침을 꽂아 內踝下穴에 종골결절의 전방 뼈 주위에 이르도록 자입한다. 실린더를 후퇴시켜 혈액 혹은 액체가 나오지 않으면(만약 혈액 혹은 삼출액이 있으면 모두 흡입시켜야 한다) 약물주사기로 약물을 천천히 주입을 한다. 침을 뽑을 때 소독된 솜으로 2분 정도 압박하거나 솜 붕대로 약 24시간 동안 압박해둔다. 매주 1회, 3회를 하나의 療程으로 하는데, 만약 3회 치료에도 효과가 없거나 완전히 치료되었다면 사용을 중지한다.

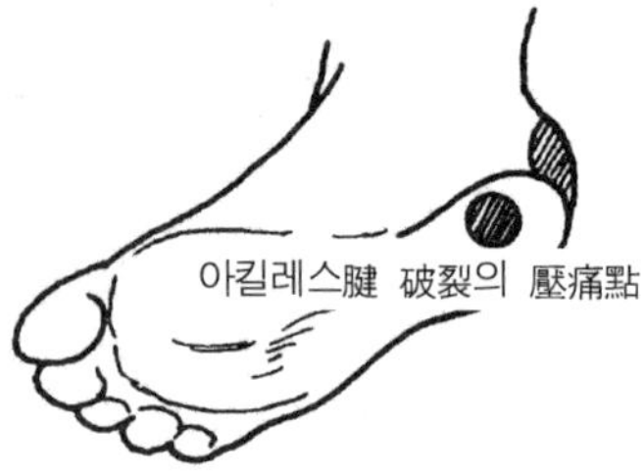

그림 4-28

4. 임상례

① 胡某, 男, 19세

② 主訴 : 보름 전부터 우측 족근부의 손상 후 동통

③ 현 병력 : 환자는 보름 전에 뛰다가 우측 족근부에 손상을 입었다. 손상 직후 바로 통증을 느꼈으며 점점 심해져 지역의 병원에서 약물치료를 받았으나 효과가 좋지 않아 지인의 소개로 내원하였다.

④ 검사 : 환자의 우측 족근부에 종창이 있으며 압통이 명확하다. 활동 시 통증이 심해지고 쉬면 경감되는데 통증이 심할 때는 발을 디디면 곧 통증을 느낄 정도였다.

⑤ 변증 : 환자는 학생으로 과격하게 뛰고 나서 하퇴삼두근(triceps surae)의 과도한 견인으로 우측 아킬레스건부착부에 급성 손상을 입어 근건이 찢어져 瘀血이 脈外로 나와 筋脈의 氣血 운행에 영

향을 미쳐 발병된 것으로 우측 아킬레스건 부착부 파열로 진단하였다. 舌紅苔淡, 脈洪하였다.

⑥ 治則 : 逐痺止痛

1診(1일) : 환자는 위와 같은 증상으로 내원하여 먼저 족근부에 종창 융기된 압통점을 찾아 위와 같은 방법으로 봉폐를 하여 1주일에 1회 시술하였다.

2診(7일) : 환자는 1회의 봉폐치료 후 족근부의 동통이 경감되었으나 활동하거나 힘이 들어가면 통증이 아직 남아 있어 같은 방법으로 봉폐를 하였다.

3診(14일) : 환자는 2회의 봉폐 치료로 족근부의 종창과 통증이 소실되고 다만 활동을 오래하면 약간의 불편감이 있었다. 이번에는 치료를 하지 않고 환자에게 불편함이 있으면 다시 내원하도록 했다.

⑦ 추적 관찰 : 2개월 후에 환자가 다시 내원해서 검사를 했는데 모든 기능이 정상으로 회복되었다.

5. 저자 견해

아킬레스건 부착부의 파열은 침자치료로 좋은 효과를 얻을 수 없다. 통점봉폐요법을 응용하면 일반적으로 2~3회 시술 후 지통과 치유 효과를 거둘 수 있다. 다만 부분 파열이 심하거나, 시간이 오래 경과된 환자는 치료 효과가 크게 나지는 않는다.

봉폐요법을 3회 시술해도 효과가 없으면 三生散(生川烏·生半夏·生南星)을 식초에 개어 아픈 부위에 붙이면 어느 정도 효과를 얻을 수 있다.

제22절 아킬레스腱斷裂 後遺症

아킬레스건의 단열은 발뒤꿈치 부위의 손상으로 일어나는 것으로,

완전단열과 불완전단열로 나눌 수 있다. 이 절에서 말하는 자침치료는 주로 수술 혹은 비수술치료 후 남은 후유증에 대한 것이다.

아킬레스건은 小腿三頭筋에서 기시하여 종골에 이르는데 심한 발뒤꿈치 손상으로 아킬레스건의 완전단열이나 불완전단열이 생긴다. 완전단열과 대부분 단열된 환자는 대다수 수술치료를 통하여 기능의 회복이 가능하다. 그러나 일부 환자는 수술 시기를 놓치거나 수술 후 기능회복이 정상적이지 못하거나 혹은 불완전단열로 석고고정을 했어도 회복이 정상적이지 못하여 小腿部나 足部에 부분적인 후유증이 남는다.

1. 임상 증상

그 후유증은 주로 수술 후의 반흔 연축이나 기능 회복기에 재활훈련이 적절하지 않아 小腿三頭筋의 무력, 위축, 아킬레스건 부위 종창, 걸을 때 발뒤꿈치의 동통, 발목 굴신 시 발뒤꿈치의 酸脹疼痛 및 足背가 下垂되는 등의 운동장애가 나타난다.

- 검사 : 환측의 발뒤꿈치 부위에 뚜렷한 수술 瘢痕이나 수술을 하지 않은 부분에 오목한 구역이 있고, 국부에 뚜렷한 종창과 압통, 발바닥 쪽으로 굴곡 시 小腿三頭筋의 무력이나 뚜렷한 위축이 있다.

2. 중의 변증 치료

아킬레스건 단열은 中醫에서 따로 논술한 바가 없다. 그러나 ≪醫宗金鑒≫에서 "跟骨者, 足後跟骨也. 上承胻輔二骨之末, 有大筋附之, 俗名脚攣筋, 其筋從跟骨過踝骨, 至腿肚里 ; …若落馬墜蹬等傷, 以至跟骨擰轉向前, 足趾向後, 卽或骨未碎破而縫隙分離…"라고 되어 있어 아킬레스건의 단열과 파열은 강력한 손상으로 일어난 것임을 충분히 설명하였다.

이 절에서는 아킬레스건 완전 단열 후 수술을 통해 반흔 연축이 일어나는 것과 비수술치료 후기에 남아 있는 아킬레스건 주위의 증상에 대한 침구치료를 주로 한다.

① 治則 : 舒筋止痛

② 혈위 처방 : 痛點(患側) · 復溜(患側) · 跗陽(患側)

③ 혈방 해석 : 復溜는 足少陰腎經의 經 金穴이며, 跗陽은 足太陽膀胱經의 穴이고 陽蹻脈의 郄穴이다. 여기에 국부의 痛點을 함께 刺鍼하면 舒筋止痛하는 효과가 있다.

3. 치료

1) 穴位와 鍼法

① **壓痛點(患側)** : 踵骨의 上方 內外側(수술의 瘢痕이 있는 환자는 瘢痕을 따라 上下, 內外)의 뚜렷한 압통점을 2개 찾는다. 30호 1.5촌(40mm) 호침 2개를 선택한다. 국부에 통상적인 소독 후, 종골의 가장자리나 瘢痕의 上下緣을 따라 약 1.3촌(36mm) 直刺한다.
鍼感 : 局部 脹痛이 있다. (그림 4-29, 30)

② **復溜(患側)** : 小腿內側面의 下部, 太谿 直上 2촌 아킬레스건의 前方에 있다. 30호 1.5촌(40mm) 호침을 선택한다. 국부에 통상적인 소독 후 약 1.4촌(38mm) 直刺한다.
鍼感 : 局部 脹痛 혹은 발바닥으로 放散된다. (그림 4-29)

③ **跗陽(患側)** : 小腿下部의 後外側面, 崑崙 直上 3촌처에 있다. 30호 2촌(50mm) 호침을 선택한다. 국부에 통상적인 소독 후 약 1.8촌(45mm) 直刺한다.
鍼感 : 局部 脹痛이 있다. (그림 4-30)

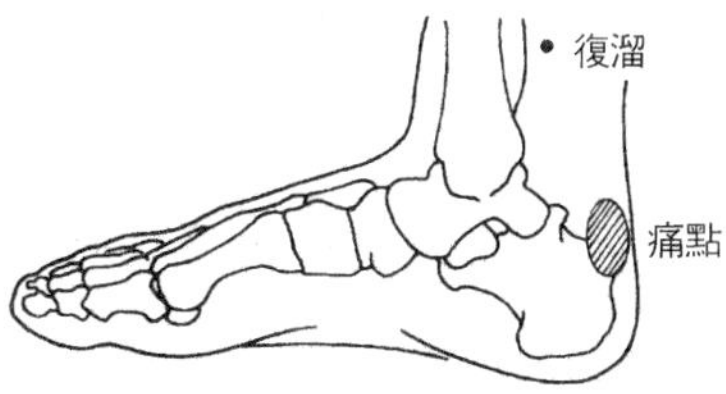

그림 4-29

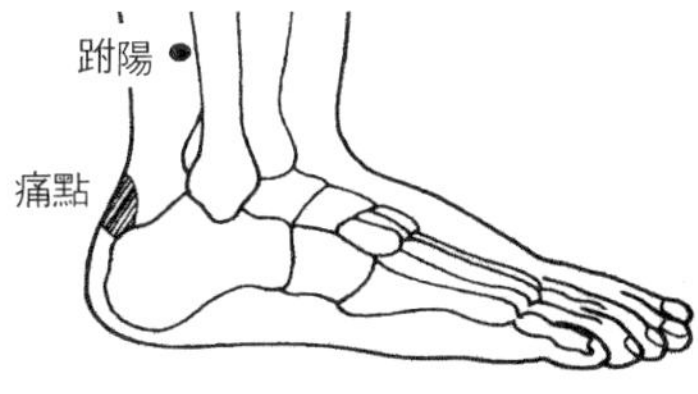

그림 4-30

2) 體位와 手法 및 療程

환자는 엎드린 자세를 취하고 먼저 족근 후면부에 압통점이 명확한 부위를 찾는다. 瀉法으로 침 2개를 자입하고 득기를 한다. 그러고 나서 復溜·跗陽에 平補平瀉法으로 進鍼 후 得氣를 하고 전침을 가한다. 약 40분간 留鍼하고 발침 후 火罐으로 1분 정도 부항한다. 매일 1회, 10회를 1療程으로 하며 5일 휴식 후 다시 시술한다. 효과는 있으나 아직 호전되지 않았다면 다시 치료를 하고 10회 치료 후에도 효과가 없거나 완치가 되었다면 치료를 종료한다.

4. 임상례

① 劉某某, 男, 33세

② 主訴 : 반년 전에 우측 아킬레스건의 손상으로 수술 후 통증

③ 현 병력 : 환자는 반년 전에 외상으로 수술치료를 받고 회복되었으나 우측 족근부의 통증이 후유증으로 남아 많은 치료를 받았으나 효과가 좋지 않아 지인의 소개로 내원하였다.

④ 검사 : 환자의 우측 족근부에 수술로 인한 반흔이 남아 있고, 종창과 압통이 있으며 운동 시 심해지고 휴식 시 경감되었다. 통증이 심할 때는 발을 디디면 곧 통증을 느낄 정도였다.

⑤ 변증 : 환자는 농부로 일을 하다가 아킬레스건의 직접적인 손상을 입었고 당시 입원치료를 받았으며 아킬레스건파열(외측 1/4)로 진단되어 수술을 했다. 그러나 수술로 인한 創傷과 후기의 국부 瘢痕攣縮 등으로 筋脈의 氣血 운행에 영향을 미쳐 발병된 것이다. 우측 아킬레스건 단열 후유증으로 진단하였다. 舌紅苔薄, 脈沈하였다.

⑥ 治則 : 舒筋止痛

1診(1일) : 환자는 위와 같은 증상으로 내원하여 痛點·復溜·跗陽에 득기 후 유침을 하고, 발침 후 火罐으로 1분 정도 부항을 하여 1일 1회 치료를 하였다.

2診(2일) : 환자는 1회의 치료로 족근부의 동통이 경감되었으며 국부의 종창이 다소 호전되었다. 같은 방법으로 10회 치료를 하였다.

10診(10일) : 환자는 9회의 치료로 족근부의 종창과 통증이 소실되고 다만 활동을 오래하면 약간의 불편감이 있었다. 이번으로 치료를 종료하였다.

⑦ 추적 관찰 : 2개월 후에 환자가 다시 내원해서 위와 같은 방법으로 10회 치료받았고 반년 후 검사를 했을 때 모든 기능이 정상으로 회복되었다.

5. 저자 견해

아킬레스건단열 후유증은 흔하지 않고 中醫에서 足痺의 범주에 속한다. 침치료는 건단열 수복 후에 남아 있는 부분 종창, 동통에 대한 것이다.

전침치료에 대한 효과는 단열 후 수복되는 정도에 따라 결정된다. 단열의 수복이 월등히 좋고, 근건의 기능 회복도 좋은 경우 남아 있던 후유증에 위의 치료를 응용하면 효과도 매우 좋다. 만약 그렇지 않을 경우의 치료 효과는 비교적 좋지 않다. 이상의 전침치료는 小腿三頭筋의 기능을 회복시키는 작용이 있으며, 국부 반흔의 흡수와 軟化를 돕고, 국부의 종창동통에 대해 그 효과가 가장 좋다.

제23절 아킬레스腱周圍炎

이 병증은 아킬레스건염, 아킬레스건건초염이라고도 부른다. 주로 아킬레스건섬유조직, 건주위와 아킬레스건하활액낭이 외상과 노동으로 인한 손상 때문에 일어난 염증성 병변이다.

1) 급성 손상

압박, 타박 혹은 갑작스런 도약 등 과도한 힘을 사용하여 갑자기 아킬레스건이 좌상 혹은 염전 손상을 받아 아킬레스건 자체와 근건 주위에 충혈, 부종 등의 염증성 병변이 생긴다.

2) 만성 손상

장거리를 뛰거나 걸으면 아킬레스건 주위 조직에 반복적인 마찰이 생겨 만성 염증이 생긴다.

급만성 손상 모두 근건의 변성이 발생하며, 근건 주위 조직에 충혈, 삼출, 비후증식, 유착 등 변성이 생기고, 심하면 건하활액낭까지 영향이 미친다.

1. 임상 증상

급성으로 손상이 온 환자는 손상 후 즉시 종골 상방에 종창과 동통이 생기는데, 적절한 치료를 하면 대부분 1주 전후에 완치된다. 그러나 치료가 적절하지 않으면 만성으로 넘어간다. 만성으로 손상이 온 환자는 일반적으로 초기에 증상이 분명하지 않고, 손상받은 국부에도 종창이 없다. 시간이 지남에 따라 아킬레스건 주위에 점차 동통이 나타나고, 갑자기 도약을 하거나 걸을 때는 증상이 더욱 뚜렷하게 나타난다. 아킬레스건 주위 조직은 점차 불룩하게 굵어져 베틀의 북처럼 변형되고 국부 압통이 나타나며, 발목 관절 굴신 시 근건 주위를 만지면 염발감이 있다. 환자에게 과관절을 背屈시키고 발바닥에 힘을 가한 상태에서 환자에게 발을 굴곡하도록 한다. 이때 아킬레스건 부위에 동통이 나타나면 小腿三頭筋 저항력 검사상 양성을 의미한다.

2. 중의 변증 치료

中醫에서는 이 병증에 대해 따로 논술하지 않았으나 足痺의 범주에 속하는 것이 마땅하다. 어떤 이는 腎虛하여 精이 骨과 筋脈에 잘 공급되지 못한 것과 관련이 있다고 한다. 足跟의 급·만성 손상으로 손상받은 아킬레스건 혹은 근건 조직이 급성기에는 국부의 충혈, 삼출과 혈종 등 무균성 염증 반응이 나타나고, 만성 손상은 건 주위 조직의 비후 신생 등 퇴행성 변화가 생긴다. 또한 건 주위와 아킬레스건이 유착되고 건섬유가 유리질화되고, 건내 지방조직이 많아지며, 건섬유에 칼슘이 침착하는 등의 병화가 생긴다.

① 治則 : 舒筋止痛

② **혈위 처방** : 痛點(患側)·復溜(患側)·跗陽(患側)

③ **혈방 해석** : 復溜는 足少陰腎經의 經 金穴이며, 跗陽은 足太陽膀胱經에 속하고 陽蹻脈의 郄穴이다. 여기에 국부의 痛點을 함께 刺鍼하면 舒筋止痛하는 효과가 있다.

3. 치료

초기에 침자치료를 하면 일정한 효과를 얻을 수 있다. 특히 급성 손상의 초기 침치료는 효과가 좋다. 만성 손상으로 발병이 완만한 대부분의 환자는 발꿈치 양쪽 혹은 발꿈치 부위에 정도가 다른 염증성 조직 증식이 있어 침치료가 효과적이지 못하다. 그러나 봉폐법을 쓰면 만족할 만한 효과를 얻을 수 있다.

1) 穴位와 鍼法

① **痛點(患側)** : 종골 상방 내외측에서 가장 분명한 압통점 2개를 찾아 穴位로 한다. 30호 1.5촌(40mm) 호침 2개를 선택한다. 국부에 통상적인 소독 후 踵骨 가장자리를 따라 반대측의 踝部를 향해 약 1.3촌(36mm) 자침한다.

鍼感 : 局部 脹痛이 있다. (그림 4-29, 30)

② **復溜(患側)** : 소퇴 전내측면 하부 太谿 직상 2촌 아킬레스건의 前方에 있다. 30호 2촌(40mm) 호침을 선택한다. 국부에 통상적인 소독 후 약 1.4촌(38mm) 자침한다.

鍼感 : 局部 脹痛 혹은 발바닥을 향해 放散한다. (그림 4-29)

③ **跗陽(患側)** : 소퇴 하부의 後外側面, 崑崙 直上 3촌처에 있다. 30호 2촌(50mm) 호침을 선택한다. 국부에 통상적인 소독 후 약 1.8촌(45mm) 直刺한다.

鍼感 : 局部 脹痛이 있다. (그림 4-30)

2) 體位와 手法 및 療程

환자는 엎드린 자세를 취하고 먼저 발꿈치에 압통점이 명확한 부위를 찾는다. 瀉法으로 침 2개를 刺入하고 得氣한다. 그리고 나서 復溜 · 跗陽에 平補平瀉法으로 進鍼 후 得氣를 한다. 약 40분간 留鍼하고 발침 후 火罐으로 1분 정도 부항한다. 매일 1회, 10회를 한 療程으로 하며 5일 휴식 후 다시 시술한다. 효과는 있으나 아직 호전되지 않았다면 다시 치료를 하고, 10회 치료 후에도 효과가 없거나 완치가 되었다면 치료를 종료한다.

附 痛點封閉

- 약물 : Hydroprednisolone 25㎎ 혹은 프레드니솔론 40mg, 브로카인 20㎎ 혹은 리도카인 20mg
- 방법 : 환자는 앉거나 엎드린 자세를 취한다. 5㎖ 주사기에 소독된 6호 주사침을 끼워 둔다. 환측 종골 후방에서 압통점이 제일 명확한 곳을 찾아 통상적인 국부 소독한다. 위의 약물을 흡입한 주사기를 종골에 아킬레스건이 부착하는 부위의 주위에 直刺한 다음 실린더를 뒤로 빼 혈액이 흡입되지 않으면 천천히 약물을 주입한다. 발침 후 면봉으로 2분 정도 압력을 가하여 지혈시키거나 솜 붕대로 24시간 동안 압박을 한다. 매주 1회, 3회가 1療程이 되며, 3회 치료에도 효과가 없거나 치유되면 치료를 중단한다.

4. 임상례

① 劉某, 男, 16세

② 主訴 : 3개월 전에 우측 아킬레스건의 과도한 견인 후 통증

③ 현 병력 : 환자는 3개월 전에 농구를 하다가 아킬레스건에 손상을 받아 바로 우측 족근부에 통증을 느끼고 다음날 종창이 심하고 활동 시 통증이 심해져 외용약, 내복약(三七片) 등의 치료를 받고 통증이 다소 완화되었다. 그러나 국부의 종창이 점점 커져 다양한 치료로도 효과가 좋지 않아 지인의 소개로 내원하였다.

④ 검사 : 환자의 우측 족근부 내측에 포괴와 압통이 명확하고 운동 시 통증이 심해지고 휴식 시 경감되었다. 심할 때는 발을 디딜 때 곧 통증이 일어나며 소퇴삼두근 저항 검사상 양성이었다.

⑤ 변증 : 환자는 학생으로 농구하다가 아킬레스건을 다쳐 손상성 염증이 일어나 국부의 經脈이 瘀血로 막혀 筋脈의 氣血 운행에 영향을 미쳐 발병된 것이다. 우측 아킬레스건염으로 진단하였다. 舌紅苔薄, 脈數하였다.

⑥ 治則 : 舒筋止痛

1診(1일) : 환자는 위와 같은 증상으로 내원하여 痛點·復溜·跗陽에 자침하여 득기 후 유침하고, 발침 후 火罐으로 1분 정도 부항을 하여 1일 1회 치료를 하였다. 침치료 후에 봉폐를 1회 하였다.

2診(2일) : 환자는 1회의 치료로 족근부의 동통이 경감되었으며 국부종창이 다소 호전되었다. 같은 방법으로 10회 치료를 하였는데, 1회에만 봉폐를 시술하고 그 다음부터는 침치료를 하였다.

10診(10일) : 환자는 9회의 치료로 족근부의 종창과 통증이 소실되고 다만 활동을 오래하면 약간의 불편감이 있었다. 이번으로 치료를 종료하였다.

⑦ 추적 관찰 : 반년 후 검사를 했을 때 모든 기능이 정상으로 회복되었다.

5. 저자 견해

아킬레스건주위염은 급·만성이 있다. 급성은 손상 후 바로 통증 등의 증상이 나타나고 초기에 자침치료를 응용하면 효과는 매우 좋다. 만약 시간이 지나 만성으로 이어지거나 만성 손상 혹은 노동으로 인한 손상이면 자침치료가 생각만큼 효과가 좋지 않다. 이때 통점봉폐요법을 가하면 비교적 효과가 좋다. 봉폐 후 24시간 정도는 국부 동통이 있을 수 있으므로 환자가 긴장하지 않도록 당부한다. 결론적으로 아킬레스건주위염에 응용하는 자침치료 혹은 통점봉폐는 효과가 이상적이다.

찾아보기

▒ 자

▒ 차

▒ 타

▒ 파

▒ 하

A~Z

▒ 저자 : 呂少杰(1956~)

天津中醫學院 鍼灸科 졸업. 湖北省 襄陽區(前 襄陽縣) 人民醫院 鍼灸科 주치의사. 뇌혈관 질환, 뇌혈관질환 후유증, 骨質增殖(hyperosteogeny) 및 외상으로 인한 통증 분야에서 많은 치료 경험이 있다. 그의 경험을 기록한 ≪傷科疾病 鍼灸療法≫과 ≪神經疾病 鍼灸療法≫ 두 책이 人民衛生出版社 발행되었는데, 높은 임상 가치가 있다는 평가를 받아 1999년 초판, 2004년 증보판을 출판하였으며, 또한 이 두 책은 2006년 4월에 중국의 人民衛生出版社 국제부에서 中醫 50종 해외교류 도서로 평가받아 독일 · 대만 · 영국에서 번역 출판되었다.

▒ 편역자 소개

김갑성 : 동국대학교 한의과대학 침구의학교실 주임교수
대한한의학회 회장
전 대한침구의학회 회장
전 동국대학교 부속한방병원 병원장
전 동국인천한방병원 병원장

김경호 : 동국대학교 한의과대학 교수
동국대학교 경주한방병원 병원장
전 동국대학교 분당한방병원 병원장
전 대한침구의학회 수석부회장

이승덕 : 동국대학교 한의과대학 교수
대한침구의학회 법제이사
침구학교과서 편찬위원

조현석 : 동국대학교 한의과대학 교수
대한침구의학회 이사
침구의학교과서 편찬위원
전문의

김은정 : 동국대학교 한의과대학 교수
전문의

왕개하 : 전공의

황지후 : 전공의

이은솔 : 전공의

김유종 : 전공의

傷科疾病 鍼灸療法 값 30,000원

2012년 8월 30일 1판 1쇄

저　　자　呂 少 杰
편　　역　동국대학교 한의과대학 침구의학교실
발 행 인　임 동 규
발 행 처　**집 문 당**
주　　소　110-360 서울특별시 종로구 돈화문로 82
등　　록　1971. 3. 23. 제406-2003-000039호
영 업 부　(02)743-3192~3　팩스(02)742-4657
전자우편　sale@jipmoon.co.kr
편 집 부　(02)743-3096~7　팩스(02)743-0227
전자우편　edit@jipmoon.co.kr
홈페이지　www.jipmoon.co.kr

ISBN 978-89-303-1571-5

이 도서의 국립중앙도서관 출판시도서목록(CIP)은 e-CIP홈페이지(http://www.nl.go.kr/ecip)와 국가자료공동목록시스템(http://www.nl.go.kr/kolisnet)에서 이용하실 수 있습니다.
(CIP제어번호: CIP2012003747)